純露芳療
大百科

德國芳療大師給你 76 種純露最新資料
與 200 種應用配方，溫和保養皮膚與健康

蘇珊娜・費雪・里茲————著

葉怡昕————譯

DAS GROSSE BUCH DER
PFLANZENWÄSSER
SUSANNE FISCHER-RIZZI

Contents 目錄

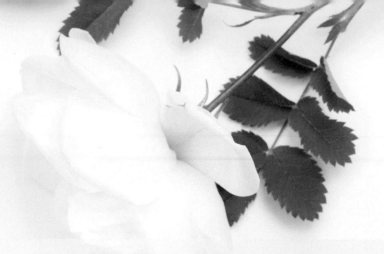

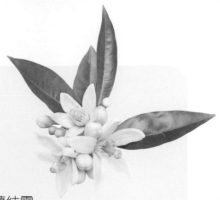

 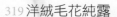

Foreword 推薦語

「純露雖然是植物蒸餾過程中的水相產物，與精油相比，它們濃度低、性溫和，但在草本醫學中卻屬於草本製劑中的其中一個獨立的類別。蘇珊娜透過本書分享她與純露之間豐富的相處經驗，也帶給我們許多從前未知的純露知識。很高興能看到華語市場中又出現一本新的純露專書，讓喜愛純露的芳香同好開啟更廣闊的芳療視野。」

——原文嘉（資深國際芳療師／質覺自然文化學院院長）

「純露的英文 Hydrosol 是我受業老師 Jeanne Rose，美國芳療始祖所創立名詞，意思是「蒸餾的水溶液」，過往很多人誤以為純露是精油的副產物，然而遵從古法銅器萃取的純露是一種高級的手工藝，是輕量版的藥草學加芳療學，精油的產量反而才是附屬品。市面常有一些假冒純露機，門外漢販售的劣質純露，常有細菌及黴菌汙染的問題，在製程中加過多的水及或用精油混水，魚目混珠為純露或叫花水。這都是違反純露職人的製作精神；作者在書中分析眾多純露，同時強調 pH 值檢測的重要性，這也是迷迭香花園對純露的要求，量少質精，品質監控，追求安全有效。喜愛花草的你可以在此書認識純露的精髓，將來不會誤用有菌或過度加熱，充其量是花草水的產品。」

——郭姿均 Erica（美國迷迭香花園 Rosemary Garden 創辦人／美國藥草師協會 AHG 董事）

「書中自有芬芳，隨意翻開一頁，都能感受到花香的訊息自書中飄然而來，每一刻都徜徉在幸福愉悅的芳香裡。」 ——陳麗安（花露農場／比顧芳療芳療師）

「本書認真地討論蒸餾的工序及品種的差異，這對純露的推廣至關重要，因為製作純露的門檻不高，若缺乏這方面的認識，則不易獲得真正有療效的成品，也就難以取信於人。」

——溫佑君（肯園與香氣私塾負責人）

「此書不僅涵蓋的純露種類繁多，內容更是詳盡，包含每種純露的植物基本資料、使用限制、生心理效用、護理領域、寵物的用法等。更棒的是，提供豐富的配方，讓讀者可以靈活搭配，充分滿足現代人對於純露知識的渴求。」

——鄭竹祐（芳雅集療癒空間／美國 NAHA 認證學院校長）

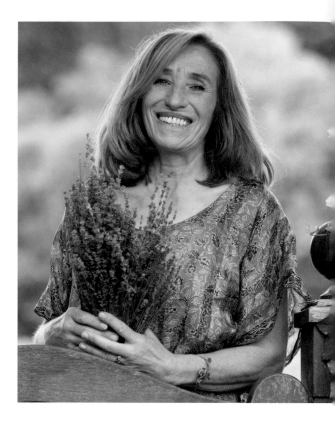

不要感到疲倦
而是靜靜地對奇蹟
像對著一隻小鳥般伸出雙手

——希爾德‧杜敏
（HILDEDOMIN）

透過本書我想帶您認識純露。純露是由藥草植物提煉出的芳香植物水。雖然人類已經生產和使用純露幾百年了，但人們幾乎全遺忘了純露的相關知識。基本上，現今的芳香療法視純露為精油的副產品，純露的重要性遠遠不如精油。不過近年來人們再度發現純露的功效，純露終於受到應有的重視。最近幾年，我在自己開設的芳療或藥草學工作坊中總是會被問到有關純露的問題。除此之外，大眾對花水（也就是純露）也越來越有興趣。這促使我出版這本書，與讀者分享畢生所學以及我對純露的愛好。我很高興又有機會深入探討這些植物。

‧ 早期的芳香療法

在早期的芳香療法中，植物純露扮演的角色微乎其微。純露被視為蒸餾精油時產生的副產品，毫無價值可言。我曾經看過某些蒸餾師直接將蒸餾精油產生的花水排放到附近的小溪。沒有人對純露感興趣，精油才是最重要的，只有精油才能賣錢。其實這樣的現象現今也不少見，或許隨著大眾對純露的興趣漸漸提升，也會改善這樣的狀況吧。

這使我想起自己與芳香療法結下不解之緣的故事：

那是1988年，那時我正在寫《芳香精油——芳香療法大全》這本書。為了寫這本書我全心投入當時在德語區還名不見經傳的芳香療法。過程中我有許多新發現，也做了很多實驗。我陶醉在植物的迷人香氣中，並驚訝於它們的療效。這本書的問世替芳香療法在德語區打開了一扇門。這本書也受到許多領域的肯定。芳療逐漸被施用到醫療診所、養老院及安寧病房等機構，而且特別受到護理領域的重視。精油豐富了許多人的生活，

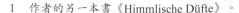

1　作者的另一本書《Himmlische Düfte》。

精油的應用範圍也越來越廣泛。數不清的學術研究更證實了精油的功效。「芳香精油」終於給自己贏得一席之地。

·對奇蹟伸出雙手

純露現今的狀況就和當年的芳療差不多。透過這本書，我想邀請您和我一起「對奇蹟伸出雙手」（就如詩人希爾德·杜敏所說），讓我們跟隨前人的步伐、探索新的發現。

我第一次接觸純露是 1970 年代初期，那時我正在學習煉金術，並從老師那學得蒸餾的技術。後來我在替代療法的培訓課程中學到在自然醫學領域應用純露。我蒸餾的第一款純露是迷迭香純露。自己動手做的感覺之好，讓我不斷努力學習純露的相關知識。

在閱讀古老的藥草書時，我發現書中不僅記錄了製茶、磨粉或製作膏藥等常見的藥草配方，蒸餾植物純露也是常見的應用方式。當時的藥草學家就已經知道，如希羅尼穆斯·博克雅和塔貝納·蒙塔努斯，人們幾乎可以從所有植物提煉出具有療效的純露。許多當代植物治療師出版的著作也記載了純露的應用和療效。因為我知道怎麼蒸餾，便靠著我那台小小的蒸餾器製作出無數的純露。過程中有很多可以試驗的地方。我將自己的試驗結果、文獻資料和同事們的經驗敘述都蒐集起來。有些純露在自然療法中很常見，如：甜茴香純露、金縷梅純露、接骨木花純露和玫瑰純露。有些植物純露像是玫瑰、橙花和番紅花在亞洲、中東和南歐料理中也很常見。特別是當我在撰寫《番紅花食譜大全》這本書時就讀到了許多相關的記載。

·純露在自然醫學中的應用

純露是蒸氣在蒸餾器冷凝管中的冷凝物，成分包含植物的脂溶性和水溶性揮發物質。純露可謂是植物療法和芳香療法的交集，植物療法使用植物來做治療（如花草茶、酊劑和植物粉末等），芳香療法則使用脂溶性物質－也就是精油治療。所以芳療其實也是一種植物療法。但是這兩個領域不管是在實際運用或是文獻紀錄中通常都被分開來談。藥草學（傳統的自然療法）中關於純露的記載要比現代芳療對純露的記述還要源遠流長。不過現代的芳香療法和薰香護理也提供了我們許多新的知識與體驗。所以植物療法和芳香療法是能相輔相成的，這也是我撰寫這本書的目的和期許。

·神秘的水

純露和精油相反的地方在於，純露是由水組成（就如同它的別名植物水和花水所洩漏）。對純露及其功效有涉略的人，一定對水的神奇特質不感到陌生。對此，魯特·庫布勒和伯恩哈德·克羅普林教授等人都發表過相當有趣的研究成果。這一部分我將在《神秘的水》這一章細談（詳見 27 頁）。

隨著大眾對純露提升興趣，純露也越來越常見於市面。不過有很多純露在市面上依然買不到。而自己蒸餾純露是一件很棒的事。將蒸餾技術傳入歐洲的煉金術已經向我們展示了蒸餾的特別之處：在蒸餾器形成純露的瞬間、當房間充滿植物的香氣時，這真是充滿魔幻的時刻。

·我的純露

　　這本書提到的純露都是我熟悉的種類。所有的純露我都自己蒸餾過，並歷經多次嘗試、測驗和研究。除此之外，我還蒐集使用者的親身體驗，這些經驗分享您也可以在本書讀到。我對純露的知識來自於我個人的親身經驗，以及身為一名替代療法師施行歐洲自然療法的心得。在植物百科中，我將把自己所學與最新的純露和精油研究成果相結合。其中包括先人流傳下來的智慧以及現代的最新知識，範圍含括藥草學、芳香醫療與香薰護理。當然還有我與同事和學生間的心得交流。這麼一來便能集學術、經驗、主觀感受和在自然中的體驗於一書，為純露這個主題展示更繽紛的面相。我不僅會從物質成分的角度分析純露（如坊間大多數作者的做法），還會從自然療法和現代替代療法的視角來介紹純露。

　　在此我想引述加拿大英屬哥倫比亞大學遺傳學教授大衛·鈴木（David Suzuki，美好生活獎（Right Livelihood Award）得主）的一段話：「科學體現的是一種世界觀，這種世界觀具有很大的影響力。透過專精於自然界的某個現象，掌握與這個現象相關的一切，進行測量和紀錄，我們獲得了深刻的見解，但也僅限於這個部分……雖然知識會隨著時間的推移茁壯和變化，但是大自然將永遠保持其閃亮的光芒。」

　　透過接觸純露、藥草和大自然，我們也能體會大衛·鈴木所說的閃耀光芒，我們將在經驗中成長，找到自己的平衡點並維持身心健康。讓我們用開放的感官認識植物，了解它們的特性，用療癒的方式感受大地的生機，同時也感受自己的生命力。

　　祝福所有的讀者閱讀愉快！

蘇珊娜·費雪·里茲
蘇爾茨貝格

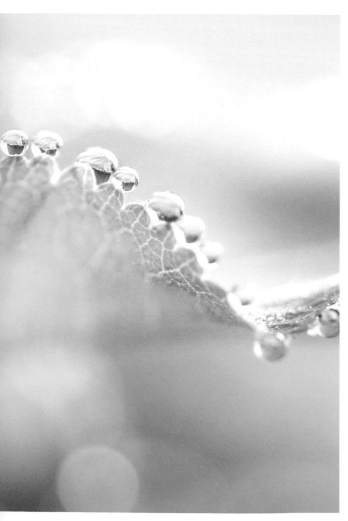

植物的野性

· 何謂純露？

　　隨意選擇一種純露，例如：玫瑰純露或是銀冷杉純露。將純露噴灑在四周，然後閉上眼睛深呼吸，用心感覺、體會純露。

　　您嗅聞到的香味源自植物，這股芳香就是精油，精油在純露中的含量通常只有 0.03 至 0.5%。這個濃度是水能容納精油的最大值，也是純露之所以不刺激肌膚的原因。真是完美的平衡。水和香氣是完美的組合，這是純露的獨特公式。純露亦含有其他非精油成分，如泡茶時產生的物質也會出現在純露中。除此之外，純露還含有某些特殊成分，這些成分生成於蒸餾，而且僅生成於蒸餾。您臉上的水也來自蒸餾，蒸餾是製作純露的方法。純露蘊含了植物的療效，這點無論是在藥草學或是芳香療法中均有記載。純露是植物效力的結晶，是「植物的野性」，誕生自激烈的蒸餾過程，充滿生命力的自然物質就這麼濃縮在水中。只有經得起蒸餾過程中劇烈變化的物質（如經受固態、液態和氣態的轉變）才會出現在純露。

　　蒸餾精油的過程一定會產生純露。但是蒸餾純露時最重要的是純露的品質，而不是精油的產量。

· 溫和舒適

　　每當需求出現，曾經消失的技藝便會（再度）受到重視。純露正在歷經復甦，它不僅是傳統藥草學的分支，也是現代芳療的一

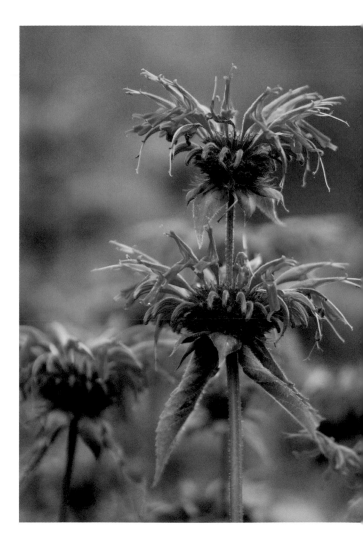

環。純露與我們的時代精神也很契合。純露很溫和，幾乎不會刺激肌膚或是黏膜，只要使用方法正確就不會產生副作用。正確使用的話，純露甚至可以治療傷口、發炎或是皮膚搔癢。純露也可以服用。儘管純露很溫和，但是藥效卻不打折扣，純露的應用範圍也因此非常廣泛。純露替芳香療法、香薰護理和藥草學開啟了一扇窗扉，無論是外行人或是專業醫療人士都能接觸、使用這種藥效卓越的天然產品。

　　溫和的純露特別適合用來護理嬰兒的嬌

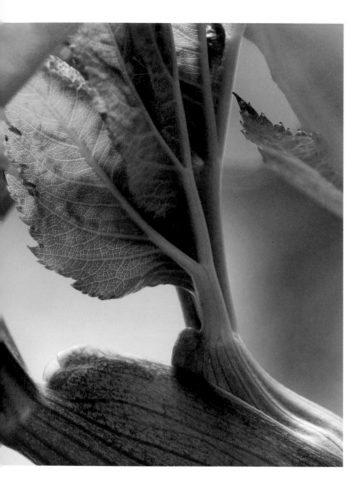

數也在過去十年中大幅增長。很多人都有皮膚過敏的問題，或是皮膚非常敏感。這些人使用精油治療或保養時一定要低劑量使用，否則很容易引發刺激。四十年前芳香療法剛開始發展時使用的劑量就不適合在今日繼續使用。

溫和的純露出現的正是時候。純露的藥性相當和緩，幾乎沒有刺激性，卻依然能夠達到止癢的功效。

純露對人類心理的效用也很溫和，在不具刺激性的同時又能發揮功效。因此，純露越來越常被應用在精神科和安寧病房中。甚至連嗅覺靈敏的動物對純露的接受度也很高。

香氣與美容一直是相容的元素。基於這個原因，純露特別適用於美容護理，例如當化妝水使用或是加入其他保養品中。純露的清香給人幸福的感覺，身體和心靈同時都獲得呵護。這麼多的好處，還不快來認識純露！

純露在過去幾百年一直是傳統醫療中不可或缺的元素，為什麼曾經這麼重要的純露會被人們所遺忘？這其實有很多原因。直到最近，人們都將純露視為製作精油時產生的無用產物。人們對於販售純露沒有太大的興趣。因為純露很容易腐敗，需要進行微生物檢驗，還要特別的裝瓶技術和儲放空間。再考量到純露的體積和衍生出的儲放空間、包裝和運送問題，純露的利潤比起精油實在低太多了。這些因素都導致生產商對於販售純露興趣缺缺。

嫩肌膚。純露既適合兒童使用，也是護理老年人敏感肌膚的絕佳選擇。即使是孕婦也能在懷孕期間以多種方式應用純露。

·芳香療法的過去與現在

自從我從事芳療以來，我便發現精油的應用出現變化。隨著時間的推移，過敏的人數不斷上升，而且過敏患者來自社會上所有階層。比起過去，過敏在現代顯得相當普遍。

二十年前，每十人只有一個人有過敏性鼻炎，但是在現代，每五個人就有一個人是過敏性鼻炎患者。具有過敏肌和敏感肌的人

· 純露的別稱

買純露的時候您一定會發現純露的稱呼很多。目前為止純露並沒有統一的名稱。德語中最常見的兩個稱呼分別是純露（Hydrolate）和植物水（Pflanzenwasser）。其他的別稱還有芳香水、花水、香氛水或芳香露。英文文獻中純露通常寫作 Hydrolat，有時候也叫 Hydrosol，後者較常在美洲使用。純露的法文稱呼有 Hydrolat、Aquarom 或 Eauxflorales（花水）。義大利文則是在植物名稱前冠上 Aqua（水）這個單字，例如 AquadiRosa 就是玫瑰純露。

· 純露、精油與花草茶的共同處和相異處

純露的作用方式介於花草茶和精油之間。不過，純露與精油的作用模式比較相似，因為兩者都是由蒸餾法製成。儘管如此，兩者的功效並不相同，因為它們的組成成分不同。純露含有水溶性物質以及蒸餾過程中通過水解反應生成的物質成分。有些純露能發揮精油不具備的功效，反過來說也是一樣。換句話說，精油的作用模式並不等同於純露的作用模式，不能將精油的使用方法拿來套用在純露上。儘管如此，兩者相加卻能得到一加一大於二的功效。舉例來說，我們可以在純露加進幾滴精油製作芳香噴霧劑，或是將精油混入含有純露的面霜和凝膠中。保養的時候，我們通常需要比精油更溫和的成分，這也是為什麼人們會比較偏好純露的原因。除此之外，純露也比精油更適合服用。

純露的作用也有點類似花草茶。但是比起由同一種植物製成的花草茶，純露的濃度更高。某些純露的效力甚至比起由同一種植物製成的花草茶強上四、五倍，所以服用純露時必須以湯匙或茶匙為單位，加水稀釋飲用。

· 保存期限

茶飲的保存期限特別短。泡好的茶通常一天之內就得喝完，如果保存在冰箱則可以放一到兩天。但是含有植物黏液的茶在沒有冷藏的狀態下只有數個小時的保鮮期，因為這些茶特別容易滋生細菌。精油的保存期限則特別長。有些精油甚至能放上好幾年。而純露的缺點就在於其保存期限不長。要是製作過程不夠謹慎，純露可能幾個月後就過期了。這時的純露已經被細菌感染。所以如果您只是要用於居家護理，請少量購買純露，或每次只製作少量的純露，這麼一來就不需要用到防腐劑。市面上販售作為保養品的純露都經過殺菌，並具有一定的保鮮期。這些純露通常含有 12 至 20% 的酒精（乙醇）或防腐劑。有的生產商也提供不含防腐劑的純露，但是這些純露通常只能當作室內芳香劑使用。

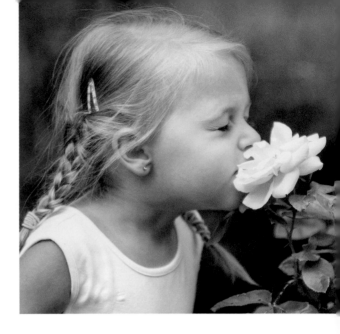

大自然的芳香

隨著植物種類的不同，有的植物純露幾乎沒有味道、有的純露香味柔和、有的純露則香氣濃郁。即便是同一種植物的純露和精油，其香氣通常也不一樣，因為它們所含的芳香物質並不一致。玫瑰純露便是一個很好的例子。玫瑰精油僅含玫瑰的脂溶性物質和蒸氣揮發成分，不具有水溶性物質。玫瑰純露則含有大量的水溶性苯乙醇，因此玫瑰純露的香味特別圓潤，且具有鎮痛的效用。

每個人都有偏好的香味，對香氣的感受也因人而異。我們是否喜歡或討厭一種香味和天性沒有關係，這取決於我們過去的香味經驗以及我們所處的文化。您可以嘗試多種不同的純露來找出您喜好的氣味。您喜歡玫瑰、橙花或是茉莉花的花香嗎？或是散發清新草香的薰衣草和薄荷？還是喜歡像道格拉斯冷杉、銀冷杉和山松的森林氣息？或者您喜歡的是清爽的柑橘香，例如萊姆、檸檬和甜橙？

可惜的是，我們的生活環境充斥著人工香味，這些香味影響並限制了我們對氣味的感受。人工香味常常被用來刺激消費者購買更多的食品、彩妝和衣物。現今也幾乎是人工香精製成香水。我們幾乎快聞不到天然的香氣了，畢竟天然的香氣通常沒那麼濃郁。研究顯示，由人工香味合成的草莓優格（完全不含真的草莓）特別受孩童的歡迎。相對於貨真價實的草莓優格，孩童更喜歡人工香味合成的草莓優格。他們的感官以及對食物的印象已經受人工香味影響。所以剛開始接觸純露時，您的鼻子或許需要一點時間適應大自然真實、細緻的芳香。您可以將純露噴灑四周，專心的嗅聞氣味。這將會是一場重新投入自然芬芳的旅程。

· 如葡萄酒般熟成

剛蒸餾完成的純露有時會散發一股難聞的硫磺味，即所謂的玻璃味或蒸餾味，聞起來有點像甘藍菜。這股氣味源自純露的揮發性硫化物，這是一種在蒸餾過程中形成的臭味。純露就像葡萄酒，需要時間熟成，揮發掉難聞的氣味，純露的香氣會更圓潤。這通常需要幾天的時間，不過也有可能要花上幾週、甚至幾個月。

· 購買與儲藏須知

購買純露時必須謹慎小心，因為並非所有的純露都符合芳香療法和藥草學中對純露的定義。

常常有親戚朋友從希臘、印度或摩洛哥帶回便宜的玫瑰水或橙花水送我。通常這些花水都不是真正的純露，其香味來自添加的人工香味。甚至某些標榜著阿育吠陀飲食專

用或土耳其料理專用的純露也常常不是真的純露。真正的植物水，也就是純露，是由蒸餾植物原料製成。

市面上販售的「偽純露」是由精油或香精混合蒸餾水製成，通常還含有乳化劑。這類產品不具備本書所描述的療效。所以不要買便宜的產品，一分錢一分貨。除此之外，德國法規准予藥房販售由玫瑰精油（天然或合成的都可以）和蒸餾水混合製成的玫瑰花水。所以購買純露時，請明確指出您要的是真正的玫瑰花水，是經由蒸餾法萃取出的植物純露。就算是真的玫瑰精油和蒸餾水調製出的玫瑰花水，也不是真正的玫瑰純露。因為這種玫瑰水不含水溶性物質及蒸氣揮發成分。這類商品同樣不具有本書描述的功效。

請勿購買混濁、有條狀物或雜質的純露，也不要使用開瓶後散發霉味的純露。這樣的產品有可能已經過期了。

· 優良品質

純露的品質標準和精油的品質標準差不多。好的純露必須有明確的產品標示，記錄產品的相關訊息。

產品標籤上必須標明產品的名稱為純露或花水，如香蜂草純露或香蜂草水。除此之外還應該標示以下的訊息：

→植物的中文名稱和學名。
→使用的植物部位，如花朵、葉片或樹皮。
→產地。
→栽種方式，如慣行農法、有機栽種或是野生植物。
→製作方法。
→生產批號。
→添加物，如酒精或防腐劑。
→是否添加其他純露或精油。
→有效期限與裝瓶日期。

純露必須裝在不透光的玻璃瓶裡出售，且瓶身最好帶有噴頭。裝瓶的廠商則必須遵守特別的衛生規範。

· 保存期限與注意事項

純露的保存期限不長，特別容易在水分充足的環境孳生細菌，因此純露一旦開封，最好盡早使用完畢。

我從幾年前就開始在自家地下室儲藏所有我在這本書中提到的純露。我用它們來測試保存期限。基本上純露的保存期限是一年。有的純露幾個月後便開始變質，有的放了兩年還好好的。要是裝瓶時沒有保持清潔或是儲存的方式不對，純露很快就會變質。如果純露的表面或是液體出現條狀物或白色的雲狀物，就表示純露受細菌或黴菌感染了。請不要使用變質的純露，您可以將它倒到堆肥區。

想預防純露太快變質請遵守以下事項：

→將純露裝入噴霧瓶中使用，這樣可以防止氧氣和細菌進入瓶身。
→裝瓶後就不要再打開瓶蓋。
→不要用手指或化妝棉接觸瓶口，而是直接將純露噴灑在化妝棉上。
→將蒸餾好的純露裝入殺菌過後的深色玻璃瓶。
→瓶子裡的空氣不要太多，因為空氣會縮短純露的保存期限。

· 正確的儲藏環境

想確保純露不變質就得把純露存放在陰暗、涼爽且乾燥的地方。這也是純露熟成的理想環境。除此之外，恆溫也很重要。溫度波動會縮短純露的保鮮期，因為這會導致瓶內形成水珠，從而加快細菌滋生。我認為維持攝氏 12 度的地下室是理想的儲藏環境。

蒸餾植物純露
——歷史與傳說

如果您也想蒸餾純露，就不該錯過蒸餾藝術的奧秘。據說，蒸餾技術早就存在美索不達米亞、埃及、印度和中國等古文明中。古老的蒸餾技藝在某些時代特別活躍，在某些時代卻又被人們所遺忘。很多傳說故事都和蒸餾或純露有關。如果您剛接觸純露，或是第一次蒸餾純露，看著芳香的純露從蒸餾器滴出，跳動的沸石窸窣作響，「植物的靈魂（煉金術師這麼暱稱這些香氣精華）」盈滿整個房間，這便是聽故事的最佳時機。

·最古老的蒸餾器

第一起有關蒸餾的故事是一則悲劇：現今已知最古老的蒸餾器源自西元前三世紀。這部蒸餾器是由陶器燒製，收藏在巴基斯坦北部的塔克西拉（Taxila）的一家博物館。保羅·羅韋斯地教授（PaoloRovesti）在一次考

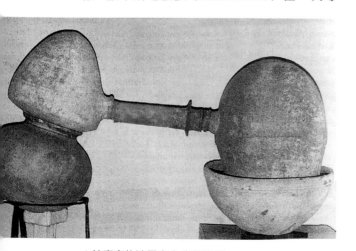

▲於摩亨佐達羅出土的蒸餾器

古研究中鑑定出這組器具正是蒸餾器。這部蒸餾器是在摩亨佐達羅（Mohenjo-Daro）出土的。

摩亨佐達羅是一個位於印度河下游的遺址，這裡在西元前 2300 年曾是一座熱鬧發達的城市。但是這座城市曾多次被北方的民族入侵。考古學家在蒸餾器四周發現很多人體遺骸，遺骸的肋骨都插著刀。這個考古發現顯示，這些蒸餾家們應該是在蒸餾時遭到襲擊，蒸餾技藝也隨著他們從此消失在這個世界上。羅韋斯地教授進一步指出，這群殘暴的侵略者對珍貴的芳香萃取物沒有一絲興趣，因為蒸餾器旁的香水和保養品都沒有被動過的痕跡。此後的幾千年蒸餾技術再度成為秘密，沒有人知道該如何建造一部完整的蒸餾器。

·古老的鍋子

古埃及、希臘和羅馬文明雖然也有純露和精油，但是當時的人們是用一種非常古老（但卻很聰明）的方式、在無需冷卻的情況下製作純露和精油。西元前 2600 年的古埃及人蒸餾的方法很簡單：他們用一個鍋子燒煮水和植物，就跟在煮湯一樣。

飽含植物精油的水蒸氣會上升、凝結在鍋蓋上，這時只要用支羽毛將水珠撥下、蒐集起來即可。古人從經驗中發現：烹煮會產生水蒸氣，而水蒸氣會凝結在鍋蓋上。另一種方法則是公元一世紀時希臘醫生迪奧斯科里德斯（Dioskurides）記下的羊毛冷凝法，這是一種在鍋子上鋪羊毛的萃取方法。因為飽含了植物芳香物質的蒸氣會上升、凝聚在羊毛中，最後只要將水從羊毛擰出來就好。這種鍋子（坩堝）就是蒸餾器的原型。在美索

不達米亞和埃及等古文明中，坩堝的用途不僅止於烹調，它還被用於製茶、融化金屬、染羊毛、釀啤酒和煮膠水。而這種「古老的鍋子」就是 Alambic 蒸餾壺、玻璃燒杯、不鏽鋼蒸餾桶和各式各樣蒸餾器的雛型。古希臘人使用的蒸餾器已經多了一個上蓋，這個蓋子可以把鍋內上升的水蒸氣引導到另一個容器。

·阿拉伯人的蒸餾技術

上述這種簡單的蒸餾方法流傳了很久，後來才由阿拉伯人在幾百年間慢慢改進。公元 415 年，很多來自亞歷山卓（Alexandria）的學者和煉金術師為了躲避狂熱的基督教徒逃往敘利亞，因而將新知傳入阿拉伯文化圈。阿拉伯人設計的蒸餾器因此更精良，上蓋也更合身。蓋子的內層還多了一個收集冷凝水的溝槽。不過這時的蒸餾器還沒有冷凝的構造。人們會用泡過冷水的海綿幫容器降溫，好讓高溫的蒸氣冷卻凝結成純露。這時甚至已經出現玻璃蒸餾器，因為阿拉伯人也從敘利亞人那學到了玻璃加工技術。賈比爾(Jabir ibn Hayyan)、肯迪（Al-Kindi）和拉齊（Al-Razi，中古世紀時被稱作 Rhases）是西元八世紀至十一世紀著名的阿拉伯煉金術師，他們都是專精蒸餾術的煉金術師。直到今日，人們都還能在摩洛哥或突尼西亞的市集上買到這種阿拉伯式的簡易蒸餾器。這種蒸餾器特別適合用來蒸餾玫瑰純露。

·玫瑰純露

阿拉伯人蒸餾術的發展與煉金術息息相關，而促使人們不斷改良技術的主要原因則是玫瑰純露。香氣襲人的花類純露自古就深受中東人喜愛，而且更被人們視為珍品。尤其是玫瑰純露依然廣見於今日的伊斯蘭世界，它被視為節慶、婚禮、訂婚、迎賓和參拜清真寺時不可或缺的獻禮。

伊本·西那（Ibn Sina，又名 Avicenna，西元 980-1037，醫生暨煉金術師）發明了用水蒸氣蒸植物原料的蒸餾法。在這之前，人們都是透過水煮植物原料進行蒸餾。據說伊本·西那也改良了蒸餾玫瑰純露的技術。有些已經有一千多年歷史的阿拉伯古老配方甚至流傳到今日，鉅細靡遺地教導後人如何蒸餾出高品質的玫瑰純露。西元八世紀和九世紀的巴格達（Bagdad）是當時數一數二的玫瑰純露交易中心。談到玫瑰，不可不提的城市還有設拉子（Shiraz）和伊斯法罕（Isfahan），前者更曾被譽為「玫瑰之城」。當時的阿拉伯出口大量的玫瑰、水仙和菫菜等花類純露到西班牙、印度、甚至是中國。很久很久以後，人們才開始用蒸餾法提煉精油。而精油的傳說比起一開始的殘酷故事要美多了：據說當時巴格達的清真寺都奢侈地用玫瑰純露清洗牆壁。有一次，波斯皇帝賈漢吉爾（Jahangir）的妻子陶醉地看著清真寺牆上流淌下來、閃爍著微光的玫瑰純露，她伸手蘸了蘸，發現手上沾了一層芳香的油脂，這層油脂就是玫瑰精油。她於是命人把積在牆角的精油收集起來。這則美麗的傳說故事告訴我們，人們最初只知道有玫瑰純露，是後來才開始用蒸餾法生產玫瑰精油。

即使到了現代，玫瑰純露依然充滿了古老中東的奇幻色彩。

· 有關蒸餾術的重要著作

公元十一世紀，阿拉伯人將蒸餾術傳入歐洲，當時摩爾人已經占領了大部分的南歐。伊本·西那是將蒸餾技術傳入歐洲的重要人物。中世紀的修道院修士和修女傳承了蒸餾技藝，他們不僅蒸餾植物純露，還蒸餾酒精飲料和精油。修道院的修士和修女們還用酒精、純露、藥草和精油釀製藥草利口酒和藥草烈酒，像是香蜂草藥酒、奇蹟之水（Aquamirabilis）和蕁麻酒（Chartreuse）。這些經典的配方一直流傳至今。

蒸餾術傳入歐洲後的幾百年裡，純露一直都比精油更受重視，應用範圍也更廣泛。許多蒸餾專書和藥草書的作者都是醫生，例如十五世紀初的加布里埃·馮·萊本斯坦（Gabriel von Lebenstein）。當時的人們將純露視為珍貴的藥物。奧地利醫師米歇爾·帕夫·馮·施里克（Michael Puff von Schrick）的蒸餾著作是現存最古老的印刷蒸餾專書。這本書的手稿 1430 年時就已經完成，加布里埃·馮·萊本斯坦的手稿可能是此書的範本。印刷術發明後不久，馮·施里克的手稿便被印製成書。馮·施里克在他的書中大讚這種從植物萃取出的液體是療效卓越的藥品，並教導人們如何應用純露保持健康。德國巴伐利亞州立圖書館收藏了一本原著，人們可以在圖書館閱覽電子檔（見 18 頁附圖）。

1512 年，希羅尼穆斯·布倫施維格醫師（Hieronymus Brunschwig）在他的著作《蒸餾的藝術（Das buch der waren kunst zu distillieren）》中記載了 273 種植物純露的製作方法和效用。他總共撰寫了兩本有關蒸餾純露的書，第一本的篇幅較短，第二本是十二年後（1512）出版的《蒸餾大百科（Das große Destillierbuch）》。

這本書激發了文藝復興時代的人對蒸餾和純露的興趣。布倫施維格在書中提到一種太陽能蒸餾器，這種蒸餾器不需要水，只需要太陽的熱能就能運作。鍊金術師相信這種用太陽能萃取的純露特別有效，而這種蒸餾法也持續用到今天。布倫施維格還提到一種只從植物本身萃取純露的隔水加熱萃取法。根據他的記述，純露的保存期限是一年。

· 窮人的寶貝

布倫施維格還在著作教導人們如何自製簡易又便宜的藥物。他稱這些藥物為「窮人的寶貝」，當時的窮人階級生活貧困，無法負擔看診的費用和昂貴的藥費：

抱持著人道主義的精神，他擺脫了大多數當時代和後輩同僚都陷入的職業傲慢。布倫施維格秉持這樣的態度，成為了一名富有職業道德、竭誠為各階層病患服務的醫生。帕拉塞爾蘇斯（Paracelsus）是另一個代表人物，他只比布倫施維格年輕一點，卻毫不妥協地追求同樣的目標，並為此付出慘痛的代價。海因茨·普林茨勒教授（Prof. Heinz Prinzler）給予布倫施維格如此的評價。布倫施維格和帕拉塞爾蘇斯兩人的風範是純露與蒸餾故事中的美好代表。布倫施維格的《蒸餾大百科》不僅非常暢銷，更被翻譯成歐洲各種語言。這本書現在也有復刻版。

· 帕拉塞爾蘇斯(PARACELSUS)

生活在同一時代的帕拉塞爾蘇斯本名為德奧弗拉斯·馮·霍恩海姆（Theophrastus von Hohenheim，1493-1541），是一名瑞士醫生暨鍊金術師。他認為鍊金術的本質就是人與大自然的正確相處之道。他將鍊金術與醫

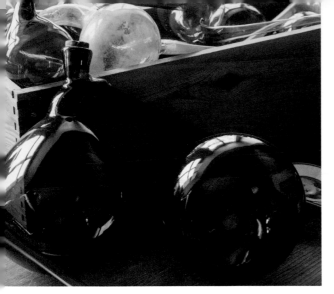
▲古老的玻璃蒸餾器，收藏於布赫瑙香氣博物館

學結合，發展出流傳至今的煉金術醫學（Spagyrik），專門研究藥物的製作方法。近代的亞歷山大・馮・伯努斯（Alexander von Bernus，1880-1965）延續了帕拉塞爾蘇斯的精神。他不僅傳承了煉金術醫學的成果，更開發出許多藥效卓越的藥方。亞歷山大的妻子伊莎貝拉・馮・伯努斯（Isabella von Bernus）允許我為了做研究使用他的圖書館。我在那裡發現了關於純露的歷史趣聞，也閱讀了許多我在本書提及的著作。與伊莎貝拉的精彩對話更拓展了我對煉金術的見聞。

・蒸餾的發展

文藝復興時期的義大利是現代玻璃蒸餾器的起源地，因為當時的威尼斯人壟斷了穆拉諾島（Murano）的玻璃燒製藝術。也就是說從這時候開始，西方不僅有銅製和陶製的蒸餾器，還有新式的玻璃蒸餾器，人們可以親眼觀看整個蒸餾的過程。

布倫施維格的純露蒸餾知識繼續被後人發展與傳承。例如 1577 年希羅尼穆斯・博克出版的藥草專書就記錄了無數種植物純露。當時的蒸餾術主要用於提煉純露而非精油。而作為民俗療法的一份子，純露的部分知識甚至流傳至我們的祖父母輩。

・歐洲鍊金術之母─瑪麗亞

目前為止提到的故事都和歷史上著名的男性相關。現在就讓我們看看有哪些傑出的女性也在鍊金術、蒸餾與純露的領域留名。首先讓我們再次回到故事的原點。

古埃及的亞歷山卓城是歐洲鍊金術的發祥地，其科學知識奠基在古埃及傳統、希臘哲學與中東神秘主義之上。當時的亞歷山卓是一座開放的國際城市，這裡不僅是當時的學術中心，更擁有古代世界規模最大的圖書館。

在耶穌基督誕生前後，這裡住了不少女哲學家、女醫師、女數學家和女鍊金術師。而鍊金術的歷史（特別是蒸餾的歷史）更與女醫士有著不解之緣。女先知是歷史上最早在醫術與預言領域成名的女性，例如古羅馬時代的西比拉（Sibyllen）、希臘德爾菲（Delphi）傳達神諭的女預言家、迦太基的阿斯塔蒂女祭司（Astarte），以及凱爾特人和日耳曼人習俗中充滿智慧的女預言家「瓦拉（Wala）」和「維萊達（Veleda）」。這群具有特殊能力的女性似乎在鍊金術發祥之際就具有一定的影響力。女先知瑪莉亞（Maria）是亞歷山卓第一位在歷史上留名的女鍊金術師，她又被稱為猶太人瑪麗亞。她大約生活在西元一世紀，並被認為是歐洲鍊金術的鼻祖。希臘鍊金術師佐西姆斯（Zosimos）稱瑪莉亞為他的導師。根據他的說法，瑪利亞在實驗技術領域（特別是蒸餾術）有重大的發明。女先知瑪莉亞開發了一部在當時嶄新的蒸餾器──三臂蒸餾器（tribikos），這具儀器由陶製容器和銅管構成。為了防止蒸氣逸出並連接蒸餾器的各個部位，瑪麗亞的解決方法是「麵糰」，非常符合家庭主婦的思維。直

到今日，人們依然用黑麥麵粉和水揉成的麵糰密封黃銅蒸餾器，這種方法既巧妙又簡單。此外，瑪麗亞還發明了分餾皿（kerotakis），這是一種回流裝置，這種裝置的改良版依然被應用在今日的化妝品業。瑪利亞在煉金術的成就和實驗發明影響我們至今。她為當今的化學和化妝品製造業奠定了基礎。而女煉金術師運用純露製作化妝品的傳統依然延續到今天。

瑪麗亞還發明了一種以她的名字命名的容器—瑪利亞加熱鍋（Marienbad），這種容器現在在法國依然叫做 bain-Marie。這是一種雙層鍋具，專門用來緩慢加熱物質。當今的餐飲業仍在使用瑪麗亞加熱鍋。它可以用來融化巧克力，也可以用來製作奶油。

·煉金作業—主婦的職責

身兼煉金術師的女性將她們當家庭主婦獲得的實用知識用來改良煉金作業。瑪麗亞加熱鍋既可以煲煮食物，亦可以蒸餾。甚至是烤麵包、釀啤酒等知識也被婦女帶進煉金術室。埃及的女煉金術師還從不同文化圈的婦女那汲取知識和配方。於是，各種實用的知識便宛如工藝般在女性間流傳開來。因為如此，煉金作業又被稱作 opus mulierum，意思是家庭主婦的職責。為數眾多的女煉金術師推動了蒸餾技術的發展，並改進了實驗室的研究工作。她們的成果影響至今。有時候，講求實用的家庭主婦懂得可比教授還多。

這群最早的女煉金術師依然受到後人的景仰。但是她們的足跡卻常常被抹煞，或是將她們的成就歸於男煉金術師。羅馬帝國皇帝戴克里先（Diokletian）就曾經迫害女煉金

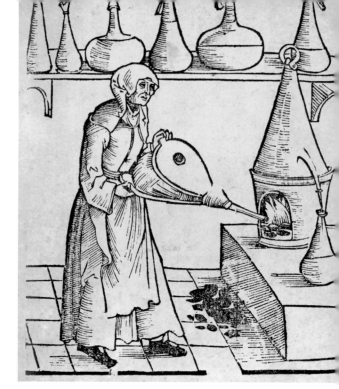

▲工作中的女蒸餾師，15 世紀

術師並焚燒其著作。在自然科學史中，瑪利亞和許多著名的女煉金術師，如克麗奧佩特拉（Kleopatra）和帕普努蒂亞（Paphnutia），她們的發明都被歸在佐西姆斯名下。佐西姆斯來自埃及的帕諾波里斯（Panopolis），西元四世紀才生活在亞歷山卓。

·調製化妝品的藝術

亞歷山卓又被稱作文明的搖籃，在這裡，古巴比倫人製作軟膏、香水及化妝品的傳統與高度發達的古埃及文明相融在一塊。瑪麗亞、帕普努蒂亞、狄奧塞貝亞（Theosebeia）和克麗奧佩特拉等埃及女煉金術師繼承了巴比倫女調香師製作化妝品的技藝。克麗奧佩特拉（即埃及豔后，西元前 69-30 年）就以精通煉金術為名，據說許多高效的保養配方都是她調製出來的。

談到埃及與美索不達米亞的煉金主婦，就不得不提到第一位因此名留青史的女性—塔普蒂·貝拉特·伊卡林（Tapputi-Belat-

純露芳療大百科

ekallim）。她生活在西元前二世紀的亞述帝國。根據一塊源自這時期的泥板，她是某一大戶人家的戶主，專門生產芳香的膏藥（見19頁附圖）。她將鮮花、莎草、沒藥和芳香的蘆葦放進一個大鍋子加水熬煮。或許她也收集富含精油的水蒸氣。這塊記下塔普蒂的泥板可能是世界上最古老的有關純露的文字敘述，記錄了古人生產製作純露和化妝品的原始方法。

會蒸餾的女鍊金術師對開發保養品特別有興趣。許多女鍊金術師的祕方甚至流傳至今。人們蒸餾芳香植物和萃取純露的主要目的是為了生產保養品和香水，這一點您閱讀本書後就能得到驗證。

·精通藥草的女鍊金術師

所有時代的女鍊金術師幾乎都精通藥用植物。她們不僅用植物製作保養品，也應用植物來執行鍊金術的相關研究。這種文化資產可以上溯至史前時代，當時的婦女就已經在採集植物了。也就是說，女鍊金術師的工作範疇打從一開始就和藥草學、化妝品及女醫士或助產士等傳統婦女職業緊緊相扣。在過去，鍊金術師和助產士都是婦女能夠從事的職業。而曾經在十一至十三世紀間輝煌一時的義大利薩萊諾（Salerno）醫學院不僅有女學生，更有女教師執教。這所醫學院模仿阿拉伯高中院校的傳統，是現代大學的前身。薩萊諾醫學院的女醫師特蘿圖拉（Trotula）撰寫了一本婦科鉅著，她也和亞歷山卓的女鍊金術士們一樣投入調製化妝品。她還出版了一本關於保養品的著作。薩萊諾醫學院的課本也詳細記述了製作玫瑰純露的步驟。

當鍊金術在文藝復興時期方興未艾，許多女性再次投入鍊金術的實驗工作，研究、開發藥草配方。宗教裁判所卻抹煞了這古老的傳統，銷毀了女鍊金術師、精通藥草學的助產士和女醫師的研究成果。到了現代，許多專研藥草學的女性試著找回中古世紀婦女留下的知識遺產。隨著純露的藥效和蒸餾技藝在非商業領域再度受到重視，人們對相關的歷史故事開始感興趣。傳奇的女鍊金術師和藥草師終於得以從黑暗的歷史一隅現身。

我有一位女學生在探尋地方藥草知識時

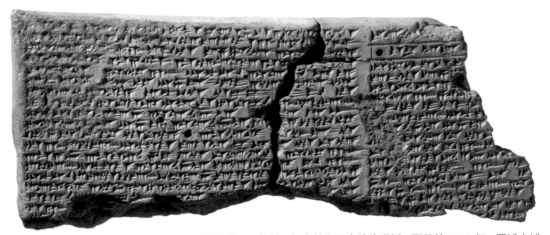

▲紀載了塔普蒂·貝拉特·伊卡林生平事蹟的泥板，西元前 1200 年，亞述古城

就發現了一位在文藝復興時期鑽研蒸餾和醫學、且樂於助人的傑出女性：安娜‧馮‧薩克森（Anna von Sachsen）：「我對純露的熱情與愛好是有這麼一段精彩故事的：那時我在蘇珊娜‧費雪‧里茲門下學習藥草學，她要我們繪製一幅居住地的風景地圖。除此之外，我們還要尋找曾經活躍於居住地附近的藥草學家，以便在過程中發展個人的身分認同。我發現五百年前有一位精通蒸餾、純露和煉金術的女性就住在我家附近。她是選帝侯夫人安娜‧馮‧薩克森。出生於 1532 年的安娜‧馮‧薩克森是丹麥國王的女兒，她與薩克森選帝侯奧古斯特（August）成婚，生下 15 名子女。她精通蒸餾和藥草學，是個園藝家，也是丈夫的政治顧問，更收集了不少藥方和食譜。人們尊稱她為「聖母安娜」，因為她不僅用自製的藥品替家人治病，更免費分送藥品給貧苦的人民。她還用純露製作保養品。她的家族有一座狩獵行宮，行宮旁設有一間大型蒸餾室，裏頭擺滿了大量蒸餾器材。我還發現她最常用的植物是毛蕊花、櫻花、野艾、龍牙草、西洋蓍草和芍藥，就和我現在在藥草學校一樣。越了解安娜，我就越被她的精神和特質吸引，也越著迷於純露的功效。安娜是我追隨的典範，我想將她的精神延續下去。」

——西蒙‧沙爾克，藥草學家，
莫爾摩文德野生暨藥用植物學校

文藝復興時期的義大利也有熱衷研究工作的女煉金術師，除了生產純露，她們也從事其他研究。其中最著名的莫過於卡特琳娜‧斯福爾扎（Caterina Sforza，1463-1509），她是弗利（Forli）[1]的伯爵夫人。她的身影在桑德羅‧波堤且利（Sandro Boticelli）的多幅畫作中化為不朽。可見她的美激發了畫家的創作靈感。

卡特琳娜是位非凡女子，又被暱稱為「弗利的女戰士」。她雖然過著奢侈的生活，一生卻歷經大風大浪，充滿了迫害、政治陰謀、逃亡和血腥暴力。卡特琳娜收集了大約 400 種植物配方，其中大多是保養品配方。她特別珍愛純露，喜歡純露的「輕盈剔透」。她認為純露不僅能保養肌膚，還能美化心靈、展現一個人的內在美。今天的我們也知道純露的心理效用，享受著純露給情感生活帶來的美好能量。對此，我將在各植物純露的介紹中詳細說明。

文藝復興結束後蒸餾技術依然被用於生產純露。塔貝納‧蒙塔努斯（Taberna Montanus）1731 年出版的藥草書不僅介紹了為數眾多的植物純露，更詳細解析各種純露的藥效和製作方法。

‧女蒸餾師

後來，利用蒸餾術萃取純露的技藝逐漸被人所遺忘。蒸餾法只流傳在煉金術師和香水師之間。當人們從十八世紀末開始大量生產精油，對純露的興趣更是消失殆盡。某些純露繼續流傳在民俗醫療中，不少暢銷的藥草書均有相關記載。精通藥草的婦人再度擔負起蒸餾純露的工作，她們用這些小規模生產的純露替家人治療，女助產士則將純露應用在助產工作。女性從事蒸餾工作的傳統可以上溯至十五世紀中葉。「女蒸餾師」一職也

1　義大利的城市

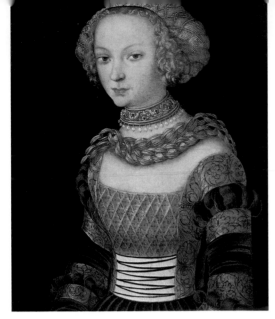

▲選帝侯夫人安娜・馮・薩克森（1532-1585）

應運而生。這些婦女主要蒸餾酒精來做買賣，而當時從事蒸餾工作的大部分是女性。除了酒精，她們也蒸餾純露，而且還精通各植物純露的藥性。這也是為什麼馮・施里克醫師的著作封面上印著一幅刻有女蒸餾師的木板畫（見 18 頁附圖）。而女蒸餾師這個傳統似乎一直流傳到現代。我有一名來自阿爾高（Allgäuer）的女學生就發現，她的曾祖母和祖母都曾在自家農場蒸餾純露，製作各種供人或動物使用的藥劑。

・現代芳療中的植物純露

二十世紀初，當現代芳療在法國、義大利和英國建立根基後，精油的療效再度被發掘，但卻很少有人注意到純露。唯二的例外是玫瑰純露和橙花純露，因為這兩種純露在化妝品和烹飪領域都有深厚的傳統。但在芳香療法中它們幾乎無用武之地。1936 年，現代芳療之父──化學家雷內・莫里斯・蓋特佛賽（René-Maurice Gattefossé）發明了「芳香療法（Aromatherapie）」一詞。他首先研究薰衣草精油，接著又研究其他種類的精油。但是他卻不曾特別鑽研過純露。而他的繼承

人尚・瓦涅（Jean Valnet）在第二次世界大戰期間用精油治療士兵的傷口，卻一樣在著作《芳香療法》中對純露隻字未提。義大利的保羅・羅韋斯地醫師在米蘭的一家醫院研究精油對心理的作用。1970 年他出版了一本書，專門尋訪失落的芳香氣味，其中一章便是以純露芳療為主題。亨利・維奧（Henry Viaud）則是一位經驗豐富的蒸餾師，我曾在普羅旺斯和他會面，他非常熟悉純露。維奧在 1983 年出版的書中不僅記述了精油的療效，更介紹了純露的功效。法國和義大利的芳香療法與芳香護理依然延續了一小部分前人流傳下來的純露知識。

至於德語區，芳香療法要一直到上世紀七零和八零年代才重新受到重視。歷經了幾百年的沒落，純露要在這裡復甦恐怕還需要一段時間。

・故事未完待續

這一次，女性再次躍上蒸餾的舞台。不過不是來自現代芳療的起源地歐洲，而是來自另一個大陸。1983 年阿拉斯加的格蕾絲・費斯（Grace Firth）出版了《蒸餾的秘密》一書，她是一位教師、荒野飛行員、蒸餾師及藥草師。她在書中彙整了自己多年的蒸餾經驗，介紹了五十種藥用植物，提供蒸餾精油和純露的配方與技巧。她將作為老師和荒野飛行員的有趣經驗巧妙融入書中。現在要說的這則故事來自我們生活的現代。格蕾絲的故事告訴我們，掌握蒸餾技藝有時候甚至攸關性命：某個週日的下午，格蕾絲和幾位朋友心血來潮乘船到阿拉斯加岸邊的一個島嶼，卻因為海流的關係無法離開這座島。他

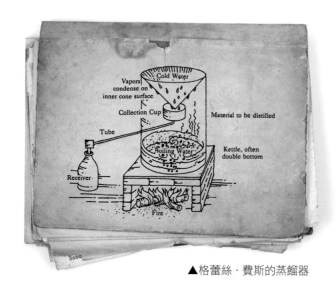

▲格蕾絲·費斯的蒸餾器

們被困在島上,卻沒有生存所需的飲用水。這麼辦呢?格蕾絲突發奇想,決定用咖啡罐、魚餌桶和船的零件來組裝蒸餾器:「我想起鄰居有一部漏斗狀的蒸餾器,他用這部蒸餾器製作純露。我也想起小時候祖母廚房流理台上的櫃子有一部銅製的器具(那時候大人不准我碰這個櫃子)。我開始刷洗咖啡罐和汽油漏斗,另外兩個同伴則划船到潟湖找乾淨的水源。船主米奇(Miki)負責把馬達的外蓋拆下來,這個蓋子的頂部向內傾斜,中間有一個圓洞。為了防止咖啡罐翻倒,我們先把大小剛好的平整石頭放進鍍鋅的魚餌桶,再把咖啡罐放到石頭上。接著我們把漏斗放進馬達外蓋的洞,讓漏嘴對準下方的咖啡罐。用苔癬把空隙補起來後,我們就升火煮桶子裡的海水。成功了!我們很快就聽到上蓋的冷凝水沿著漏斗滴進咖啡罐的聲音。」

順道一提,格蕾絲用海水蒸餾飲用水的這個點子,哲學家亞歷山德羅在西元二世紀時就紀錄過。當時的船員也是這樣取得淡水。

格蕾絲·費斯的書出版後,陸續有其他從事芳療或蒸餾純露的作家出版相關書籍。1999年,美國藥用植物專家暨芳療師珍妮·羅斯(Jeanne Rose)出版了《375種植物精油和純露》。珍妮·羅斯認為純露才是正統的芳香療法。同一年,法國第一本以純露功效和應用為主題的書終於上市了:莉迪亞·波森(Lydia Bosson)和格諾萊·迪茨(Guénolée Dietz)的《純露療法》。長期被現代人視為精油副產品的純露終於崛起,成為芳香療法中有效的醫療和護理產品。2001年,加拿大芳療師蘇珊·凱蒂(Suzanne Catty)出版了《純露芳香療法》。這是第一本詳盡介紹植物純露的英文書,結合了作者作為芳療師的豐富知識與經驗。內容包括純露的療效、使用方法、成分、pH值、保存期限、使用心得等。英國芳療師雪莉·普萊斯(Shirley Price)與連·普萊斯(Len Price)也出版了一本純露專書《解析純露—芳香療法中的純露》。該書於2004年出版,是一本為專業人士撰寫的指南。

2012年,德語區的第一本純露專書終於發行《純露:芳香療法與香薰護理中被遺忘的元素》。這本書首先以電子書的形式發行,作者是來自德國、定居於愛爾蘭的知名芳療師伊莉安·齊默曼(Eliane Zimmermann)。2013年起讀者也能買到紙本書。這本書羅列了現代芳療與香薰護理領域中的純露知識,對提升純露的重要性起了拋磚引玉的作用。2012年英格麗特·克萊因迪斯特·約翰(Ingrid Kleindienst-John)也出版了《純露——植物水的溫柔療效》。這是第一本教導讀者如何自行蒸餾純露的專書。

現在我的書就在您手裡。讓我們一同踏入純露迷人的世界,認識自然療法、煉金術和植物世界的大千面向,還有使用者的經驗分享。讓我們學習純露的療效,一起成為純露精彩故事的一份子。純露回來了!

獻給您的一束花
——蒸餾植物

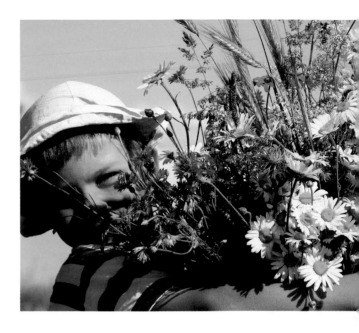

· 植物的呢喃

　　早在人類出現之前，植物就生活在地球上了。大約 4.5 億年前，植物從海洋遷居到陸地。歷經長時間的演化和適應，植物改造了地球的環境，使地球變得適合動物和人類居住。植物提供我們食物和氧氣，看著我們成長，也伴隨我們發展。植物是孕育地球上所有動物的母親。在交錯的原始生態網絡裡，人類與植物互相依賴、交流且共存共榮，因為沒有植物，就沒有人類。植物世界也是人類心靈世界的依歸，植物能在我們不自覺的情況下左右我們的心情。這也是為何芬芳的純露能直接、有效地舒緩我們的情緒和身體不適的原因。植物以香氣進行對話，這是一種無聲卻很有效率的古老溝通方法，是生命間因為互動而生的語言。專門研究這種溝通方式的生物暨化學家芙洛里安‧柯克林（Florianne Koechlin）表示，植物世界用「無聲的語言」進行交流。而植物也用這種語言和我們對話。

　　在現今社會，許多人花在虛擬空間的時間比起花在大自然的時間還要多，而所謂的體驗自然其實也只是開車路過。人們開始意識到自己的損失，了解與大自然的聯繫對身心健康有多麼重要。大量的研究也證明，親近大自然對身心有益，遠離自然的生活則會使人生病。事實上，想要接近自然不用大老遠地跑到森林或原野。幾盆花草、一塊綠地或是家門前的樹都能達到療癒、穩定心靈的作用。「隨著住宅區的綠地比例增加，居民的壽命也會增長，手術後的病患恢復得也更快，人們對自己的主觀印象也更正面。」

· 接觸大自然

　　當我們有意識地感知純露的氣味和作用，我們就能再次與植物建立療癒的關係。純露使我們有機會接觸大自然，更新並深化我們和自然之間的聯繫。

　　在採集、加工和蒸餾植物的過程中，植物的本質以氣味的形式與我們對話交流。因為對氣味的感受（也就是嗅覺）是一種非常簡單而直接的溝通方式。我們可以憑直覺來領會植物的本質和療效。

· 植物與精油

　　植物是奇妙的生物體，和動物不同的地方在於植物可以利用太陽光，將它轉化為物質。植物可謂是「自給自足」。透過綠葉中的葉綠素，植物擁有將陽光轉化為生命所需物

23

質的能力，其中也包括精油。精油是純露功效的來源，其複雜的構造是植物在過去幾百萬年的演化中發展出的化學性生存機制。精油可以儲存能量，保護植物體不受寄生蟲、捕食者、細菌、真菌和紫外線的傷害，並抵抗炎熱、乾燥或寒冷的氣候環境。精油可以吸引幫助植物授粉的益蟲，也能驅趕食用植物的害蟲。植物還能利用精油這種香氣語言與其他植物溝通，例如它可以警告其他植物有害蟲來襲。而植物的芳香物質與我們的身體相容。如前所述，香氣不僅影響我們的心靈，也影響我們的身體機能。植物用來保護自己抵抗病毒、細菌或真菌侵害的物質對我們來說相當珍貴。這些物質成分具有殺菌和抵抗病毒的特性，對我們非常有益。

・採集與加工植物

植物品質的優劣會影響蒸餾產出的純露的品質。

若是無法取得新鮮的植物，請盡量使用有機的乾燥植物（乾草藥）。越來越多的藥草行、健康食品店或天然食品行都有販售乾燥植物。自家庭院的植物或是外頭採集來的野生植物也很適合用來蒸餾純露。

請不要在沒有十足把握的情況下採集植物。本書並非植物圖鑑，採集植物時，請參考專門的植物圖鑑。最好是跟著植物專家學習，讓專家帶您認識野生植物的世界。千萬不要採集或蒸餾有毒的植物。

請只採集您所需要的量。根據自然保護法，人們得以在自用的範圍內採集野外的野生植物，但數量不得超過一把。

請不要採集瀕危的植物（請查閱植物紅

皮書），也不要在自然保護區採集植物。不要把所有的植物都採光。如果您想要找的植物只剩下幾株，那就不要採了。

此外，請在遠離道路和工業區的未汙染地採集植物，不要在施用化肥或除草劑的土地上採集。

人們一直以來都很注重收成藥用植物的正確時機。在過去，有關收成的知識不僅包羅萬象，更和人們的生活緊密結合。植物體內有效成分的含量會隨著季節變化而劇烈波動。舉例來說，在夏天採集植物根部就不是一個明智的選擇，因為根部的成分濃度最高點是在深秋。至於葉片富含精油的植物一般會在開花前採收。相關的採收時機請見 398 頁的〈採收部位與蒸餾季節〉。

植物體內精油的含量也會隨著一天的時段波動。某些時段植物體內的精油濃度會特別高，但某些時間點就不適合採收。

有些芳香植物要等日出幾個小時後體內的精油含量才會上升。有些植物的精油濃度則在清晨達到頂峰，比如說玫瑰。過了這個時間點，植物體內的芳香物質就會銳減。有些植物則是在晚間或大半夜生成芳香物質，例如茉莉花。

綿延的雨季或乾旱過後植物體內的有效成分也會降低。天空上的星體和月亮也會影響植物和純露的品質。無論是在古代或現代，煉金術師在採集和蒸餾植物時都相當注重這點。月相虧損時要採收植物的根部，月相增長時要採集葉片和花朵。滿月前後植物的效力通常較低，蒸餾出的純露保存期限也較短。

經驗顯示，月相會影響蒸餾過程和純露的品質。為了掌握合適的採收時機，我會參

考瑪麗亞·圖恩（Maria Thun）當年度的星座月曆（也就是作物種植時間表，每年都出版一次）和鍊金術中的相關記載。我也會記錄個人的觀察結果。

· 蒸餾前的準備工作

因為植物各部位的成分濃度不同，有時候我們會蒸餾整株植物，有時候只會選用某一特定的部位，如：葉子、花朵、莖、種子、果實、果皮、根部、樹皮或木頭。萊姆的精油儲藏在果皮，德國洋甘菊的精油儲存在花瓣，香蜂草的精油在葉子裡。至於祕魯聖木的精油則在木頭裡。如果您想製作香味特別濃郁的香蜂草純露、胡椒薄荷純露和鼠尾草純露，就得取這些植物的上三分之一部蒸餾。有關各種植物的蒸餾部位請參照本書植物百科中的標示。

很多純露是新鮮的植物蒸餾而成，例如玫瑰、香蜂草和蘋果花。有些純露的原料則是風乾或乾燥後的植物，如薰衣草和胡椒薄荷。如果您使用的蒸餾器很小，比如說蒸餾瓶只有 0.25 公升的袖珍蒸餾器或 0.5 公升的旅行蒸餾器，這種蒸餾器的容量小，能夠容納的植物原料很少，最好選用乾燥植物進行蒸餾，因為乾燥植物的體積較小。雖然植物的芳香物質在乾燥的過程中會流失，但是與蒸餾萃取出的高濃度成分相較之下，這一點損失其實不算什麼。

基本上，如果您無法取得新鮮植物，就用乾燥植物取代。當然也是有例外的時候。為了防止芳香物質散逸，請將預備蒸餾用的乾燥植物儲放於密封容器中。而為了萃取出足夠的物質成分，我們通常會在蒸餾前切細

植物原料。您可以將植物的根切塊，較硬的植物原料如樹皮、木頭或果實可以放進石臼或咖啡研磨機中粗略研磨。

許多植物（如唇形花科植物）的精油儲藏於葉片的油脂腺，有時甚至直接暴露在葉片上的細毛。大體而言，蒸餾唇形花科植物的過程比較簡單、快速。唇形花科植物有迷迭香、薰衣草和胡椒薄荷，這些植物很適合蒸餾，對初學者來說也特別容易上手。

植物原料只要切塊就好。請不要過度碰觸植物原料，否則植物的精油很快就會揮發。不管您蒸餾的是哪一種植物，都不要將植物原料攪成泥，也不要把新鮮植物放進果菜機絞碎。有些植物的精油包覆在蠟或樹脂中，這些植物在蒸餾前要先泡水數個鐘頭（少數植物要浸泡一至兩天），最後再蒸餾浸泡過植物的水。即便如此，這種方式的蒸餾過程還是比唇形花科植物還長。

乾燥植物在蒸餾的過程中會吸收大量水分，導致壺底的水分過少。所以最好在蒸餾前噴些水到植物上。新鮮植物則不宜再噴水或清洗。

· 獻給您的一束花

接觸植物和純露可以激發我們對大自然的愛和責任感。這一點不僅之於愛護自然有重要意義，更能幫助我們塑造內在本質。

透過本書您將認識許多植物和純露。純露是一束五彩繽紛的花，充滿了色彩、香味、形狀、療效和生命力。自古以來人們就特別欣賞鮮花綻放的生命力。這也是為什麼古埃及文「Ankh」既表示「生命能量」，又意味著「花束」吧。

看不見的魔力
——香氣如何影響我們的心靈

如果您有兩塊麵包
請賣掉一塊
買幾朵水仙
因為麵包只是肉體的糧食
但水仙滋養的是靈魂

——古阿拉伯智慧

純露的香氣對人體有雙重作用，一種是身體上的，一種是心靈上的。無論您是將純露塗抹在肌膚或加水稀釋飲用，純露都能發揮它的生理效用。當純露的芳香分子散發到空氣，飄到我們鼻腔上方的嗅覺黏膜，刺激兩千萬個專門感覺氣味的嗅覺細胞時，細胞裡的化學物質會轉化成電氣信號，在毫無過濾的情況下直接傳達到大腦中樞。信號會抵達大腦的邊緣系統（這是大腦演化歷史最長的地方），進入杏仁核和下視丘等部位。

這意味著氣味將直接觸及我們的情感中心，因為上述這些部位負責掌控我們的情緒。這些區域還負責調節我們的記憶力和學習能力。除此之外，荷爾蒙的分泌和自律神經系統也是其管轄範圍。這麼一來也就不難想像，為何純露的香氣能影響我們的感覺、情緒、記憶、動機、學習能力、專注力以及感性的程度。也不難理解，為何純露具有舒緩恐懼、幫助睡眠、安定和刺激的功效。香味能直接觸動我們，因為嗅覺不像其他感官會受理性影響，進而遭到「審查」。

芳香的植物純露能直接與我們的心靈深入「對話」，創造外在與內在世界的和諧。

我們的內心將感到平衡、療癒。植物以其芬芳的氣息向我們展現它的存在和特質。我們在植物身上找到了歸屬。

但嗅覺的重要性往往被人們低估。只有當嗅覺突然失靈、當我們再也聞不到氣味時，我們才會意識到嗅覺在生活中的重要性、了解嗅覺如何形塑我們的生活。對此，沃爾特·科爾（WalterKohl）出版了《日子是什麼味道？一則來自沒有氣味的世界的告白（Wie riecht das Leben? Bericht aus einer Welt ohne Gerüche.）》一書。作者因為一場意外失去了嗅覺。從此以後，無論身在何處他都不再有歸屬感。「我沒有家了，因為我什麼都聞不到。」他在書中這麼寫道。

氣味能夠激發情感，如果我們再也聞不到味道、或是只能聞到微弱的味道，那我們將喪失生活的一大樂趣。就連我們的胃口也會減弱，因為味覺及享受美食的樂趣和嗅覺息息相關。因此，請好好珍惜您的嗅覺，用心嗅聞這個世界，透過純露進入情感洋溢的花花世界。您會發現，植物的氣味不僅能喚醒您對生活的熱情、驅離負面的情緒，還能提升您走向戶外、用心生活的興致。

神秘的水
——給鼻子和眼睛的訊息

……要是水出了問題，
所有的生物都會有危險……

——弗雷德里克·維斯特

水以極純粹的形式展現原始的力量。水是人類生命不可或缺的元素。不管您是潛進大海的波浪、在湖泊游泳、或是潑水到臉上，都可以感受到水的生命力。

既然談到純露就不得不談到水的品質、生命力和療效，因為純露的主要成分就是水。水是一種敏感的介質，它不僅能容納植物體內的化學成分，還能儲存植物的細微振動，並將之傳遞給我們。水資源在我們生存的現代備受威脅，越來越多的人無法獲得乾淨的水源，水質的重要性因此更不言可喻（而這也是與純露相關的重要議題）。

水是地球上最常見的化合物。水無處不在，它既存在我們的身體裡，也存在體外的世界。我們的地球有 75% 的面積被水覆蓋。我們剛出生時，體內的水分含量高達 97%。成年後，人體依然含有 70% 的水。至於我們的大腦（這個人體中的超級器官）有 90% 由水組成。我們在子宮的羊水度過生命的初始。我們的嗅覺與水關係密切，因為嗅覺的演化史可以上溯至地球的原始海洋。

早在眼睛和耳朵出現以前，海洋中的第一批生物就通過發送和接收化學信息彼此溝通。嗅覺便誕生於這個過程，至於大腦則是從神經束上的原始嗅覺細胞演化而來。也就是說，嗅覺細胞是複雜的大腦的前身，而嗅覺細胞最開始的作用是為了在原始海洋裡溝通。香氣和水是奇妙的組合，它將我們與自己的源頭重新連結。而我們身上還保留了一小部分原始海洋的嗅覺地帶：也就是我們鼻腔上方濕潤的嗅覺黏膜。即便是在陸地上，生物的嗅覺依然必須仰賴水分才能正常發揮作用。我們呼吸的時候會吸進環境中的芳香分子，我們對氣味的感知始於芳香分子觸及嗅覺黏膜組織的細胞，接著訊號會被傳遞到大腦。

空氣濕度高的時候，我們的嗅覺特別靈敏。空氣乾燥時，嗅覺黏膜會變乾，這時候我們聞到的氣味就會減少。這便是為什麼下雨過後大自然的氣味特別濃郁。想想夏日雨後那溫暖、甜蜜又清新的氣味，那交融了花香和土香的氣味！雨滴翻攪了土壤中的顆粒、打溼了植物，當水分蒸發，大地被太陽的熱氣「蒸餾」，大自然的氣味便湧入我們的鼻腔。上升的水蒸氣將氣味分子帶進空氣，我們的嗅覺黏膜會感受這些氣味，比如土臭素，這是一種天然的酒精，散發森林土壤的清新氣息。

除了植物成分，純露中的水本身就是一種有效物質。當我們用純露泡腳、熱敷，或將純露當臉部噴霧使用時，我們都能「感受」到水的存在。水在自然療法中扮演重要的角色。利用水來治療更有悠久的歷史。

古希臘和羅馬人就已經知道水具有療癒的能力，水是名符其實的青春之泉。在現代的自然療法中，特奧多·哈恩（Theodor Hahn）、文森茨·皮里希尼茨（Vincenz Prießnitz）及克奈普牧師（Kneipp）等先驅再次將水療發揚光大。水療主要運用水的物理特性來治

療。但是水的作用可不僅如此而已。

今日，以分析為導向的科學特別埋首於水污染領域的研究，我們知道什麼樣的水是不好的水、是受污染或細菌感染的水，並運用這些知識維持水的品質。不過好的水可不僅是品質好而已。水要如何發揮其生生不息的效用呢？許多現代的先驅都試著尋找這個問題的答案。森林學家維克多‧紹伯格（Viktor Schauberger，1885-1958）是研究水的先驅者，同時也是一位有遠見的自然觀察家，他的研究成果為我們拓展了視野，以新的角度看待古老的水元素。他證明**水質的好壞不只取決於水中所含的化學成分，而且水是有記憶力的**。紹伯格致力於改善水的品質，並深入研究水的療效。他啟發了一九八零與九零年代的無數科學家，他們都致力於證明水具有記憶力。古斯塔夫‧申克（Gustav Schenk，1905-1969）是第一個用顯微鏡圖像展示水滴的多樣外型的人，水滴豐富的型態體現的正是「地球豐富的樣貌」。水質研究家特奧多‧施文克（Theodor Schwenk，1910-1986）專門研究水流動時的軌跡，並將水流的生命力視覺化。他的專書《敏銳的渾沌》帶領我們重新認識生命的載體「水」。他發現星座變化會影響純水，並用滴水成像法視覺化水質的好壞。

露特‧庫布勒（Ruth Kübler，1925-2011）是一位藝術家暨科學家，她用繪畫和攝影研究「大自然的圖像語言」。她從 1995 年開始用暗場顯微鏡拍下蓋玻片上的水滴圖像進行研究。參觀她的畫室時，我得以進一步了解她的藝術作品並認識水珠的樣貌。她的著作《水滴中的大千世界》收錄了許多令人嘆為觀止的水滴攝影。這些水滴的迷人樣貌具體展現了水的生命力和記憶力。露特‧庫布勒還研究各地的泉水及療養勝地的水源。透過研究水滴的形狀，她發現水滴的結構不僅能透露它的來源地，其形狀也會受各種外在因素的影響而變化。

日本超科學家江本勝博士對水播放音樂或說話，再用電子顯微鏡研究水的結晶。他發現水會感應意念而生成各種形狀，而且水具有記憶力。他在《來自水的訊息》一書中針對其驚人的研究成果有詳細的敘述。

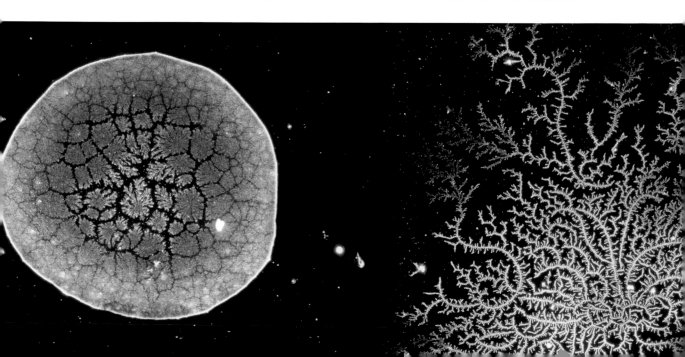

伯恩德·克羅普林教授（Dr. Bernd Kröplin）從 2000 年開始就致力於研究水的記憶、思想形式和作用。克羅普林教授是德國斯圖加特大學（Universität Stuttgart）航空航天結構靜力學與動力學研究所（Instituts für Statik und Dynamik der Luftund Raumfahrt konstruktionen）的所長，此研究所專門研究太空人身處的太空環境。克羅普林教授和他的研究團隊用手機的電磁波照射飲用水。他們驚訝的發現，這種能量竟然在水中激發出前所未見的結構。他們的研究還證實了水具有在細胞中和細胞間傳遞訊息的作用。他的團隊還和另外一位研究人員米妮·海因共同研究如何將水受到的影響視覺化。他在著作《水滴的世界》收錄了多張照片，展示大自然迷人的圖像語言。他寫道：「至少這值得一試，或許這將是新的科學研究的開端，目前為止我們只是憑直覺認為精神意念能夠影響物質狀態，但或許意念對物質結構的影響遠遠超過我們今日的想像。這些圖片或許會使我們對世界改觀，尤其會翻轉我們對水的印象。每一滴水都有其親身『經驗』過的故事，

這些故事會儲存在水中。關於這一點我們能從水滴乾掉後留下的輪廓觀察出。透過顯微鏡我們可以看到水滴的新經驗會疊在舊的經驗上，最後我們會得到由許多信息層疊加在一起的圖像。而每一滴水都能自行決定是否要『保留』新的資訊及「遺忘」舊的訊息。人們稱這叫『記憶衰退』，這項特質又因水而異。根據我們的觀察，所有的水都擁有形狀和（符合我們定義的）記憶。這些圖像不僅述說水曾經經歷的故事，也會影響觀看照片的人，因為它能喚醒觀者意識中的某些事物。」

您在這兩頁看到的純露水滴攝像是由伯爾托德·赫塞爾（Berthold Heusel）和威廉·霍佛爾博士（Dr. Wilhelm Höfer）在波登湖水質工作室（Wasserstudio Bodensee）拍攝的。伯爾托德·赫塞爾和前文提到的米妮·海因、露特·庫布勒以及伯恩德·克羅普林有合作關係。看到我蒸餾的純露有這麼美麗的形狀，不僅令我印象深刻，更讓我相當感動。

▼黑暗中的水滴攝像（由左至右）：
月桂純露，放大 40 倍、迷迭香純露，放大 100 倍、薰衣草純露，放大 100 倍

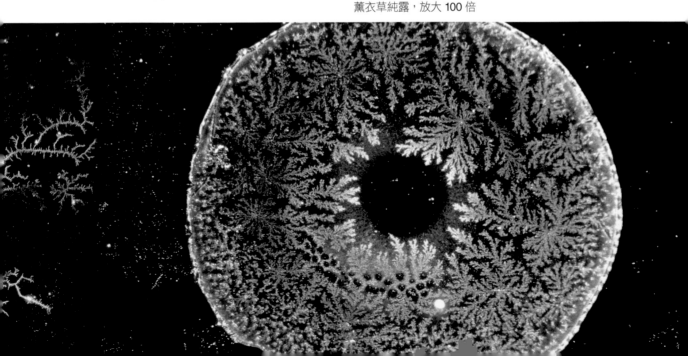

純露的應用

純露的功效廣泛，用途也因此非常多元。純露具有療癒效果，能在身體、精神和心靈層面發揮作用。用感官來體驗和感受純露是種純粹的快樂。接觸芳香的天然產品除了可以激發並幫助您保持健康，也能提升您對自己的感受。使用純露的方法有很多，您可以用純露薰香、泡個舒適宜人的澡、熱敷，或是將純露製成面霜抹在臉上。純露能在健康和養生領域發揮積極作用，而健康議題在我們生活的現代也越來越重要。純露對人類心理有正面的影響，它能強化我們的韌性，幫助我們應對緊張的日常生活。純露還能舒緩和治療身體不適。所以純露是許多治療方法的好夥伴，這一點從醫療保健領域越來越常使用純露就可以看出。

· 室內薰香：用香味改造空間

近幾年大受歡迎的室內薰香並非近代的發明。早在古埃及、希臘和羅馬時代，人們就很喜歡把房間薰得香噴噴的。當時的人會焚燒香草薰香，或是把香氛的花朵撒在房間地板上。這種鋪灑香草的文化一直流傳到我們的時代。人們會用薰衣草、馬鬱蘭、胡椒薄荷、玫瑰或西洋夏雪草等芳香植物，豪氣地把這些植物撒到房間地板上。踩過去的時候植物會散發出怡人的香味。這個方法還可以順便驅趕蚊蟲。人們會在早晨鋪撒新鮮香草，到了晚上再清掃植物。而我們可以用純露代替這種鋪灑植物的方式，噴灑純露一樣可以達到薰香室內空間的效果。

您一定有過這樣的經驗：當您走進一個陌生空間，會聞到這個空間散發出的特定氣味。您可能會說：「這房間聞起來有股味道。」我們的生活空間其實充滿了我們經驗過的情緒。我們常常會無意識地透過氣味感受房間的氛圍。當人們在一個空間逗留，身上的氣味會蒸發形成房間的氣味。我們的體味會透露我們的心情。我們高興的時候，身體散發的氣味和害怕或生病時不同。許多人類生活的空間都有其相應的基本氣味：比如說我們自己的家，或是候診間、旅館、醫院、養老院、圖書館等公共空間，這些地方都散發一股特定的氣味。這些氣味也會反過來影響我們在這些空間的感受。而通常這些氣味給人的感覺都不太舒適。我們會覺得不舒服。

有些空間的氛圍特別需要淨化，尤其是當我們在裡頭覺得不舒服的時候。還有搬家的時候、或是當我們進入人生新階段時，都有必要對居住空間進行能量淨化和清潔。室內薰香能夠營造充滿活力的氣氛，讓我們更有動力發揮自己並積極生活。畢竟我們大部分的時間都是在室內度過。談到清潔，現代人大概都會想到物質層面的清潔，像是使用清潔劑或是殺菌劑。但是我們卻忘了空間的能量淨化也非常重要。一個乾淨衛生的空間不一定能使我們感到幸福舒適。

使用純露和精油薰香能改變房間的氣氛、營造充滿能量的環境。房間會變得煥然一新。我們也能使用純露中和房間裡殘留的食物味或菸味。當然我們也可以用薰香來營造專屬的空間，意思是，利用香氣來為特別的場合或活動做準備。有些香氣有助於促進

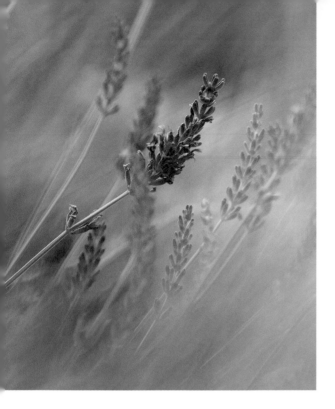

溝通，適合用於正式會議、小組討論或是內部談話。某些香味能幫助候診間的病人放鬆。而香味專家阿克塞爾·梅爾（Axel Mayer）針對眾多學校班級實驗的結果也顯示，香味有助於學生學習。室內薰香不僅能幫助我們在辛勞一整天後快速放鬆身心、為特殊場合營造專屬的氣氛，還有助於健身時維持體力更持久。在醫院的病房或任何有感染風險的空間使用純露薰香，不僅可以達到消毒空氣的效果，更能提振人的心情。如果一個房間沒有自己的氣味、或是充滿清潔劑的味道，就會讓人覺得毫無生氣。某些香氣可以幫助讓我們喜歡上某個空間，使我們即使是在旅館房間這類陌生的地方也能感覺舒適、自在。

想讓房間散發植物香氣不必使用濃烈的香氣。已經有研究證實，香氣在稍低於人類嗅覺能感受的濃度時，反而能發揮最佳的效用。室內薰香的黃金準則是：越少越好。如果您使用擴香器蒸散純露，請不要連續啟動好幾個小時。其實一天只要擴香 10 至 15 分鐘就夠了。就算只是用噴霧瓶在房間噴幾下純露，也能有效營造室內芳香。市面上販售的芳香產品通常含有人造香精，天然的純露和精油會是更健康的選擇。切記：請勿過度薰香，因為噴灑、蒸散到室內空間的香氣會經由呼吸進入人體、被身體吸收。

·居家清潔：不只是清潔

對衣物、床單、毛巾、窗簾、沙發、櫥櫃等家具噴灑純露，能使其飄散怡人的清香。您也可以把純露裝進蒸氣熨斗的水箱。某些純露具有殺菌能力（例如百里香），適合用來消毒物品或執行一般的衛生清潔工作。有些純露可以防蟎，例如苦楝樹純露。

·烹飪：令人食指大動的香氣

純露不僅是嗅覺的享受，更能滿足我們的味覺。食物的氣味會影響食慾。料理的香氣不僅能勾起我們期待食物上桌的心情，我們的消化系統在食物香氣的刺激下會反射性地啟動，「食慾之火」就此被點燃，還沒咬下第一口，我們的身體就已經開始分泌消化液了。所以香氣其實可以促進身體消化食物，有益我們的健康。

甜茴香、熊根芹、羅勒和歐白芷等純露都有這個功效。而純露在高級料理中的運用更是由來已久。純露在烹飪這個領域從未被完全遺忘。特別是玫瑰純露和橙花純露在中東和南歐料理中都很常見。

比如加了玫瑰純露的杏仁糖散發的細緻香氣；橙花純露為西西里復活節蛋糕增添的美妙滋味；還有雪酪中的接骨木花純露散發

的清香。現代的前衛料理會將香草、蔬菜、木頭和水果放進旋轉蒸發儀蒸餾，再用萃取出的物質調理食物。而分子料理通常採用不加水的方式蒸餾新鮮植物。這是一種古老的蒸餾方法，布倫施維格在 1512 年就提過。

比起精油，使用純露調味更方便控制劑量。有些純露聞起來和嚐起來的味道與植物本身完全不同。基本上，我們不用純露烹煮料理。這是香料的用法。我們通常將純露噴灑在冷盤或熱食的表面，為上菜前做最後的調味。甜食、冰品、涼沾醬或沙拉醬也很適合用純露調味。純露還能用於調製飲品，如檸檬汽水、冰沙、酒精飲料和各式調酒。製作飲料時，您可以直接將純露倒入礦泉水、氣泡酒或義大利普羅賽克氣泡酒（Prosecco）中，或把純露噴進玻璃杯。純露搭配奶昔或優格飲料也很棒，配上豆漿或杏仁奶也很不錯。但若要詳述每種純露在烹飪中的應用，這本書恐怕會遠遠超過它現在的篇幅。所以，我只在各單元簡介幾項最具代表性的應用。我希望這些訊息足以啟發您嘗試用純露料理食物並享受其成果。請自由發揮、放手試驗，用鼻子和舌頭盡情享受食物和純露的芳香氣味。

植物純露是一種很棒的東西，它在烹飪領域的潛力無限。與精油相比，純露具有水溶性的優點，不管是加進湯品、醬料或是油脂量低的料理，純露都比精油更方便拿捏用量。純露易揮發，加進熱食容易散失香氣。所以我們用純露調理食物，但不用純露烹煮食物。您可以將純露混進冷盤，比如說沙拉醬；或是將純露噴灑在肉類料理、沙拉、水果或配菜上。您甚至可以用純露來點綴鹽。純露是由香草、香料、水果、蔬菜、肉類或木材蒸餾而得。純露就像增味劑，比如說我們可以將南瓜純露加進南瓜湯增添風味。純露具有修飾效果，能改變料理的風味，舉例來說，迷迭香純露能夠提升杏桃料理的風味。直接把純露噴灑在餐桌和客人身上也是一種很棒的應用方法。香氣漂浮在空氣中，這是一種多重感官的刺激與享受。您也可以將純露噴在手掌或手腕上，為飲食過程增添香氣體驗。對我來說，純露就像激進實驗藝術的激浪藝術（Fluxus）的一種元素，我用純露來創造超乎尋常的超現實食物體驗。令人意想不到的香味組合會出現在用餐過程中。比如說，馬斯卡邦尼奶酪（Mascarpone）製成的白色冰淇淋搭配肉豆蔻皮風味或胡椒風味。因為冰淇淋的白色外衣可以隱藏這兩種香料的溫熱和辛辣。

——史蒂芬·維斯納，前衛自然料理家，
米其林星廚，瑞士美食指南
《GAULT-MILLAU》評比 17 分

·健康養生：放鬆身心靈

植物的香味能提醒我們要善待自己、呵護自己並照顧好自己。這一點在快速、忙碌、又充滿壓力的現代社會尤其可貴。請您休息片刻，噴灑一點純露在臉上，您可以選擇天竺葵純露、薰衣草純露或菩提花純露。這感覺就像一場溫柔芬芳的春雨，您將立即放鬆下來。某些純露特別適合作身體噴霧使用，這意味著您可以將純露大面積噴灑在皮膚或全身上下。這種感覺非常美好，當您壓力大或感到煩躁時，可以在一天的開始用這

純露芳療大百科

種方式讓身心沐浴在香氣中以提振心情。純露還適合用於泡澡。用純露泡澡可以溫暖、放鬆或是強化身體和心靈。將純露加入洗澡水稀釋，享受一場放鬆身體或提振身心的全身沐浴，這個方法當然也適用於手足浴。把純露加進基底油搖晃均勻（如甜杏仁油、荷荷芭油或杏桃核仁油）就能做出滋潤的隔離乳，讓所謂的「第二層肌膚」保養、呵護您的肌膚。

・蒸氣浴／運動：健身與健康

您可以將純露加進蒸氣房的水箱。純露的香氣將伴隨蒸氣散發，幫助深化呼吸、預防感冒、並清潔皮膚。在運動方面，純露是理想的身體噴霧，既能提振，亦能放鬆，無論在健身房或是戶外都很適用。若因意外導致擦撞傷或瘀血等輕傷，也能在第一時間使用純露處理傷口。

・自己動手做天然保養品：護膚、護髮一次搞定

純露可以保養與修復肌膚和秀髮。您可

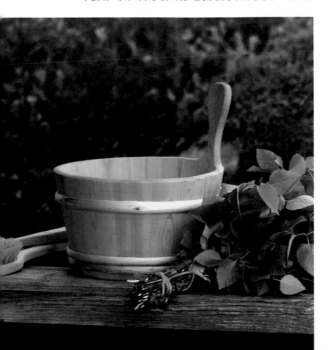

以直接使用純露，或是將純露加入保養品中。純露的芳香分子非常細小，能夠滲透到皮膚深層，刺激血液循環並促進細胞再生。純露也是天然的香水（可單一使用或另外調配），能夠突顯使用者的美麗和魅力。男士刮完鬍子後，也能用芳香的純露護理肌膚。

・護理保健：萬用的居家良藥

由於純露的效用溫和，所以特別適合用來處理居家常見的疼痛或疾病。小傷口、晒傷、蚊蟲叮咬或是瘀血都能噴灑純露。若有消化問題，可以將純露塗抹在不適的部位輕輕按摩，或是加水稀釋飲用。除此之外，溫和的純露還很適合用於護理嬰兒和孩童。

・身體保健、病人及老人護理：良好的照護

某些純露已經用實力為自己在護理領域占得一席之地。純露越來越常被應用於香薰護理，是促進健康、放鬆身心和治療的一種選擇。純露適合用來護理肌膚，能促進身體和心靈的健康。純露的應用方法很多元，例如室內噴霧、身體噴霧、口腔噴霧、濕敷、熱敷、沐浴、清洗等。您可以用純露做保濕，也可以用純露來按摩。它可以保養並修補肌膚，即便是剛接受過放射性治療的病人也能夠使用。純露能冷卻、舒緩受刺激或發癢的肌膚。

您也可以用純露來舒緩、濕潤受刺激的乾燥皮膚黏膜。現在的助產士在幫助孕婦分娩的時候也會使用純露，而純露當然也可以用於產後護理。在老人照護的部分，純露能夠起到恢復並維持嗅覺記憶的作用，對生命的喜悅將因此被強化。

純露很適合用來改善醫療護理空間的空氣。您可以用純露噴霧來中和病房中令人不適的氣味。這麼一來，不僅病人和被照護者會覺得比較愉快，就連護理人員和訪客也會覺得房間讓人舒服多了。室內薰香時請記得時常更換純露的種類，以避免對某種香氣產生習慣，這麼做也有助於我們更有意識地感知氣味。因為純露很容易受細菌感染，運用在醫療護理領域時請務必遵守相關衛生規範。純露最好出自值得信任的生產者。

使用純露進行專業護理工作時一定要注意衛生（例如使用噴頭、第一下先噴到空氣中），還要注意冷藏（冰箱）和保存期限。專業的香薰護理被視為一種輔助性的護理方法，相關的規範和限制不勝枚舉。當然，患者是否有意願使用純露也是重要的考量。
——伊芙琳·德意志，專業衛生暨護理人員

· 精神疾病：溫柔的陪伴

香氣會影響我們的心靈。最新的科學研究顯示，香氣甚至可以發揮與精神藥物類似的效果。精神病學領域也已經有運用精油和純露治療疾病的紀錄。

純露是理想的精神病房薰香劑。它的香味很柔和，因此特別適合精神病患者使用。
——蘿絲維塔·凱勒，
護理專家暨 SFA 認證芳療師

· 安寧照護：充滿愛與關懷的植物芳香

植物純露蘊含的生機能將醫院、安寧病房等冰冷的場所變成一個充滿愛與關懷的空間，幫助病患在充滿尊嚴的氛圍面對恐懼和死亡。在安寧照護中心，純露也被用於護理重病患者的口腔，因為純露可以護理、滋潤並舒緩口腔黏膜。使用純露保養、清潔肌膚也是常見的運用方式。而我也見證了純露在安寧病房發揮的正面功效。1994 年我為一群來自林道（Lindau）的安寧護理人員辦了一場持續數年的研討課，教導她們使用精油和純露。她們所任職的護理機構是德國巴伐利亞州首批成立的安寧護理中心之一，目前已經累積了使用精油和純露的大量經驗。

我們會視狀況用護膚油（預防褥瘡）保養長期臥床者的肌膚。如果患者已經長褥瘡，我們會用純露調成的傷口噴霧劑來保養他的傷口。我們也經常用純露（也就是植物水）噴灑室內空間，以照護患者的心理。
——瑪雅·多尼，安寧照護中心管理部門

我覺得安寧照護中心願意使用純露護理病人是件很可貴的事，因為純露不僅可以直接接觸皮膚，使用起來也很舒服，而且用噴霧瓶也不會有衛生的問題。純露的功效很具體。使用者基本上都很滿意，因為他們可以因此不必服用或塗抹其他藥物。
——瑪蒂娜·森，安寧照護中心護理部門

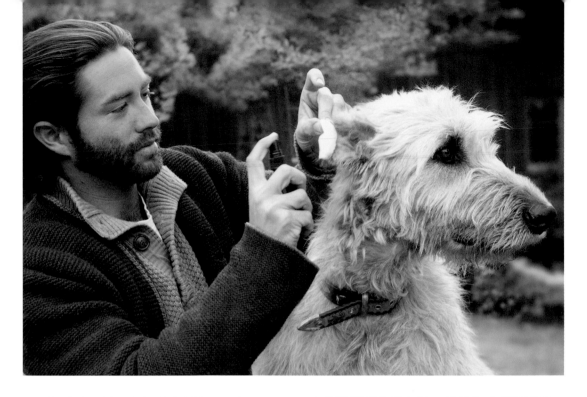

· 寵物保養／寵物清潔：實用配方

　　純露的溫和香味與療效使其特別適用於動物的護理與治療。相對於精油，純露往往不會有過於刺激的問題。純露的香氣溫和，比起精油更容易被嗅覺靈敏的動物接受。無論您選擇的是精油或純露，使用前請先測試動物的接受度。建議的測試方法是：噴一點純露在毛巾上，讓動物嗅聞毛巾。請不要讓動物使用含有酒精的純露。基本上草食性動物比較不會排斥植物的香味，畢竟牛一整天還不是在「埋頭吃草」。貓狗類的肉食性動物嗅覺非常敏銳，比較不容易接受精油的香氣。不過在大多數情況下，牠們都能接受純露的溫和香氣。

　　純露的主要用途有照護動物的毛髮和耳朵、驅蟲、治療傷口或呼吸道疾病。純露既可外用，亦可內服。您可以將純露加進動物的飼料或是飲用水中，也可以用擴香機蒸散或用噴瓶噴灑純露到空氣中。當動物有局部瘀傷、扭傷或腫脹時，您可以用純露濕敷其傷口。植物的氣味不僅能影響人類的情緒，也能影響動物的心情。帶動物去看獸醫前，可以先對著牠噴灑一點純露幫助牠平復心情。當動物受到驚嚇，可以對著動物噴灑有舒緩功效的純露幫助牠快速冷靜下來。

　　純露之所以這麼適合用來護理動物是因為它的效果很好，同時又溫和、刺激性低。純露的結構很細緻，特別適合敏感的動物使用。這項特點在給動物施行植物療法時特別重要，因為每種動物能接受的植物種類都不同。例如替肉食性的貓咪進行植物療法時就有很多限制。因為貓無法代謝植物中的某些成分，若是治療方法不當，貓反而會中毒。但是植物純露卻很適合用來治療貓咪。舉例來說，鼠尾草純露可以治療貓或幼獸的傷口，鼠尾草茶卻不適合，因為貓無法代謝鼠尾草茶中的單寧。此外，小型鳥類進行吸入療法時特別適合使用純露。因為牠們既能吸入純露的有效成分，又不會有藥性太強的問題。

　　——亞莉珊德拉·納迪格，獸醫，Anima Planta 藥草學中心—人類和動物的治療中心

你如何應用純露？

人們再也沒有時間
認識新的事物
因為他們所有的東西
都是買店裡現成的
聰明的小狐狸
對小王子這麼說。

——安東尼‧聖修伯里

經常有人問我純露可以做什麼、該如何使用、有哪些配方等。在這個章節我將羅列純露的各種應用方法和相應配方。儘管如此，本章的結尾依然會是這句話：「……繁不勝舉。」因為如果您手上也有純露，您將發現日常生活中有很多應用純露的機會。

自己蒸餾純露、將其製成保養品用於保養或治療是一種很棒的體驗，它給人一種獨立自主、不必消費現成商品的感覺。

使用純露時，請專心感受這項大自然的贈禮，從「植物的野性（人們是這麼稱呼純露的）」得到力量和滋養。

如果您想體驗和調製純露，剛開始只需要以下這幾款基本純露就夠了：
→玫瑰純露
→橙花純露
→薰衣草純露
→岩玫瑰純露
→胡椒薄荷純露
→一種針葉樹純露，如銀冷杉純露、道格拉斯冷杉純露或五葉松純露。
→一種柑橘類純露，如萊姆純露或甜橙純露。

以上這幾款純露就可以變化出很多應用方式或套用到多種配方中。

配方的計量單位如下：

EL=湯匙 TL=茶匙 ml=毫升 g=公克 Msp.=刀尖 Teil=容量	配方的計量單位很小，如克或毫升。請特別注意這些細節，因為遵守用量很重要。

‧室內薰香

室內噴霧

只要對著空氣噴幾下純露就能夠明顯改善室內、汽車、旅館、浴室或廁所的空氣。有些純露具有殺菌的功效，能起到預防感染的作用。您可以將純露直接噴灑到空氣中，若是氣味較淡的純露可以額外調合精油。基本上，只要室內飄散一股淡淡的植物清香就足以達到效果。如果您希望香氣更濃一點，比如說您想消毒或中和房間裡難聞的氣味，可以在 100 毫升的純露中加入 5 至 25 滴的精油（希望香味濃一點就多滴一點）。

如果您調入的精油滴數較多，可以添加酒精提高精油在水中的溶解度。以下成分先混合酒精後再加入純露混合效果較佳：柑橘類精油、黏稠的萃取液、原精（如蜂蜜原精）、香草精及安息香、乳香、沒藥等精油。請先在瓶子混合酒精與上述成分後，再加入純露搖勻。市面上販售的植物純露通常已經含有酒精，可以直接加入精油搖勻（前提是成分不含精油）。

含有酒精的純露噴霧不適合以下族群使用：嬰兒、幼兒、兒童、酒精成癮者及重病患者。

室內流水噴泉

將純露加進室內噴泉的水中。此法適合小型房間薰香。

擴香機

* （薰香機、香氛器、噴霧器、加濕器）

擴香機的超聲波能將純露和精油轉化成微小、涼爽的水氣散發到空氣中。這是一種既簡單又有效的室內薰香方式。請注意：某些擴香機僅供擴香精油，不適合擴香純露。無論房間大小都適合使用擴香機。

空氣噴霧

* 身體噴霧

在頭部和胸口四周噴幾下純露，專心吸入、體會植物的芳香。幾乎所有的植物純露都適合當身體噴霧使用。

* 枕頭噴霧

想要一夜好眠，就在睡覺前對著枕頭噴幾下純露，適用的植物有接骨木花、香蜂草或菩提花。

* 消毒噴霧

很多純露都具有抗病毒和消毒的功效，是理想的噴霧劑。視需求還可以調配酒精一起使用，建議的調配比例為：等量的植物純

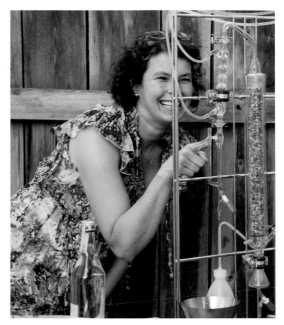

▲用玻璃蒸餾器蒸餾

露和酒精（濃度 70-90%），適合的純露有香蜂草、奧勒岡葉、百里香和茶樹。可以用來消毒物品表面、室內，或做防護口罩。

* 蒸氣浴

取一瓢水，加入 10 到 50 毫升的純露（用量視個人喜好的香味強度而定），注入蒸氣浴的水箱中。此法可以強化蒸氣浴提升免疫力、殺菌和活化身體的功效。特別是道格拉斯冷杉、山松和銀冷杉等針葉林純露具有暢通呼吸道的效用，讓人彷彿置身於森林。

· 外用方式

* 肌膚測試

基本上，人體對植物純露的接受度頗高。但是容易過敏的人還是可能會出現過敏反應。如果您是第一次使用，建議您針對較容易引起皮膚過敏的植物純露（標註於植物純露百科）進行肌膚測試。請將純露噴灑或

你如何應用純露？

37

擦拭在手臂內側。如果您對該純露過敏，皮膚會在幾秒鐘內（最長三十分鐘內）出現過敏反應。肌膚可能會紅腫、搔癢、甚至出現膿包。若有上述現象發生，請不要使用該純露。

薰衣草、甜茴香、鼠尾草、胡椒薄荷等富含精油的植物在蒸餾的過程中會生成大量的精油。這些精油會漂浮在純露表面，使用時可能會刺激皮膚或黏膜組織。這時候，您可以拿一張吸油面紙把純露表面多餘的精油吸掉。吸飽芳香精油的吸油面紙可用於薰香櫥櫃、衣物或信紙。您也可以用一支小型滴管吸取純露表面的精油，再將精油混入基底油中。這麼一來香氣盎然的按摩油就完成了，或是拿來調製保養品也是不錯的選擇。容量較大的蒸餾器生成的精油量也較多。這時我們會用一個分離瓶（又稱佛羅倫汀瓶）分離油脂和純露。如果您只打算用純露薰香室內空間可以不必特地分離精油。噴灑純露前請記得搖晃瓶身以均勻混合油水。

* 身體噴霧劑

純露作身體噴霧使用時，請針對特定範圍噴灑，例如：遭蚊蟲咬傷的傷口，腫脹、拉傷或受傷的地方，抑或是起疹子或晒傷的部位。晒傷時，可以使用接骨木花、薰衣草或金縷梅樹皮等具消炎、鎮靜效果的純露。作手部或足部噴霧使用時，可以選擇具有輕度殺菌效果的純露。某些純露（如迷迭香純露）可以有效活化血液循環不佳的雙腿和下手臂，舒緩這些部位沉重、疲勞的不適感。通常只要使用單一純露就能達到消除腿部疲勞的效果。但是您也可以將純露混合精油或是藥草酊劑一起使用。

| 基礎配方 | 消除腿部疲勞的噴霧 |

酒精濃度 45-70%的藥草酊劑
（如七葉樹、葡萄藤或假葉樹）......... 10-20ml
精油
（如胡椒薄荷、道格拉斯冷杉、薰衣草）10-20ml

把精油和酒精加入噴霧瓶中搖晃均勻。加入純露，再次搖晃瓶身。酒精的濃度越高，精油在溶液中的溶解度越高。

* 爽身噴霧

像淋浴般將純露噴灑全身。夏天時使用尤其清爽。特別適合在按摩前或剛洗完澡擦拭身體乳液前使用。對無法泡澡或淋浴的病患來說，爽身噴霧是奢侈的享受。適合調製成爽身噴霧的純露有蘋果花、香桃木、橙花、玫瑰、胡椒薄荷和矢車菊。

光是用植物純露噴灑全身就很享受了，但是您當然可以再調入精油和酒精。

僅含植物純露的爽身噴霧保存期限約四到六週。加了酒精或藥草酊劑（濃度皆為70%）的爽身噴霧用起來更清涼，使用期限可以拉長到八週。但是酒精容易使皮膚乾燥，乾性皮膚者請勿使用含有酒精的爽身噴霧。

* 沖洗鼻腔

純露還可以用來清洗鼻腔，視純露本身的強度稀釋或不稀釋直接使用皆可。請務必使用本書推薦的植物純露清洗鼻腔，每次用量只需數滴即可。合適的純露有：尤加利樹、山松、甜茴香及香桃木。

* 擦澡

想要來一場芳香的全身護理、或是幫助

純露芳療大百科

呼吸更加順暢，就用純露來做局部或全身擦澡，方法是：在一到兩公升的水中加入三湯匙的純露（視喜好的香味強度決定純露用量）。如果想要提振精神，可以選擇薰衣草純露、胡椒薄荷純露或道格拉斯冷杉純露。

＊ 滾珠瓶

在容量 10 至 30 毫升的滾珠瓶加入純露和精油，均勻搖晃後塗抹在患部，像是蚊蟲咬傷、頭痛或腫脹的地方，或是因為天氣變化引起不適的身體部位。滾珠瓶也可以用來按摩穴位。把純露裝入滾珠瓶前，可以先加入數滴濃度 96% 的酒精，和精油一起搖晃均勻，以提升精油在純露的溶解度。胡椒薄荷純露和香蜂草純露可以緩解頭痛，五葉松純露、西洋夏雪草純露和香蜂草純露則適合用來治療因為天氣變化引發的身體不適。

＊ 吸入／蒸臉

在裝有一至兩公升熱水的臉盆中加 2 至 4 湯匙的純露，請依照喜好的香味強度來決定用量。此法特別適合感冒或是鼻竇炎時使用。臉面向臉盆上方，用一條大毛巾蓋住頭部和臉盆，把臉盆整個包覆在毛巾內。請閉上雙眼。建議蒸熏時間：約五分鐘。感冒時可使用吸入器直接從鼻腔或嘴巴吸入純露。

症狀嚴重時，一天可執行吸入法二到三次。有些純露可能會刺激敏感肌膚（例如百里香純露），因此不建議在感冒期間使用這類純露蒸臉，最好使用吸入器。如果您想預防或治療呼吸道感染，德國藥局有販售一種名為麥修爾德吸入器（Macholdt inhalator）的吸入器，適合用來吸入藥性溫和的純露。這種吸入器體積小、使用起來很方便，就算出門在外也能使用。適合吸入的純露有尤加利純露、香桃木純露、道格拉斯冷杉純露和銀冷杉純露。

＊ 仰頭漱口／漱口

在 1/2 至 1 杯水中加入 1 至 2 湯匙的純露，上呼吸道感染時可使用此漱口水配方每日仰頭漱口數次。因應口腔黏膜發炎或是牙齦保健，可在半杯水中加入 1 至 2 茶匙的純露漱口。

＊ 純露冰塊

您可以將純露結凍成塊狀的冰塊或薄薄的冰板。這麼做是為了方便冰敷腫脹、瘀傷或蚊蟲叮咬的傷口。您也可以將冰塊或冰板包進毛巾冰敷患部。適合的純露有胡椒薄荷純露、萊姆純露和金縷梅純露。

＊ 沐浴

自然療法中的沐浴療法一直都很重視精油和純露的應用

純露很適合泡澡。無論您想來一場放鬆身心或是提振精神的澡，使用純露都能事半功倍。純露能溶於洗澡水，但請不要太早加純露，等要下水時再加。純露中的有效成分會被肌膚吸收。而隨著蒸氣上升的香氣將透過鼻腔進入人體，抒發我們的內心世界，又對呼吸道有益。使用具有療效的植物純露來泡澡，您的浴室也可以是溫泉聖地。

＊ 手浴

手浴是克奈普牧師（水療師）經常應用的水療法，其療效已經過充分驗證。手浴的效果不僅很好，也容易執行。您只需要一個大型洗手台或是一個大水盆。根據您喜好的香味強度，在水中加入 50 至 80 毫升的植物純露。

冷水浴：冷水浴又被稱作「克奈普濃縮咖啡」，此法可以活絡全身循環，就像早晨的濃縮咖啡。執行冷水浴的前提是，手掌及手臂必須是溫熱的。彎曲手臂泡入冷水中，浸泡的範圍到上手臂中段即可，持續 10 到 30 秒。結束後不要擦乾手上的水，甩一甩手或用另一隻手撥去即可。此法適用的植物純露有道格拉斯冷杉、萊姆、迷迭香、杜松及五葉松。冷水浴可以改善低血壓、增強抵抗力、促進血液循環、緩解疲乏、勞累和天氣變化引起的症狀。有心臟疾病的人請勿泡冷水浴。

溫水浴：溫水浴的水溫約 36 至 38 度。浸泡時間 10 到 20 分鐘。請坐在一張椅子上享受溫暖的手浴。結束後，（按照克奈普牧師的方法）用冷水短暫沖洗手臂。適用的純露有香蜂草、薰衣草、菩提樹花、天竺葵或鳶尾根。溫水浴具有神奇的放鬆和平衡作用，特別適合用來緩解壓力症狀。溫暖的手浴是「水療法的鎮定劑」。

* 足浴

溫暖又芳香的足浴有益身心。泡腳可以影響全身上下的各個器官。腳底肌膚的吸收力特別好，可以有效吸收純露含有的成分物質。知名的藥草學家莫里斯‧梅塞蓋（Maurice Mességué）最常推薦的治療方法就是手浴和足浴，其治療效果非常顯著。而使用的純露種類不同，足浴的功效也不盡相同：增強免疫力、鎮靜、驅寒、放鬆身心、解除痙攣或幫助睡眠。泡腳時，可以在臉盆或浴缸放入 37 度的水，再依個人對香味強度的喜好加入 50 至 80 毫升的純露。經驗證實，使用迷迭香純露泡腳可以有效改善腳部

長期冰冷的問題。泡腳可以幫助入睡也是不爭的事實。您可以在睡前半小時泡腳。適合的純露有香蜂草純露、薰衣草純露、菩提花純露和接骨木花純露。想達到幫助睡眠的功效您還可以在水中加入兩到三湯匙的海鹽。有靜脈曲張或淋巴水腫問題的人請勿嘗試熱足浴。

冷水和冰水足浴不僅沁人心脾又能促進身體循環，特別適合在炎熱的季節使用。適合冷水浴的植物有萊姆、歐前胡、胡椒薄荷及檸檬馬鞭草。請務必在足部溫熱的情況下泡冷水浴。最後，無論您泡的是熱水或冷水，足浴後請記得用乳液或是滋養霜保養雙腳。

* 全身浴

世界上有什麼事比來一場芳香又放鬆的全身浴更享受的呢？植物純露大顯身手的時候到了。一次全身浴大約需要 400 到 500 毫升的純露。為了減少純露的用量並增進療效，我們會額外加入精油。具體的作法是在一個可以鎖緊的玻璃瓶中裝入精油（10 至 15 滴，視個人喜好而定）和 3 至 4 湯匙的天然乳化劑（如鮮奶油或蜂蜜），將兩者攪拌均勻。最後加入純露搖勻，再倒進洗澡水中。

古老的藥劑師專書裡流傳著一份神奇的沐浴配方，這份配方非常滋養肌膚。使用的天然乳化劑是阿拉伯膠，解決了精油不易溶於水的問題。

純露芳療大百科

阿拉伯膠（粉狀）.........................3 湯匙
油脂含量高的基底油，如葵花子油或
甜杏仁油...3 湯匙
精油..10-15 滴
純露...80ml

把電動攪拌棒開到最高速，攪拌阿拉伯膠
和基底油直到黏稠的液體產生為止。滴入
精油。慢慢加入純露後繼續攪拌，直到白
色的乳液形成。這款配方的用量可供一到
兩次的全身浴，或四到五次的足浴和手
浴。完成後的沐浴露可在冰箱保存兩週。

* 濕敷及包覆

用純露噴濕或浸濕化妝棉，敷於患部上
十分鐘。例如眼睛腫脹時，可以閉眼濕敷雙
眼。適合敷眼睛的純露有甜茴香純露、鵝耳
櫪樹純露、菩提花純露、香蜂草純露、香桃
木純露和玫瑰純露。

毛巾濕敷：將柔軟的小毛巾放進添加純
露的溫水或冷水中（每 250 毫升的水兌 2 至
3 湯匙純露），稍微擰去水分後覆蓋在不適的
部位上。

濕敷可以緩解頭痛（額頭或是太陽穴）、
治療瘀傷、拉傷、燒傷、消化問題和經痛。
經痛時，請用熱毛巾濕敷下腹部或骶骨周
圍。此外，用橙花純露濕敷臉部也是很棒的
體驗，既舒服又放鬆。

毛巾包覆：將 50 毫升的植物純露加入 1
公升的溫水中。出現感冒症狀時包覆胸部；
想促進肝器官再生就包覆肝臟周圍；脹氣時
包覆腹部；包覆小腿可以幫助退燒。

有嚴重心血管疾病、血管受損或急性發

炎症狀的患者，請勿施行毛巾包覆法。有關
毛巾包覆的具體作法請見相關書籍文獻。

* 外用藥酒（Franzbranntwein）

這種古老的家庭藥酒最初的酒精含量高
達 80%，連精油也溶解在液體裡了。雖然外
用藥酒塗抹起來很清涼，卻會使皮膚乾燥。
外用藥酒可用於肌肉疼痛、瘀傷、扭傷等。
您可以用酒精製作外用藥酒（調配等量的植
物純露和濃度 45% 的酒精），或是只用純露
和精油調配藥性溫和、較不刺激肌膚的外用
藥酒。適合製作外用藥酒的植物純露有歐白
芷、雲杉、歐前胡、香蜂草及胡椒薄荷。詳
細的配方請見植物純露百科。

* 植物凝膠

植物凝膠做起來很快，且既不含防腐劑
也不含其他添加物。植物凝膠的使用期限是
2 至 3 天，放在冰箱可以保存一到兩週，保
存期限的長短取決於凝膠的基材。用一般的
打蛋器就可以均勻混合凝膠。

水分含量高的凝膠建議保存在按壓式的
瓶子裡，以免手指碰觸凝膠導致細菌滋生。
這麼做可以延長植物凝膠的使用期限。您也
可以將凝膠裝進小型軟管方便外出時使用，
軟管中的植物凝膠使用期限最長三週（凝膠
基材為關華豆膠或矽凝膠），若是加入精油可
以延長保存期限。固態的凝膠裝進普通的罐
子即可。以下症狀皆適合塗抹凝膠：皮膚疾
病、蚊蟲叮咬、發炎、晒傷、腫脹、扭傷或
靜脈病變。您也可以用純露自製沐浴凝膠。

想要舒緩運動傷害造成的腫脹和疼痛，
可以用胡椒薄荷純露及西洋夏雪草純露製作
凝膠（亦可兩者擇其一），再於每湯匙凝膠滴
上五滴山金車酊劑使用。如果您有雙腿沉重

統已經流傳了好幾代人。Arkas 是由一種名叫 ArkaYantra 的蒸餾器萃取而得。印度的純露（也就是 Arkas）大約可以保存一年。

純露的藥效在德國常被低估，以至於治療師開給病患的劑量常常過高。純露的藥性是很顯著的，不該過量使用。純露比一般的花草茶濃度更高，使用的劑量必須少一點，建議劑量為：1 至 2 茶匙或湯匙的純露兌 1/2 至 1 杯水，用量隨純露種類變化。請小口啜飲。

若於施行療法期間固定每日飲用純露，建議每日不應攝取超過 1 茶匙。純露亦適合搭配巴赫花精、順勢療法、植物幹細胞療法及煉金術醫學的配方。

若是本書的植物百科沒有明確註記該純露是否適合飲用，請勿自行嘗試。

切記，飲用植物純露並不能取代醫療行為。飲用純露前請先諮詢您信任的醫師或替代療法師。

・保養配方

製作保養品其實就和料理食物的道理一樣。有機名廚莎拉・維納（Sarah Wiener）曾說：「如果連你自己都不知道吃進去的東西是什麼，那你的身體大概分辨不出來。」越來越多人選擇使用天然保養品。為了過上更自然的生活，人們希望避免使用人工合成的染料、香料、防腐劑和乳化劑。天然保養品就應該由天然的成分製成。至於礦物油（精製石油）是石化工業的廢棄物，不該出現在天然化妝品中。這類人造油脂（例如石蠟、矽氧樹脂及凡士林）會在皮膚表面形成一層密閉的薄膜（專有名詞為封閉性保濕力），阻礙皮膚散熱和呼吸。就連乳液的有效成分也因此被阻隔在外、無法被皮膚吸收。自己做的新鮮保養品就不會有這個問題，因為我們不以營利為目的，不需要使用防腐劑、甘油、人造乳化劑、穩定劑等添加物。想當然爾，自製的保養品保存期限也會比較短。但是這也無妨，因為自製保養品的目的是自用，而不是販售。自己調配的新鮮保養品大約可以存放三到四個月（具體的保存期限取決於保養品的種類），做好後就應立即使用。尚未使用的保養品可以存放在陰暗的地方，或是儲藏在冰箱。開瓶後請盡量在一個月內使用完畢。

值得提醒的是，「天然保養品」一詞並未受法規規範，購買相關產品時請務必閱讀產品的成分標示。若是自己動手做就簡單多了，因為您可以百分之百確定裡頭只有您想要的成分。不管是自製凝膠、面膜或乳液，只要多練習幾次就能上手。每隔兩到三個月做一次保養品，偶爾試試新的組合或配方，何樂而不為呢。

「即使個人無法像大型實驗室那樣在無菌且完全遵照生產規範的條件下製作產品，但也不必因此就退縮。」克里斯堤亞・索爾曼（Christia Sollmann）在書中闡發他對自製順勢療法藥品的觀點。

我認為這段話也適用於自製保養品和蒸餾純露。

請盡量使用高品質的成分，像是有機的冷壓基底油、純正的精油或有機蜂蠟。總而言之，越天然的成分越好。因為人類的皮膚吸收力很好，無論是什麼物質都會經由皮膚進入人體。

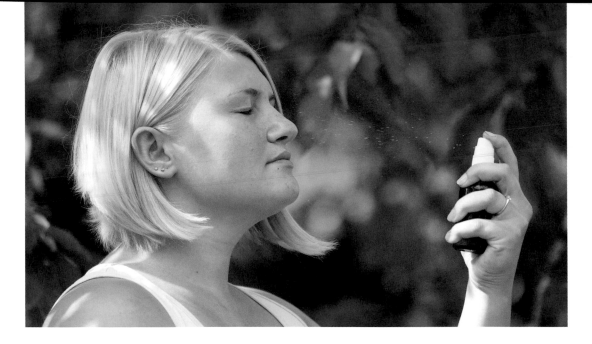

經科學研究證實，植物純露含有多樣的有效物質，這些物質可以呵護、滋養、平衡我們的肌膚，幫助肌膚維持生理功能。換句話說，純露除了可以保護肌膚，亦可促進肌膚代謝，進而美化肌膚。

不過就算是天然保養品，要是製作過程或使用方式不當也會刺激皮膚，進而引起過敏。所以自製保養品時，請務必遵守各種純露的使用限制。

＊ 臉部化妝水

最簡單的純露應用方法莫過於直接把純露當化妝水使用。某些純露適合每日保養，某些純露則用於特定時機，如治療青春痘、皮膚發炎或腫脹等症狀。

使用方法：直接將純露噴灑在臉部和胸口，或用純露浸溼棉球後擦拭、清潔肌膚。如果你想加強香味或特定功效，可以在純露加入少許精油（每 50 毫升純露加一至五滴精油）。請不要在化妝水混入 0.5-1% 以上的精油，因為過多的精油有可能會刺激皮膚。也不要使用會刺激皮膚的精油。如果您的肌膚比較敏感，請先測試肌膚對精油的耐受度（詳見 38 頁）。如果您想多加一點精油，請先

將精油與酒精混合均勻後再加入純露。因為酒精會使肌膚變乾燥，所以通常不建議添加酒精到化妝水中（或是少量即可）。

化妝水的保存期限較短，建議使用容量小的罐子分裝。作化妝水使用時，純露的保存期限大約是四到六週，添加酒精或是藥草酊劑可以延長保存期限。如果您想用純露調製鬍後水可以加一點酒精，這樣除了精油比較好溶解，還有爽膚和消菌的效果。適合作臉部化妝水的純露有車前草、羽衣草、雛菊、雷公根、連錢草、金縷梅、接骨木花、鳶尾根、玫瑰天竺葵、菩提花、天竺葵及檸檬馬鞭草。

＊ 蒸面浴

蒸面浴可以深層清潔、淨化肌膚並促進肌膚血液循環。在臉盆放入一到兩公升的沸水，再依據喜好的香味強度加入 10 至 20 毫升的植物純露。臉朝向臉盆，用一條毛巾罩住頭部，不要讓蒸氣溢出。建議施作時間：5 至 10 分鐘。有微血管擴張（紅斑或血絲網）的人請勿嘗試蒸面浴。具有清潔肌膚效果的純露都可以用於蒸面，如：洋甘菊、甜茴香及連錢草。

進油脂含量高的基底油，防止皮膚變得更乾燥。您還可以添加蘆薈凝膠增進護膚效果。

以下純露適合用來調製清潔型的黏土面膜：雛菊、連錢草、牧草花、薰衣草、鼠尾草和三色堇。

* 泥狀面膜

泥狀面膜是由各種具護膚功效的材料攪拌而成的糊狀物。這種面膜就像滋養的肥料，具有促進肌膚再生與補水的作用，用起來濕潤又滑順，不會像黏土面膜那樣在臉上乾掉。

使用方法：用一支小刷子將泥狀面膜塗抹在臉部、頸部和胸口。10 至 15 分鐘後再用濕毛巾擦去面膜（這期間您可以躺在浴缸中好好放鬆）。您可以用純露再清潔一次肌膚。

製作方法：將純露混合蜀葵根粉、葡萄籽粉、酪梨果肉、燕麥粉、杏仁糊和凝膠（如蘆薈凝膠、矽凝膠、榲桲凝膠）攪拌均勻。此處適用較滋養的純露，如：甜茴香純露、雷公根純露、羽衣草純露、接骨木花純露、桑葚純露、榲桲純露、玫瑰純露、和玫瑰天竺葵純露。

* 磨砂膏

把純露和具有粗糙表面的植物原料混合在一起，攪拌成泥後塗抹在肌膚上，以畫圓圈的方式按摩肌膚。這麼做可以達到去角質的目的：老廢的皮膚細胞會被鬆動、磨除，皮膚的新陳代謝將更活絡，純露的營養成分也可以滲透到肌膚中。去角質可以促進皮膚再生，使肌膚變得更有光澤。想要溫和去除角質，可以選擇杏仁麩、燕麥麩或七葉樹籽粉等植物原料。如果想去角質的部位皮膚較厚（如腳跟），可以使用杏桃核顆粒、杏仁核顆粒或是湖裡的細沙。調製磨砂膏的純露最好具有清潔肌膚和排毒的功效，如金縷梅純露、醋栗蕾純露、銀杏純露、三色堇純露或薰衣草純露。

阿芙羅黛蒂女神的磨砂膏	
甜杏仁麩（磨成細粉）	4 湯匙
鳶尾根粉	2 湯匙
黏土，粉紅色或褐色	1 湯匙
七葉樹籽粉	1 湯匙
玫瑰純露（用量可自行拿捏）	

均勻混合所有乾燥原料後，保存在一個有螺旋蓋的玻璃瓶或罐子中，以防止原料的香氣散失。

● 去角質時，從瓶子取一湯匙的原料，加入些許玫瑰純露拌成膏狀，以畫圓圈的方式塗抹在臉上。敷幾分鐘後，再以溫水洗淨。這是一款既滋養、又能清潔皮膚的配方，適合乾燥肌和敏感肌的人使用。這款溫和的磨砂膏可以清潔肌膚，提供肌膚水分並保持其彈性。

---

* 乳霜

自製乳霜您需要以下的器具：
→ 兩個燒杯或果醬瓶
→ 兩個鍋子或平底鍋（隔水加熱用）。搪瓷缽特別適合用來溶化油脂和攪拌原料。缽一樣置於水中隔水加熱。
→ 兩個食品溫度計或實驗室溫度計。
→ 有刻度(ml)的量杯，如燒杯。
→ 罐子（5ml,15ml,20ml,30ml）、有壓頭的瓶子（用以盛裝液體，如隔離乳或身體乳）。
→ 打蛋器或奶泡機（製作少量乳液時使用）、電動攪拌棒（製作大量乳液時使用）。
→ 酒精（70%），用以消毒器具及容器。
→ 實驗室電子秤，500g/0.1g。

→廚房餐巾紙（蓋在剛完成、正在冷卻的乳霜上）。

→小抹刀：用來取罐子裡的乳霜。使用抹刀可以延長乳霜的保存期限。

需要的材料如下：

→未加工或漂白過的有機蜂蠟。

→精油，初學者一開始僅需三到五種精油。

→兩到三種油脂含量較高的基底油，如荷荷芭油、甜杏仁油和杏桃核仁油。

非必要材料：

→一到兩種護膚油，如玫瑰籽油、沙棘果油和石榴籽油。

→橄欖油或甜杏仁油，製作浸泡油用，如金盞花浸泡油、雷公根浸泡油或椴梓浸泡油。

→酒精（40-70%），製作酊劑用。

下一章節的植物純露百科有更多乳霜配方。

製作乳霜時請特別注意衛生，務必使用消毒過或酒精殺菌過的容器。取用乳霜時請盡量用抹刀，避免手指感染罐子裡的乳霜。

使用純露時，請務必留意純露的應用範圍與使用限制，詳細的資訊請查閱本書的植物純露百科。我已經簡化書中的各項配方，好讓配方中的各個成分都能充分發揮作用，讀者們也能在不具備深厚專業知識的情況下自製乳霜。以下這些基礎配方大約可以裝滿四到六瓶容量 10ml 的罐子，這個量夠用兩到三個月。您也可以將乳霜裝進大一點的罐子，但是考量到保存期限，還是建議您將乳霜分裝進小罐子。如果您想做多一點，可以將配方的用量直接乘以二。

| 基礎配方 1 |

蜂蠟...2 克
羊毛脂（脫水）.............................5 克
油脂含量高的基底油.................15 克
可可脂...2 克
精油（視喜好的香味強度決定用量）.....2-6 滴
純露（或 17 克純露加 3 克酊劑）.........20 克

在燒杯或缽中放入蜂蠟和羊毛脂，隔水加熱至其融化。加入基底油和可可脂，油脂融化後，加熱到 70 度。加入護膚油攪拌均勻。取另一個燒杯，放入純露和酒精（可省略）加熱到 70 度後，慢慢倒入第一個裝有油脂的燒杯中，請一邊攪拌、一邊注入純露。將容器從熱水鍋中取出，持續攪拌，直到乳霜逐漸凝固。在乳霜開始變稠但尚未完全凝固前，加入精油、葉綠素和沙棘果油，繼續攪拌直到乳霜凝固且冷卻至 30-35 度之間。

這時您可以用奶泡機或電動攪拌棒拌勻乳霜（請開最低速），或用打蛋器手動攪拌也行。接著將乳霜裝入事先用酒精（濃度70%）消毒過的罐子。乳霜完全冷卻前，先用一張廚房餐巾紙蓋住瓶口，好讓乳霜中的水氣能完全蒸散。最後轉緊瓶蓋，放進冰箱冷藏。您可以用護膚油（玫瑰籽油、大麻籽油和沙棘果油）取代一部分的基底油（甜杏仁油、杏桃核仁油、荷荷芭油和酪梨油）。

◆ 這是一款富含營養的乳霜配方，適合中性至乾性肌膚的人使用。這款乳霜可以在冷藏的環境保存兩到三個月。對蜂蠟過敏的人請勿使用。

配方來源：皮婭・赫斯（PIA HESS）

適合調製乳霜的藥草酊劑有羽衣草、銀杏、絞股藍、金盞花、玫瑰花及洋甘菊。

如果您想延長乳霜的有效期限至 2 或 3 個月，可以在配方加入濃度 70% 的酒精延緩乳霜變質。加入酒精的時間點請參考基礎配方 1。

| 兩倍量配方 |

蜂蠟...5 克
羊毛脂（脫水）......................................10 克
乳木果油或可可脂..............................5 克
甜杏仁油..20ml
荷荷芭油..20ml
精油...3-10 滴
純露...40ml

與上頁的乳霜配方類似，只是這款配方使用的基底油較多，各項材料的用量也皆為兩倍。製作方法與基礎配方 1 相同。

配方來源：史蒂芬妮·輝柏（STEFANIE FABER）

| 基礎配方 2 |

蜂蠟...3 克
荷荷芭油...40 克
椰子油（有香味）...................................3 克
純露...40 克
精油...4-8 滴

在鍋子加熱蜂蠟和荷荷芭油，使兩者融化並達到 70 度。將鍋子從火源移開，用餘熱融化椰子油。取另一個容器放入純露，加熱至 70 度後緩慢地倒進裝有油脂的鍋子中（請一邊攪拌、一邊注入純露）。加入精油。此配方僅使用荷荷芭油一種基底油，因為荷荷芭油具有將配方原料乳化的作用。您可以自行選擇喜歡的純露或精油。

在油脂還是液態時，您還可以加入關華豆膠（一個刀尖的量即可）幫助乳霜凝固。

◆ 這個配方比較適合有經驗的人調製，初學者比較無法掌控油水相容的時間點。請持續攪拌乳霜，直到乳霜開始凝固並降溫到 35 度以下為止。這款配方適合所有類型的肌膚使用，尤其是中性肌的人。選擇純露和精油時，請挑選香氣適合椰子油的植物。在沒有添加任何防腐劑的條件下，這款面霜可以在冰箱存放四到五週。對蜂蠟過敏的人請勿使用此配方。

配方來源：皮婭·赫斯（PIA HESS）

| 基礎配方 3 |

蜂蠟...3 克
荷荷芭油...30 克
可可脂...3 克
乳木果油...10 克
純露...40 克
精油...3-5 滴

將荷荷芭油與蜂蠟隔水加熱至其融化。加入可可脂和乳木果油，加熱到 70 度。等待油脂溫度上升的期間，取另一個容器加熱純露到 70 度，混入油脂中。加入精油，將容器從熱水中取出，攪拌 25 至 30 分鐘。這款無添加防腐劑的乳霜可以在冰箱保存六週。

◆ 這款配方適合有經驗的人操作，不過就算是有經驗的人也不一定第一次嘗試就會成功。影響結果的因素有很多，比如說水分和油脂在乳化前必須達到相同的溫度。除此之外，您必須一邊攪拌純露一邊緩慢地將純露倒進油脂中。純露的溫度必須維持在 70 度，如果溫度不夠就再加熱，直到所有的純露都混入油脂為止。
還有一點很重要：請務必使用荷荷芭油，不要選擇其他的基底油。如果沒有做到上

述幾點，完成的乳霜馬上（或過幾天後）就會分離，也就是説乳霜中的水和油脂會分離開來。除此之外，一定要耐心地攪拌20至30分鐘。

長時間的攪拌是值得的：這款乳霜不僅質地輕盈又具有奶油般的質感，而且非常容易被肌膚吸收。它的延展性很好，用量很省，適合所有類型的肌膚使用，特別是年輕的肌膚。這款乳霜也適合用來護理油性、毛孔粗大的肌膚。您也可以省略配方中的精油，調製一款只含純露的乳霜。只加純露的乳霜香味淡雅，特別適合皮膚敏感的人使用。對蜂蠟過敏的人請勿嘗試此配方。

配方來源：卡洛琳·華萊士（CAROLINE WALLACE）

* 純素乳霜

　　如果您想調製純素的乳霜，可以選擇基礎配方 2 或基礎配方 3。這兩款配方都沒有使用羊毛脂。至於配方中的蜂蠟可以用等量的小燭樹蠟（又名堪地里拉蠟）取代。這種蠟萃取自小燭樹灌木（學名 Euphorbiaantisy philitica）的葉子和莖。小燭樹灌木生長在半沙漠的氣候帶，主要分布在墨西哥北部、德克薩斯州、亞利桑那州和加利福尼亞州。這種植物的葉片和莖覆蓋一層蠟質，以防止體內的水分蒸散。小燭樹蠟的熔點介於 67 至70 度之間。小燭樹蠟是歐盟批准的食品添加劑，編號為 E902，沒有用量的限制。歐盟的進口規定遵守《瀕危野生動植物種國際貿易公約（CITES）》。

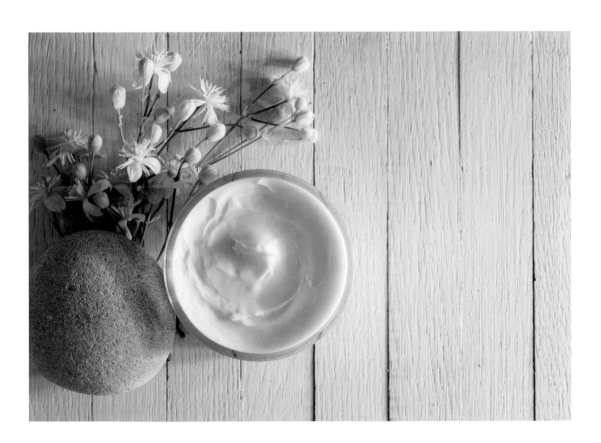

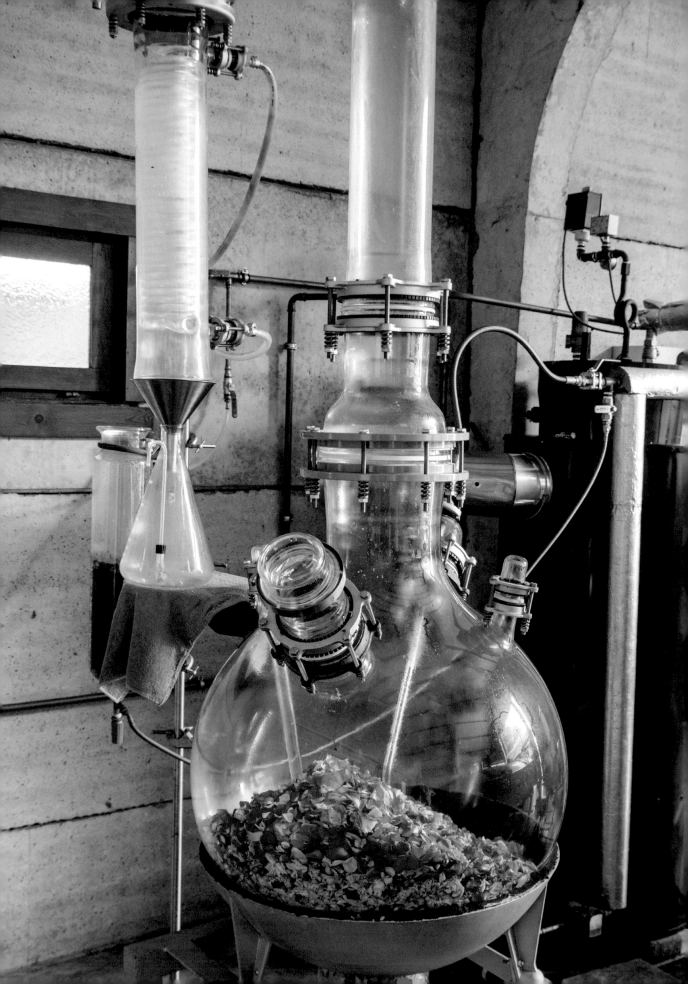

植物純露百科

（依英文字母順序排列）

接下來便是本書的精華：各植物純露的介紹。

每個單元的開頭都有一段引言，簡介各個植物的特徵。撰寫這段文字的用意除了概述純露的原料——也就是植物本身，也希望能幫助讀者更容易理解植物的特殊功效。引言的內容包括植物的特徵、相關故事與醫療用途，時間軸從古代推展到現代。畢竟植物純露不僅是「保養品的內容物」，也不僅僅是成分表中的幾個字。在植物百科您可以讀到有關植物學、組成成分與蒸餾方法等資訊。

本書介紹的所有純露我都一一測量過 pH 值，並針對其保存期限和效用進行觀察和分析。有關純露 pH 值的資料，我還參考了蘇珊娜·凱蒂和其他蒸餾師或生產商的數據。不過 pH 值只是一個參考值，目的在於為純露的保存期限和效用提供一個參照。pH 值會受各種因素影響而變動，例如蒸餾的方式、水質、植物原料的品質或是氣候，所以 pH 值不會每次都一樣。

許多植物純露的組成成分尚待鑑定。植物百科中的成分資料來自以下生產商或參考書目：約斐爾公司（Jophiel）、戈爾格瑪公司（Golgemma）、彌勒公司（maitreya）、費雪·里茲（Fischer-Rizzi 1989）、普萊斯（Price 2004）、巴姆勒（Bäumler 2007）、滴沙蘭德（Tisserand）與楊（Young 2014）。

若是沒有純露的成分資料，我就把蒸餾精油時容易隨水蒸氣揮發的成分列入表中，這些成分可能會出現在純露中（通常在親油的一端）。

純露的效用雖然溫和，但是使用時依然要注意。因此，請您務必閱讀「使用限制」中的相關規定。本章列舉的應用範圍僅適用純露（植物水），不適用精油。

關於純露的療效，我區分為心理和生理兩部分加以說明。兩欄之間另有一段文字描述純露的能量屬性。接下來便是純露在生活中的應用。內容穿插使用者經驗，有些人是任職於醫療或美容領域的專家，有些人則是在日常生活使用純露護理的人。透過他們的經驗分享讀者可以更容易掌握純露的相關應用。如果該純露適合寵物使用，您也可以在該單元找到相關的訊息。在身體保養這一欄，我不僅列舉了純露對肌膚的效用，也附上 DIY 配方。每個單元的最後則是該純露在烹飪領域的應用。

本書介紹的純露都是我親自蒸餾、處理過的純露。我接觸這些純露已經有很長一段時間，有切身的使用經驗。這些純露的治療效果及美容功效也受到其他使用者的肯定。除此之外，您也可以在植物療法、自然療法、民俗療法、芳香療法及香薰護理等領域找到本書列舉的純露的相關資料。

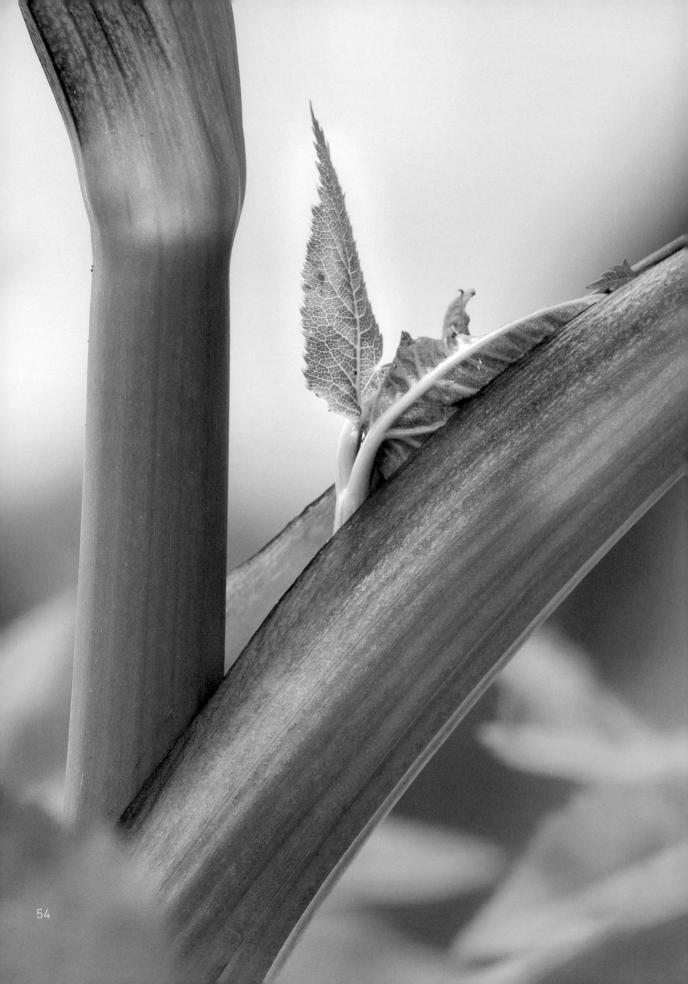

歐白芷純露

・汲取能量和勇氣

　　歐白芷在德文又被稱作大天使草，這是一種英姿煥發、充滿氣勢的植物，洋溢著滿滿的生命力。歐白芷可以長到兩公尺高，莖幹可以像人的手臂一樣粗。它自豪地展開枝椏，巍峨峨地挺立在自己的位置上。巨大的半球形傘狀花宛如皇冠般戴在植株的最頂端。夏末時節，也就是歐白芷盛開的季節，歐白芷田看上去就像一塊站滿了綠巨人的田野。搓揉歐白芷的葉子、花朵和果實可以聞到一股歐白芷特有的草香。切開歐白芷強健的根，您會驚喜地聞到一股細緻的鳳梨香。但是這股香氣在乾燥的過程中很快就會消失，取而代之的是一股泥土香，其氣味會令人聯想到芹菜。

　　歐白芷的原產地是高緯度的北方。現在已經很難找到野生的歐白芷。如果您的花園有足夠的空間，非常建議您栽種這種英挺的藥用植物，與它建立夥伴關係。

　　歐白芷自古就被視為珍貴的藥材並被人們廣泛應用。在中古世紀的修道院，專研醫學的修士們還一度公認歐白芷是抵禦傳染病的最佳良藥。

　　歐白芷曾是許多藥草配方中不可或缺的藥材，它既能刺激消化、強化神經、啟動自癒能力、又能強化身心靈。在過去，人們將歐白芷視為仙丹妙藥，許多關於歐白芷神奇藥效的故事和傳說更是流傳到了今日。

　　現代人最常運用歐白芷這種植物製作酊劑、花草茶和精油。相較之下，以前的人還知道如何善用歐白芷純露。早在 1512 年，歐白芷純露就出現在史特拉斯堡（Straßburg）外科醫師希羅尼穆斯・布倫施維格撰寫的蒸餾專書中。但是歐白芷的傳奇故事可還沒結束。在歐白芷的家鄉冰島，冰島大學（University of Iceland）的科學家斯坦托爾・西格德森（Steinthor Sigurdsson）和他的研究團隊發現，歐白芷的根、葉及種子所含的精油能夠抑制乳癌癌細胞增生。我相信我們之後一定會常常聽到歐白芷這個名字。

歐白芷純露兼具生理和心理方面的療效。以前的人也叫歐白芷「力之草」或「恐懼之草」，現在的人則暱稱歐白芷為「西方人蔘」。

就如同它的外觀，歐白芷的氣味也傳達了以下的意象：堅毅、勇氣、內在的力量和抵抗危機的能力。我們可以用「韌性」這個現代詞彙來概括歐白芷香傳達的訊息。

· 植物百科

歐白芷、大天使草、恐懼之草、藥用歐白芷
學名：*Angelica archangelica*（大天使草）、
　　　Angelica sylvestris（森林天使草）、
　　　Angelika palustris（沼澤天使草）

繖形科（Apiaceae）

原產地

歐白芷的原產地是冰島、格陵蘭和斯堪地那維亞。

它生長在溪邊、河岸及潮濕的森林中。現今的歐白芷遍布中歐和北歐。它喜歡潮濕、富含腐植質、營養豐富的深厚泥土層，有歐白芷生長的地方就表示當地環境潮濕。

被用來當藥材的通常是大天使草（*Angelica archangelica*）。德國本土的森林天使草（*Angelica sylvestris*）所含的芳香成分較少，但是一樣可以用來蒸餾純露。不過不管是大天使草或森林天使草都為克奈普牧師所用，他認為這兩種歐白芷擁有相同的藥性。事實上他更偏好森林天使草，因為他覺得德國原生的森林天使草更容易取得。沼澤天使草則幾乎不入藥。

外觀敘述

歐白芷是兩年至三年生的強健植物，雙出複葉或三出複葉。葉鞘包覆著半球形的繖形花，花序的直徑可達 15 公分，小白花略帶點綠色。歐白芷的莖幹圓而光滑，帶有溝紋，中心有髓，顏色介於紅棕色至紫紅色之間。歐白芷的開花時節是七月和八月。

使用部位

隨著季節不同，我們會採收不同的植物部位來製作純露：
→ 春天和初夏採收新鮮的葉片和葉柄
→ 夏末和秋季採集新鮮或乾枯的果實
→ 初春和晚秋採集新鮮的根部

將歐白芷根上的泥土清潔乾淨。採收根部時，請注意不要擠傷根部表面，否則風乾的過程中很容易發霉。將新鮮採集的歐白芷根切小塊，風乾或烘乾後存放一到兩年再蒸餾。請將切塊的歐白芷根均勻攤開以利其風乾。您也可以到藥草行或藥局買乾燥的歐白芷根蒸餾純露。

注意：請勿混淆歐白芷與其他有毒的繖形科植物，例如帶有劇毒的歐毒芹（*Conium maculatum*）。歐毒芹的莖部有棕黑色的斑點。如果您沒有足夠的經驗和正確識別植物的能力，請不要在野外採集歐白芷。

採集歐白芷時請特別注意，歐白芷在陽光照射下會產生光敏反應，可能會刺激肌膚進而導致斑點生成。所以晴天採集歐白芷的根和葉時請務必戴手套。

蒸餾方法

不同的植物部位可以蒸餾出不同的歐白芷純露。

✳ 葉片和葉柄

將葉片切細，但不要剁碎或輾壓原料。整個蒸餾的過程簡單又迅速。歐白芷葉純露

質地相當溫和。我通常用它來保養肌膚，像是臉部化妝水或是濕敷眼睛等。

＊果實（種子）

將搗碎後的乾燥種子（請勿磨成細粉）放進蒸餾水中浸泡一至兩個小時。蒸餾乾燥種子所需的時間比蒸餾新鮮種子所需的時間更長（大約會多一至兩個小時）。乾燥種子萃取出的純露適合口服及外用。如果您的原料是新鮮的乳白色歐白芷種子，可以不必搗碎直接蒸餾。新鮮種子蒸餾出的純露散發一股青澀的香氣，並帶有淡淡的檸檬香。新鮮種子製成的純露只適合用於室內薰香，不宜用來保養肌膚。

＊根部

蒸餾前先把已經存放一至兩年的歐白芷根切碎或搗碎（歐白芷根要存放在密封罐中，以免香氣散逸）。將乾燥的根放進溫水中浸泡一到兩個小時，再用浸泡過歐白芷根的水來蒸餾。整個蒸餾的過程非常緩慢。蒸餾完成的歐白芷根純露至少需要幾週的時間熟成。剛蒸餾出的純露甚至有股難聞的霉味。歐白芷根純露既可外用亦能口服。

如果您蒸餾的量比較大，純露的表面可能會累積一層歐白芷精油。若是直接使用含有精油的歐白芷純露可能會過於刺激肌膚。基於這點，建議您先用滴管將肉眼可見的大片精油吸除。分離出的精油則可以用來製作歐白芷軟膏。

市面上也有販售歐白芷純露。但是您也可以試著自己蒸餾。

香氣

隨著蒸餾的部位不同，歐白芷純露的香氣也有所不同：它可以是濃郁的氣息，也可以是泥土香、藥草香、青澀的香氣或是淡淡的檸檬香。

比如說，歐白芷根純露的香氣帶有土味，種子純露則散發清新的草香。

雖然歐白芷的氣味濃郁又刺鼻，但是卻很好聞。它的味道會令我聯想到大地之母。我很喜歡它的香味，但是我知道並不是每個人都會喜歡這個味道。」

——丹妮拉·施皮斯，營養師

成分

酮類（18-20%），醇類（53-54%）（資料來源：Price2004）隨著蒸餾的部位不同，成分也會跟著變化。

pH 值

3.7-4.5（根部）

保存期限

大約一年

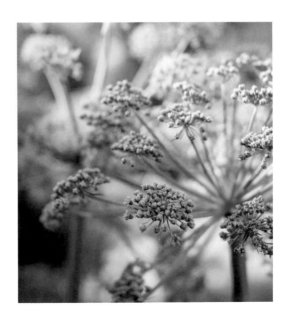

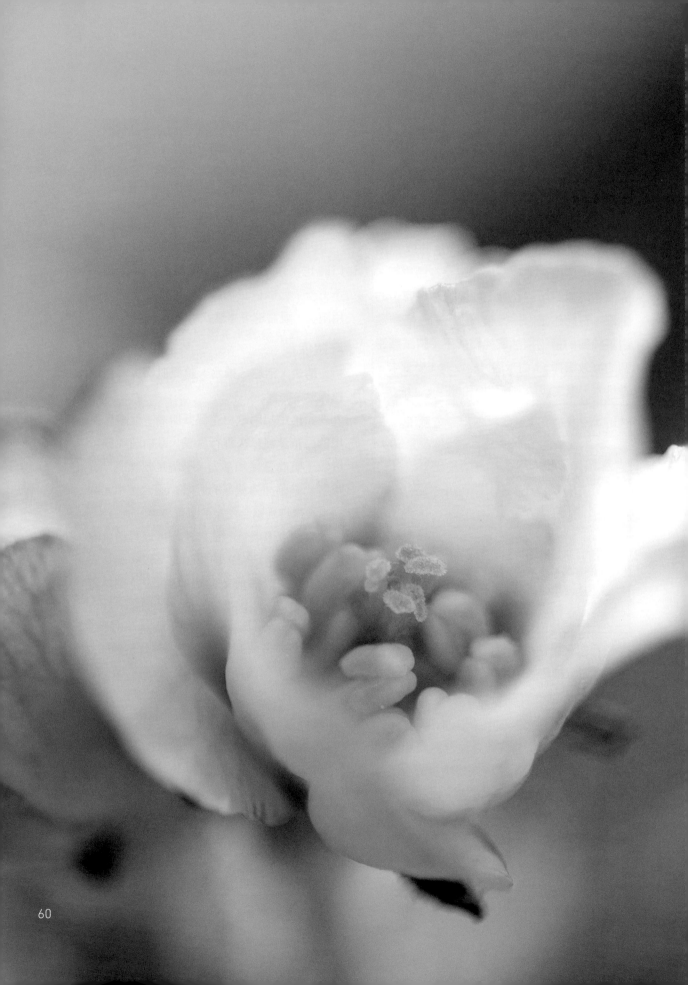

蘋果花純露

・溫柔的呵護

　　我的園子裡有一棵美麗的蘋果樹。它活在四季的節奏中：夏天時它會披上一件厚厚的綠葉衣裳，到了秋天便大方地贈送紅通通的甜蘋果。冬天時它光禿的枝枒靜靜地伸向空中，一到春天便盡情地綻放風采。它纖細的粉紅色花朵綴滿了枝椏，花瓣隨著春風起舞。我懷著感恩的心從樹上摘下珍貴的花朵，將蘋果花的纖細、芳香和療癒力濃縮進純露中。蘋果花蘊含的神奇力量對我們的肌膚特別有益。它能使肌膚變得柔嫩光滑。用蘋果花調製出的乳液用起來特別舒適。這一點我們從蘋果花的外型就能觀察出來：散發清香的蘋果花就像嬰兒的肌膚般柔嫩。蘋果花的香氣會令我們聯想到孩童的天真無邪、母親的關愛及身處大自然時的無憂無慮。或許這便是為什麼使用蘋果花純露或蘋果花乳霜時我們會感到舒適及安慰的原因。

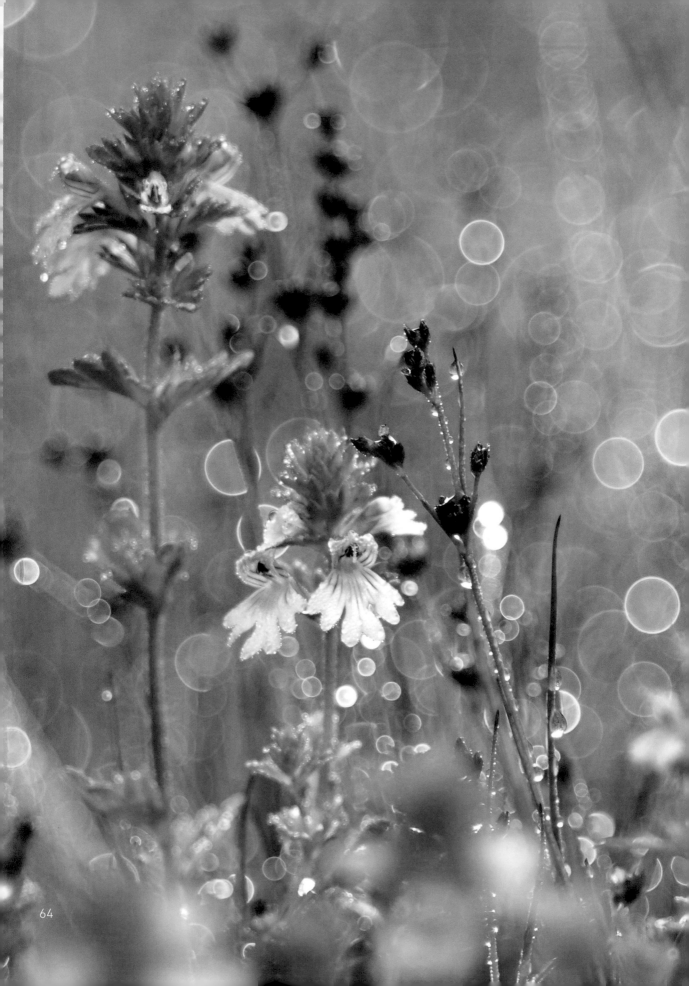

小米草純露

· 雙眼的靈藥

　　小米草生長在阿爾卑斯山海拔 2300 公尺以下的區域。在百花盛開的夏天，小米草很容易被忽視。但只要仔細看，很快就能從草地中認出小米草特有的美麗小花。小米草是一種半寄生植物，這便是為什麼農夫會稱小米草是「牛奶賊」或「牧草流氓」的原因。小米草通常長在農夫的經濟作物「牧草」周圍。小米草的鬚根會吸取牧草植株的水分和營養鹽。發芽後，小米草就不再需要寄生牧草並能自力更生。

　　小米草的德文 Augentrost（眼睛的慰藉）已經告訴我們這種植物是治療眼睛的傳統草藥。以前的人還相信小米草可以增進視力。仔細觀察小米草的花，您會發現它的形狀就像是一只眼睛。下花瓣的紫色條紋彷彿是眼睫毛。這些條紋會給蜜蜂打信號，指引蜜蜂一條通往花蜜的「跑道」。綻放在草地上的小米草花看起來充滿了歡樂，這也是為什麼它的學名會是 *Euphrasia*，這個字在希臘文的意思是愉快和幸福。

　　小米草是雙眼的慰藉，其醫療用途在民間流傳已久。小米草在自然療法中的應用及藥效（例如針對眼睛疾病及其他症狀的療效）已經得到現代醫學試驗的證實。小米草中的桃葉珊瑚 （Aucubin，一種糖苷）具有抗菌、消炎和舒緩刺激部位的作用。小米草還含有強化免疫系統的物質成分。除此之外，小米草體內的類黃酮洋芫荽黃（Flavonoid Apigenin）除了抗發炎還有抗紫外線的功效。科學家甚至發現小米草可以抑制腫瘤生長。果然，以前的人那麼看重這種小小的植物不是沒有原因的。小米草不是芳香植物，不會被用來提煉精油。蒸餾小米草的目的主要是為了提取純露。小米草純露幾乎沒有香味。所以請不要期待您蒸餾出的小米草純露會散發芳香。但是您的努力會得到回報，因為小米草純露是雙眼的靈藥。

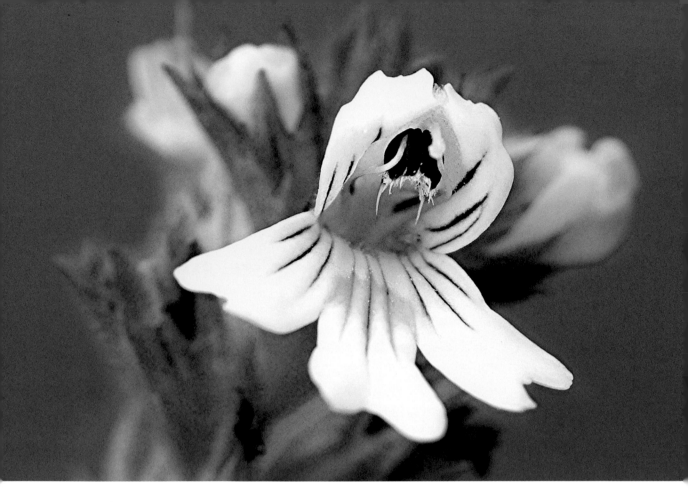

·植物百科

小米草、牛奶賊、明目草

學名：Euphrasia officinalis、Euphrasia rustkoviana

列當科（Orobanchaceae）

原產地

小米草遍布整個中歐地區。它生長在乾燥貧瘠的草地，或是疏林和沼地。

外觀敘述

小米草能長到 25 公分高，莖的頂端分岔，覆有細毛。一年生植物，葉形卵形，有鋸齒。花冠長約一公分，開白花，帶點淡紫色和黃色。花季為六月到十月。

使用部位

開花的植株（不含根部），新鮮採集或乾燥過後皆可。

蒸餾方法

切細植物原料後蒸餾。市面上買不到小米草純露。但是您可以自行蒸餾。

香氣

淡淡的草香

成分

小米草純露的成分尚待鑑定。

小米草的植物精油含量很少。

pH 值

4.7

保存期限

最長一年

· 應用

使用方式

眼睛噴霧、濕敷、凝膠和面霜。

使用限制

請勿飲用小米草純露。只要正確使用小米草純露就不會發生副作用。

生理效用

消腫、消炎、鎮靜肌膚、調理

眼睛或眼瞼發炎、眼睛疲勞、眼角刺痛、眼睛乾澀、發紅或過敏時，就是使用小米草的最佳時機。小米草具有消腫的作用，眼睛水腫時可以用小米草純露涼敷雙眼。

若眼睛長期乾澀或對光線敏感，可以試著用小米草純露濕敷雙眼，緩解不適感。眼睛灼熱、刺痛、淚流不止時也可以使用小米草。長時間注視螢幕或長時間閱讀後，用小米草純露濕敷眼睛可以大大緩解眼睛疲勞。這時，您可以將小米草純露和甜茴香純露以1比1的比例調合後濕敷雙眼。眼睛暴露在強烈的太陽光下太久（例如做完日光浴或滑雪後），一樣可以使用小米草純露濕敷眼睛。

症狀嚴重時一天可以濕敷三到四次。

用小米草純露濕敷眼睛時請注意純露不能含有酒精，因為酒精可能會灼傷眼睛。除此之外也要注意純露有沒有被黴菌感染，以及不要使用存放過久的小米草純露。您也可以將小米草純露和其他植物純露調合，如玫瑰、甜茴香、香桃木或菩提花。您可以根據想達到的療效和喜歡的氣味來選擇合適的植物純露。小米草純露也很適合用來調製滋潤的眼霜或具緊緻效果的清爽眼周凝膠。

因為滑雪的時候太陽過於刺眼，讓我本來就敏感的雙眼很不舒服。我的眼睛一直流淚，但是同時又很乾澀。我用小米草純露浸濕化妝棉濕敷眼睛，每天兩次、一次半小時。隔天我又重複了一遍。不舒服的感覺就消失了。

——伊娃·科爾納，會議中心經理

身體保養

小米草純露適合濕敷眼周。它可以緊緻、滋潤眼睛周圍的敏感肌膚。您可以單獨將小米草純露製成凝膠，或結合歐白芷葉純露也很不錯。做出來的凝膠有消腫、調理和滋潤的效果。用於保養臉部肌膚時，小米草純露能發揮鎮靜和些微消炎的效果。

| 亮眼明目噴霧 |

小米草純露.....................10ml
玫瑰純露.........................20ml

—

將純露裝入噴霧瓶。
閉上眼睛對著眼睛噴灑，一天可噴數次。

♦ 這是一款活化雙眼的噴霧。它可以活絡眼周，為肌膚提供水分。它能為疲勞、使用過度的雙眼注入活力，特別適合需要長時間盯著電腦螢幕工作的人使用。

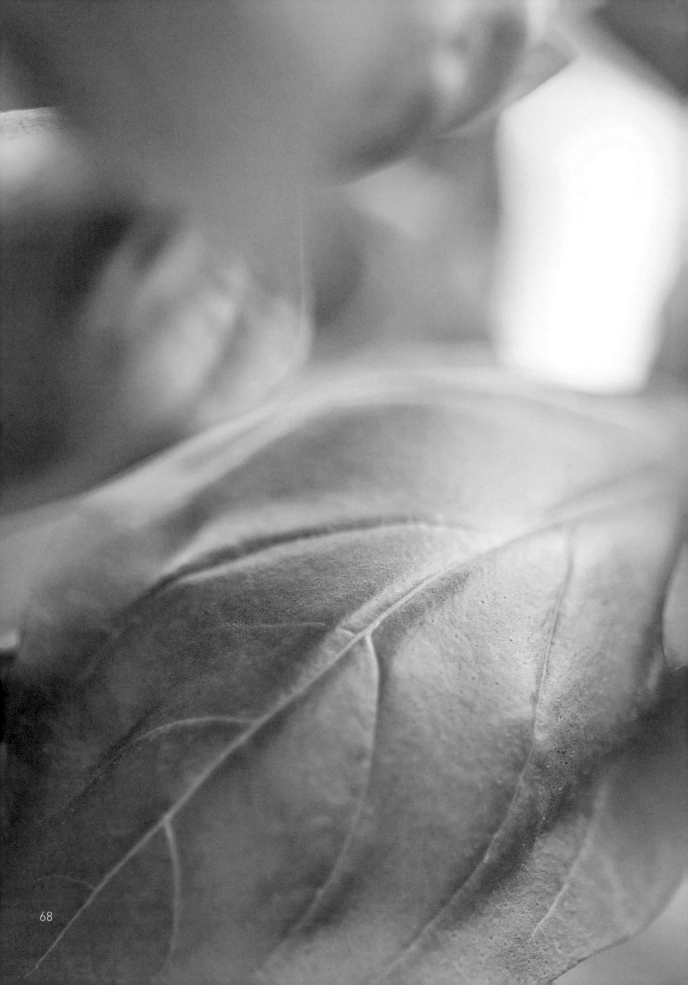

羅勒純露

・穩定神經系統

羅勒（Basilikum）又被稱作國王草。羅勒這個名字源自希臘文的 basileus（意思為國王），顯示羅勒作為香料和藥用植物受到的高度重視。在西方，羅勒的醫療用途幾乎沒有流傳下來。但是羅勒在今日的印度依然享有崇高的地位。

印度聖羅勒（*Ocimum sanctum*）又叫 Tulsi 或 Tulasi，是印度的神聖植物，它被視為是毗濕奴（Vishnu）、圖拉西女神（Tulasi-devi）及吉祥天女（Lakshmi）的化身。在阿育吠陀療法中聖羅勒受到相當程度的推崇。人們相信聖羅勒不只具有多元的療效，還具有強大的神奇力量。例如聖羅勒可以淨化磁場不乾淨的地方，還能引領身體和心靈進入和諧的狀態。感到害怕或悲傷時適合使用聖羅勒，而聖羅勒也能緩解頭痛、哮喘或痙攣等症狀。

古希臘人用羅勒來治療暈眩、感冒或增強視力。到了中世紀，修道院的醫士們除了用羅勒來治療消化問題和感冒症狀，他們還相信羅勒會影響人的心靈，並用羅勒來抵抗憂鬱情緒。

歐洲甜羅勒（*Ocimum basilicum*）主要被用於烹飪，最具代表性的莫過於義大利料理中的青醬、番茄和莫札瑞拉起司。用羅勒葉蒸餾出的羅勒純露氣味沒有新鮮羅勒葉那麼鮮明。雖然氣味比較淡，但是羅勒純露還是蘊含療效，而且是精神壓力大的現代人都非常需要的：它可以強化我們的神經系統。

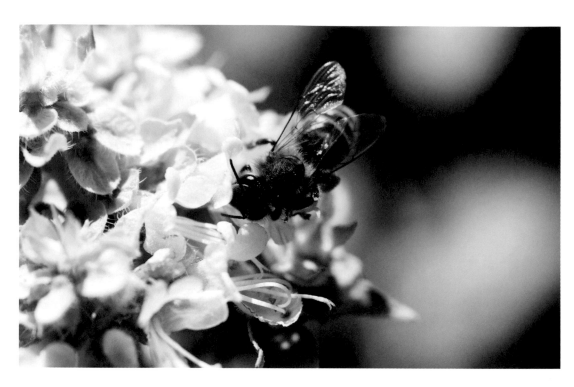

提神醒腦	噴霧

杜松果精油.............................2 滴

檸檬香桃木精油.........................3 滴

野生迷迭香精油.........................2 滴

羅勒純露..............................25ml

杜松純露（葉子、樹枝）....................25ml

先在瓶子中加入純露，滴入精油後搖晃均勻。可作室內噴霧或身體噴霧使用，亦可稀釋後搭配薰香燈或擴香器使用。

● 這款配方具有清新的香氣，能夠幫助頭腦保持清醒。
　配方來源：多蘿西婭‧魯佩希特，兒童護士

能量屬性

淨化、充電

　　印度聖羅勒（Tulsi）可以淨化房間的磁場和能量，為冥想等心靈儀式做好空間上的準備。通常還會搭配以下的精油或純露：乳香、鳶尾花、白色鼠尾草或玫瑰。

生理效用

抗菌、刺激食慾、防止腸胃脹氣、解除痙攣、消炎、祛痰、幫助排汗

* 消化

　　就和所有的傳統香料一樣，羅勒對我們的消化系統也是好處多多。脹氣或因為壓力引起胃部痙攣時，使用羅勒可以緩解這些症狀。而且只要通過嗅聞香氣就能達到此效果。比如說，您可以調和羅勒純露和薰衣草純露作身體噴霧使用，搭配薰香燈也是不錯的選擇，這個配方可以大大緩解神經性消化不良。羅勒純露還可以搭配聖約翰草浸泡油調製成按摩香膏，用來按摩腹部有助於腹部肌肉放鬆。

溫柔呵護	按摩油

聖約翰草浸泡油..........................5ml
橙花精油....................................5 滴
羅勒純露....................................4ml
———
在容量 10 毫升的瓶子中裝入聖約翰草浸泡油和橙花精油後搖勻。注入羅勒純露後再次搖晃均勻。每次使用前都要搖晃均勻，好讓配方中的油水能短暫相容。此配方可供一到兩次按摩。

◦ 適用於輕柔按摩或塗抹於腹部及腳底。使用前請先將瓶子放進溫水或置於暖氣上稍微溫熱一下。這款配方具有神奇的放鬆效果，能夠改善神經性胃部不適、壓力症狀和頭痛。這是一款效果卓越的抗壓按摩油，能同時呵護您的身體和心靈。

羅勒純露也可以口服。脹氣時：一茶匙純露兌一杯水或一杯洋甘菊花草茶。請小口啜飲。同樣的配方也可以用來治打嗝。建議用量：每日 1 至 2 茶匙。請在飯後飲用。如果您想服用羅勒純露調理身體，可依此用量持續飲用 2 至 3 週。

＊ 感冒症狀

傳統上，羅勒經常被用於治療感冒、咳嗽和喉嚨痛。在民俗療法中羅勒也被視為治療百日咳的良藥。羅勒可以祛痰並抑制呼吸道發炎的現象，您可以將羅勒純露加熱水稀釋後吸入。採行吸入法時，您還可以添加另一種具有類似功效的植物純露（比例為 1 比 1）。想要達到祛痰的效果，可以加入道格拉斯冷杉純露、尤加利純露或甜茴香純露。聲音沙啞時，您可以用羅勒純露仰頭漱口，或是對著咽喉噴灑羅勒純露。

廚房料理

羅勒可以刺激消化腺體和腸胃蠕動。使用羅勒下廚時，它既是增添風味的香料，又能帶給我們樂趣和療癒。凡是應用新鮮羅勒葉調味的料理，都適合用羅勒純露來調味。例如說，您可以在番茄料理、烤馬鈴薯或義大利麵上噴灑羅勒純露。或是在蕃茄湯和馬鈴薯湯上放上一朵羅勒鮮奶油，融出令人難忘的好滋味。

想為料理增添香料風味，可以將羅勒純露與以下植物純露調合後噴灑在食物上：萊姆純露、胡椒薄荷純露或牛膝草純露。

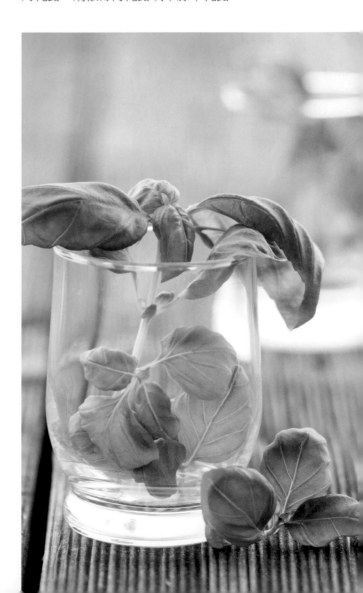

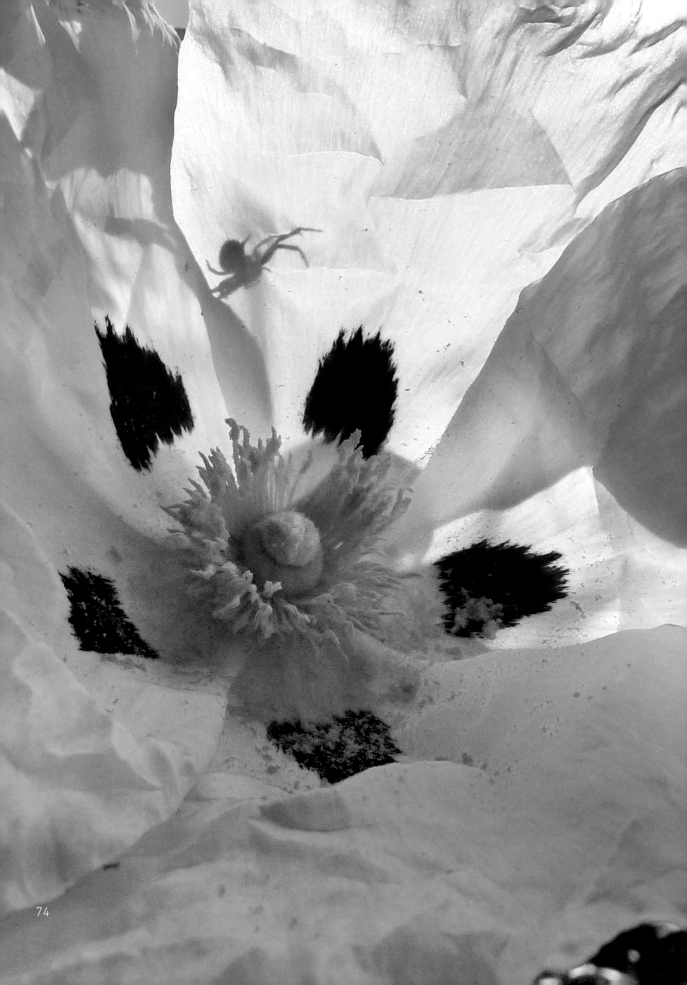

岩玫瑰純露

・撫慰受傷的心

岩玫瑰的香氣深受古希臘人、古羅馬人及古埃及人的喜愛。岩玫瑰的氣味濃厚、飽滿、溫暖又充滿神秘感，過去常被用來調製香水、軟膏或薰香產品。岩玫瑰的香氣也深受克里特島的米諾斯古文明的歡迎。但是現代人對岩玫瑰的氣味卻有不同的看法。岩玫瑰的香氣類似麝香和龍涎香，對生活節奏快速、忙碌的現代人來說過於厚重，大多數的人偏好清爽的氣味。請您多花一點時間欣賞岩玫瑰純露複雜的香氣。讓岩玫瑰的香氣引導您進入神秘又繽紛的植物世界。

當您在夏天走進一片岩玫瑰園時，一定會聞到岩玫瑰散發出的深沉溫暖氣息。幾乎沒有任何一種植物的香氣能像岩玫瑰這樣溫暖、撫慰我們的心靈。它的香味可以治癒我們受傷的心。岩玫瑰的香氣帶有濃厚的溫暖氣息。這股芳香源自於岩玫瑰葉的黏稠脂狀香氣物質。岩玫瑰的精油和純露就是從葉子萃取而來，包括從古埃及就流傳至今的香薰樹脂勞丹脂（也稱岩玫瑰脂，Labdanum）。岩玫瑰純露的 pH 值偏低，因此保存期限也較長（大約兩年）。岩玫瑰美妙的香脂氣味也會隨著存放的時間變得更加圓融。

「岩玫瑰很快就成為我最喜愛的藥草之一。我只不過是在炎熱的七月下午從喬拉（Chora）往下散步到卡塔波拉（Katapola），這一路上都是岩玫瑰叢，它甜蜜又美麗的蜂蜜香氣將我團團包圍。」
——安娜莉絲·沃斯（ANNELISE WIRTH），
藥草家，希臘阿莫爾戈斯島

岩玫瑰的花朵又大又纖美，但卻沒什麼香味。不過它的外觀相當引人注目：白色的花朵上點綴著深紅色的斑點。以前的人將這個現象解讀為：這意味著岩玫瑰是用來治療傷口和出血的草藥。結果岩玫瑰還真的有止血和治療傷口的作用。

古希臘傳說也記載了岩玫瑰的療效：當時眾神們聚集在奧林匹斯山上，討論著應該賦予哪些植物什麼樣的藥效。男神們很快就決定讓岩玫瑰負責治療在戰場上受傷的戰士。但是女神們卻認為，岩玫瑰的花朵如此嬌嫩美麗，應該要守護女神和凡間女子的美貌。於是岩玫瑰就成了治癒傷口和養顏美容的草藥。

·植物百科

岩玫瑰、岩薔薇、膠薔樹、勞丹脂

學名：*Cistus ladaniferus*（ladanifer）

半日花科（Cistaceae）

原產地

地中海沿岸、加納利群島。原生地可能是小亞細亞。

岩玫瑰喜歡陽光普照、乾燥的石地。

外觀敘述

岩玫瑰為常綠灌木，高度可達 2.5 公尺，分支開散。葉序呈十字對生，葉片黏稠。單生花、每朵花有五瓣乳白色的花瓣，黃色的花萼上點綴著紫紅色斑點。每朵花只開一天。四月至七月是岩玫瑰的盛開時節。

使用部位

有葉子的枝條或葉子，帶花或不帶花皆可。新鮮採摘或乾燥後的植物原料皆適宜蒸餾。乾燥過後的岩玫瑰葉氣味更濃郁。到地中海旅行時可以順便蒐集岩玫瑰的枝葉來蒸餾。這種植物很耐放。

蒸餾方法

蒸餾新鮮或乾燥過後的葉片（乾燥的葉片更好）。將葉片切碎後放入蒸餾瓶，淋上熱水。密封容器，靜置兩小時。這麼一來才能溶解出葉片的黏稠脂質。

岩玫瑰純露可以自行蒸餾。也有市售。

香氣

溫暖、綿延、香脂、深沉、略帶點龍涎香的氣息。

成分

岩玫瑰純露的成分尚待鑑定。

岩玫瑰精油含有單萜類，如：龍腦（Borneol）、α-松油醇（α-Terpineol）、沉香醇（Linalool）、橙花醇（Nerol）和香葉醇（Geraniol）；醛類如橙花醛（Neral）；以及酮類、酯類和酚類。

pH 值

2.9-3.4

保存期限

最長兩年

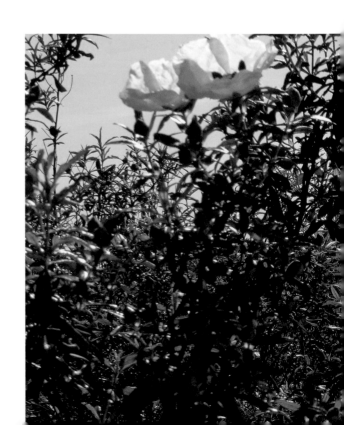

・應用

使用方式

噴霧：室內空間、身體周圍、枕頭；薰香燈、沐浴、泡澡、濕敷、凝膠、乳霜、隔離乳。

使用限制

孕婦、嬰兒及幼童請勿飲用岩玫瑰純露。

房間有新生兒或幼童時請勿使用岩玫瑰薰香。

心理效用

催情、放鬆、溫暖、克服情緒障礙

岩玫瑰純露有助於緩解神經緊繃和精神疲乏，通常會搭配其他的植物純露或精油一起使用。岩玫瑰純露可以消除情緒障礙，幫助心情放鬆。

推薦配方：30 毫升岩玫瑰純露兌 20 毫升玫瑰純露。可作身體噴霧、枕頭噴霧或是

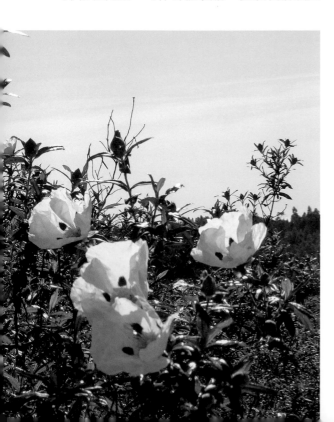

入浴劑。您也可以用此配方噴灑臉部，閉眼深呼吸，享受療癒的香氣。此配方亦可搭配薰香燈使用。芳香療法經常運用岩玫瑰溫暖的香氣治療心理創傷。據說岩玫瑰可以撫平心靈的傷疤。

能量屬性

溫暖、感性

岩玫瑰純露能營造出溫馨又柔情的氛圍。常搭配的植物純露或精油如下：茉莉花、玫瑰花、玫瑰天竺葵或花梨木。

在克里特島的米諾斯古帝國，人們會用岩玫瑰的葉子和樹脂來薰香浴室。就讓我們效法米諾斯人，泡澡前，在浴室噴灑岩玫瑰純露（或使用薰香燈），您還可以調合玫瑰純露或茉莉花純露一起使用。同樣的方法也適用於臥室，為臥室營造柔情蜜意的氛圍。

生理效用

消腫、收斂、抗病毒、抗菌、抗感染、止血、穩定免疫系統、刺激淋巴循環、促進傷口癒合

＊ 出血／皮膚疾病

岩玫瑰純露具有止血和收斂的功效，可以用來濕敷或噴灑傷口。不慎割傷時，可以在第一時間使用純岩玫瑰純露噴灑傷口。

牙齦出血時，可以加水稀釋岩玫瑰純露漱口，您還可以兌一點胡椒薄荷純露改善口感。流鼻血時，先將棉花浸泡到岩玫瑰純露，再塞進鼻子有助於止血。出現痔瘡出血的狀況時，可以用岩玫瑰純露噴灑或濕敷患部。

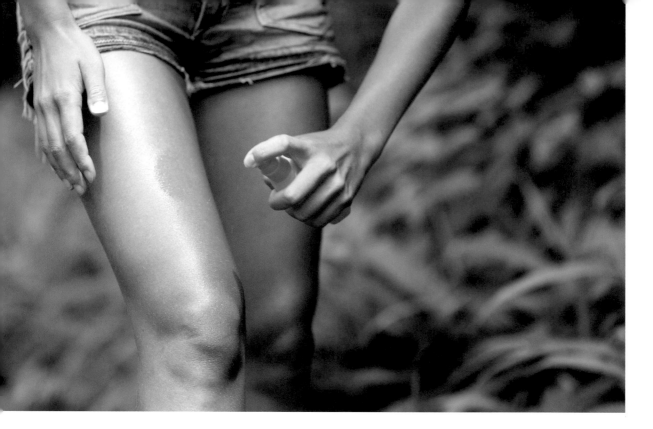

岩玫瑰是皮膚疾病的剋星。岩玫瑰純露可以止癢、促進傷口癒合，經常被用來搭配治療皮膚搔癢、神經性皮膚炎和乾癬。針對以上症狀，可以調合同比例的岩玫瑰純露和薰衣草純露，每日噴灑患部。岩玫瑰對濕疹也能發揮止癢和治療的功效。

由岩玫瑰純露和金縷梅純露調製的噴霧可以有效鎮靜蚊蟲咬傷，幫助傷口消腫（特別是被蜱蟲叮咬後的傷口）。

| 岩玫瑰急救噴霧 |

岩玫瑰純露......................................30ml
調合金縷梅酊劑的金縷梅純露....20ml
（詳見 114 頁，金縷梅純露）

將純露裝入噴霧瓶中搖晃均勻。

● 治療割傷、一般傷口、蚊蟲咬傷、擦傷和腫脹。用此配方噴灑患部後，皮膚腫脹、發炎的狀況會明顯消退。

被蜱蟲咬到後，蜱蟲的頭還留在傷口中，直到 16 個小時後才被取出。這造成我的傷口嚴重發炎，不斷流膿。雖然已經請醫生處理過傷口，但傷口發炎的現象一直沒有好轉。後來有人給了我一瓶用岩玫瑰調製的噴霧。噴灑後，才短短的五分鐘腫脹就消退了，就連流膿的傷口也癒合了。我覺得很不可思議，傷口竟然會瞬間癒合，我以前根本就不相信這種事。

——瑞塔‧施洛瑟，優律詩美舞者

護理領域

岩玫瑰純露可以護理傷口和預防褥瘡。使用時，只要將純露裝進噴霧瓶中噴霧患部即可。

寵物

岩玫瑰純露尤其適合用來治療狗和馬的皮膚問題，如傷口、皮膚過敏或發炎。上述的岩玫瑰急救噴霧對寵物也非常有效。

身體保養

收斂、鎮靜、活絡、滋潤肌膚、再生

由於岩玫瑰純露的質地較強烈，用於保養臉部肌膚前，請先測試肌膚對岩玫瑰純露的耐受性。如果有需要，您可以以水或其他較溫和的植物純露（如菩提花純露和薰衣草純露）稀釋岩玫瑰純露，調合比例為 1 比 1。岩玫瑰純露具有保養和滋養肌膚的作用。它還能發揮緊緻、清潔和抗氧化的功效，因此非常適合用來保養熟齡肌。同時，岩玫瑰也能對抗所有青春期肌膚的困擾，達到清潔和治療的效果。它能舒緩皮膚搔癢和發炎的現象。

將岩玫瑰純露當化妝水使用可以預防粉刺。您也可以調合岩玫瑰純露和綠色黏土，製成具有清潔作用的泥面膜。此外，岩玫瑰純露也很適合用來調製面霜和隔離乳。

舒緩肌膚	臉部化妝水
岩玫瑰純露	20ml
玫瑰純露	20ml
胡椒薄荷純露	10ml
金盞花酊劑	10 滴

將純露和酊劑裝入噴霧瓶中搖晃均勻。

◊ 直接噴灑或塗抹在受刺激的肌膚上（例如除毛後的皮膚）。此配方具有舒緩、冷卻和止癢的作用。使用後皮膚會覺得很舒服。

因為岩玫瑰純露可以止血，所以很適合用來調製鬍後水。作鬍後水使用時，建議搭配以下的植物精油或純露：道格拉斯冷杉、松樹、花梨木、岩蘭草、杜松果或檸檬。

岩玫瑰純露也是調配天然香水的理想基材。它可以和其他植物精油融合出溫馨繽紛的花香。您可以直接將精油加入岩玫瑰純露中，或是先混合精油和酒精後再倒進純露中搖晃。合適的香味有：佛手柑、金雀花、茉莉花、含羞草、水仙、橙花、義大利石松、零陵香豆、晚香玉和檸檬。

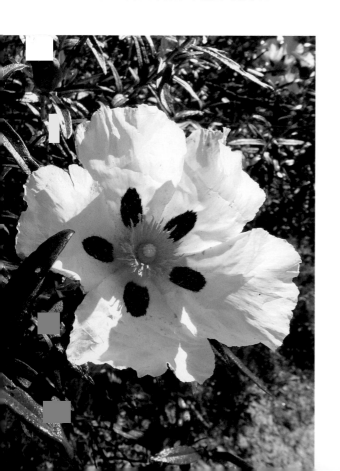

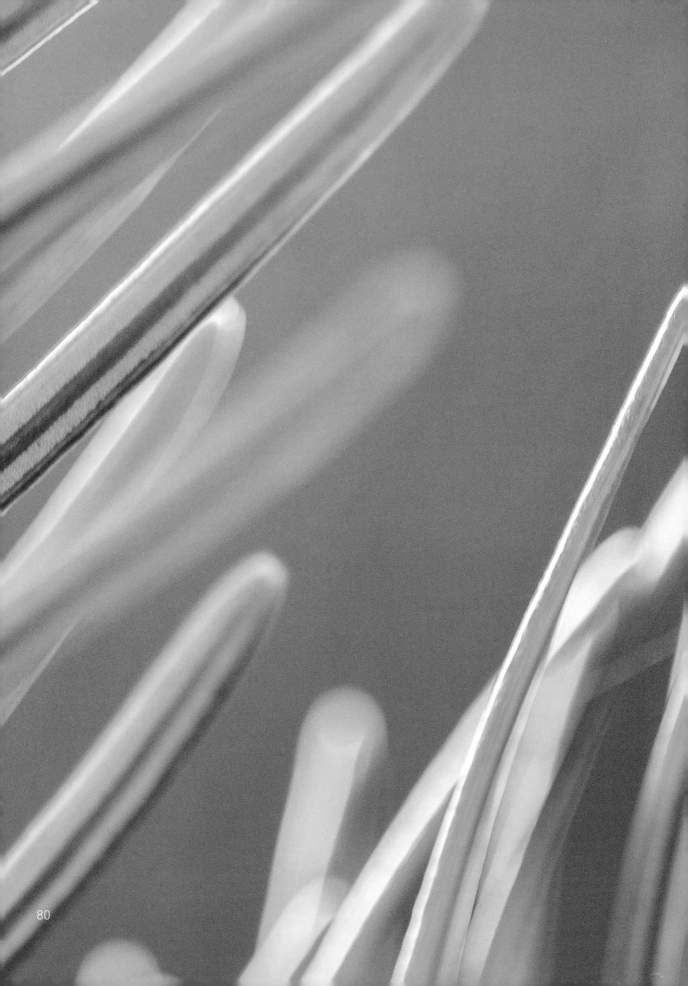

道格拉斯冷杉純露

・聆聽生命的呼喚

每一棵樹都是一部演化史，是生命適應環境試煉的奇蹟。

——大衛・鈴木（DAVID SUZUKI）

大衛・鈴木和韋恩・格雷迪（Wayne Grady）在其共同撰寫的《樹：一棵花旗松的故事》中記錄了一棵七百歲的道格拉斯冷杉（又名花旗松）的生命故事。故事從種子掉落到地面上那一刻開始，小小的種子努力向下紮根，站穩步伐後，這棵樹在它的位子上屹立了七百年之久，長成了一棵大樹，克服了無數的考驗。

樹的一生「遠遠超越了人類一生所能擁有的經驗和記憶」，作者鈴木和格雷迪對巨大的道格拉斯冷杉充滿了敬畏。道格拉斯冷杉可以長很高。目前已知最高的道格拉斯冷杉是 133 公尺高。站在一棵成年的道格拉斯冷杉前，您會感受到它的生命力、活力和它與腳下這塊土地的深刻連結。您可以實實在在地感受到生命的脈動。

道格拉斯冷杉的樹幹和針葉都蘊含了滿滿的生命力。樹葉的綠是閃閃發亮的綠，搓揉後會散發出清新怡人的森林芳香，並蘊藏一股淡淡的柳橙香氣。

就讓我們透過純露讓道格拉斯冷杉的香氣將我們團團圍住，感受它飽滿的生命氣息。透過呼吸香氣，我們的身體和靈魂將產生共鳴：呼吸會變得更深沉、身體會自動挺起來、感覺神清氣爽、也覺得更強大。

・植物百科

道格拉斯冷杉、花旗松、黃杉

學名：*Pseudotsuga menziesii*

松科（Pinaceae）

原產地

原產自北美，後來引進歐洲。

外觀敘述

道格拉斯冷杉是高達 100 公尺高的針葉樹（有時甚至更高），外型呈圓錐狀，樹枝水平開散。帶有光澤的淺綠色針葉長度約 2 到 4 公分，形狀扁平、葉尖鈍而不刺手，葉背

道格拉斯冷杉純露

有兩條銀色條紋。摩擦後會散發出帶有樹脂味的清新柑橘香。道格拉斯冷杉喜歡潮濕多雨的環境。道格拉斯冷杉是以蘇格蘭自然科學家大衛‧道格拉斯（David Douglas）的名字命名，1827 年時他把道格拉斯冷杉的種子帶到英國。

使用部位

新鮮的針葉和樹梢（嫩枝）。一年四季都可收成。五月至七月的道格拉斯冷杉香味最濃烈。切細或切碎後的樹枝最好立即蒸餾。因為樹枝的切面會變黑，如果放太久才蒸餾可能會影響純露的品質。

蒸餾方法

蒸餾新鮮的針葉和樹梢。先將植物原料放入蒸餾器中用熱水澆灌。密封容器，浸泡數小時後再蒸餾。您也可以用刨細的木頭碎屑蒸餾道格拉斯冷杉純露。不過葉子和樹梢蒸餾出的純露香氣更清新、鮮明。

道格拉斯冷杉純露可以自行蒸餾，也可以在商店中買到。

香氣

溫和的森林芳香，蘊含柳橙和檸檬的柑橘香氣。

成分

道格拉斯冷杉純露的確切成分尚待鑑定。道格拉斯冷杉精油的成分有：單萜類的龍腦和香葉醇、醛類的檸檬醛，以及酮類、酯類和氧化物。

pH 值

3.4-3.6

保存期限

大約一年

‧ 應用

使用方式

噴霧：室內空間、腿部、全身範圍。薰香燈、擴香機、蒸氣浴、吸入、漱口、外用藥酒、凝膠、隔離乳

使用限制

在少數情況下，用道格拉斯冷杉純露泡熱水澡可能會稍微刺激肌膚。孕婦、嬰兒及幼童請勿飲用道格拉斯冷杉純露。

心理效用

刺激、振奮、提神、清爽

道格拉斯冷杉的香氣會讓人感到鬆一口氣：覺得焦慮或恐懼時，它的香氣可以暢開心胸，緩解緊繃的情緒。

雙樹噴霧	噴霧
道格拉斯冷杉純露......................50ml	
北非雪松精油...............................6 滴	
將精油滴入道格拉斯冷杉純露中搖晃均勻。可作身體噴霧或是枕頭噴霧使用。感到恐懼或焦慮時，此配方可以幫助放鬆心情。	

能量屬性

淨化、開闊

道格拉斯冷杉純露的清新森林香常被用來淨化空氣。道格拉斯冷杉的氣味可以消除房間中難聞的異味和長期累積的負能量，創造充滿積極能量的新氛圍。

道格拉斯冷杉純露能使辦公室、候診間等工作區域的空氣保持清新。無論是在養老院、護理機構、研討室或飯店，道格拉斯冷杉純露都是淨化房間空氣和能量的最佳選擇。搭配擴香機薰香可使淨化效果事半功倍。

生理效用

抗菌、幫助排痰、放鬆、祛痰、止痛

* 呼吸系統疾病

感冒時可以吸入道格拉斯冷杉純露，或是用純露薰香室內空間。這麼做也能預防感染。將純露加入蒸氣浴中又助於暢通呼吸道。您也可以將道格拉斯冷杉純露與其他純露及精油調合來對抗感冒，適合的植物種類有：歐白芷、白千層、尤加利樹、香桃木、麥蘆卡、綠花白千層、牛膝草。

* 肌肉緊繃

因為運動造成肌肉緊繃或疼痛時，可以用道格拉斯冷杉純露噴灑或塗抹患部。它能緩和緊繃感、促進血液循環，還具有輕微止痛的效果。您可以直接使用道格拉斯冷杉純露塗抹患部，或是將其製成外用藥酒。兩者皆有刺激和振奮的功效。另外，外出、爬山健行或久站時，可以用來噴灑雙腿，它能消除腿部疲勞並賦予雙腳能量。

護理領域

道格拉斯冷杉純露是淨化護理空間的首選。它可以中和房間中難聞的氣味，營造出舒適清新的氛圍。

身體保養

活化、清新、調理

道格拉斯冷杉純露是清爽的臉部化妝水和腋下除臭噴霧。其散發的森林香氣也是調製天然香水的理想元素。道格拉斯冷杉純露可製成清爽的鬍後水和隔離乳（單用或搭配其他的植物純露和精油皆可）。

道格拉斯冷杉純露也是清新的爽身噴霧，可直接噴灑在肌膚上維持清爽舒適的感受。適用於日常保養，或在炎熱的夏天、旅途中、健身房，或想消除流汗造成的黏膩感。

也可製成清爽的髮妝水，可促進頭皮血液循環，也適合搭配以下的植物純露：北非雪松、鐵線蕨、金縷梅或胡椒薄荷。

暢快身心	爽身噴霧

道格拉斯冷杉純露	25ml
胡椒薄荷純露	25ml
檸檬精油	8 滴

先將純露倒入噴霧瓶，再加入精油搖晃均勻。

● 這是一款令人神清氣爽的爽身噴霧，感覺就像在清晨時光散步在森林中。

魔幻森林	鬍後水

酒精 (乙醇 96%)	10ml
葡萄柚精油	15 滴
北非雪松精油	6 滴
金縷梅純露	10ml
道格拉斯冷杉純露	80ml

將酒精倒入噴霧瓶，滴入精油後搖晃均勻。最後注入純露搖勻。

● 這是一款蘊含水果和森林香氣的鬍後水，具有保養肌膚的功效。它可以調理肌膚、消炎和止癢，並幫助皮膚上的小傷口癒合。

道格拉斯冷杉純露

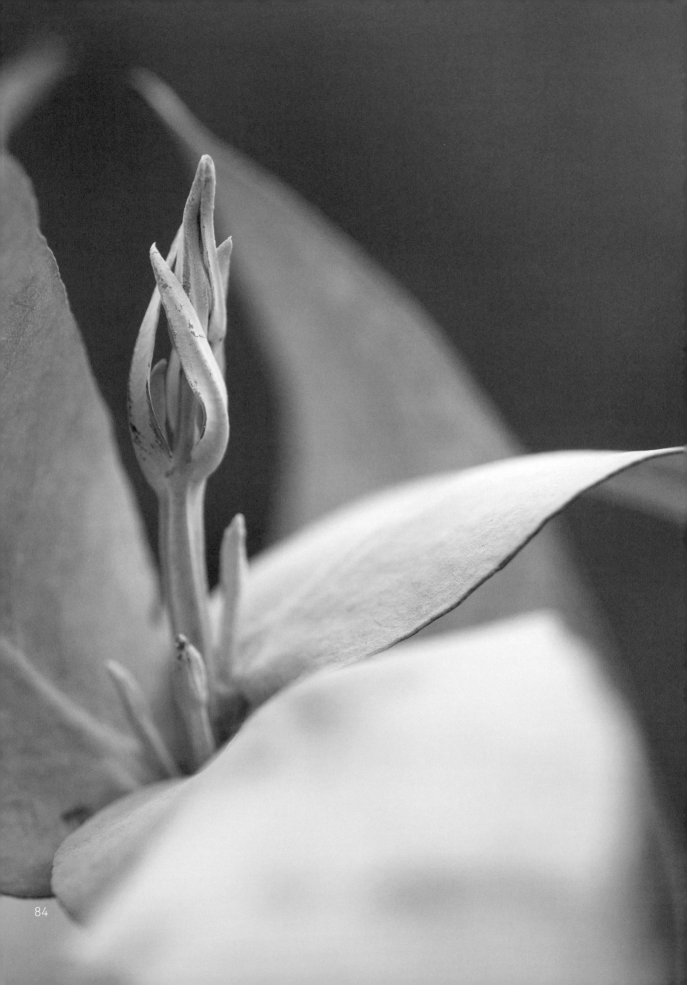

藍膠尤加利純露

· 清新醒腦

　　尤加利樹具有驚人的再生能力。不論是森林大火後被削減到所剩無幾，或是因為水患而長期泡水，沒有任何事能阻止尤加利樹再次萌發新芽。尤加利樹的蒴果被一層防火的外殼包覆，樹幹異常堅硬、不易腐爛。葉片蘊含的植物精油除了可以驅趕蚊蟲，還蘊藏了強大的療效。難怪尤加利樹會被澳洲（它的原生地）的原住民尊為神聖之樹。

　　1770 年，當行駛奮進號（Endeavour）的詹姆斯·庫克船長（James Cook）和船上的生物學家抵達澳大利亞南岸時，都被眼前巨大的尤加利樹震懾住了。他們從來沒有在歐洲看過高聳入天際的大樹。一百年後尤加利樹也被引進歐洲，但引進尤加利樹的目的是為了利用尤加利樹生長快速需要大量水分的特性，廣泛種植於沼澤地讓土地乾涸。

　　尤加利精油可以消滅細菌、黴菌和病毒，驅趕擾人的蚊蟲，尤加利精油甚至曾被用來治療瘧疾、傷寒和結核病。它可以增強人體的抵抗力，提升免疫系統的抵禦能力，在流感季節保護我們免受感染。

　　在植物療法中，尤加利精油和純露很早就被製成祛痰的藥劑，治療咳嗽和慢性支氣管炎；或是製成抵禦流行性感冒的殺菌製劑和治療上呼吸道感染等感冒症狀的良藥。尤加利精油和它的組成成分桉油醇經常被製成其他藥品，用以吸入、塗抹或食用。

　　舉例來說，幾乎所有的人都聽過尤加利樹糖。尤加利精油的主要成分是 1.8-桉樹腦（1.8-Cineole），這種成分又名桉油醇，它能使肌膚吸收藥物和精油的效率提高 95 倍。但是純尤加利精油的效力強大，若是使用不當或使用過量，可能會刺激皮膚、導致過敏或痙攣等副作用。相對於此，尤加利純露的藥性就和緩多了，只要適當使用就不會產生副作用。

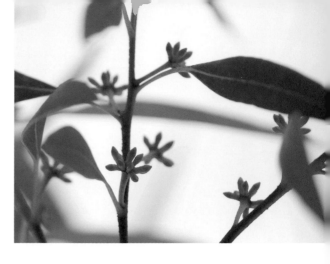

· 植物百科

藍桉樹、尤加利樹、發燒樹、藍膠樹

學名：*Eucalyptus globulus*

桃金孃科（Myrtaceae）

原產地

　　尤加利樹原生於澳大利亞、塔斯馬尼亞州和印度尼西亞。不過，市售的尤加利精油和純露通常源自巴西、葡萄牙和法國等國家。

　　如今尤加利樹已經遍布全球各個南方國家。它被廣泛種植在地中海、非洲和美洲的沼澤濕地。澳大利亞的樹有 70%是尤加利樹。藍膠尤加利則是澳洲分布最廣的尤加利樹。世界上有六百多種尤加利樹，但並不是所有的樹種都像藍膠尤加利一樣飽含精油。尤加利樹也可以用盆栽栽培，冬天的時候再搬進屋子或溫室過冬就好。到盛產尤加利樹的國家旅行時，我會在那裡購買葉子帶回來蒸餾。只要幾片葉子就可以蒸餾出滿滿一瓶清香的尤加利純露。

外觀敘述

　　尤加利樹可以長到 60 至 70 公尺高，是生長速度迅速的常綠喬木，葉片呈革質。開單生花。花蕾上有個蓋子（花蓋）。葉片為灰綠色、卵形、對生；後出葉為互生。尤加利樹有光滑的樹皮，顏色為灰白色。

　　除了藍膠尤加利，其他尤加利樹的葉片也可以用於製作純露：例如檸檬尤加利（*Eucalyptus citriodora*）散發一股怡人的檸檬清香；澳洲尤加利（*Eucalyptus radiata*）強大的抗菌和抗病毒功效更是廣為人知。

使用部位

　　葉片和嫩枝，新鮮或乾燥後的原料皆可

（乾燥後的更好）。藍膠尤加利含有大量精油，所以蒸餾的產量特別高。檸檬尤加利和史泰格尤加利（*Eucalyptus staigeriana*）則帶有細緻的柑橘香氣，蒸餾出來的純露相對清淡。以上樹種的植栽和種子都可在市面上買到。

蒸餾方法

　　將葉片與嫩枝切細後蒸餾。尤加利樹的產量很高。只要少量的植物原料就可以蒸餾出香味四溢的純露，純露的表面會漂浮一層精油。如果您想要用尤加利純露保養肌膚，最好吸除這層精油。要是您的蒸餾器較小，建議的蒸餾比例是 300 毫升的水兌上 100 克切細的尤加利葉。若是超過這個比例，蒸餾出的尤加利純露可能會刺激皮膚。除此之外，純尤加利精油非常易燃，請務必小心使用。

香氣

　　清新、類似樟腦，尤加利樹特有的香氣

成分

　　尤加利純露的確切成分尚待鑑定。尤加利樹的精油含量介於 1.5-3.3%，其精油的主要成分則是 1.8-桉樹腦（約占 70%）。

pH 值

　　4.5-4.8

保存期限

　　最長一年半

· 應用

使用方式

噴霧：室內噴霧、身體噴霧；薰香燈、擴香機、蒸氣浴、吸入、洗鼻子、濕敷、純露冰塊、外用藥酒

使用限制

請避免 4 歲以下的嬰兒和幼童接觸尤加利純露（包括口服和外用），否則可能會引發呼吸困難。患有筋攣性呼吸道疾病的患者也請勿使用。皮膚敏感的人使用尤加利純露可能會過於刺激肌膚。因此建議您使用前先測試肌膚的耐受度。懷孕期間請勿飲用尤加利純露。

在順勢療法中，尤加利樹被視為一種解毒劑，會消除順勢療法的療效。基於尤加利樹的解毒作用，一般會建議使用者施行順勢療法的期間不要使用尤加利樹的相關製品。

水晶噴霧	室內噴霧

伏特加..10ml
紅橘精油..15 滴
尤加利純露..30ml
道格拉斯冷杉純露或銀冷杉純露20ml
檸檬草純露..20ml
—

先在噴霧瓶中加入伏特加，再滴入精油搖勻。最後加入純露，將所有內容物搖晃均勻。可作室內噴霧或身體噴霧，亦可搭配擴香器使用。

♦ 請勿朝臉部和眼睛噴灑。這是一款散發森林和柑橘清香的清爽噴霧，可以提神醒腦。也適合外出時使用。

心理效用

刺激、鼓勵、振奮、清新、醒腦

感到缺乏動力、無法集中精神、疲勞或沮喪時，尤加利純露可以幫助您重振精神。它的清新氣味有助於使用者在密閉的空間保持清醒、集中精神。這時，您也可以調合一點道格拉斯冷杉純露來加強醒腦的功效。

能量屬性

元氣、清晰、振奮精神

用尤加利純露薰香室內空間可以營造出清新、爽朗的氛圍，特別適合會議室和辦公室使用。每當覺得提不起勁、或是會議過程陷入僵局，尤加利純露的香氣就宛如一股清新的微風迎面襲來。尤加利純露適合與以下的植物純露或精油調合：道格拉斯冷杉、葡萄柚、萊姆、胡椒薄荷、五葉松和檸檬。尤加利純露還具有殺菌的作用，很適合用來消毒室內空間或預防感染。

生理效用

抗菌、抗病毒、深化呼吸、消炎、殺菌、強化免疫系統、祛痰

* 呼吸系統疾病

無論您是採用噴灑或吸入的方法使用尤加利純露，尤加利樹的氣息進入鼻腔時會觸發一股涼意。當黏膜組織因為腫脹發炎而發熱時，呼吸尤加利樹的氣味會覺得特別舒服。這股涼意源自尤加利樹中的桉油醇，它和胡椒薄荷中的薄荷腦（Menthol）一樣，會刺激專門感覺寒冷的受器，進而激發冷的感受。因為我們的大腦對冷空氣比較敏感，所以我們會以為自己吸進了更多空氣，呼吸會因而更順暢。

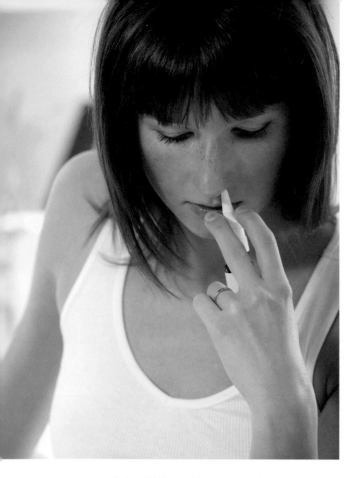

尤加利樹主要被用於治療上呼吸道疾病。用來對抗流鼻涕也很有效。

就如同尤加利樹可以幫助沼澤濕地排水，它也能幫我們在感冒或咳嗽的時候把鼻子和支氣管「排乾」。

施用方法：對著頭部噴灑尤加利純露，深呼吸，一天施行數次。亦可採用吸入法。鼻竇阻塞時，使用尤加利純露可以暢通鼻腔，建議方法為吸入法或洗鼻子（洗鼻器）。尤加利純露也能用於緩解哮喘。

在自然環境中，尤加利精油其實是樹木用來保護自己免受細菌和黴菌侵擾的利器。在我們的生活環境中，具有殺菌效果的尤加利純露可以消毒室內空間，保護我們不被流行性感冒傳染。您可以將尤加利純露當身體噴霧使用，或是對著房間噴灑，搭配擴香器使用也很合適。

一縷清風	感冒用噴霧

尤加利純露..............................30ml
歐白芷純露（根部）..................20ml
沉香醇百里香精油......................4 滴
檸檬精油...............................10 滴
—
將純露裝入噴霧瓶中，再滴入精油搖晃均勻。對著頭部噴灑，深呼吸，一天可施行數次。
請勿直接對著臉部和眼睛噴灑。
此配方亦可搭配薰香燈或擴香器使用，或是稀釋過後加入蒸氣浴中。

�♦ 這是一款預防感染的香氣配方，特別適合在流感爆發的冬季使用。

暢通呼吸	擴香器配方

尤加利純露..............................30ml
銀冷杉純露或道格拉斯冷杉純露
....20ml
檸檬草精油..............................5 滴
將所有材料混合均勻。加入擴香器中薰香。配方中的尤加利樹和銀冷杉有助於暢通呼吸，檸檬草精油則有殺菌的功效。

�♦ 這是一款治療呼吸系統疾病的良藥，可以讓呼吸更順暢（特別是卡痰的時候）。還具有預防感染的效果。很適合候診間、辦公室和健身房使用。

* 肌肉和關節

尤加利純露可以和其他的植物純露及精油調合，或是製成外用藥酒使用。用尤加利純露塗抹肌膚可以緩解肌肉緊繃和風濕病。頸部過於緊繃時，只要用尤加利純露噴灑或按摩頸部就可以大幅改善不適。或是用尤加利純露製成的冰塊塗抹頸部，此法既舒服又

能舒緩肌肉緊繃。

不管是單用或是調合其他純露使用，尤加利純露都能發揮其放鬆和清爽的功效。長時間坐在電腦桌前工作和坐長途車旅行的人都會很喜歡尤加利純露。它能消除疲勞、幫助使用者在沉悶的環境中打起精神、改善肌肉緊繃和腿部疲勞。在義大利，人們會使用尤加利純露濕敷瘀青的部位，也會用純露清潔小傷口。

護理領域

尤加利純露很適合扮演「病房芳香劑」的角色，並發揮消毒的功效。尤加利純露還可以用來塗抹或輕拍患者的身體，以提振病人的精神。使用時，記得加水稀釋或是製成外用藥酒使用。

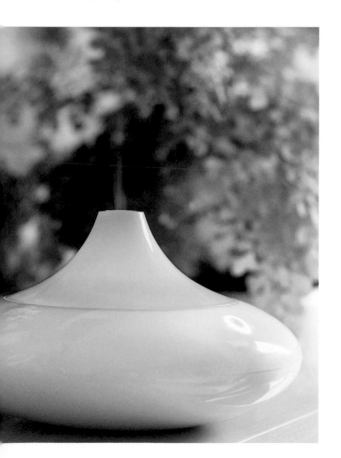

發燒的時候，用濕毛巾冷敷小腿可以幫助退燒（1 公升冷水兌 3 湯匙尤加利純露）。

寵物

尤加利樹被用來治療動物的呼吸系統疾病已經有很長一段歷史。特別是當動物有痰液的時候，因為尤加利樹具有祛痰和排痰的功效，用在狗、馬、牛、羊和豬的身上都有不錯的成效。但是尤加利樹的氣味對貓而言就過於強烈。請將尤加利純露對著寵物的頭部噴灑，好讓它能夠透過呼吸吸入純露。寵物患有咳嗽或支氣管炎時，使用擴香器擴散純露的治療效果特別好。

注意：尤加利純露的使用劑量要低，不要直接對著寵物的眼睛噴灑。懷孕的寵物不宜使用。

身體保養

清潔、澄淨、去油、調理、活絡

尤加利純露可以清潔不淨、油膩的肌膚。由於尤加利純露的精油含量較高，可能會刺激敏感的臉部肌膚。當化妝水使用時，建議您將尤加利純露混合其他較溫和的植物純露，如薰衣草純露或香桃木純露；或是只針對患部輕抹尤加利純露。

切記不要對著眼睛噴灑尤加利純露。您還可以調合尤加利純露和綠色黏土製作面膜，這款配方可以清潔油膩、髒污堆積的肌膚並發揮鎮靜面皰的功效。

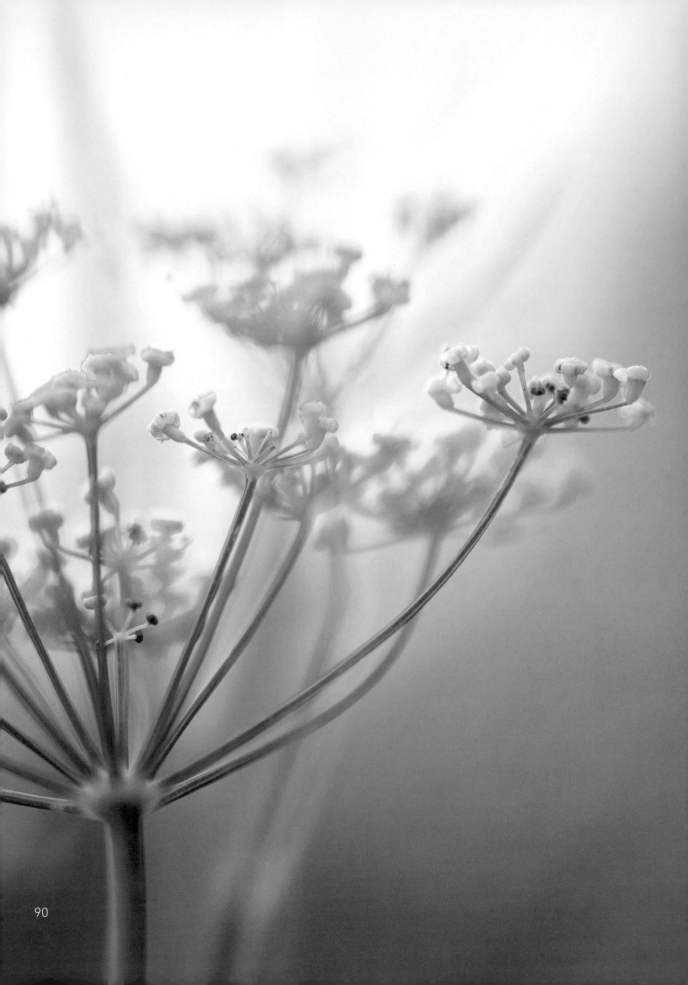

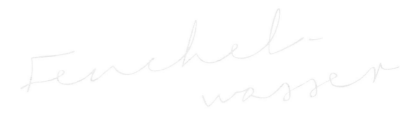

甜茴香純露

· 喜悅與平靜

我從義大利托斯卡尼帶回了幾棵多年生的野生甜茴香。儘管我這裡的日照時間沒有南方那麼長，這些野生甜茴香依然長得很好。甜茴香喜歡日光。它亮麗的繖形花向著太陽，彷彿是想將太陽光收集起來轉化成溫暖甜美的香氣。這股芳香氣息盈滿了整株植物，也飄散在周圍的空氣中。

我並不是唯一一位被甜茴香的香氣吸引駐足的人。許多昆蟲都喜歡甜茴香溫暖甜蜜的氣息，並為此流連忘返。例如美麗的黃鳳蝶會把卵產在甜茴香的葉子上，瓢蟲也常來拜訪甜茴香。這些瓢蟲是要來捕食牠們最愛的蚜蟲，而甜茴香就像是蚜蟲的母親，用它花梗上的甜美花蜜滋養著蚜蟲。

甜茴香餽贈給我們人類的是它神奇的療癒力。我經常感到很不可思議，人類和植物是如此不可思議地相容且交織在一塊：植物的成分竟然能對人體器官起到這麼大的作用。甜茴香精油就是最好的例證：甜茴香的各個部位都含有精油，其中又以種子的精油含量最高。它可以舒緩並溫暖我們的消化器官，給身體和心靈帶來幸福的感覺。甜茴香的香氣可以進入我們體內，療癒我們的內心世界。

如果您看到甜茴香，一定會注意到它那纖細、精巧的葉子。甜茴香似乎很喜歡風。它那細細長長的葉子就像柔順的羽毛，在風的吹拂下，還以為是調皮的風把它的葉片剪碎、拉長了。「甜茴香田是風勢強勁的地方。」威廉‧佩利坎（Wilhelm Pelikan）在他的藥草書中這麼寫道，他還貼切地把甜茴香葉比喻成鴕鳥的羽毛。

甜茴香能將我們體內的風驅趕到一處、排出體外。甜茴香能緩解消化器官因為積氣引發的痙攣，發揮消除脹氣的效果。

甜茴香的這兩種特性（如陽光般溫暖及驅風、消除脹氣的功效）使得甜茴香成為解決人體消化問題的最佳良藥。

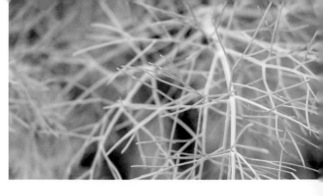

·植物百科

茴香、香料茴香、甜茴香

學名：*Foeniculum vulgare var. dulce*（甜茴香）

繖形科（Apiaceae）

原產地

原生於西亞。在地中海周圍有許多野生族群。如今被廣泛種植在所有溫帶地區。

外觀敘述

甜茴香是兩年生的植物，生長高度可達兩公尺。圓形莖的表面帶有藍綠色光澤，有溝紋，莖內有一條細長的中空髓腔。葉子分裂成羽狀，開黃色花。

開花期：七月至十月。果實長約 1 公分。

芳香療法僅使用甜茴香，不使用苦茴香（*Foeniculum vulgaris var. amara var. acer*）。

阿爾卑斯山以北的地區很少有野生甜茴香。種在花園裡的甜茴香需要大量的陽光和石灰質的土壤。到了冬天則需要做好防寒措施來幫助甜茴香過冬。甜茴香還很受蜜蜂歡迎。一旦種進園子裡，甜茴香就會自己再長出來。

注意：如果您是在野外採集甜茴香，請小心不要把甜茴香和其他有毒的繖形花科植物混淆。請確認您可以正確辨別甜茴香和其他繖形科植物，再採集甜茴香。

使用部位

乾燥或新鮮的果實（種子）。切細的葉片也可以用於蒸餾純露。但是種子蒸餾出的甜茴香純露香氣更顯著。

採下結有成熟果實的花軸後，在紙張或布上抖下果實。甜茴香第二年才會結果。而且果實成熟的時間也不一樣。最先成熟的會是植株中段的繖形花，這也是最先一批被收成的種子。傳統的作法是用一支鐵梳把花梗上的果實梳下來。所以這批果實也被稱作「梳子甜茴香」，這一批種子的品質特別好。剩下的果實會在晚秋時節成熟，這批種子則被稱為「稻草甜茴香」，它的香氣沒有「梳子甜茴香」濃郁，所以也比較便宜。

蒸餾方法

蒸餾乾燥、碾碎的果實。蒸餾前先用石臼磨碎甜茴香種子，但請不要把種子研磨成細粉。蒸餾甜茴香種子（裂果）的過程很迅速，而且產量很高。如果您打算把甜茴香純露當臉部化妝水使用，建議您把漂浮在純露表面的甜茴香精油吸除（吸除的方式可採用吸油面紙、滴管或佛羅倫汀瓶）。因為純精油可能會刺激肌膚。取出的精油可以另作使用。

甜茴香純露可以自行蒸餾，也有市售。

香氣

溫暖、香料氣息、甜美，讓人想到甘草糖。

成分

甜茴香純露的成分尚待鑑定。甜茴香精油的成分有：單萜類的莰醇、沉香醇、萜品烯和松油醇；酮類的莰酮和龍腦；以及反式甜茴香腦（trans-Anethol）、甲基佳咪酚和香艾菊腦。

pH 值

3.9-4.4

保存期限

至多十個月

・應用

使用方式

噴霧：室內空間、身體周圍、枕頭床具；乳霜、隔離乳、凝膠、濕敷、清洗鼻腔、足浴、蒸面浴、吸入、口服。

使用限制

甜茴香純露具有類似雌激素的作用，懷孕期間請勿飲用。嬰兒和幼童也請勿飲用甜茴香純露。甜茴香的相關製品如茶、純露和精油等不適合長期使用。

對繖形花科植物過敏的人請勿使用甜茴香純露。在少數情況下，甜茴香可能會引發皮膚過敏。使用甜茴香純露和其相關製品前，請先在手臂內側測試一下。

心理效用

放鬆、緩解緊繃、振奮心情、包覆

我們的消化系統大概是所有人體器官中最忠實反映我們心理狀況的部位。心情受挫時，我們會覺得「胃在翻攪」；遇到難題時，我們會覺得「吃不消」；或需要一點時間來「消化」眼前的棘手事件。

中醫認為幽默感和消化系統息息相關。有消化問題的人是笑不出來的。而在歐洲的傳統民間療法中，人們相信甜茴香既可以治療消化問題，還能提振人的心情。赫德嘉・馮・賓根（Hildegard von Bingen，1098-1179）曾在她的藥草書中寫道：「不管將甜茴香做成什麼，它總能讓人的心情變美麗。」

當壓力、煩惱造成腹部和情緒緊繃；當我們覺得笑不出來、緊張到快崩潰的時候，不妨試試用甜茴香純露熱敷身體，或是用甜茴香純露按摩肚子，這個方法可以起到神奇

的放鬆作用。處於放鬆的狀態時，我們比較好釐清尚待解決的事情，也更容易梳理好自己的情緒。魏丁格牧師在他 1986 年的著作中建議人們前往參加不愉快的談話前先嗅聞甜茴香的氣味。因為面對衝突前，最好先緩和一下自己緊張的胃。

甜茴香純露可以幫助我們放鬆並減緩緊繃的身體狀態，您可以將甜茴香純露作身體噴霧使用或是加入薰香燈薰香。這時您還可以搭配以下的植物純露：菩提花、香蜂草、玫瑰或玫瑰天竺葵。

肚皮按摩油	按摩油

聖約翰草浸泡油	20ml
甜杏仁油	20ml
花梨木精油	5 滴
芫荽精油	4 滴
甜橙精油	3 滴
甜茴香純露	10ml

將配方中的植物精油和其他油脂混合均勻。加入甜茴香純露後再次搖晃均勻。將調製完成的按摩油分裝到兩個有壓頭的小瓶子，一瓶存放在冰箱，一瓶則拿來使用。使用中（沒有冷藏）的按摩油大約可以保存一週。

◆ 這是一款放鬆腹部的配方：散發溫暖、柔和又怡人的香氣，適合用來按摩腹部，具有舒緩和解除緊繃的效果。既能放鬆身體又能放鬆心靈，適合壓力大或感到氣憤時使用。這款按摩油可以帶來舒適和寧靜，讓您的肚子「笑顏重開」。

使用方法：輕輕地按摩腹部。每次的用量大約一茶匙。請不要使用冰涼的按摩油按摩肚子。使用前，先將瓶子放進溫水或置於暖氣上溫熱一下。

拿到這款配方的時候，我的上腹部已經痛了好幾天，這是因為壓力大和雙腳冰冷造成的。我照著配方調製按摩油。以下是我的使用經驗：按摩五分鐘後我就感覺肚子整個暖了起來。彷彿我吞下了一顆小太陽，它溫暖的太陽光輕輕撫摸我的腹部肌肉。我又能深呼吸了。這款配方有助於排氣和消化。除此之外，這款按摩油很容易被肌膚吸收，能對心理起到安撫的作用。當然啦，您得用心去感受它。

——瑪麗亞·戈特瓦爾德，護士

我用這款配方幫我七歲的女兒按摩肚子。莉莉（Lilly）一直都很難入睡，但是她很喜歡這次的按摩，她跟我說：『好舒服喔！而且好香。』按完之後她馬上就睡著了，真的很不可思議。

——曼諾拉·薛爾茲，流行設計師

生理效用

抗菌、提振食慾、消除脹氣、解除痙攣、促進乳汁分泌、祛痰、調節消化

* 消化

甜茴香純露可以緩解輕度的腸道痙攣，消除脹氣和肚子太撐的不適感。甜茴香還能幫助腸道代謝。您可以採用濕敷法熱敷腹部，或是將甜茴香純露加入按摩油中使用。就讓甜茴香純露好好呵護身體和心靈吧。

脹氣或腸道痙攣時，可以用溫水或花草茶稀釋甜茴香純露飲用，成人的建議用量為：一茶匙兌一杯溫水，每日一到兩次。請勿連續飲用超過兩週。

濕敷腹部	噴霧

| 甜茴香純露 | 1 湯匙 |
| 羅馬洋甘菊純露 | 1 湯匙 |

將配方中的植物純露倒入 0.5 公升的溫水中，濡濕毛巾後，再用毛巾濕敷或包覆腹部。

● 甜茴香純露適合給嬰兒按摩腹部，它可以緩解消化問題。您可以參考本書的隔離乳配方，將甜茴香純露與聖約翰草浸泡油互相調合。按摩的時候用量不必多，只要幾滴就夠用了。

我認識一位年輕的媽媽，她的女兒才一個月大，有嚴重的脹氣。這位媽媽調合了聖約翰草浸泡油和甜茴香純露（油水比 3：1）按摩女兒的腹部，結果症狀真的改善了。

——蕾娜特·希勒布蘭德，社會工作者

* 呼吸道

甜茴香精油和甜茴香純露都具有消除黏痰的功效。甜茴香可以刺激支氣管上皮細胞的纖毛擺動，掃除痰液。

這便是為什麼甜茴香純露可以用於緩解呼吸道症狀，無論是咳嗽、鼻塞、流鼻涕或是鼻竇炎，甜茴香純露都能掃除惱人的黏液。採用吸入法時建議的稀釋比例如下：2 湯匙甜茴香純露兌 2 公升熱水。您也可以將甜茴香純露噴灑在頭部四周，再深呼吸。如果鼻涕相當黏稠或是有鼻竇炎的狀況，建議您用甜茴香純露清洗鼻腔：您可以在洗鼻器中加入幾滴甜茴香純露，或是使用先前介紹過的麥修爾德吸入器。此外，您也可以混合同比例的甜茴香純露和香桃木純露或胡椒薄荷純露。

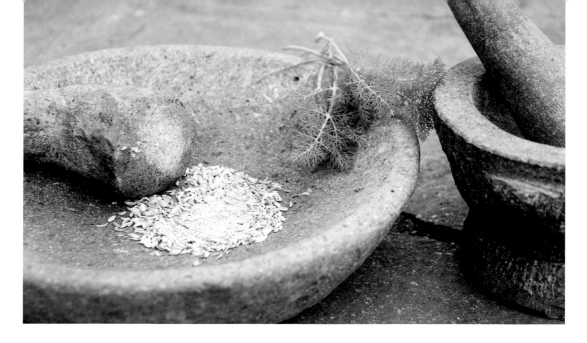

* 眼睛

　　甜茴香純露在傳統的歐洲藥草學中是治療眼睛的良藥。甜茴香純露被用來治療和緩解眼睛發炎、疲勞、眼瞼腫脹及結膜炎。適用方法為濕敷法。克奈普牧師特別推薦甜茴香純露和小米草純露的組合。

舒眼配方	噴霧

甜茴香純露.............................. 1 茶匙
小米草茶或小米草純露............. 3 湯匙
—
混合配方中的純露後即可濕敷雙眼。調合後請立即使用。

* 調節荷爾蒙

　　甜茴香在德文中又被稱為婦女甜茴香。這意味著這種植物自古以來就被用於治療婦女病。甜茴香含有某種類似雌激素的植物成分，所以具有調節荷爾蒙的功效。使用甜茴香純露溫敷乳房可以促進乳腺分泌乳汁（1茶匙甜茴香純露兌半公升溫水）。經血過少、經期不順或強烈經痛時，可以用甜茴香純露溫敷骶骨四周。用甜茴香純露泡腳也可以緩解經痛。如果您有任何經期不適的症狀，都能用甜茴香純露調製肚皮油按摩雙腿（肚皮按摩油的調製方法請見 93 頁），效果真的很好。

溫柔時光	噴霧

甜茴香純露............................25ml
玫瑰天竺葵純露............................25ml
快樂鼠尾草精油............................ 4 滴
—
將所有材料混合均勻。用於調理經期及經前症候群，可作身體噴霧、足浴、濕敷或是塗抹使用。

護理領域

　　脹氣或是因為開刀引起脹氣時，都能用甜茴香純露濕敷腹部，此法有助於舒緩並消除緊繃。

身體保養

排毒、鎮靜、補水、再生、清潔

　　甜茴香純露是植物純露中的美容聖品。它可以幫助肌膚保持彈性和活力。它能舒緩敏感的皮膚，有助於清潔和排毒。甜茴香純露還有補水和鎮靜的功效，特別適合受刺激、乾燥或發紅的肌膚使用。

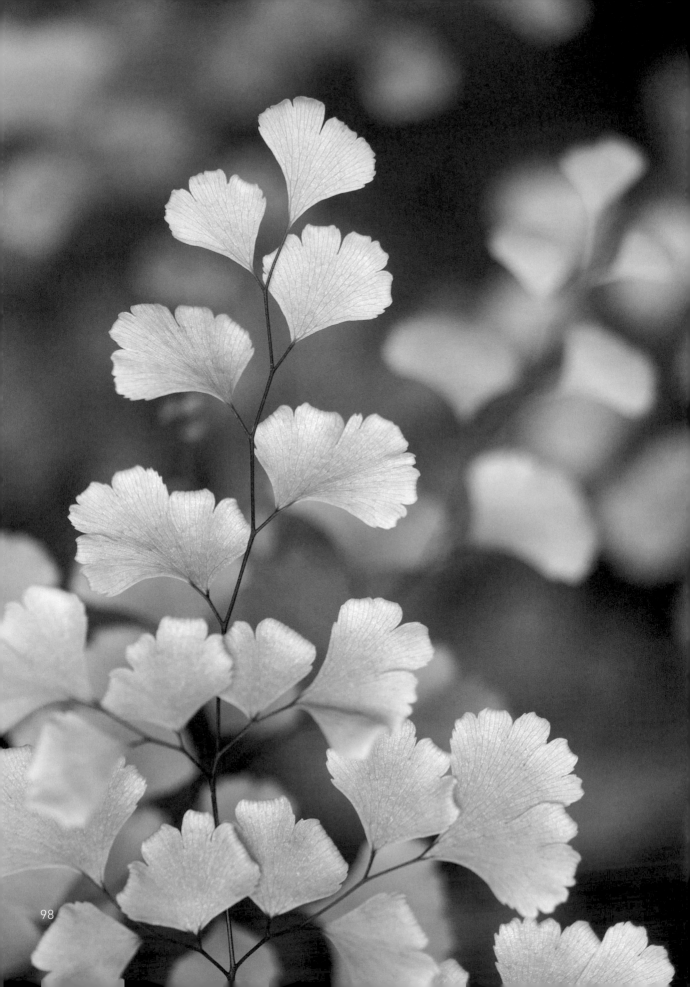

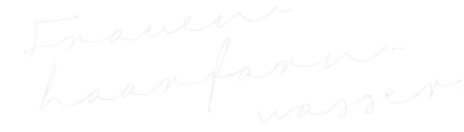

鐵線蕨純露

‧夢幻的美麗髮絲

鐵線蕨是一種嬌小玲瓏的美麗蕨類，引領我們前往精靈的國度。它躲藏在夢幻的山泉間、在幽暗的井口、在神祕的岩壁、隱密的洞穴和潺潺流水邊，總之，所有會讓人聯想到仙女和精靈的水源地都看得到鐵線蕨的身影。

纖細的鐵線蕨和希臘神話中的水泉女神那伊阿得斯（Najade）關係密切。這些女神擁有令人羨慕的美麗秀髮。早在古希臘羅馬時代，鐵線蕨就被人們用來保養頭髮。據說，鐵線蕨可以讓人的頭髮變得和水泉女神一樣，美麗令人無法抗拒。而鐵線蕨棕黑色的葉軸及鮮綠色的葉柄也真的細如「髮絲」。

這種蕨類植物常見於南歐和西歐，特別是地中海地區。中歐則很少出現野生的鐵線蕨。南阿爾卑斯山以西和以南都看得到。鐵線蕨是保育類植物，不能摘採。

纖細嬌小的鐵線蕨同時也是室內裝飾植物，在花店和園藝店都買得到。可愛的鐵線蕨不僅可以用來裝飾居住空間，鮮嫩的枝葉更可以用來製作髮妝水。

鐵線蕨是一種神奇的蕨類植物：它喜歡潮濕的生長環境，但是如果您把鐵線蕨的葉子浸到水中再拿出來，它的葉子還是乾的。水滴會從葉子的表面滾落。這也是為什麼鐵線蕨的屬名會叫「Adiantum（鐵線蕨屬）」。這個字是由「a（不、沒有）」和希臘文「diantum（濕潤）」組成。

鐵線蕨是愛神維納斯的化身，古代的人相信用鐵線蕨可以恢復青春並刺激情慾，這種美麗的蕨類植物常被用來裝飾新娘子頭上的花環。它被視為新娘的回春聖品，通常被用來保養頭髮，這也是為什麼鐵線蕨的德文叫做 Frauenhaarfarn（少女的髮絲）。

古希臘羅馬時代的作家就已經知道鐵線蕨的功效。希臘醫生迪奧斯科里德斯（Dioskurides）認為這種蕨類植物可以調理月經。直到今日，傳統的藥草學依然用鐵線蕨來治療月經不適及呼吸系統疾病。除此之外鐵線蕨也被用來治療咳嗽，因為它具有排痰的功效。

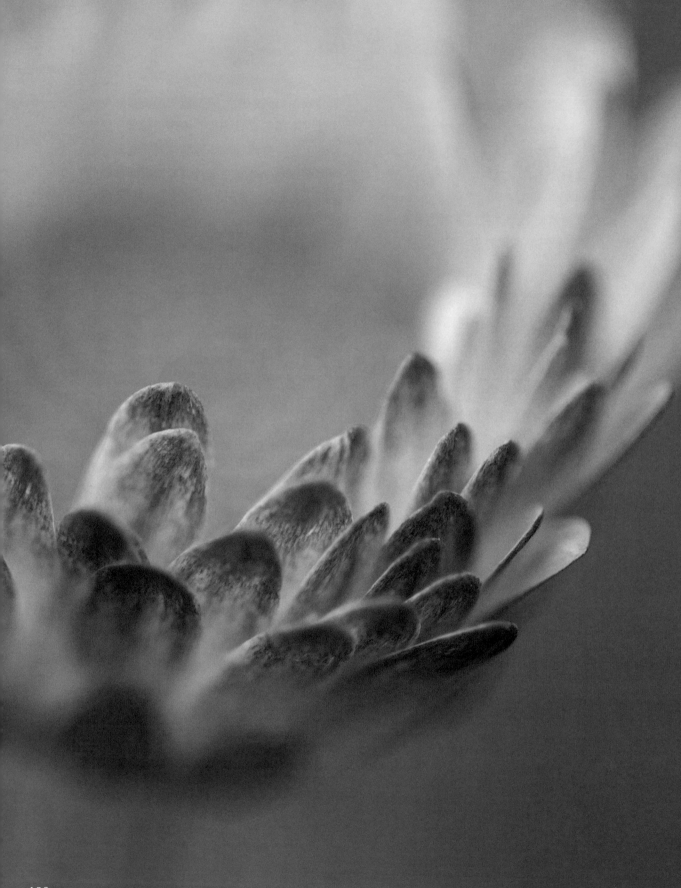

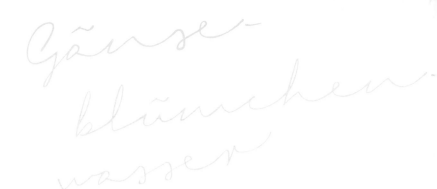

雛菊純露

· 給肌膚的溫柔呵護

美麗的雛菊花總是伴著我度過大半年的時光。我家門前有條小溪，兩旁的雛菊是一年當中第一個開花、也最後一個凋謝的植物。

雛菊的這項特點從其學名就能窺見（Bellis perennis）：perennis 這個字源自拉丁文，意思是「一年到頭、終年」。Bellis 的字源則是 bellus，是「美麗」的意思。瑞典的生物學家卡爾·馮·林奈（Carl von Linné）賜予了嬌小的雛菊一個美麗的學名。如果您有時間仔細觀察雛菊，您會發現雛菊會隨著太陽由東向西轉向，到了晚間花朵則會閉合。

在還下著雪的早春時節，雛菊就已經用它綻放的花朵為我捎來春天的訊息。就算到了飄雪的深秋，我還是能在細雪中瞥見嬌小的雛菊花。雛菊的花期就是這麼長，看見它可愛的花朵更是令我心情愉快！我甚至可以在冬天收成雛菊的葉子，因為雛菊很耐寒，能在雪下靜靜度過冬天。

雛菊是每戶人家門前的藥局、是最不起眼的植物之一，它長在我們的院子或家門口，默默地為我們提供醫療服務。就連城市佬都知道什麼是雛菊，因為不管在哪裡都可以發現雛菊的身影。

提到雛菊，許多人都會想起自己童年時期在大自然度過的快樂時光。也正是因為雛菊的嬌小玲瓏，使得它在古老的民間療法中被視為強身健體的兒童用藥。藥草家暨牧師康茲勒（Künzle）就曾建議人們在兒童花草茶中加入雛菊。除此之外，雛菊還是美味的野菜（特別是它的葉子）。在民俗療法中，雛菊葉也是有效的皮膚用藥。早在 1543 年，里昂哈特·富克斯（Leonhart Fuchs）就已經在他的藥草書中提到雛菊，並將它視為治療傷口的草藥。研磨後的新鮮雛菊葉可以敷在擦傷等小傷口上。扭傷、擠壓傷或撞傷時，可以在第一時間運用雛菊緊急護理傷口。這便是為什麼雛菊會被稱作「兒童的山金車」。Traumeel-Salbe 這款順勢療法軟膏就含有雛菊，專治瘀傷和各式外傷。

雛菊純露的歷史也很悠久。德國植物學

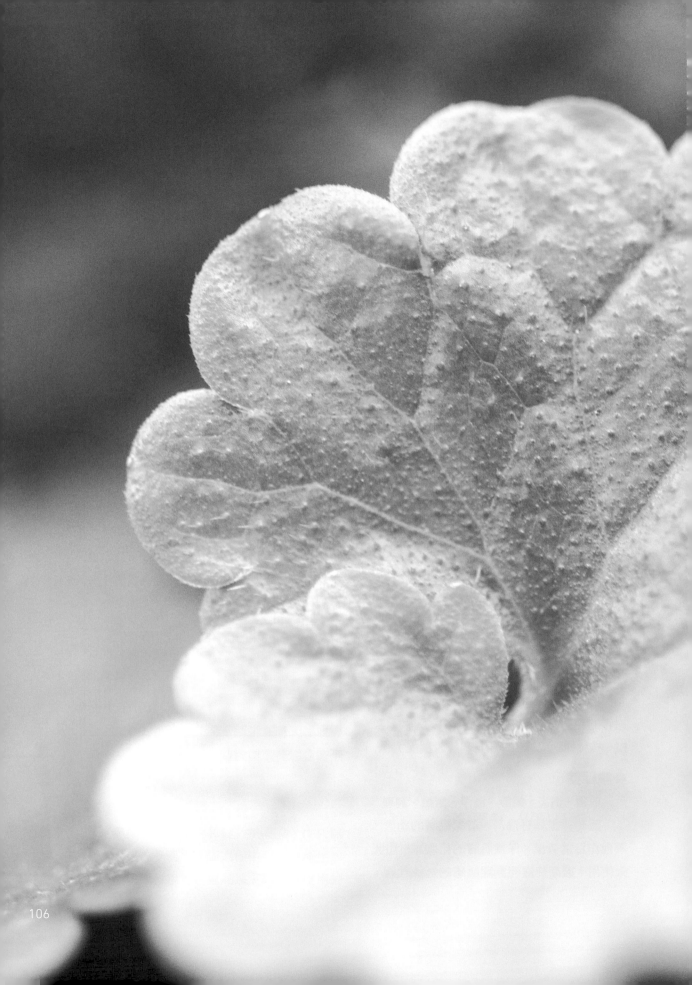

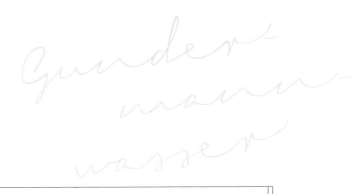

連錢草純露

・聆聽生命的呼喚

最不起眼的生命往往蘊含最大的力量。連錢草就是最好的例子，連錢草又被叫做金錢薄荷。它隱身在眾多綠色植物當中，連錢草的匍匐莖緊緊地扒住地面，只有開花莖直挺挺地向上立著。連錢草具有頑強的生命力，擁有野草般堅不可摧的韌性，總是能一而再、再而三地征服新的領地。就如同蕁麻、車前草和白屈菜等野草，連錢草也喜歡出現在人類的生活環境附近。連錢草蘊含強大的藥效。以前的人相信連錢草是來自大自然的信使。《植物酊劑（Pflanzliche Urtinkturen）》的作者羅傑・卡爾伯瑪特和赫德嘉・卡爾伯瑪特（Roger Kalbermatten & Hildegard Kalbermatten）在書中寫道：「連錢草和自然界的力量有著本質上的連結，它們擁有同樣的頻率，因此能產生共鳴。」

連錢草是古老的香料和食用蔬菜。早在啤酒花被用來釀啤酒之前，人們就利用連錢草特有的苦味來釀造啤酒。它也是幾乎被現代人遺忘的藥用植物之一。

連錢草一直是傳統民俗療法中不可或缺的草藥。古典時代的藥草書籍還沒有出現連錢草的相關紀載。不過連錢草是日耳曼人最倚重的草藥，其療效和應用依然保留在傳統習俗和藥草學中。

連錢草在中世紀是家喻戶曉的藥用植物，許多藥草文獻都有連錢草的相關記載。例如里昂哈特・富克斯、赫德嘉・馮・賓根和希羅尼穆斯・博克都曾在他們的藥草著作中提到連前草。當時的人用連錢草治療各種病痛，如肝病、腎臟疾病、胃腸道疾病、膿瘡或耳疾。現在的人主要把連錢草當清血茶，用以清除體內的重金屬；或是把連錢草當作傷口癒合藥及春天的野菜料理。連錢草是許多活力藥草汁的原料。

至於連錢草純露的功效是否等同連錢草植株本身，這一點還有待進一步的驗證。無論如何，連錢草純露對人類肌膚的正面效益已經在我們生活的現代得到了證實。

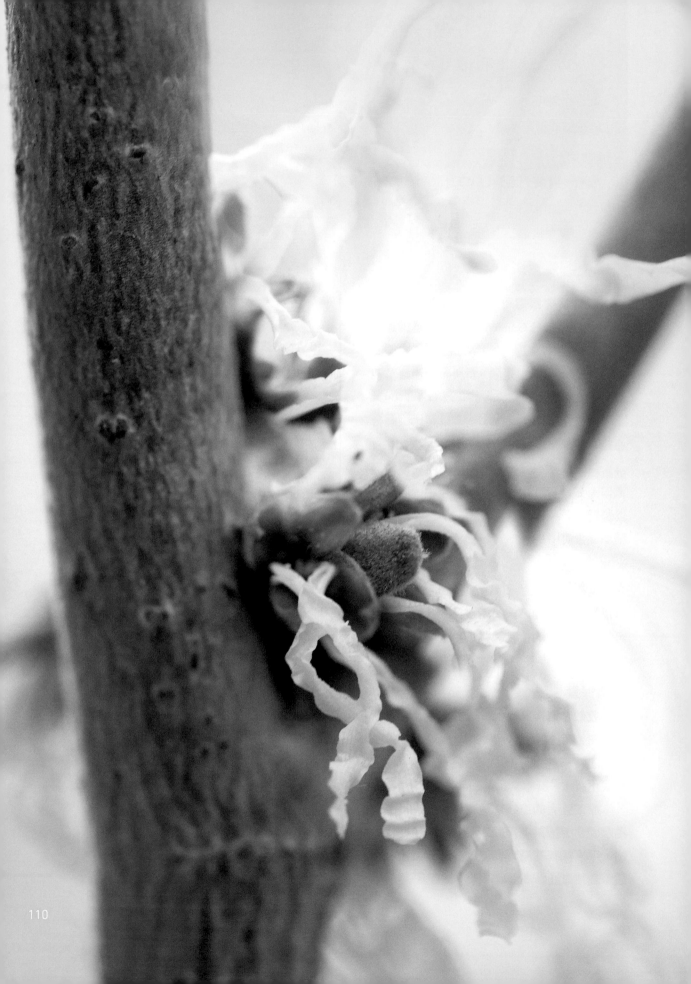

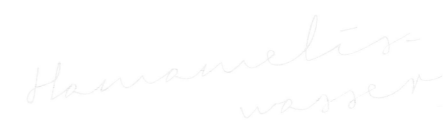

 金縷梅純露

・神奇的魔力

當冬天還壟罩著庭院、厚厚的白雪覆蓋花壇、長長的冰柱還掛在屋簷上，這時我總會望向院子裡的金縷梅樹。在冬天將盡之時，金縷梅樹會綻放出美麗的黃色花朵、飄散出柔和的花香。金縷梅樹又被叫做魔法榛果（或譯神奇榛果）。在它的原生地（北美洲和加拿大），人們喚它叫 witchhazel（女巫榛樹）。金縷梅之所以叫這個名字，是因為印地安人相信這種灌木藏有神奇的魔力嗎？還是因為以前的人用金縷梅的樹枝來占卜，尋找地下的水源和金礦？或是因為金縷梅在冬天開花，而且奇妙的是，這種樹是先開花才長出葉子？金縷梅的這些別稱和它神奇的療癒力有關係嗎？

金縷梅有很多品種，但是只有北美金縷梅（*Hamamelis virginiana*）具有醫療用途。北美金縷梅屬於金縷梅科，很多金縷梅科的灌木和喬木到了秋天都會煥發美麗的色彩，例如楓香及鐵木。北美金縷梅引人注目的黃色鮮花是冬季開花的樹種中最艷麗的代表。

歐洲的金縷梅樹種都在冰河時期滅絕了，直到 1736 年北美金縷梅才被（重新）引進歐洲。英國科學家暨植物學家彼得・柯林森（Peter Collinson）1736 年時透過北美印地安人認識了金縷梅，並帶了一支金縷梅枝回到歐洲，從此以後這種植物就成為深受歐洲人喜愛的觀賞植物。

此後，其他的金縷梅樹種也陸續被引進歐洲，並被栽種在庭院和公園中。幾乎每個植物園都有金縷梅的身影。

北美金縷梅在北美和加拿大（也就是其原生地）是當地原住民珍視的傳統藥材。從前的印地安人住在金縷梅生長的區域，他們會用金縷梅來治療各種各樣的病痛。

印地安人特別重視金縷梅的止血功能，他們用金縷梅來治療傷口。藥師會用這種灌木的葉片和樹皮醫治各式症狀，如腸胃道出血、膀胱出血、腎臟出血或燒傷。

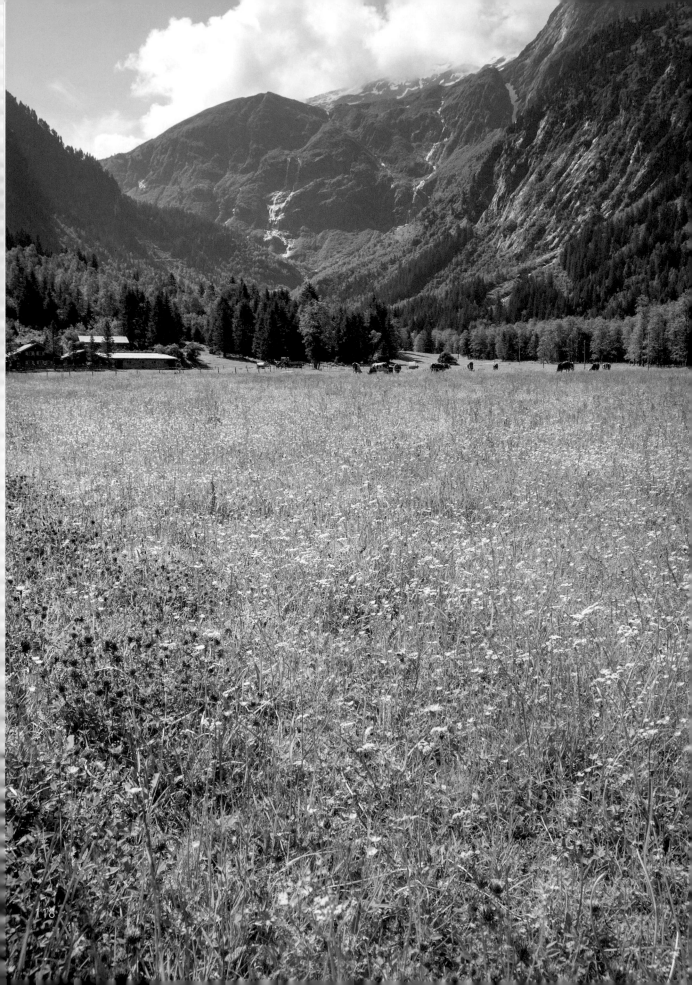

牧草花純露

‧高山牧草的力量

閉上眼睛，想像您正站在一片山間草地上。草地上的花開得正燦爛。斑斕的色彩、新鮮的草香令人心曠神怡。您可以嗅聞到山中青草強健、鮮明的氣息。您在感到放鬆的同時，也得到了力量。

這些吸飽陽光能量的高山植物和青草具有驚人的療癒力，透過蒸餾可以將其藥效萃取到純露中。而所謂的牧草花其實就是草本植物，包含了青草和花朵。牧草花在傳統的民俗療法中是一種藥草。特別是在阿爾卑斯山區，牧草花在醫療領域的應用由來已久，而且非常受到人們的重視。

割下來的牧草會先被晾在草地上晒乾，之後再存放進穀倉，這個過程中牧草會發酵，牧草的特有香味也逐漸形成。而穀倉的地面會累積一層脫落下來的乾草料，由牧草上的各式植物部位組成。這層乾草料就是牧草花，混合了多達五十種不同植物的種子、花朵和莖部。牧草花主要由禾本科植物組成。這便是為什麼牧草花也被叫做野花。收集來的牧草花還要過篩，以去除較粗大的莖和土壤。

克奈普牧師是復興牧草花的重要人物。牧草花的應用在他的家鄉阿爾高有悠久的歷史，牧師將牧草花融入他所提倡的水療和藥草療法中。

牧草花被暱稱為「自然療法中的嗎啡」。只要使用方式正確，牧草花能發揮非常強效的止痛效果。例如下背痛、關節疼痛、絞痛和神經痛都可以用牧草花袋熱敷。使用前務必了解牧草花袋的使用方法和注意事項。

牧草花純露的藥性比牧草花袋還要溫和。牧草花純露的藥效主要來自香氛的植物精油。牧草植物的精油成分在蒸餾的過程中會被萃取進純露中。

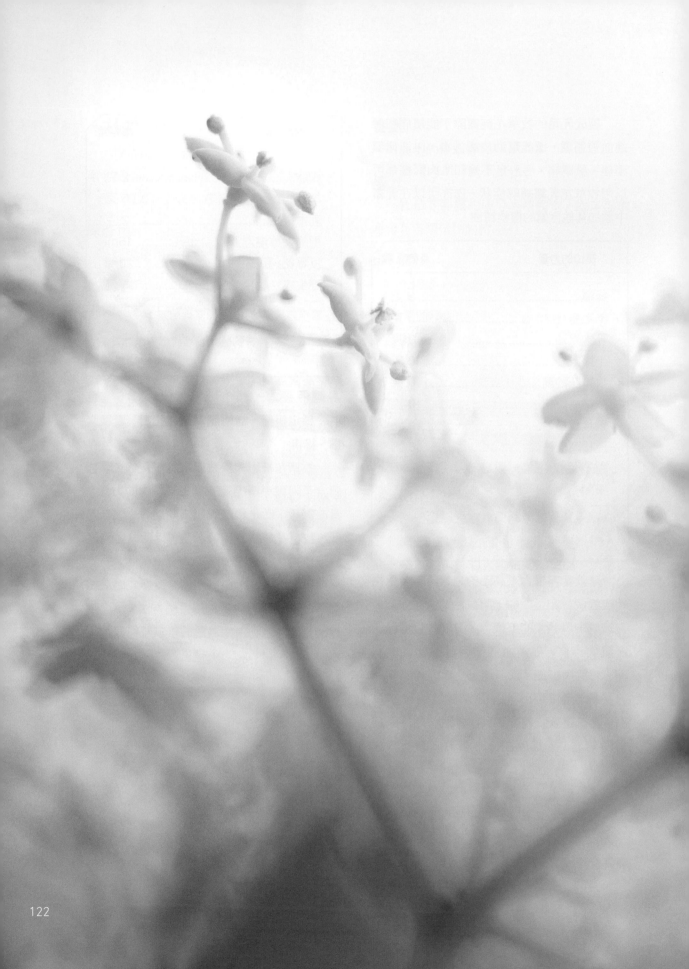

接骨木花純露

・安全的所在

有誰能抗拒接骨木花的魅力？它象牙白的傘狀花既明亮又耀眼，像珍貴的胸針一樣別在樹冠上閃閃發光。每到初夏時節，一股獨特的香氣宛如面紗般籠罩著接骨木。接骨木的花香源自成千上萬朵的星形小花，這些小花再組成一朵朵的傘狀花。大雨過後、或是強風吹襲過後，接骨木香氛的五裂星形花總會撲滿一地。鍊金術師帕拉塞爾蘇斯曾經這麼形容植物和星宿的關係：「花是地上的星辰，而星辰則是天上的花。」這麼說來，接骨木腳下的花就是一片美麗的星宿。

有機會的話，您可以在接骨木開花前後站到樹下，您會聞到一股沉重、悶悶的味道。接骨木喜歡生長在潮濕、陰涼的地方，比如說堆肥上。接骨木似乎正努力地把厚重、潮濕的泥土轉化成美妙輕盈的芬芳。這便是為何接骨木會被視為轉化之樹。它默默地把沉重、暗淡的土壤轉化成在六月盛開的白色花朵。這些花朵散發溫暖、甜美又醉人的香氣。

沉重的泥土就這麼化身為輕盈的天籟香氣。接骨木的花香可以帶給人安全感，這是大自然最原始的語言正對著我們的靈魂呢喃。接骨木的花香自古以來就被用來治療惡夢、睡眠障礙和恐懼焦慮（特別是兒童）。

蒸餾的過程中，接骨木花的香氣也會轉化到純露中。整個房間都會充滿接骨木的迷人芳香。接骨木是最受歡迎的藥用植物之一。比如說，接骨木花茶就是歐洲家喻戶曉的感冒茶。以前的人會用接骨木治療各式各樣的疾病，並暱稱這種植物為「上帝的藥鋪」。

・植物百科

黑果接骨木、西洋接骨木、歐洲接骨木

學名：*Sambucus nigra*（忍冬科，*Caprifoliaceae*）
五福花科（Adoxaceae）

原產地

西洋接骨木原產於歐洲、西亞和北非。

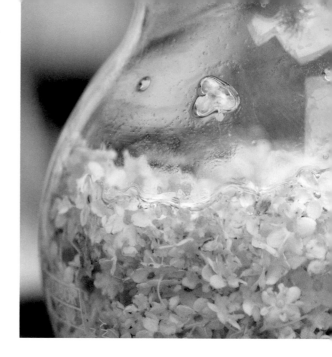

* 皮膚

　　自然療法中，會以濕敷或噴霧的形式使用接骨木花純露治療皮膚發炎、晒傷和哺乳期間乳頭疼痛的問題。

　　每當我的乳頭發紅、發熱或甚至疼痛時，我就會使用接骨木花純露。我通常會先將純露冷藏後再噴到乳頭上。真的很有效，屢試不爽。

——伊娃‧澤比格，心理學家，
正在哺乳女兒芙蘿拉

　　製成乳霜的接骨木花純露可以修復小傷口和燒燙傷。乳霜中還能添加薰衣草精油。

* 循環不良

　　久站或爬完山後，可以用接骨木花純露噴灑、濕敷或塗抹雙腿，此法可以緩解疲憊並促進血液循環。接骨木花純露也能舒緩懷孕期間雙腿腫脹的問題。關節發腫或疼痛時也能用接骨木花純露噴灑患部。或是將純露製成清涼的凝膠也是不錯的辦法。

雙腿消腫噴霧
接骨木花純露.............................50ml
杜松精油............................... 2 滴
檸檬精油............................... 2 滴
將所有原料混合均勻。用於噴灑、塗抹或濕敷腿部。

　　只要將兩個棉球或兩片化妝棉浸泡到冰涼的接骨木花純露中，既消腫又緩解疲勞的眼睛敷料就完成了，長時間使用電腦過後特別適用。

護理領域

　　接骨木花純露亦適用於安寧病房。它可以消除恐懼，帶來平靜，幫助病人釋懷。調合等量的接骨木花純露和玫瑰花純露後，噴灑房間或枕頭。

身體保養

消腫、鎮靜、消炎、補水、清潔肌膚

　　接骨木花純露亦可用於美容保養，無論是製成化妝水、凝膠、眼霜、面霜、隔離乳、清潔凝膠或是直接濕敷使用都很適合。

　　接骨木花純露是夢幻的臉部化妝水，不僅具有童話般的香氣還有溫和的保養功效。它能同時滋養肌膚和心靈。特別適合肌膚敏感的人使用。接骨木花純露可以幫助肌膚吸收水分、清潔毛孔中的污垢、舒緩發炎或過敏的肌膚。有肌膚不潔或面皰困擾的人，都可以將接骨木花純露當臉部化妝水使用。

　　接骨木花乳霜具有溫和呵護臉部肌膚的效用。接骨木花純露也適合製成護手霜，保養粗糙的雙手。對此您可以搭配連錢草純露，它同樣有滋養粗糙、龜裂雙手的作用。添加了接骨木花純露的乳霜和凝膠可用於保

養眼部周圍的肌膚，防止皺紋生成，並有助
於消腫。

花之夢	面霜

蜂蠟...4 克
羊毛脂(脫水) ....10 克
可可脂...4 克
杏桃核仁油.................................20 克
接骨木花純露.............................50ml
洋絨毛花酊劑或金盞花酊劑........4ml
香蜂草精油.................................4 滴
—
製作方法請參見 49 頁基礎配方 1。

♦ 這是一款飄散幽香的滋養面霜。適合乾
燥、受損或受刺激的肌膚使用。
配方來源：烏爾麗克‧托馬，女性專用天然保養品
接骨木花純露也適於調配質地清淡的乳液，
請參考第 50 頁的配方 2 和配方 3。

接骨木花面霜-升級版	面霜

蜂蠟...6 克
羊毛脂(脫水) ....9 克
可可脂...5 克
荷荷芭油.....................................25 克
摩洛哥堅果油.............................15 克
玫瑰籽油.....................................5 克
接骨木花純露.............................60 克
乳香精油.....................................1 滴
橙花精油.....................................1 滴
香桃木精油.................................1 滴
依蘭精油.....................................1 滴
—
製作方法請參見 49 頁基礎配方 1。

♦ 這是一款珍貴的保養面霜，可以幫助肌膚
再生。特別適合敏感、發炎的肌膚使用。
熟齡肌專用。
配方來源：克勞蒂亞‧戈爾巴赫及蕾古拉‧魯道夫‧
馮‧羅爾

接骨木花純露非常適合用來保養眼周的
敏感肌膚。它可以撫平皺紋，也能消除黑眼
圈。建議施用方法：濕敷。取兩片較大的化
妝棉浸入接骨木花純露中，闔眼濕敷十分
鐘。

花的魔力	臉部噴霧

接骨木花純露..............................25ml
玫瑰花純露..................................25ml
橙花精油......................................3 滴
—
在噴霧瓶中注入純露，再滴入精油搖晃均
勻。這是一款融合保養、滋潤和爽膚功效
的臉部噴霧。肌膚會立即充滿活力。迷人
的花香更能同時取悅肌膚和心靈。

廚房料理

接骨木花純露可以賦予料理一股飽滿、
甜美的夏日氣息。它和甜點是絕配。無論是
冰淇淋或是雪酪都適合用接骨木花純露調
味。在水果沙拉和甜點上桌前噴灑一點接骨
木花純露為料理增添花朵的香氣和滋味。

接骨木花純露還很適合搭配飲品，像是
檸檬汽水、蘋果汁、氣泡酒、義大利普羅賽
克氣泡酒或葡萄酒。您還可以用接骨木花純
露調製時下流行的雨果氣泡酒（Hugo）。

將接骨木花純露噴灑在魚類料理上或是
拌入清淡的醬料中可以提升料理的整體風
味，起到畫龍點睛之效。

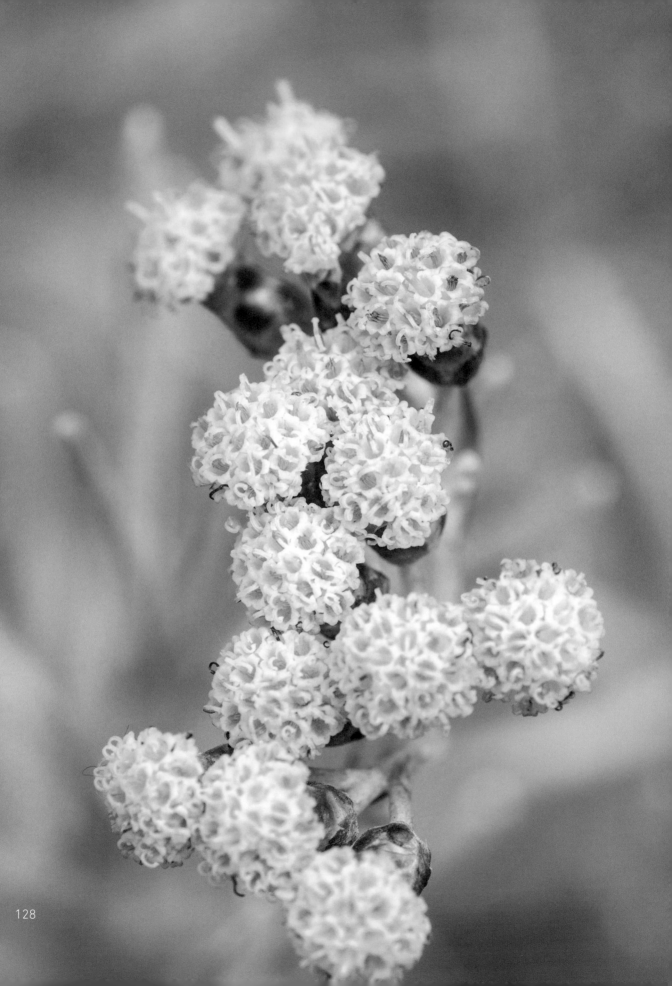

永久花純露

沐浴在溫暖的陽光下

　　永久花的香氣會令人聯想到陽光普照、充滿夏日氣息的地中海氣候。這裡就是永久花的家鄉。永久花喜歡日照，生長在乾燥的石地上。其金黃色的花朵綴滿了岸邊的山坡地和懸崖。永久花之所以被稱作不死之花，就是因為採下來的永久花即使乾燥後，依然能維持其香氣、形狀和顏色好長一段時間。

　　永久花是古希臘人打花環時最喜歡用的傳統花材。傳說中，仙女艾利里瑟（Elichryse）是第一個用永久花編花環的人，她把花環獻給了醫療與守護女神阿提米斯（Artemis）。所有與女神阿提米斯相關的植物都是古希臘羅馬時期最重要的藥用植物。

　　古希臘時代還有一位美女和永久花關係密切。也就是國王阿基努斯（Alkinoos）的女兒瑙西卡（Nausikaa），據說她有天仙般的美貌。她用一種神秘的金色油膏擦拭身體。這種油就是永久花精油，這在古典時期是珍貴的美容聖品。永久花的學名已經透露了它的效力：Helios 在古希臘文的意思是「太陽」，chrysos 的意思則是「黃金」。也就是說，永久花將太陽光轉化成「液態的黃金（紅色的精油）」。

　　讓仙女艾利里瑟帶領我們來到地中海沿岸的永久花叢旁。這種熠熠生光的植物分布在地中海的馬基斯灌木叢帶和加里格荒地。

　　永久花的黃色花朵綴在閃爍著銀光的葉子上，極力地向上朝著太陽伸展。走近樹叢時，它的香氣會將您團團包圍。永久花的芬芳是一種無可取代的美麗香氣。它的味道溫暖、帶點香料的香氣，像蜂蜜又像夏天新割的牧草。永久花的香氣令人流連忘返。它溫柔的芬芳將我們從忙碌和充滿壓力的生活抽離，引領我們陶醉在美妙的香氣時光。讓永久花純露引誘我們前往幸福的香氣國度吧。

・植物百科

　　永久花、蠟菊、麥桿菊、黃金太陽、義大利永久花

學名：*Helichrysium italicum*、
　　　Helichrysium angustifolium

菊科（Asteraceae）

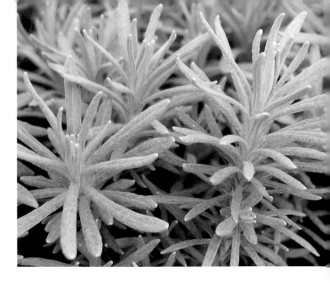

原產地

永久花主要產自地中海國家。它是加里格荒地的代表植物。永久花在阿爾卑斯山以北的地區也是一種耐寒的園藝植物。庭院中修剪下來的永久花可用於蒸餾純露。這種植物很容易用扦插法繁殖。

外觀敘述

永久花是一種常綠半灌木，可以長到 40 至 50 公分高，第二年開始植株底部會逐漸木質化。具有銀灰色的纖細針狀葉，搓揉葉片會聞到一股獨特的咖哩香氣（尤其是在下雨過後）。永久花開金黃色的小花，花期是每年的五到八月。

永久花喜歡生長在陽光充足的地方，像是陡峭的海岸、懸崖或是日照充足的荒地。

這種植物喜歡乾燥、貧瘠的土地，以及盛夏的乾燥氣候。

使用部位

有葉子的枝條，有花或無花皆可，新鮮採收或乾燥過後皆可。

蒸餾方法

蒸餾切細後的植物原料。您可以自行蒸餾永久花純露，也有市售。

香氣

溫暖、綿延、木質香、香料味、蜂蜜味

有些人覺得永久花的氣味太濃不好聞。如果是這樣的話，請避免使用永久花純露。

成分

酮（最多 41%）、醇類（最多 20%）、桉樹腦（最多 16%）。（資料來源：Price2004）

pH 值

3.5-3.9

保存期限

最長一年半

・應用

使用方式

噴霧：身體噴霧、枕頭噴霧。薰香燈、濕敷、凝膠、面霜、隔離乳、漱口水。

使用限制

孕婦、嬰兒及幼童請勿飲用永久花純露。人體對永久花純露的接受度很高。只要適當使用純露就不會產生副作用。

心理效用

平衡、振奮、抗抑鬱、放鬆、鎮定

古希臘科學家暨哲學家塞奧弗拉斯特（Theophrast，公元前 371-287）認為永久花對人類心理有正向的作用。這是目前為止人類使用香氣療癒心理（芳香療法）的最古老紀錄。無論是當時或現在，永久花香氣的療癒力都是顯而易見的。使用者在深度放鬆的同時，又能重整心情、提振精神。永久花有助於改善神經疲勞、吞氣症、不安和虛弱的狀態。永久花的香氣似乎能溫暖人心。永久花

純露具有滋補的作用。它可以撫平創傷的心、幫助使用者適應生活環境的變化。疲憊的時候，嗅聞永久花的香氣有助於提振精神。壓力大或感到不安時，永久花則有鎮靜的效果。

永久花純露經常與其他純露或精油結合。根據想達到的效果，您可以選擇以下的植物純露或精油：葡萄柚、薰衣草、香蜂草、橙花、甜橙、玫瑰天竺葵、檸檬。

靈魂的慰藉	噴霧
酒精(70%)..................1ml	
甜橙精油..................5 滴	
橙花精油..................5 滴	
永久花純露..................25ml	

將酒精倒進噴霧瓶，再滴入精油搖晃均勻。加入永久花純露，再次搖晃均勻。

● 此配方可作為身體噴霧或枕頭噴霧使用。其溫暖的水果香氣能平衡、安慰我們的內心世界。

能量屬性

溫暖、平衡

永久花純露可以為空間營造溫馨的氛圍，幫助使用者在困境中找回平衡。

生理效用

消腫、抗菌、抗病毒、抗凝血、抗過敏、活血、消炎、止咳、促進淋巴循環、祛痰、鎮痛

永久花特有的組成成分賦予其精油和純露多元又可靠的療效。高含量的倍半萜和酯類具有消炎和鎮靜的效果。目前為止，科學家只在永久花體內發現二酮（Diketone），這種成分可以鎮痛，並具有再生的作用。

* 呼吸系統疾病

在藥草學中，永久花多被用來治療呼吸系統疾病。它具有祛痰和止咳的作用。患有痙攣性咳嗽或百日咳的患者可以將永久花純露當身體噴霧及枕頭噴霧使用，或是以吸入的方式來緩解咳嗽症狀。

* 瘀血

在當今的芳香療法中，永久花是治療瘀血的首選。永久花精油和永久花純露可以讓瘀血快速消退，而且還具有鎮痛的效果。與永久花精油比起來，永久花純露消瘀的效果雖然較溫和，但是純露的價格比昂貴的精油親民許多。建議您調合兩者一起使用：在50毫升的永久花純露中滴入一至兩滴的永久花精油。您可以用這款配方濕敷或噴灑患部。

* 挫傷與扭傷

永久花也是治療扭傷、挫傷和拉傷的草藥。建議施用方法：身體噴霧、濕敷或製成清爽的凝膠。拉傷或挫傷時，若立即使用永久花純露噴灑受傷的部位，可以防止腫脹。旅行在外時，一小罐永久花純露噴霧是不可或缺的良伴。

我們醫院的一名員工撞到玻璃門。她沒有看到玻璃門已經關上了。她的頭上腫了一個大包，還好我們馬上用永久花幫她治療，傷口才沒有瘀血。從此以後，她就很喜歡來我們這裡拿點消除瘀青的『仙丹妙藥』。如果她又不小心撞到了什麼，就算沒有任何瘀青，她還是會來找我們。

——瑪蒂娜‧森，安寧照護中心護理部門

自從幾年前我不小心被車門夾到手後，我就愛上了永久花。因為實在太痛了，我當時一直很擔心手指骨是不是斷了。我的朋友用永久花幫我治療。沒想到一天後瘀血就消退了，而且竟然一點也不痛了。

——安娜莉絲·沃斯，
希臘阿莫爾戈斯島上的藥草家

發生挫傷、扭傷、肌肉疼痛或痠痛等運動傷害時，使用永久花純露噴灑或塗抹患部可以快速舒緩不適。

我在越野滑雪的時候摔傷了肩膀。劇烈的疼痛、拉傷的韌帶，我的肩膀整個腫了起來。我每天用永久花純露噴灑受傷的肩膀三次。稍待片刻讓純露作用後，再用永久花康復力草軟膏敷傷口，最後再蓋上一層醫療用羊毛。同時我也接受物理治療。八週後所有的不適都消退了，我背上後背包，沿著朝聖之路從阿西西（Assisi）走到羅馬。這真是奇蹟。

——多麗絲·特勞特納，小兒科護士

* 肌膚與黏膜

永久花可以治療多種皮膚疾病。它能治療濕疹、幫助止癢，也被用來治療牛皮癬和神經性皮膚炎。小傷口和輕微的燒燙傷也適用。

永久花更是公認的皰疹用藥。治療皰疹時，以等量的香蜂草純露調配永久花純露。在義大利，芳療師會用永久花純露濕敷病患的雙眼，治療結膜炎。我就是在義大利學到永久花、岩玫瑰和薰衣草的組合功效的。以下這款配方適用上方提到的所有症狀：

三草純露	
永久花純露	15ml
薰衣草純露	15ml
岩玫瑰純露	15ml

將等量的純露裝入噴霧瓶中搖晃均勻。

● 可作身體噴霧或濕敷使用。

永久花可以鎮靜肌膚，適合作晒後保養噴霧，幫助晒傷的部位消炎。不管是只使用永久花純露或是上方的三草純露都可以達到此效果。純永久花純露及三草純露配方都具有保護肌膚的效用，有助於接受放射性治療後的肌膚再生。

永久花純露和永久花軟膏還可以修復舊傷疤，適合用來護理開刀過後的傷口。

永久花祛痕膏	
蜂蠟	2 克
羊毛脂（脫水）	5 克
可可脂	2 克
金盞花浸泡油	10 克
玫瑰籽油	5 克
永久花純露	20 克
乳香精油	4 滴
橙花精油	4 滴

製作方法請參見 49 頁基礎配方 1。

● 您也可以用雷公根浸泡油取代金盞花浸泡油。雷公根同樣有修復傷口、護理疤痕的效果。此配方可每天使用。這期間可時不時用永久花純露噴灑患部。

永久花純露具有消炎和殺菌的功效，是非常好的漱口水，能治療發炎的牙齦，或護理治療過後的牙齒。

您可以將永久花純露當口腔噴霧使用，或是用純露按摩牙齦。

| 永久花漱口水 |

紫錐花酊劑	....	5ml
沒藥酊劑	....	5ml
薰衣草精油	....	1 滴
沉香醇百里香精油	....	1 滴
胡椒薄荷精油	....	2 滴
鼠尾草精油	....	1 滴
永久花純露	....	40ml

將精油與酊劑混合均勻，再加入永久花純露。使用前請先搖晃均勻。

● 施用方法：取一茶匙永久花漱口水加入半杯清水中，每日漱口一到兩次，請含在口中一分鐘；或是在不稀釋的情況下直接取漱口水按摩牙齦。此配方具有消炎、殺菌的功效，亦能幫助出血的牙齦止血。

護理領域

在醫護領域中，永久花純露通常被用於預防褥瘡、護理疤痕及保養肌膚（尤其是因輻射而受損的肌膚）。

身體保養

消腫、抗菌、收斂、消炎、收斂血管、防止皺紋生成、幫助傷口癒合、促進細胞再生

義大利的芳療先驅保羅・羅韋斯地教授也深諳芳療保養之道，他建議人們用永久花來保養蒼白、血液循環不良和疲憊的肌膚，不潔肌、敏感肌和面皰也適用。他的研究顯示，居住在永久花產區的婦女們皮膚都出奇的水嫩。因為在永久花的產區，人們會蒸餾永久花並用其純露來保養臉龐。無論是當化妝水、濕敷或是製成乳液，永久花純露都是保養肌膚的聖品。永久花純露還可以當晒後噴霧使用。它可以鎮靜並修復日晒後的肌膚。永久花純露可以鎮定除毛後的肌膚，有助於止癢和消除紅腫。

永久花也是當今化妝品業最受矚目的植物之一。因為永久花強效的再生與緊緻功效，使得它被視為抗老化的回春聖品。這也是為何永久花精油在過去幾年中價格飆升的原因。需求實在太高了。

永久花純露比起永久花精油確實是一個更實惠的選擇。

寵物

寵物也可以使用永久花純露，您可以噴霧或濕敷的形式來治療寵物的傷口、瘀血、拉傷或濕疹。

廚房料理

將永久花純露噴灑在料理上可以賦予菜餚一股充滿野性的咖哩風味。

在麵糰加入些許永久花純露揉製，可以為麵團增添香氣。使用永久花純露時請務必注意用量，不要使用過多，因為永久花純露的味道很濃烈。

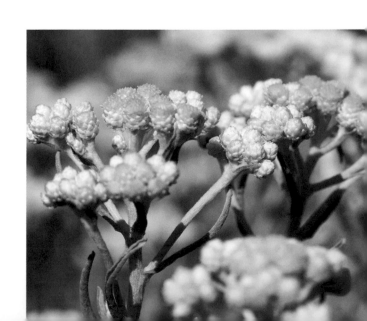

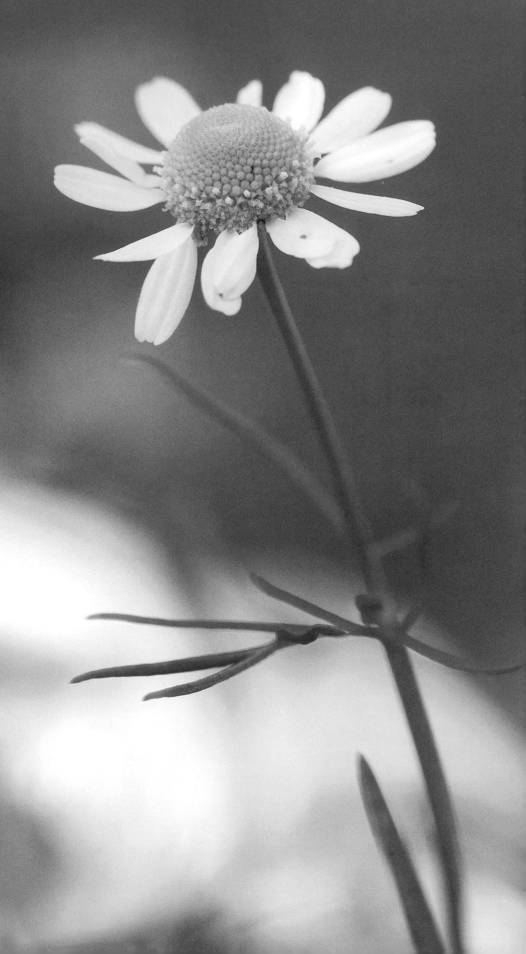

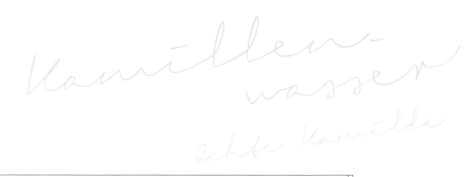

德國洋甘菊純露

・沉浸在溫柔中

　　每到春天，我的香草園就會有一種纖細小巧的植物冒出頭來。我可以從它精緻、嬌嫩又細長的葉片認出它：這是真正洋甘菊，又被稱作**德國洋甘菊**和**藍色洋甘菊**。這時我會不禁開始幻想在還很遙遠的夏天：洋甘菊都長高了，花朵像一顆顆小太陽般高掛在依舊纖細的葉子上；還有我在夏日的艷陽下採集洋甘菊花時，洋甘菊母親般的溫暖香氣會團團包圍住我。洋甘菊正在用我們肉眼看不見、卻嗅聞得到的香氣展示它的氣質和療效：親切、溫暖、舒緩又撫慰。

　　我很珍惜我院子裡的洋甘菊，它是珍貴的禮物。洋甘菊花是療效卓越的花草茶和植物純露。到了冬天，我會泡上一壺洋甘菊茶（時而混入一點接骨木花或菩提花），讓儲存在洋甘菊花朵中的日照為我帶來身體的溫暖和舒適。而洋甘菊純露除了可以放鬆身心，還可以對皮膚起到消炎的作用。

　　談到療效，洋甘菊大約是所有藥草植物中最受推崇的植物。它是藥草植物的代表。

在芳療的領域裡有兩種不同的洋甘菊精油和純露：羅馬洋甘菊和德國洋甘菊。兩種都是菊科，但是形態上有所不同，特性也各有千秋。羅馬洋甘菊特別能鎮定、安撫神經，德國洋甘菊則主要用於消炎和緩解痙攣。

・植物百科

藍甘菊、真正洋甘菊、德國洋甘菊、母菊、蘋果草

學名：*Matricari arecutita*、*Chamomilla recutita*、*Matricaria chamomilla*。

菊科（Asteraceae）

原產地

　　德國洋甘菊原產自南歐、東歐和西亞。最常長在路邊、田邊和石礫地中，喜歡新鮮、肥沃的土壤。

外觀敘述

　　德國洋甘菊是一年生的草本植物，高度約 15 至 40 公分，羽狀葉。開頭狀花，莖多分枝。花朵生在枝條的最頂端，外層為白色的舌狀花冠，內層有一層管狀花。花梗中

135

空。花托內部中空，向上呈圓錐狀攏起。德國洋甘菊的開花期是五到八月。

德國洋甘菊和其他洋甘菊品種很容易被混淆（例如假洋甘菊，又名新疆三肋果）。但是所有的洋甘菊品種中只有德國洋甘菊有中空的花托。

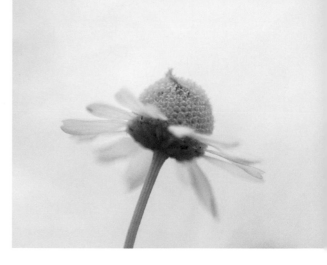

使用部位

花朵。最佳的採收時機是開花後三到五天。不要太晚採收，因為花朵的成分濃度會隨著時間減少。請選在晴天採收洋甘菊。

蒸餾方法

蒸餾乾燥花。花材可能會黏在一起，蒸餾時請特別注意。洋甘菊純露特別適合用水蒸餾法萃取。

香氣

溫暖、帶有青草和牧草的氣味，洋甘菊的特有香氣。

成分

醇類（14-16%），酯類（57-59%）（資料來源：Price2004）

pH 值

4.0-4.3

保存期限

最長一年半

‧ 應用

使用方式

噴霧：身體、枕頭；爽身噴霧、濕敷、乳霜、隔離乳、凝膠、泡澡、沐浴、吸入、口服。

使用限制

德國洋甘菊引發皮膚過敏的案例並不多。對菊科植物過敏的人請勿使用。與德國洋甘菊相關的過敏案例大多是因為原料不慎混入其他洋甘菊植物導致（例如春黃菊）。

注意：德國洋甘菊精油含有深藍色的天藍烴成分，蒸餾的過程中可能會漂浮在水面上，不注意的話會在衣物上留下藍色的污漬。洋甘菊在順勢療法中被視為一種解毒劑，也就是說，它會消除順勢療法的療效。因此，在接受順勢療法的期間，請避免使用含有洋甘菊的製品。

心理效用

鎮靜、放鬆、強化神經系統

德國洋甘菊純露是溫和的鎮定劑和神經強化劑，最常用在女性和小孩身上。因為德國洋甘菊有助於睡眠，所以經常被用於泡澡；或者是與其他植物純露混合後，作身體噴霧和枕頭噴霧使用。想達到鎮靜的效果，可以將德國洋甘菊與下列的植物純露或精油相互調合：接骨木、薰衣草、菩提、橙花、玫瑰、玫瑰天竺葵。

生理效用

抗感染、抗菌、抗過敏、消炎、解除痙攣、幫助傷口癒合

* 肌膚與黏膜

德國洋甘菊純露（常被簡稱為洋甘菊純露）是受刺激發炎肌膚的救星。德國洋甘菊純露可以舒緩因為過敏引發的皮膚疾病，使用時可以加水稀釋或調合其他植物純露一起使用。德國洋甘菊可以治療、舒緩搔癢的症狀，並消毒肌膚。濕疹、傷口、乾癬或神經性皮膚炎皆適用。晒傷時，可以在塗抹晒後凝膠前先噴灑一層調合了玫瑰純露（或薰衣草純露）的洋甘菊純露。

牙齦發炎時，可以使用洋甘菊純露漱口或塗抹患部。

* 感冒症狀

鼻涕特別多或患有鼻竇炎時，吸入德國洋甘菊純露可以大幅緩解症狀。德國洋甘菊可以舒緩腫脹的黏膜，幫助排除分泌物。使用時劑量要低：一湯匙純露兌兩公升的水，因為洋甘菊有可能會刺激眼睛（雖然很少發生這種情況）。這也是為什麼傳統的自然療法不會使用德國洋甘菊治療眼睛發炎，而是採用玫瑰純露或小米草純露。如果想避免吸入洋甘菊純露時刺激眼睛，可以選擇前文提過的麥修爾德吸入器進行吸入。

* 痙攣

德國洋甘菊具有解除平滑肌痙攣的功效，經痛時可以用其植物純露泡腳或熱敷。德國洋甘菊純露還能舒緩腸胃不適。建議的口服劑量為：一茶匙兌半杯水，每日一到兩次。請勿連續飲用超過三週。您還可以將德國洋甘菊純露與聖約翰草浸泡油調製成隔離乳，用來按摩腹部可以舒緩肌肉痙攣。

護理領域

在嬰兒護理領域中，德國洋甘菊純露和玫瑰純露是最受歡迎的兩種植物純露，通常被用於保養和清潔寶寶的臀部。把純露稀釋在洗澡水中，可以舒緩嬰兒的皮膚紅疹並預防尿布疹。

德國洋甘菊純露在護理領域的應用非常廣泛：從嬰兒到長者及安寧病房都有其一席之地。使用時，可以噴霧的形式使用或加入清水中擦拭身體，它能發揮預防和治療褥瘡的效果。德國洋甘菊純露也可用於口腔護理。

窈窕淑女	臉部化妝水
德國洋甘菊純露	15ml
菩提花純露	13ml
金盞花純露	12ml
薰衣草純露	10ml
大馬士革玫瑰精油	1 滴

將配方中的純露裝入噴霧瓶，再滴入精油搖晃均勻。

💧 中性肌、乾燥肌、敏感肌和熟齡肌皆適用。這是一款滋潤的珍貴化妝水，不僅可以保養肌膚，還可以達到清潔的效果。可一日噴灑數次，有助於肌膚保持清爽。

配方來源：瑪吉特・薛絲勒，生物學家

身體保養

鎮靜、消炎、促進肉芽生長

德國洋甘菊純露適合清潔、保養所有肌膚類型。敏感、受刺激、壓力大、有發炎傾向和好發面皰的肌膚更應該試試德國洋甘菊。

德國洋甘菊純露可以直接當臉部化妝水使用，或是製成乳霜、隔離乳或用於濕敷。

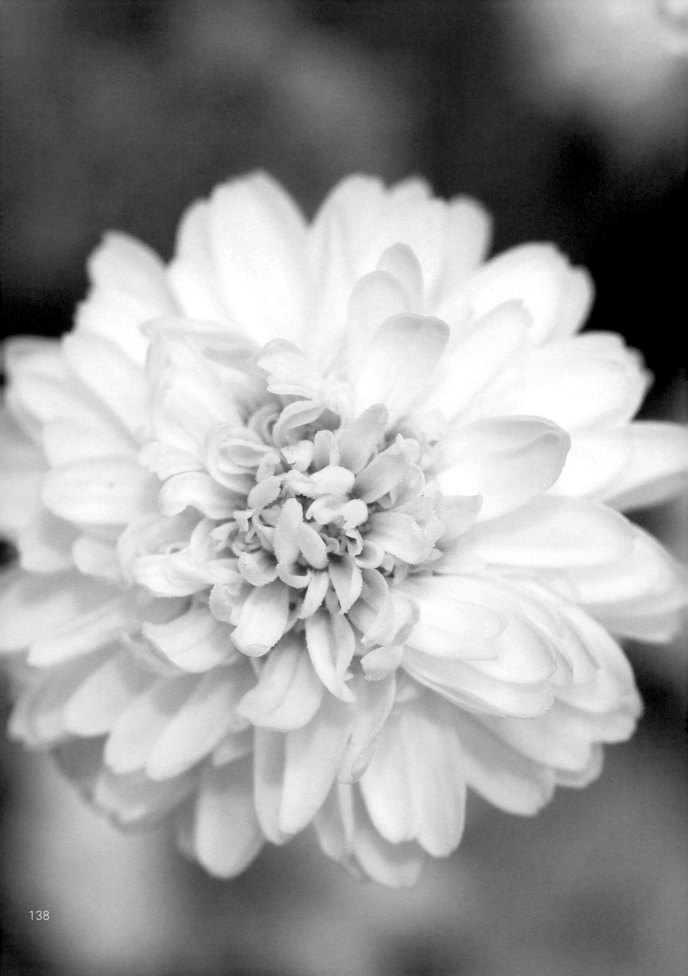

羅馬洋甘菊純露

・撫慰心靈的香氣

羅馬洋甘菊純露是最受人們喜愛且應用最廣泛的植物純露之一。

羅馬洋甘菊，顧名思義，是古羅馬人珍視且相當常用的草藥。既然羅馬洋甘菊的歷史這麼悠久，自然有許多精彩的傳說故事圍繞著它。埃及人同樣把羅馬洋甘菊當作藥草植物，他們相信羅馬洋甘菊是太陽神拉（Ra）的化身。埃及人會把羅馬洋甘菊種在墳塚上，因為羅馬洋甘菊象徵重生。其他民族則視羅馬洋甘菊為女神的禮物，是女神特地贈與人類的神奇藥材。傳統上，羅馬洋甘菊是一種婦女用藥。

蒸餾羅馬洋甘菊的時候，純露表面不會出現藍色的植物精油。和深藍色的德國洋甘菊精油不同，羅馬洋甘菊精油幾乎無色，偶爾會帶點淡黃色或淡藍色的色調。羅馬洋甘菊精油的天藍烴成分很低。不過它的酯含量特別高。德國洋甘菊和羅馬洋甘菊的功效和用途也有差異。羅馬洋甘菊主要被用於心理層面的護理，它能營造出療癒的氛圍。

基本上，植物在自然生態系中扮演的角色常常就是這種植物對人體的功效。羅馬洋甘菊又被叫做「植物醫生」，因為它能幫助它周圍的植物保持健康、不被疾病擊倒。

羅馬洋甘菊還有另一種比較低矮且不開花的品種：英國洋甘菊（Englische Rasenkamille）。這種芳香的植物匍匐地面而生，所以常被人們種在草坪上。英國洋甘菊散發一股怡人的濃郁香氣。如果有機會，您一定要躺在種有英國洋甘菊的草地上親自體驗它的芳香。而且最好選在陽光普照的夏天。您會發覺緊繃的肌肉放鬆了，心情也更舒暢了，彷彿洋甘菊溫柔地撫慰了靈魂。

洋甘菊純露

139

・植物百科

羅馬洋甘菊、英國洋甘菊、果香菊

學名：*Chamaemelum nobile*、*Anthemis nobilis*

菊科（Asteraceae）

原產地

羅馬洋甘菊原產自南歐和西歐，隨後被引進西北非。十六世紀起，德語區的農場和修道院（主要集中在阿爾卑斯山北部）也開始種植羅馬洋甘菊。野生的羅馬洋甘菊並不常見。

外觀敘述

羅馬洋甘菊是多年生的草本植物，高度約 10 到 30 公分，二回或三回羽狀複葉。白色的頭狀花直徑約 3 公分，有單瓣種和重瓣種，頭狀花幾乎由白色的舌狀花瓣組成。花托略向上攏起（幅度沒有德國洋甘菊那麼明顯）。羅馬洋甘菊生長在草原上，種在庭院也很容易生存。它喜歡黏土質的土壤，會透過匍匐莖生長繁殖。全株散發濃郁的香氣。

使用部位

開花的植株，也就是說，只要是開花的洋甘菊整株都可用於蒸餾（請去除根部），新鮮採集或乾燥過後皆可。

蒸餾方法

蒸餾風乾或乾燥的植株。乾燥的植物原料會吸收大量的水分，蒸餾的過程中記得適時補水。

羅馬洋甘菊純露可以自行蒸餾，也有市售。

香氣

溫暖、柔和、帶有蘋果的水果香氣、蜂蜜味、花香。

成分

酯類（5-33%）、醇類（11-23%）（資料來源：Price2004）

pH 值

4.5-5.2

保存期限

羅馬洋甘菊純露最長可以保存兩年或更久（資料來源：Catty 2001）。

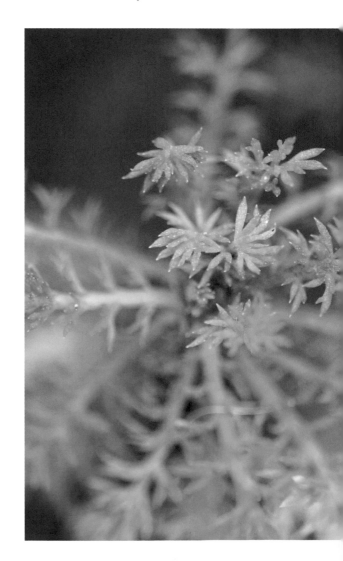

・應用

使用方式

噴霧：室內空間、枕頭床具、身體周圍；爽身噴霧、沐浴：全身浴、坐浴、足浴、手浴；乳霜、隔離乳、濕敷、擦澡、薰香燈、擴香器、口服

使用限制

對菊科植物過敏的人請勿使用。在少數情況下，羅馬洋甘菊純露可能會引發皮膚過敏。使用前請先在手臂內側做肌膚測試。

孕婦、嬰兒和幼童請勿飲用羅馬洋甘菊純露。

心理效用

抗抑鬱、平衡、舒緩、鎮定、強化神經系統、提振心情

羅馬洋甘菊散發的怡人香氣會傳遞一股安全感。其植物純露可以舒緩緊繃的神經，所以經常被用來解除煩躁、易怒、暴躁、不安、害怕或驚嚇的情緒。當心情焦躁、事事不順或壓力過大時，羅馬洋甘菊純露可以幫助使用者放鬆心情、減輕壓力帶來的不適。您可以將羅馬洋甘菊純露當身體噴霧使用，或是加入擴香器或薰香燈中薰香室內空間。泡澡時（或是足浴和手浴），在洗澡水中混入一點羅馬洋甘菊純露可以舒緩緊繃的神經並幫助入睡。

因為憤怒、緊張或壓力引發頭痛時，也可以應用羅馬洋甘菊純露來改善不適，使用方法為身體噴霧或濕敷。

散發慈母氣息的羅馬洋甘菊純露特別適合強褓中的嬰兒使用。它不僅能保養嬰兒的細緻肌膚，還能安撫哭鬧、受驚嚇的寶寶（有必要的話請先釐清嬰兒受驚的原因）。羅馬洋甘菊自古以來就被用來鎮靜嬰幼兒的情緒。無論是在長牙齒的階段、或出現腹絞痛、耳朵痛的現象，羅馬洋甘菊都能發揮一定的功效，當然專業的治療也不可或缺。羅馬洋甘菊純露可以幫助睡不安穩的嬰幼兒入睡。只要在睡覺前往枕頭噴灑些許純露就能發揮效果。將純露加入洗澡水中也能夠達到安撫寶寶的作用。

您可以根據想得到的功效，將羅馬洋甘菊純露與以下的植物純露調合：接骨木花、菩提花、橙花、香桃木或玫瑰。

舒心	抗壓噴霧

羅馬洋甘菊純露......................25ml
香蜂草純露......................25ml
橙花精油...........................8 滴
玫瑰天竺葵精油..........................5 滴

在噴霧瓶中注入純露，滴入精油搖晃均勻。

🌢 這是一款美妙、舒心的香氣，可以提振使用者的心情。

🌢 出差旅行或長時間使用電腦也適用。特別推薦心理壓力大的時候使用。

能量屬性

平衡、舒壓

羅馬洋甘菊純露可以為空間創造平衡的氛圍，讓心情更舒暢、平和。您也可以額外調合玫瑰純露來強化這個效果。以下的植物精油及純露在作用和香氣上也與羅馬洋甘菊純露很搭：佛手柑、柑桔和薰衣草。

生理效用

抗過敏、抗病毒、抗感染、殺菌、消炎、解除痙攣、幫助傷口癒合

＊ 皮膚

當肌膚受到刺激時（出現搔癢或疼痛的現象），羅馬洋甘菊純露可以舒緩、鎮靜肌膚和心情。有過敏性肌膚、濕疹等伴隨搔癢的皮膚疾病時，羅馬洋甘菊純露都是極佳的輔助藥物。只要噴灑一點純露在患部，就能快速舒緩症狀並幫助降溫。

您可以直接使用羅馬洋甘菊純露，或是將羅馬洋甘菊純露與等比例的永久花純露調合，因為永久花一樣具有止癢的功效。

羅馬洋甘菊純露也是治療小傷口和擦傷的理想噴霧。弗朗科姆（Franchomme）和佩諾爾（Pénoel）在其 1996 年出版的書中提到，羅馬洋甘菊純露可以減輕帶狀皰疹引發的疼痛。只要調合等量的羅馬洋甘菊純露和香蜂草純露噴灑在患部即可。

溫和的羅馬洋甘菊純露亦可作漱口水使用，它能幫助發炎的牙齦消炎，用於日常的口腔護理也很合適。

陰道被真菌感染時，也可以用羅馬洋甘菊純露清洗外陰部。

＊ 消化

因為緊張、不安或憤怒引起胃部不適、胃腸道痙攣或脹氣時，羅馬洋甘菊純露可以幫助使用者回復平靜。建議的口服劑量為：1 至 2 茶匙純露兌半杯溫水，小口啜飲，一天一次。建議施作療程：三週。

洋甘菊花精噴霧	巴哈花精療法配方

羅馬洋甘菊純露..........................30ml
巴哈花精：
野生酸蘋果花精.............................. 2 滴
橄欖花精.............................. 2 滴
聖星百合花精.............................. 2 滴
—
將所有的原料裝入噴霧瓶中搖晃均勻。可直接噴灑在肌膚上或是製成乳霜。

◆ 此配方可以用來治療發炎、受刺激、搔癢、脆弱和乾燥的肌膚。有助於舒緩神經性皮膚炎。這是一款能同時舒緩並淨化生理和心理的噴霧。
此款配方也能鎮靜並治療發炎的黏膜組織（例如口腔或肛門）。建議施用方式：對著患部噴灑或是濕敷。如果您有陰道真菌感染的困擾，用羅馬洋甘菊純露清洗陰部可以緩解不適。
配方來源：碧吉塔・舒爾茨，替代療法醫師

護理領域

羅馬洋甘菊純露在護理領域的運用非常多元。它可以是身體噴霧劑，也可以用來擦澡、濕敷或是薰香室內空間。羅馬洋甘菊純露可以鎮靜並修復受傷或受刺激的肌膚，它還能治療褥瘡和輻射造成的皮膚傷害。

身體保養

抗菌、平衡、鎮靜、消炎

寒冬護手霜	護手霜

蜂蠟.............................. 3 克
羊毛脂（脫水）.............................. 18 克
可可脂.............................. 3 克
荷荷芭油.............................. 15 克
金盞花浸泡油.............................. 10ml

夏威夷果油.....................................5ml

玫瑰純露.....................................20ml

羅馬洋甘菊純露...........................25ml

大麻籽油.................................1 茶匙

蜂膠酊劑.................................10 滴

蜂蜜原精..................................3 滴

保加利亞玫瑰精油........................3 滴

製作方法請參見 48 頁基礎配方 1。

💧 原料混合得差不多後，再加入大麻籽油、蜂膠酊劑和植物精油一起攪拌均勻。

這是一款相當滋養的護手霜，特別適合在寒冷的冬季使用。原料中豐富的油脂可以在雙手上形成一層薄薄的保護層。大麻籽油具有再生的功效，可以修護脆弱、乾燥的雙手。1 歲以上的小孩都能使用，是大人小孩都會喜歡的護手霜。

配方來源：安德莉雅·碧娜特，助產士

羅馬洋甘菊純露是舒緩的臉部化妝水，既能保養又能清潔肌膚，特別適合易受刺激、敏感、乾燥的肌膚使用。羅馬洋甘菊純露能夠鎮靜肌膚，舒緩輕微發炎的狀況，它也能幫助敏感的過敏肌膚恢復平衡，正處於青春期、孕期或更年期的使用者不妨試試羅馬洋甘菊純露。

羅馬洋甘菊純露也是理想的鬍後水，能鎮靜、護理刮鬍後的敏感肌膚。作鬍後水使用時，您還可以將羅馬洋甘菊純露與道格拉斯冷杉、山松或香桃木純露調合。如果您喜歡清爽的感覺，可以搭配以下的植物純露或精油：佛手柑、柑桔、橙花、雪松或檸檬。羅馬洋甘菊純露也可以當爽身噴霧使用。除毛過後，使用羅馬洋甘菊純露護理肌膚可以達到鎮靜和止癢的效果。

金髮的使用者可以利用羅馬洋甘菊純露來護理頭髮，為秀髮增添光澤。它能舒緩搔癢、發炎的頭皮。

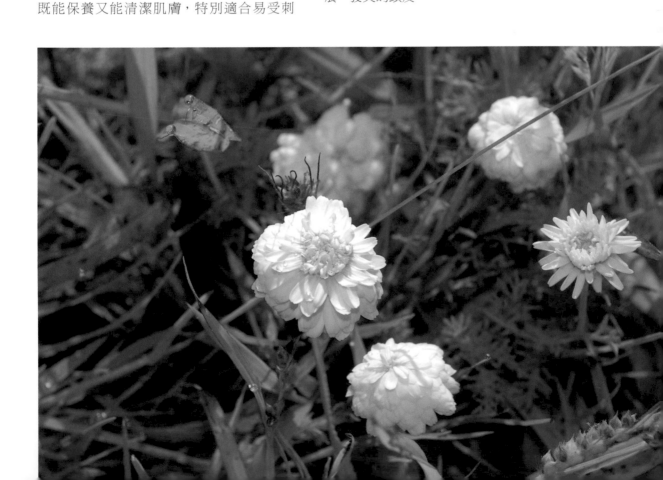

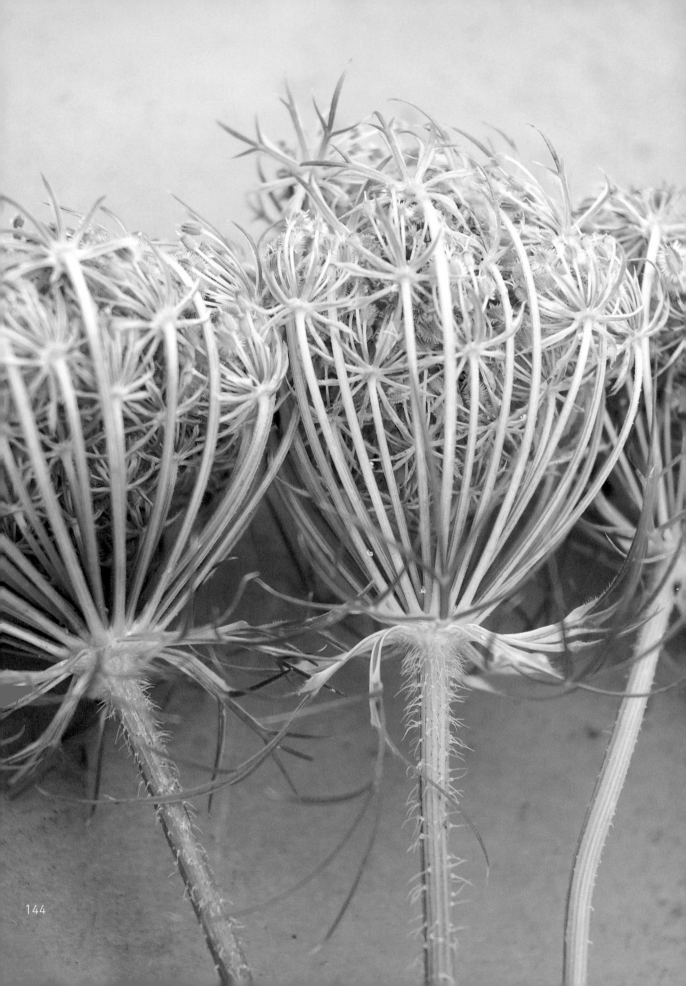

胡蘿蔔純露

・安妮皇后的蕾絲

　　洋蔥、蕃茄和胡蘿蔔是最受人們喜愛的蔬菜。胡蘿蔔甚至是許多嬰兒斷奶後第一個吃到的固體食物，它是重要的兒童蔬菜。胡蘿蔔和人類的關係源遠流長，石器時代的干欄式建築中就已經出現胡蘿蔔籽。這種野生的「古老蘿蔔」是胡蘿蔔純露的原料，它有堅實的白色根部，現代蘿蔔是野生胡蘿蔔經過長時間的馴化栽培出來的。也就是說，野生胡蘿蔔是所有現代蘿蔔的始祖。

　　盛夏時節，當燦爛的陽光照耀五彩斑斕的草地，就是繖形科植物登場的時候：獨活、歐白芷、茴芹、歐毒芹和胡蘿蔔。這些植物都綻放白色的繖形花，就像一枚顯眼的白色胸針般閃亮，吸引昆蟲來授粉。月圓之夜，敞開的白色花傘會反射月光，在草原和森林邊緣一閃一閃地發著微光，看上去宛如是暗夜中的遙遠銀河。

　　有一種繖形科植物偏偏在貧瘠的草地和路邊長得最好：野生胡蘿蔔。它直挺挺地站在那，優雅又美麗。給人一種遺世而獨立的美感。讓我們靠近一點，仔細觀察它純白的花朵。野生胡蘿蔔的花彷彿精心設計過般，排列地非常美麗，就像是一塊精緻的蕾絲。這便是為什麼野生胡蘿蔔在北美和加拿大被稱為安妮皇后的蕾絲。

　　野生胡蘿蔔白色花傘的正中央有個黑點。如果您仔細看，會發現這個黑點其實是一朵（有時候是兩朵）紅黑色的小花。傳說中，這是因為安妮皇后在編織蕾絲時不小心刺傷手指，血滴在蕾絲的正中間，因此留下了這個黑點。究竟這位出現在野生胡蘿蔔傳說中的神秘安妮皇后是誰？據說這位安妮皇后就是英王亨利八世的妻子安妮・博林（Anne Boleyn），她被指控是女巫最後被斬首。事實上，安妮皇后被審判的真正原因是不孕。國王亨利八世需要男性的繼承人，因此對他不孕的妻子痛下殺手。正如這則傳說所示，胡蘿蔔和女性的生育器官也有著不解的淵源。

到了種子成熟的秋天，野胡蘿蔔的白色傘型花會開始凋謝，形成另一個令人驚喜的風貌：枯萎的傘狀花會往中心彎曲，收縮成鳥巢的形狀，看起來就像是用精細絲線編織成的高雅藝術品。

　　胡蘿蔔不僅是人類的糧食。它還是一種藥用植物。在傳統的自然療法中胡蘿蔔一直佔有重要的地位。胡蘿蔔可以補腎、養肝，可以調理消化道，還有驅蟲的功效。除此之外，它還能排毒、降血糖、降膽固醇以及預防癌症。古典時期的人甚至就已經熟知野胡蘿蔔對女性生殖力的影響。胡蘿蔔可以促進排經並調節經期，還能幫助女性在分娩後排除胎盤。此外胡蘿蔔還有助於調節母乳分泌。

　　近年來，胡蘿蔔的避孕功效被人們重新發掘。美國的藥草學家蘇珊·威德（Susun Weed）和羅賓·羅斯·班尼特（Robin Rose Bennett）在源自古典時期的著作中發現了相關記載，便著手對上百位的女性進行試驗和研究。有關野胡蘿蔔的避孕作用，最早見於希臘醫師希波克拉底和迪奧斯科里德斯的著作。今日的我們知道野胡蘿蔔能發揮類似雌激素的功效。

　　基於上述各項功效，野胡蘿蔔酊劑、精油和浸泡油受到廣泛的運用。至於胡蘿蔔純露是否也具有同樣的功效，目前還未有使用者經驗和研究結果能夠證實。雖然塔貝納蒙塔努斯在其 1731 年的著作中推薦婦女飲用胡蘿蔔純露保養身體，但是胡蘿蔔純露在當今的芳香療法中幾乎只被用於美容保養。散發清香的胡蘿蔔純露蘊含了美麗的野胡蘿蔔的精華，是效力卓越的美容保養水。

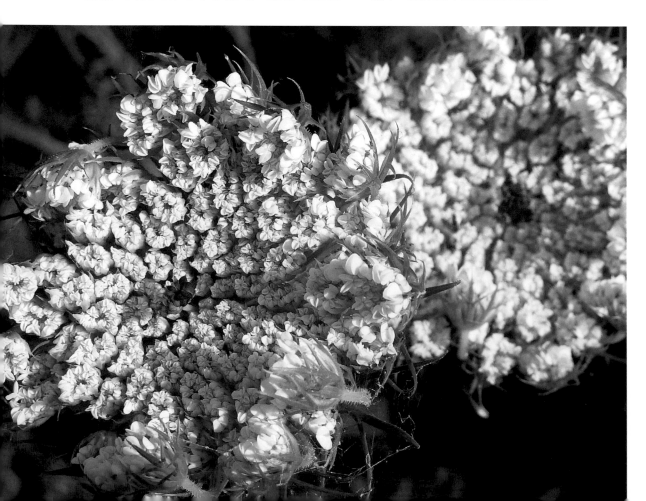

·植物百科

野生胡蘿蔔、胡蘿蔔、鳥巢

學名：*Daucus carota*

繖形科（Apiaceae）

原產地

野生胡蘿蔔原產於歐洲和亞洲。現在在北美洲也很常見。

外觀敘述

野生胡蘿蔔是二年生的草本植物，莖直立，可長到 1.5 公尺高。葉片二回或三回羽狀分裂。繖形花多傘梗，花色為白色或淡黃色。長形的苞片三裂或羽狀分裂，裂片線型。白色根。野生胡蘿蔔六月至九月開花，喜歡生長在貧瘠的草地、路邊、石礫地、鐵軌和岩石間。野生胡蘿蔔偏好石灰質的乾燥土壤。夏天或秋天等紅綠燈的時候，不妨看看那雜草叢生的安全島，您很有可能會在那裡發現野生胡蘿蔔的身影。

野生胡蘿蔔和其他繖形科植物相比，最明顯的特徵就是白色花傘的中間會有一朵（偶爾會有多朵）紅色或黑色的無性花。

注意：不要將野生胡蘿蔔與其他有毒的繖形科植物混淆，如歐毒芹、毒細葉芹（Chaerophyllum temulum）和犬毒芹（Aethusa cynapium）。請在有十足把握辨別野生胡蘿蔔的情況下才採集該植物。野外採集植物時，相關經驗是很重要的。

您可以在藥草店買到野生胡蘿蔔的種子並用來蒸餾純露。您也可以將種子播種到庭院中。野生胡蘿蔔是黃鳳蝶幼蟲最喜歡的植物。黃鳳蝶是歐洲最美麗的蝴蝶之一，在許多地方已經找不到它的身影。牠喜歡把卵產在野生胡蘿蔔上。許多昆蟲也很喜歡野生胡蘿蔔花，例如野生蜜蜂、葉蜂、椿象和甲蟲。野生胡蘿蔔的花更是地蜂的主要花粉來源。

使用部位

成熟的種子（果實）或開花的胡蘿蔔植株（包含根部）。市面上販售的胡蘿蔔純露大多是蒸餾種子而得。我個人會在盛夏時節（種子成熟前）採集全株胡蘿蔔蒸餾，包括根部。塔貝納蒙塔努斯在其 1731 出版的藥草書中就已經建議人們蒸餾盛開的野生胡蘿蔔。到了秋天我會採集胡蘿蔔的種子蒸餾，最後再將兩種純露混合在一起。此外，藥草學大師塔貝納蒙塔努斯亦透露，如果想萃取出更濃烈的植物純露，可以用蒸餾胡蘿蔔植株得到的純露來蒸餾胡蘿蔔的種子。

蒸餾方法

蒸餾新鮮或乾燥後的植物原料，切細後再蒸餾。胡蘿蔔的種子必須先曬乾。蒸餾種子前先用石臼搗碎種子。蒸餾胡蘿蔔籽的時間相對較長。胡蘿蔔籽本身沒什麼味道，蒸餾出的純露香氣也較清淡。胡蘿蔔純露可以自行蒸餾，也有市售。

香氣

細膩、泥土味、甜美、溫暖、略帶水果味。

成分

胡蘿蔔純露的成分尚待鑑定。

胡蘿蔔籽精油含有以下成分：沉香醇、胡蘿蔔次醇（Carotol）、乙酸香葉酯（Geranylacetat）、胡蘿蔔醇（Daucol）、檸檬烯（Limonen）、香葉醇、石竹烯（Caryophyllen）、丁香油酚、細辛醚（Asaron）

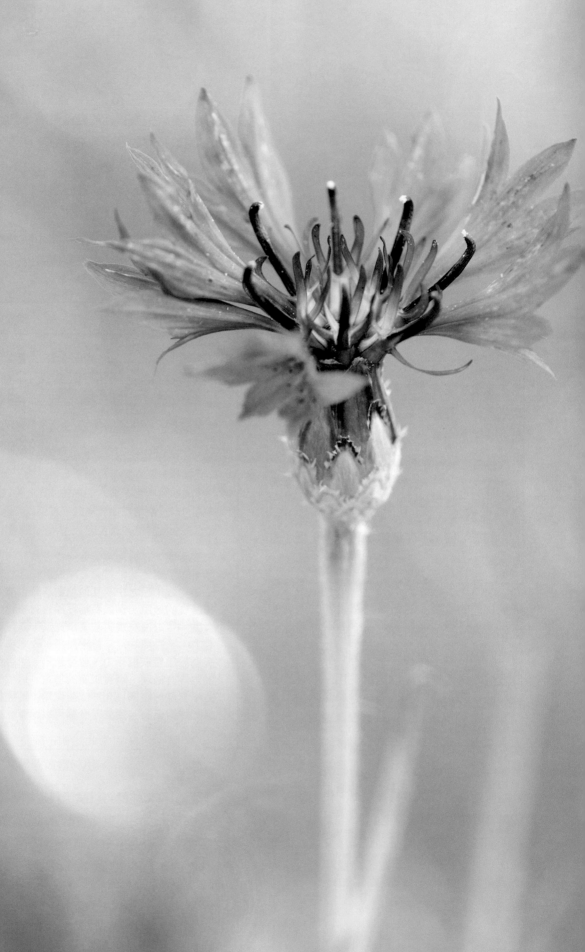

矢車菊純露

·藍芙蓉的美麗與功效

　　希臘神話中的豐饒女神刻瑞斯（Ceres）頭上戴著一朵矢車菊。就和這位美麗的女神一樣，矢車菊也和糧食作物關係密切。矢車菊是一種長在穀物附近的植物，最初的原生地在中東，如今已經遍布世界各地。矢車菊喜歡和罌粟及洋甘菊一起長在麥田邊。但是，現代的大面積農業生產不僅使用除草劑和化肥，還致力於清除糧田中的自然植被，這使得曾經遍布各地的矢車菊變得越來越稀少，甚至成為保育類植物。現在德國幾乎每兩種農地野生植物就有一種被至少一個聯邦州列入紅皮書中。

　　如果您想欣賞這種美麗植物的藍色花朵，且恰巧有自己的庭院或陽台的話，那就試著種植矢車菊吧。矢車菊很容易生長，不需要特別的照護。而且您還可以用矢車菊的花朵蒸餾清香的植物純露。矢車菊純露不僅有助於雙眼保持明亮，還能夠保養臉部肌膚，更是清爽的身體噴霧。矢車菊幾乎不含植物精油，這點和某些植物一樣，如：西洋夏雪草、金錢薄荷、金縷梅和接骨木花。所以蒸餾這些植物的主要目的是為了萃取植物純露。這也是為什麼有矢車菊純露，卻沒有矢車菊精油的原因。

　　作為藥用植物，矢車菊的效用幾乎被現代人所遺忘。但是在傳統的藥草學中，矢車菊是治療肝膽、腎臟、食慾不振和抑鬱的草藥。在今日的民俗療法中，矢車菊純露依然以治療雙眼和養顏美容聞名。古希臘人相當珍視它的療效。矢車菊的學名 Centaurea 源自希臘傳說中精通醫術的半人馬凱隆（Chiron），顯示這種植物具有多元的功效。半人半馬的凱隆精通醫術，傳說他甚至是阿斯克勒庇俄斯（Äskulap，希臘神話中的醫師之神）的導師。

·植物百科

矢車菊、車輪花、藍芙蓉

學名：*Centaurea cyanus*

菊科（Asteraceae）

原產地

矢車菊的原生地並非中歐。矢車菊於新石器時代隨著其他農作物傳播開來。它最初的起源地是地中海東岸。今日，北起芬蘭、南至伊拉克北部都能發現矢車菊的蹤跡。

外觀敘述

矢車菊是一年生的草本植物，高度介於 30 到 60 公分，開藍色的頭狀花，花朵的直徑約 2.5 至 3.5 公分。偶爾也會有開粉紅色或白色花的矢車菊。頭狀花外圍的管狀花會增大。矢車菊的葉背有絨毛，植株上方的葉片為單葉，下方的葉片常分裂為羽狀複葉。一年生的矢車菊在六月至十月開花。就如它的德文名 Kornblumen（田裡的花），矢車菊喜歡長在麥田和荒地中。

因為過度施用化肥、除草劑和農藥的關係，矢車菊漸漸消失在農地間。它喜歡鈣含量低的沙質土壤。

此外，許多人會將矢車菊和菊苣混淆，因為這兩種植物都開藍色花。不過菊苣沒有毒，所以沒有大礙。

使用部位

花朵或花瓣，新鮮或乾燥的都可。矢車菊的花朵要在陰暗的環境下風乾才行，否則會退色。

乾燥的矢車菊價位很高。所以建議您在庭院中開闢一小塊角落栽種矢車菊自用。

蒸餾方法

蒸餾新鮮或乾燥的花朵。矢車菊純露也有市售。不過您也可以試著自行蒸餾。

香氣

矢車菊純露的味道很淡：細緻的花香，有點類似蜂蜜。

成分

桉葉油醇（4-9%）、醇類（35-72%）、醛類（22-26%）（資料來源：Price2004）

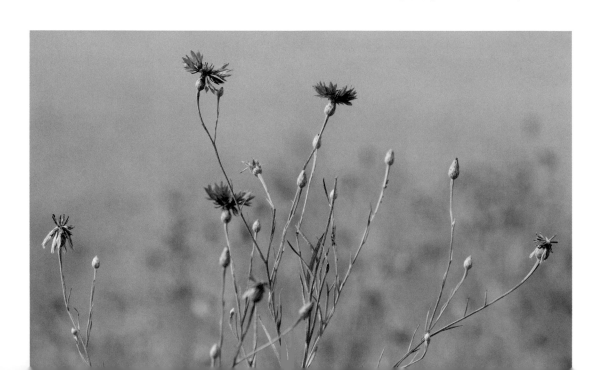

pH 值

4.0-4.6

保存期限

大約一年。車菊純露只能存放四週。如果您想用矢車菊純露保養雙眼，建議您直接用乾燥的矢車菊花蒸餾新鮮的純露。

· 應用

使用方式

濕敷、眼浴、髮妝水、爽身噴霧、凝膠

使用限制

對菊科植物過敏的人請勿使用。請勿於懷孕和哺乳期間飲用。

生理效用

鎮靜、消炎、舒緩刺激

矢車菊是治療眼睛的草藥。開長途車、坐長途飛機、長時間閱讀或睡眠時間太短，只要眼睛感到乾澀、疲倦，就可以用矢車菊純露來保養疲憊的雙眼。矢車菊純露可以舒緩刺激、幫助消炎並減緩腫脹。過敏引發雙眼不適時，用矢車菊純露濕敷眼睛可以達到鎮靜的效果。結膜炎的患者可以調合等量的矢車菊純露和玫瑰純露濕敷雙眼。

溫和又清涼的矢車菊純露常被用來治療潮熱或其他身體發熱的症狀，適合當身體噴霧使用。使用時，也可以和其他具有類似效果的植物純露調合，例如菩提花、胡椒薄荷、玫瑰或鼠尾草。

身體保養

消腫、收斂、鎮靜、補水、收縮血管、冷卻、調理、活絡

矢車菊純露適合用於護理敏感的眼周，有助於消除腫脹並舒緩受刺激的肌膚。

現代人的生活模式常常導致用眼過度。不管是乾燥的暖氣房、長時間觀看電腦螢幕、睡眠不足或是壓力，這些因素都會導致眼睛和周圍的肌肉疲乏甚至過度刺激。矢車菊純露能夠活化並保養眼睛周圍的肌膚，適合用來濕敷雙眼，或是製成凝膠保養細緻的眼周肌膚。

轉眼之間	雙眼濕敷配方
矢車菊純露	30ml
玫瑰純露	10ml
岩玫瑰純露	10ml

將配方中的純露裝入瓶子混合均勻。沾濕化妝棉後敷在眼睛上。這款配方不僅散發怡人的香氣而且還非常有效。

自古以來，矢車菊純露就被人們當作養顏美容的化妝水，它能維持皮膚清爽舒適並延緩皺紋生成。矢車菊純露不只能呵護眼周肌膚，更是具有活化功效的臉部化妝水。它還能清潔肌膚，幫助乾燥、疲乏的皮膚恢復活力，適合有蛛網紋困擾的使用者保養臉部。矢車菊純露也是舒適的爽身噴霧，能護理大面積的肌膚，帶來清涼的感受。您還可以混入玫瑰純露或薰衣草純露一起使用。

除此之外，矢車菊純露還非常適合用來保養嬰兒的敏感肌膚。將矢車菊純露加入洗髮精（洗髮精兌矢車菊純露的比例為 2 比 1）則可以達到抗頭皮屑的功效。當潤髮乳使用時，矢車菊純露能賦予灰色和白色的秀髮明亮光澤。

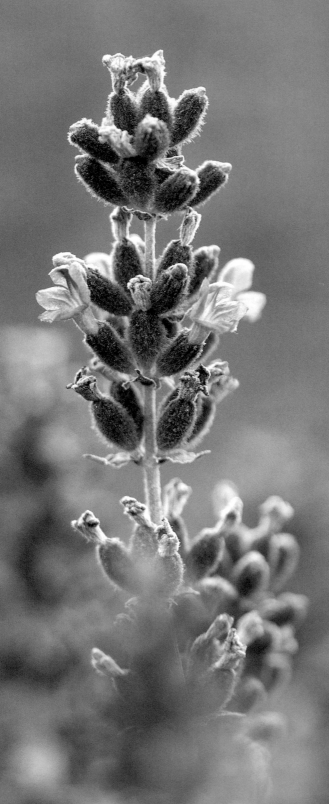

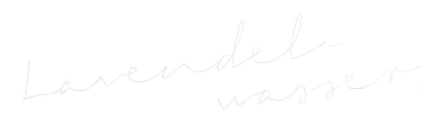

薰衣草純露

・遠眺藍紫色的花海

當生活壓力壓得我們喘不過氣、當過多的思緒讓人心煩意亂、或是在繁忙的一天過後依然無法靜下心放鬆時,薰衣草的芳香能夠幫助我們放下這些煩惱。尤其是在一切都顯得太過沉重、被重擔和忙碌驅使的我們再也找不到內心的寧靜時,不妨試試薰衣草吧。它能幫助我們放鬆,帶來清新的感受,並將所有的壓力都拋到九霄雲外。

藍色的薰衣草具有神奇的魔力,能輕而易舉地減輕我們的壓力,帶走沉重的心情。由藍色薰衣草萃取出的薰衣草純露能抵禦煩惱和壓力,帶領我們暢遊「藍天」、告別「藍色憂鬱」,幫助我們從緊張和壓力中解脫出來。緊繃的情緒消退了,呼吸也更舒暢了。

薰衣草的名字 Lavendel 源自拉丁文單字 lavare,是「清潔」、「洗滌」的意思。因為以前的羅馬人會用薰衣草來沐浴、洗滌衣物和清潔傷口。薰衣草還能淨化心靈。它的香氣具有澄淨的功效。在振奮精神的同時,也能舒緩並平衡使用者的心情。薰衣草彷彿具有融合所有矛盾與衝突的能力。薰衣草蘊含一股細緻、溫柔的平衡特質,它彷彿能感受到我們的情緒和需求,並對此作出回應。

薰衣草具有向上生長的特質。它的花開在直立莖的最頂端,俯視著周遭的大地。這使得薰衣草帶了幾分難以捉摸的夢幻氣質,被一片藍紫色所環繞。薰衣草盛開時,就算站著遠遠地,也能瞧見它在山坡或田間的亮麗身影。它喜歡長在陽光充足的貧瘠山坡地。以薰衣草聞名的普羅旺斯一到夏季,紅棕色的大地便搖身一變為閃耀的薰衣草花海。一望無際的薰衣草田彷彿藍色的絲綢般,依偎在起伏的大地上。

普羅旺斯的明媚日照使得當地的薰衣草更加鮮豔動人。法國的藥草學家莫里斯・梅塞蓋在其 1976 年出版的藥草百科中寫道:「薰衣草是南方的藍色奇蹟。」

薰衣草的香氣飄散在普羅旺斯的鄉野。它的香氣實在很難用筆墨形容。它的味道既清新又溫暖,是甜美的花香、又帶點青草的青澀,既濃郁卻又輕盈。

* 皮膚

薰衣草對皮膚很有益。薰衣草純露能舒緩、治療發炎的肌膚，並有止癢的功效。您可以直接噴灑薰衣草純露於患部，或是以涼敷的方式使用。將純露加工製成乳霜或凝膠也很合適。薰衣草純露還可以改善牛皮癬：將薰衣草純露與等比例的岩玫瑰純露和永久花純露調合後，噴灑患部即可。

作晒後噴霧使用時，薰衣草純露可以冷卻並修復晒傷，輕微的燒燙傷也適用。您還可以製作薰衣草純露冰塊，用來塗抹輕微的晒傷非常涼快舒適。

薰衣草純露也能是傷口噴霧，可以治療、清潔小型的傷口或擦傷。這時您還可以調合其他有助於傷口癒合的植物精油一起使用。

薰衣草純露還能舒緩受刺激的嬰兒肌膚。調合等量的薰衣草純露和玫瑰純露加入洗澡水中替寶寶洗澡，除了能防止黴菌感染，還能夠鎮靜發炎的肌膚。被蚊蟲叮咬時，使用純露噴灑傷口，或用純露冰塊冰鎮，都能達到止癢和消炎的作用。懷孕和坐月子的期間也能使用薰衣草純露來護理私密部位。

* 消化

薰衣草純露有助於改善神經性腸道不適。出現脹氣和腹部痙攣的症狀時，可以調合等量的薰衣草純露和甜茴香純露溫敷腹部，以放鬆腹部和心靈。這個配方也適合口服，建議的稀釋比例為：一茶匙純露兌一杯開水，每日飲用兩次，請小口啜飲。

護理領域

薰衣草純露是護理領域中應用最廣泛的植物純露之一。它能夠幫助入睡、緩解緊張

和害怕的情緒。加水稀釋後的薰衣草純露是非常理想的洗澡水，不僅清爽提神，又能平衡使用者的心情。

具有殺菌和消炎功效的薰衣草純露還是預防褥瘡的理想護理產品。施用時，可將薰衣草純露當爽身噴霧或是擦澡使用。在臨終關懷領域，薰衣草純露能緩解恐懼的情緒，幫助病人放下牽掛。它的香氣有助於病人釋懷，讓呼吸變得更加順暢。

那天我一到安寧病房的大門就聽見不尋常的吵雜聲，門不斷地開開關關，還伴隨著呼救聲。值班的護士告訴我，他們昨天收了一位患有肺病的老太太，她已經快不行了。老太太不斷出現呼吸困難、心跳加快和恐慌的狀況。為了紓緩這些症狀，我們用了這款噴霧：

薰衣草純露	50ml
穗花薰衣草精油	6 滴
北非雪松精油	10 滴
保加利亞玫瑰精油	1 滴

將所有材料混合均勻。此配方可作身體噴霧或枕頭噴霧使用。

老太太一開始還很懷疑，覺得究竟這點水能幫上什麼。但是她馬上就愛上這股香氣。瓶子裡的純露都還沒用完，她就急著再要一瓶。她的狀況真的改善很多。對窒息而死這件事也不再那麼恐懼。儘管醫生判定她可能會因為窒息而死亡，她還是安詳地睡去，然後就再也沒有醒過來。

——瑪雅·多尼，護理部門，醫院安寧病房

薰衣草的香氣可以喚醒童年記憶。對老年人施行芳香療法時薰衣草的重要性更是不言可喻。老年人會變得更敏感，會笑、會哭，會想起當年母親替他鋪棉被的樣子。

——安格拉・英希爾西，
精神疾病和心理治療師

身體保養
活絡、鎮靜肌膚、滋潤肌膚、止癢、促進細胞再生

薰衣草純露是溫和的臉部化妝水，能夠保養並清潔肌膚，且適合所有類型的肌膚使用。薰衣草純露能夠同時影響使用者的身體和心靈。

薰衣草純露特別適合肌膚乾燥的人使用。它能舒緩受刺激的肌膚，護理並治療痘痘肌。薰衣草純露還能活絡肌膚，刺激淋巴循環，從而達到排毒的功效。有蛛網紋（血管擴張、破裂）困擾的使用者可以用薰衣草純露保養肌膚。用薰衣草純露濕敷雙眼有助於消除眼睛腫脹。

薰衣草純露也是清爽的爽身噴霧，尤其在夏天或旅行中使用可以提振身心。調合等量的薰衣草純露和香草純露，一款美妙又清香的爽身噴霧就完成了。除毛過後，噴灑一點薰衣草純露在肌膚上可以鎮靜肌膚。

| 薰衣草臉部化妝水 |

玫瑰天竺葵精油..........................5 滴
洋絨毛花酊劑................................5ml
薰衣草純露..................................45ml
——
將酊劑倒入噴霧瓶，加入精油搖晃均勻。注入薰衣草純露，將所有的內容物再次搖晃均勻。

♦ 適合有面皰或易紅腫、發炎的肌膚使用。中性肌與混合肌皆適用。針對發炎的部位，可以用棉球浸濕純露後敷在患部上。

| 座艙 | 古龍水 |

（適合荒野飛行員與所有愛好冒險的人使用）
酒精（96%）..................................20ml
黃葵精油（20%）............................3 滴
野生高地薰衣草精油..................10 滴
薰衣草純露..................................30ml
——
先將酒精裝入噴霧瓶中，滴入精油混合均勻。加入薰衣草純露，再次搖晃均勻。

♦ 配方中的 20% 黃葵精油是由黃葵籽精油（又名麝香錦葵，*Hibiscus abelmoschus*），加上酒精稀釋成濃度 20% 的精油。
這款香水的前調是薰衣草，以麝香的氣息作結尾。具有令人陶醉的香氣：清新、狂野又充滿誘惑力。適合當男性的鬍後水和女性的香水。
配方來源：格蕾絲・費斯，阿拉斯加的荒野飛行員

薰衣草純露亦是溫和的護髮水，可以護理油性髮質並舒緩發炎的頭皮。

施用方法：洗完頭髮後，用薰衣草純露輕柔按摩頭皮即可。

想自製天然保養品、體香劑或天然香水，薰衣草純露絕對是絕佳的原料。因為百

搭的薰衣草幾乎可以和所有的香氣結合。想調製充滿花香的香水，可以將薰衣草純露與橙花、玫瑰及玫瑰天竺葵相調合。薰衣草純露很適合用來調製古龍水。

作為重要的香水原料，薰衣草更是早早就寫下了輝煌的歷史。著名的「4711 科隆之水」就含有薰衣草，這款香水源自拿破崙佔領時期的科隆的格洛克街。據說光是拿破崙本人就訂購了好幾箱。

男性刮完鬍子後可以用薰衣草純露鎮靜肌膚，薰衣草純露還能修復皮膚上的小傷口。

寵物

帶寵物去看獸醫前，可以用薰衣草純露安定寵物的情緒。

施用方法：把純露噴灑在棉布上，放在寵物的周圍或是鼻子前讓其嗅聞。薰衣草純露也可以用來治療及清潔寵物的傷口。用來清潔狗狗的耳朵也很適合：在薰衣草純露中加入數滴洋絨毛花酊劑或金縷梅酊劑。

薰衣草純露還可以驅趕寄生蟲，是相當理想的寵物毛髮噴霧劑。您可以搭配一種寵物專用的刷毛梳，這種梳子的齒梳輕輕按壓會打開。您還可以將薰衣草純露與其他同樣具有驅蟲效用的植物精油或純露相調合，如檸檬草精油、雪松精油或印度苦楝樹純露。

用薰衣草純露塗抹或輕輕按摩馬匹可以改善其絞痛的症狀，幫助馬匹放鬆並平靜下來。這一點我親眼見證了好幾次：薰衣草純露的鎮靜功效快速舒緩了馬兒的肌肉，從而緩和牠的情緒。將薰衣草純露運用在狗狗或馬匹身上時，我還會結合所謂的 T-Touch 動物按摩法，這是由琳達・泰林頓・瓊斯發展出的一套特殊按摩法。

廚房料理

薰衣草純露可以為料理增添奢華的氣息。用薰衣草純露調味時，請盡可能發揮想像力，好激發全新的嗅覺和味覺體驗。小提醒：薰衣草純露適合搭配甜點，尤其是巧克力甜點，如：巧克力慕斯和夾心巧克力。您還可以用薰衣草純露製作薰衣草雪酪或薰衣草冰淇淋。羊肉料理和菌類料理上菜前噴灑一點薰衣草純露，可以起到畫龍點睛之效。薰衣草佐醬則適合搭配蔬菜料理和焗烤。

注意事項：請仔細斟酌用量，因為薰衣草純露的風味很濃郁。

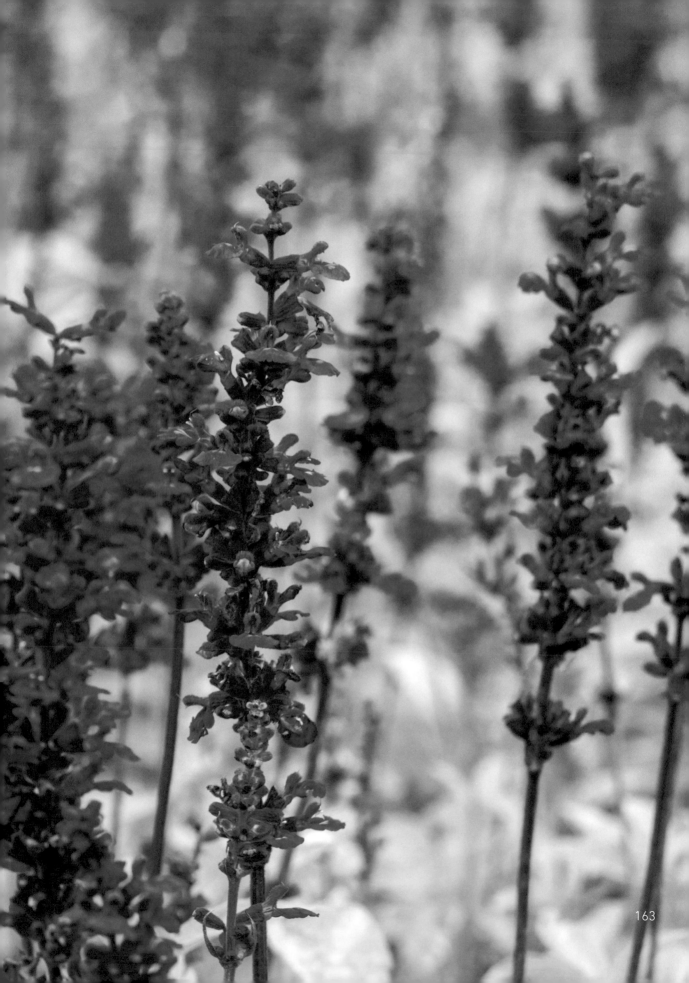

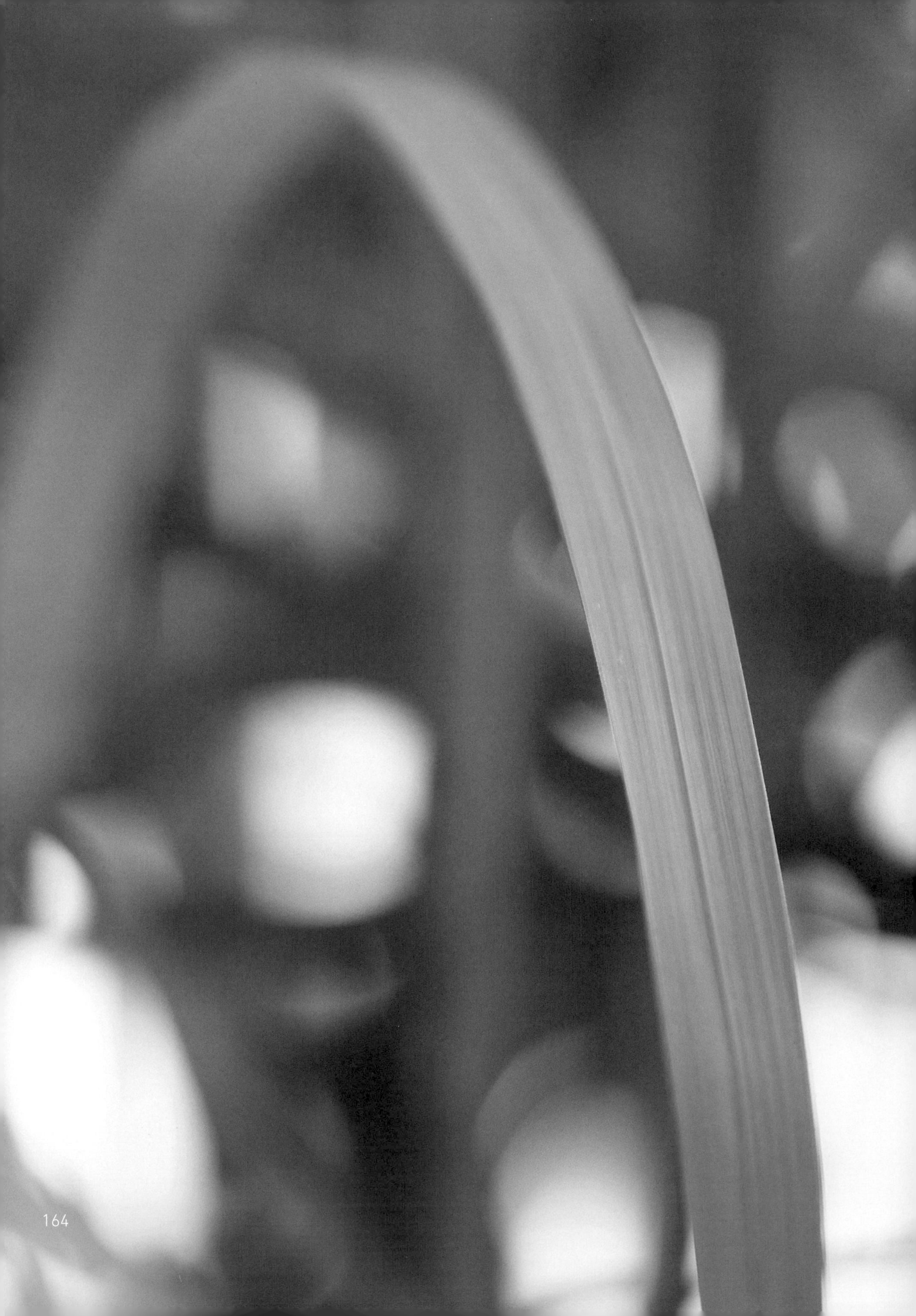

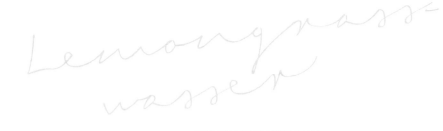

檸檬草純露

・為之一振

在炎熱的夏天、漫長的火車旅途或是長途飛行中，對著身體噴幾下檸檬草純露可以讓身體和心靈即刻煥然一新、彷彿剛洗完澡般舒暢。長時間使用電腦工作、學習或閱讀後使用檸檬草，可以為大腦注入全新的靈感和能量，繼續堅持奮戰下去。檸檬草的香氣新鮮又活潑。當您過度勞累、感到倦怠或悶熱難耐時，檸檬草純露絕對會是最佳的陪伴。檸檬草散發濃烈的香氣，具有濃郁的檸檬香，可以立即給人清爽、純淨的感受。這也是為什麼檸檬草的香氣經常被運用在肥皂、保養品、清潔劑和空氣清新劑中。

檸檬草純露很適合居家使用，它可以改善室內空氣。將檸檬草純露加入洗衣機中洗滌衣物（最後一輪洗滌再加入）或直接噴灑在新鮮衣物上，都可以賦予衣物清新的氣息。打掃完房間後，用檸檬草薰香室內空間可以營造一股純淨的氛圍。

您若是有機會到檸檬草的原生地探訪這種植物，一定會訝異於它驚人的活力和堅毅的生命力。檸檬草是濃密高大的草叢。摩擦檸檬草的葉片可以聞到一股濃郁的香氣。大多數的歐洲人都是因為亞洲料理才接觸到檸檬草，這種植物又被稱作**檸檬香茅**。在亞洲，人們烹調料理的時候只用新鮮的檸檬草，因為乾燥的檸檬草會失去香氣。直到十八世紀檸檬草才從印度傳入歐洲。在檸檬草的起源地，當地人也把這種芳香的草當藥材使用。例如印度的阿育吠陀療法就採用檸檬草治療各式傳染疾病和發燒症狀。檸檬草具有殺菌和抑菌的功效。檸檬草精油可謂是天然的抗生素。經實驗證實，檸檬草精油針對某些特定傳染病的療效甚至比盤尼西林更好。隨著芳療在過去二十年中於歐洲逐漸傳開，檸檬草的驅蟲功效及對身體和心靈的療效也漸漸廣為人知。來自遠方國度的檸檬草能賦予我們能量、活力、清香和療癒力。

・植物百科

檸檬草、檸檬香茅

學名：*Cymbopogon flexuosus*、*Cymbopogon citratus*

禾本科（Poaceae）

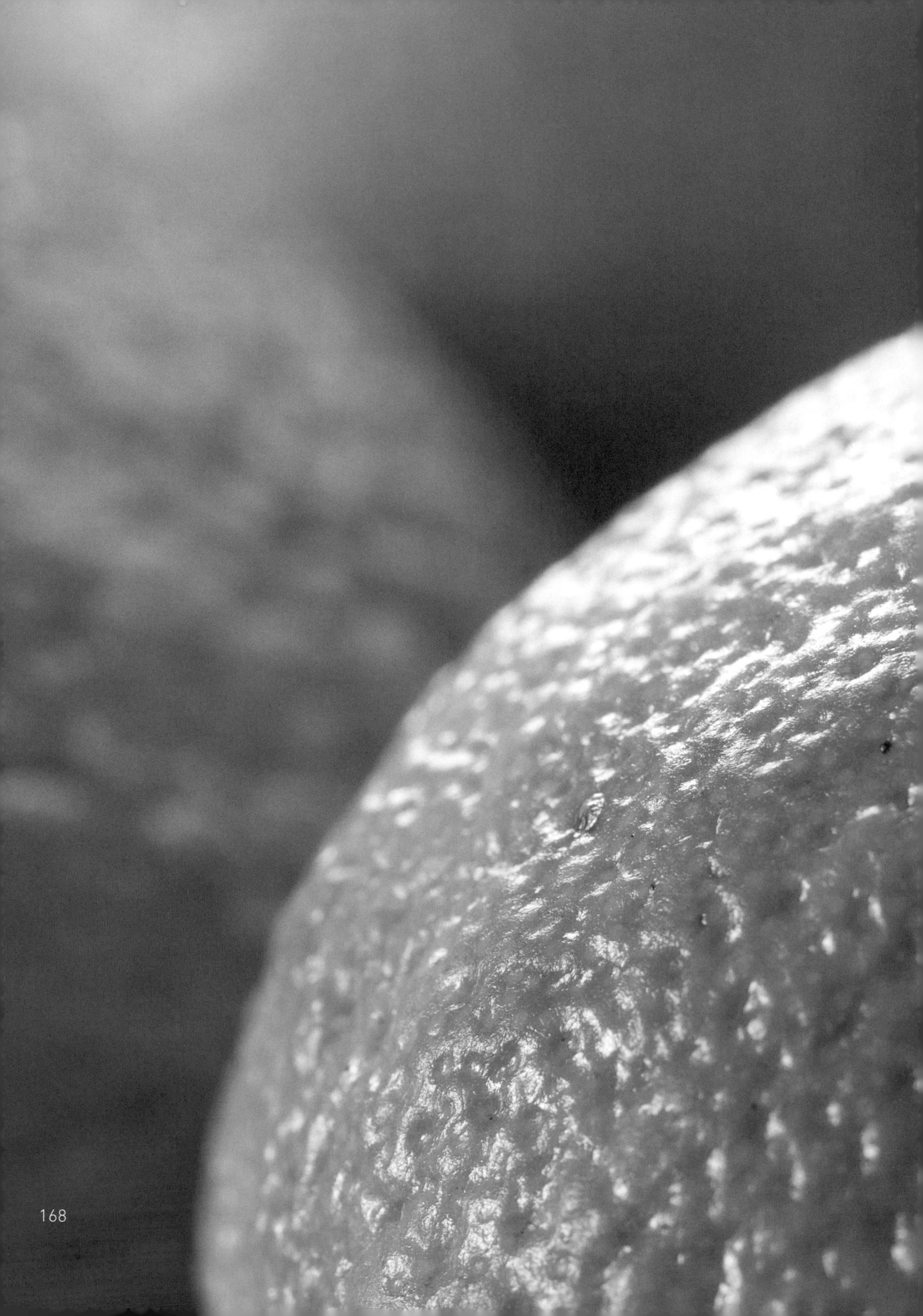

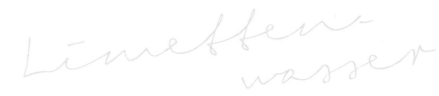

萊姆純露

・滿滿的活力

您嚐過萊姆嗎？萊姆的味道非常酸，所以我們不會直接吃萊姆。但是一配上雞尾酒，如卡琵莉亞、黛綺莉、自由古巴等，萊姆卻能展現它獨特的果香和風味。

萊姆在巴西是很受歡迎的水果。一提到萊姆，人們就會聯想到好朋友，感到開心、喜悅。這也是為什麼用萊姆調製的卡琵莉亞會是我們的國民飲料。

——塔蒂亞娜·吉爾·奧斯特，醫生

萊姆是柑橘類水果，種類繁多，擁有圓圓的外型，顏色從綠色到黃色都有。萊姆的原生地可能是馬來西亞。中世紀十字軍東征的時候，將這種熱帶水果帶回歐洲。萊姆樹是常綠植物，可以長到五至六公尺高。每年可以結一千顆的果實。德國市面上販售的萊姆品種以綠色的大溪地萊姆為主。萊姆不耐久放，在常溫下五、六天後就會變硬，如果放在比較陰涼的地方可以保存三週。如果要蒸餾萊姆純露，請務必選擇淺綠色、外皮有光澤的萊姆。

萊姆的愉悅清香能夠振奮人心、帶來喜悅，幾乎沒有任何一種香氣可以與之媲美。它的香氣蘊含了陽光、歡樂和灑脫的氣息。萊姆的陽光朝氣正好可以趕走陰沉的冬季帶來的低落心情。它能賦予肌膚和心靈嶄新的能量和活力。

萊姆純露清新、活潑的芳香在許多場合都派得上用場：要是您不喜歡衣物上殘留的化學香氣，可以在洗衣機裡加入萊姆純露清洗衣物（最後一輪清洗時再加入）；或是直接用萊姆純露噴灑洗淨的乾燥衣物。萊姆純露可以改造房間、衣櫃和抽屜裡的陳腐氣息，讓氣味煥然一新。在我們的想像世界裡，萊姆的香氣和滋味是活力四射的南美洲的縮影。

・植物百科

萊姆

學名：*Citrus aurantifolia Swingle*

芸香科（Rutaceae）

169

原產地

萊姆主要長在熱帶和副熱帶地區。這種植物原產自東南亞。歐洲市面上的萊姆大多來自巴西、墨西哥、埃及、象牙海岸和印度。

外觀敘述

萊姆是一種常綠灌木，高度約五至六公尺。深綠色的葉片有鋸齒狀的邊緣。開白色的花，花朵成簇生長。綠色的果實完全成熟後會轉變成黃色。萊姆比檸檬小，幾乎無法剝皮，果肉也非常酸澀。萊姆樹喜歡炎熱的生長環境，非常不耐寒，因此只生長在炎熱的地帶。萊姆喜歡多石的鹼性土壤。

使用部位

新鮮果實的果皮

蒸餾方法

切下新鮮萊姆的外皮後直接蒸餾。請選擇無農藥或無防腐處理的果實。也不要使用打過蠟的萊姆果實。蒸餾完成的萊姆純露表面上會漂浮水滴狀的精油。如果您打算用萊姆純露來保養肌膚（例如化妝水和凝膠），那麼精油有可能會刺激肌膚。建議您吸除純露表面上的精油另作他用。您也可以將整顆萊姆果實切細後蒸餾，但此法製成的純露比較沒有純果皮蒸餾的萊姆純露香氣那麼濃郁。您可以自行蒸餾萊姆純露或到商店購買。

香氣

清新、水果香、輕快、青澀，散發檸檬的香氣

成分

萊姆純露的成分尚待鑑定。萊姆精油的成分有檸檬醛和香葉醛等醛類，乙酸橙花酯和乙酸香葉酯等酯類。

pH 值

3.5-4.1

保存期限

六至八個月

‧應用

使用方式

噴霧：室內空間、枕頭床具、身體；薰香燈、擴香器、乳霜、足浴。

使用限制

有光敏性，使用萊姆純露後接觸日光可能會刺激肌膚。白天外出或做日光浴前請不要使用萊姆純露和其相關製品。

使用萊姆純露和其相關製品前，建議先在手臂內側測試肌膚耐受度。請勿在未稀釋的情況下直接飲用萊姆純露。

心理效用

抗抑鬱、振奮、提振心情

萊姆的愉悅清香具有提神醒腦、振奮人心的效用。情緒低落、神經衰弱或缺乏前進的動力時很適合使用。萊姆純露是一款清新的身體噴霧，能夠有效鼓舞使用者的心情。

萊姆純露是絕佳的清新純露噴霧，長時間坐在辦公桌前，坐長途車、飛機或火車時，將萊姆純露噴灑房間或身體周圍能重振精神。

活力旺盛	清新噴霧
伏特加	10ml
葡萄柚精油	10 滴

橙花精油......................................10 滴
花梨木精油..................................5 滴
萊姆純露.....................................40ml

將伏特加裝入噴霧瓶，滴入精油後搖晃均勻。注入萊姆純露，再次搖勻。

● 這是一款專門用來提振生活情趣、驅除疲憊和倦怠感的身體噴霧，適合外出時使用，也可以用來噴灑室內空間或車廂。請勿對著臉部和眼睛噴灑。

能量屬性

生命的喜悅、對新鮮事物的開放心態、創造力

萊姆純露是理想的室內噴霧，它能快速改善房間的氛圍，使空間充滿正向的活力。萊姆的香氣可以為候診間、接待室或會議室營造舒適又純淨的開放氣氛。萊姆不只具有提振的效果，還有助於提升注意力，因此非常適合用來薰香工作空間。您可以用擴香器來擴香萊姆純露。

您可以單用萊姆純露薰香室內空間，也可以額外調合酒精和精油。喜歡香氣濃郁一點的人，可以在 40 至 50 毫升的萊姆純露中（或是含有萊姆純露的複方純露）加入 15 至 20 滴的植物精油。建議的配方如下：

→ 清淨空間：道格拉斯冷杉、尤加利樹、山松、香桃木、銀冷杉、杜松
→ 外出時：佛手柑、道格拉斯冷杉、胡椒薄荷
→ 提升專注力和思緒：胡椒薄荷、迷迭香、杜松、銀冷杉、五葉松
→ 提振情緒：橙花、甜橙、玫瑰天竺葵、柑桔
→ 找回對生活的熱情：甜橙、葡萄柚、茉莉花、快樂鼠尾草、零陵香豆、香草

生理效用

抗菌、抗病毒、止吐（緩解噁心）、清新、解除痙攣、幫助消化

具有殺菌效果的萊姆純露可以降低使用者遭感染的風險（特別是在流感季節）。對此，您可以單用萊姆純露噴灑室內空間，或是搭配尤加利純露一起使用。您還可以調合等量的萊姆純露與道格拉斯冷杉純露（或銀冷杉純露）噴灑室內空間，這款配方除了可以消毒室內空氣、降低感染風險，還能提振房間的氛圍。這款配方也適合加入擴香器中使用。此外，調合萊姆純露與胡椒薄荷純露作身體噴霧，對抗暈車特別有效。

洗完手後用萊姆純露噴灑雙手既清爽又能發揮消毒的效果。

身體保養

殺菌、除臭、促進血液循環、緊緻、清潔肌膚、調理肌膚和結締組織

由於萊姆純露可能會刺激肌膚（特別是暴露在陽光下時），所以不建議使用未稀釋的萊姆純露保養臉部。您可以將萊姆純露製成清爽的乳霜或隔離乳（注意劑量不要過高）。萊姆純露適合保養油膩、毛孔粗大的肌膚。

萊姆椰子霜	噴霧
蜂蠟......................................3 克	
椰子油（冷壓初榨）..................3 克	
荷荷芭油.............................40ml	
萊姆純露.............................40ml	
沙棘果油..............................2 滴	
依蘭精油.............................1-2 滴	

製作方法請參見 50 頁基礎配方 2。

● 這是一款充滿熱帶島嶼氣息的芳香乳霜。

廚房料理

萊姆純露可以為飲品、水果沙拉、甜點和烤麵包增添清新的柑橘香氣。

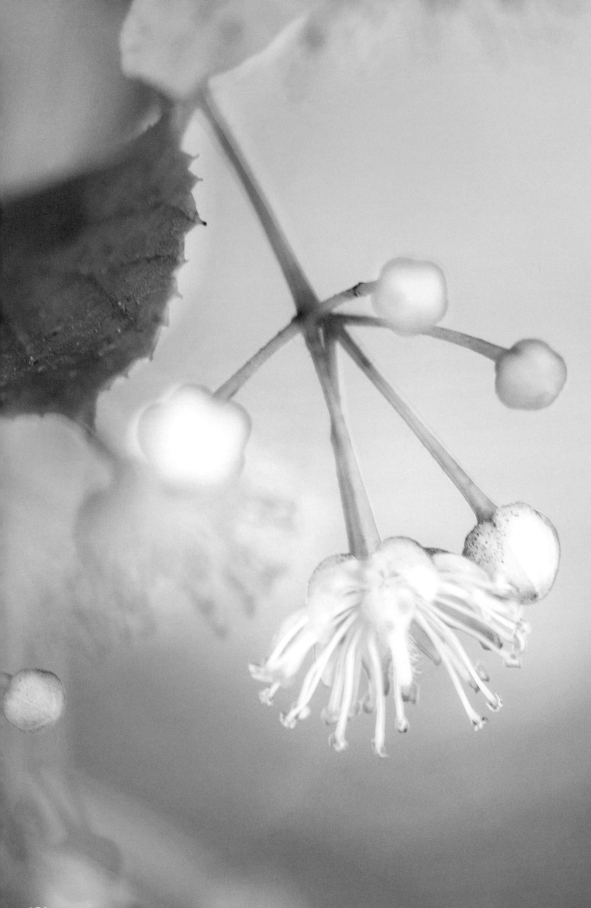

菩提花純露（椴樹花純露）

・投入甜蜜香氣的懷抱

每天都有繽紛的風景與我們擦身而過。

每天都有鮮花盛開、有陽光探出頭來。

每天都充滿了喜悅。

美麗的風景俯拾皆是。

喜悅之所以美好，

是因為它不請自來。

喜悅是一種選擇，是上帝給每個人的禮物，

就像菩提花飄散的清香。

——赫曼・赫塞

　　在初夏的市區，我無意間聞到一股溫暖、親切的甜味。那是一股溫柔的花香，洋溢植物精油的純粹。我環顧四周，終於在街邊發現了一棵菩提樹。無數朵盛開的菩提花正散發清香，點綴著樹木綠色的枝椏。我走近菩提樹，一腳踏進了「菩提花飄散的清香」，就如赫曼・赫塞在詩中描述的那樣。彷彿菩提樹正將我擁入它溫柔的懷抱，用它細緻、柔和的香氣包圍我，要我多駐足幾分鐘、享受它的美好。

　　高大的菩提樹有著寬闊的拱形樹冠，是樹木中的「慈母」。菩提樹似乎喜歡親近人類，因為它總是生長在人類周遭。菩提樹溫柔、和氣又纖細。中歐的每座村莊都有一棵菩提樹，是村裡的人集會的中心。長著心形葉的菩提樹看上去總是那麼友善，自古以來就深得人心。怪不得人們從很久以前就熟悉這種樹木的療效，並研發出各式各樣的藥方。莫里斯・梅塞蓋曾經這麼描述菩提樹：「菩提樹的高大賦予了它從容、尊嚴與自信，它可以活上好幾百年，菩提樹透過它規律及節制的生活態度延長其他生物的壽命。」

　　溫柔又充滿智慧的菩提樹的療效也濃縮在菩提花純露中。菩提花純露的香氣甜美而舒適，就像菩提樹充滿慈愛的微笑。

・植物百科

菩提花

學名：闊葉椴（*Tilia platyphyllos*）、小葉椴（*Tilia cordata*）

錦葵科（Malvaceae），以前被分入椴樹亞科

原產地

歐洲和小亞細亞。

外觀敘述

菩提樹高約 30 至 40 公尺,具有寬大的拱形樹冠和心形葉。闊葉椴的葉子上有柔軟、淺色的細毛。闊葉椴的葉子比小葉椴的葉子還大。小葉椴的葉子葉脈中軸長有紅棕色的毛,葉子比闊葉椴小,但也更結實。

乳白色的菩提花散發濃郁的甜美香氣。菩提花與翅膀狀的苞片相連,從樹上脫落時這片小翅膀可以幫助飛行。菩提樹的樹齡高達一千年。

使用部位

闊葉椴或小葉椴的花軸(包含苞片)。選在六月和七月的溫暖晴天採收,最佳採收時機為花朵盛開的四天內。採集的時候請盡量不要折損樹枝。

不要採收街道旁的菩提花,因為這些花已經被車輛排放的廢氣汙染。

蒸餾方法

蒸餾新鮮或乾燥的花朵。乾燥後的菩提花氣味更濃郁。菩提花不常被用來製作精油。珍貴的菩提花精油(原精)通常以二氧化碳萃取或溶劑萃取法製成。蒸餾菩提花純露前,先將花朵放入蒸餾器,澆上熱水浸泡。密封蒸餾器,浸泡半個小時後再開始蒸餾。蒸餾菩提花的過程快速又簡單,因為花朵的芳香分子在水完全沸騰前就會轉移到純露中。此外,蒸餾的過程中香氣會不斷變化。由於菩提花含有皂素,蒸餾器裡的植物原料可能會生成一層泡沫,進而延緩蒸餾。如果您使用的是玻璃蒸餾器,就能清楚觀察整個蒸餾過程。當您發現明顯的泡沫層,請快速移開冷凝管,攪拌燒瓶裡的植物原料幫助降壓,或是使用有兩個開口的蒸餾瓶蒸餾。根據法國蒸餾師和芳療家亨利·維奧的說法,室溫 14 度以上時,蒸餾好的菩提純露出現絮凝物(懸浮物)是正常的現象。若想延長菩提花純露的保存期限,建議過濾純露中的懸浮物質(以濾紙過濾)。

您可以自行蒸餾菩提花純露,或是在商店購買。

香氣

柔和、甜美、蜂蜜香、纖細的花香,兼容風信子、草木樨、牧草和百合花的香氣。

成分

菩提花純露的確切成分尚待鑑定。菩提花精油含有金合歡醇、沉香醇和 1.8-桉樹腦。

pH 值

花朵:3.4-4.4

保存期限

大約一年

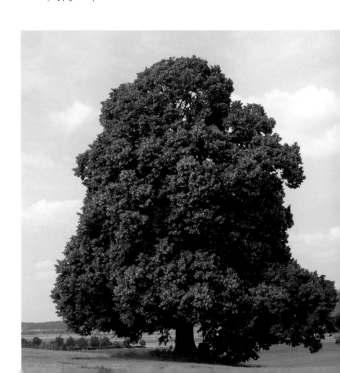

· 應用

使用方式

　　噴霧：室內空間、枕頭床具、身體周圍；爽身噴霧、薰香燈、擴香器、吸入、凝膠、乳霜、隔離乳、濕敷、純露冰塊、足浴、口服

使用限制

　　更年期間有潮熱症狀的人請勿使用，因為菩提花純露有促進排汗的作用。懷孕期間請勿飲用。

心理效用

平衡、鎮靜、提振心情、安慰

　　菩提花具有怡人的香氣。為煩惱所苦、感到不安、緊張、害怕或失眠時，菩提花的香氣可以帶來舒緩和平靜。菩提花的氣味還能改善低落的情緒，是溫和的抗壓劑。睡覺前，用菩提花純露噴灑枕頭或泡腳可以提升睡眠品質。換句話說，菩提花純露能帶您進入甜蜜的夢鄉。神經性頭痛或工作過於耗神時（例如長時間使用電腦工作），使用菩提花純露能有效緩解不適和壓力。感到迷茫、沒有方向的時候，菩提花能帶來內心的平靜和安全感。

　　擁有慈母形象的菩提樹具有舒適怡人的療效，非常適合孩童使用。它能安撫躁動或過動的兒童，緩解長牙帶來的不適。

　　推薦配方：調合等比例的菩提花純露與羅馬洋甘菊純露。菩提花純露的清香也有助於兒童入眠，能改善淺眠和恐懼焦慮的情緒。只要將菩提花純露噴灑在枕頭上或房間中就能達到此效果。

陽光好心情	噴霧

菩提花純露......................................50ml
檸檬馬鞭草精油..............................2 滴
橙花精油..3 滴
芫荽精油..2 滴

―

將所有原料裝進噴霧瓶中搖晃均勻。

◗ 這款配方具有清新、細膩的花香，能夠提振使用者的心情，具有輕微抗憂鬱和抗壓的效果。
　此配方適合作身體噴霧、枕頭噴霧，或加入擴香器中使用。

能量屬性

親切、和諧、療癒

　　菩提花純露可以為空間營造出愉悅、寧靜的氛圍，讓使用者感受到和諧和愛戀。是非常適合療癒場所使用的香氣。

生理效用

殺菌、暖身、消除緊繃、消炎、退燒、強化免疫力、刺激排汗、祛痰

* 感冒症狀

　　在傳統的藥草學中，菩提花是治療發燒感冒的藥材。菩提花能刺激身體排汗，有助於病人出汗。它還具有強化免疫力的作用，能提升人體的自癒力，適用流行性感冒、乾咳、流鼻涕或支氣管炎等症狀。您可以直接把菩提花純露倒在湯匙上啜飲，或是將菩提花純露拌入溫熱的茶水中飲用。菩提花純露能溫暖身體，特別適合有感冒症狀且全身發冷的人使用。出現咳嗽的症狀時，飲用菩提花純露有助於消除黏痰。

　　建議的口服劑量為：1 茶匙菩提花純露

兌半杯水，小口啜飲。每日最高劑量：4 至 5 茶匙。此配方也可用於吸入以治療感冒。

＊皮膚

皮膚發炎、搔癢或乾癢時，使用菩提花純露可以鎮靜肌膚。若有小傷口或挫傷，也能用菩提花純露塗抹、濕敷或噴灑患部。菩提花純露也適合護理寶寶的肌膚，有助於改善嬰兒屁股紅腫的狀況。

> | **花香噴霧** | 噴霧 |
>
> 菩提花純露.............................50ml
> 調合了金縷梅酊劑的金縷梅純露 50ml
> 西洋夏雪草酊劑（使用部位：花朵）.....5 滴
> ─
> 將所有材料混合均勻。
>
> ● 適用擦傷、小傷口、蚊蟲咬傷和挫傷。直接噴灑在患部，或是製成純露冰塊冰敷。

小孩都愛這款配方，他們也喜歡親自動手做。把製冰盒放進冷凍庫前，孩子們會在冰塊放入金盞花或雛菊的花瓣。結果大家都成了純露冰塊的愛用者。

——安德莉雅·碧娜特，助產士

寵物

當寵物的皮膚出現發炎或搔癢的狀況時，可以噴灑或濕敷菩提花純露改善症狀。

身體保養

消腫、排毒、補水、保護肌膚、澄淨、輕微消炎、撫平皺紋、緩解刺激

「乾燥的肌膚會不斷吶喊著要喝菩提花茶。」魏丁格牧師在其 1986 年的著作《與肌膚對話》中這麼寫道。他說得沒錯，菩提花純露能替肌膚補充水分，從而達到舒緩和安撫的作用。

菩提花純露適於保養敏感、易受刺激、乾燥和失去彈性的肌膚。您可以將菩提花純露噴灑在臉部當化妝水使用，或是用純露清潔臉部肌膚。眼睛發炎、疲勞或紅腫時，用菩提花純露濕敷眼周可以幫助消炎。就連赫德嘉·馮·賓根都推薦人們拿菩提樹葉蓋在眼睛上。據說這樣能讓眼睛變得清澈透亮。芳香的菩提花純露適合用來護理輕微發炎的肌膚和小嬰兒的肌膚。晒完太陽或晒傷後，用菩提花純露噴灑肌膚可以達到冷卻和鎮靜的效果。

菩提花含有金合歡醇，能夠中和氣味，是天然的體香劑。

> | **四草水** |
>
> 菩提花純露.............................30ml
> 西洋蓍草純露.........................20ml
> 永久花精油.............................1 滴
> 真正薰衣草精油.....................3 滴
> ─
> 將所有原料裝進噴霧瓶中搖晃均勻。
>
> ● 這款四草水配方具有鎮靜、止癢和消炎的效用。適合用於護理乾燥、易受刺激的肌膚，皮膚起疹子發癢時也可以使用。

> | **夏日的微笑** | 隔離乳 |
>
> 玫瑰天竺葵精油.....................3 滴
> 甜杏仁油.................................10ml
> 玫瑰籽油.................................5 克
> 菩提花純露.............................15ml
> ─
> 取一個有壓頭的容器，裝入甜杏仁油、玫瑰籽油和精油後搖晃均勻。加入菩提花純露後再次搖勻。每次使用前都要搖晃均勻，好讓瓶中的內容物生成乳液般的質地。保存期限約一週。

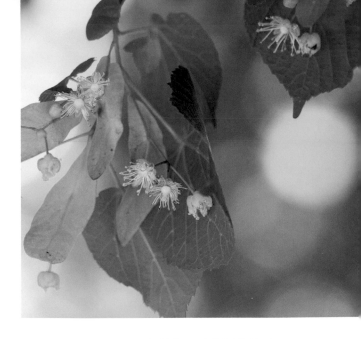

● 這款乳液具有絲絨般的觸感與迷人的花香，能夠鎮靜、補水、並促進細胞再生。使用後肌膚將明顯改善，散發活力。施用方法：洗完臉後塗抹在臉上並輕輕按摩。

仲夏夜之夢	面霜

蜂蠟..................................3 克

羊毛脂(脫水)......................10 克

荷荷芭油...........................15ml

甜杏仁油...........................15 克

可可脂..............................3 克

菩提花純露.........................40ml

紅橘精油............................3 滴

香草萃取............................5 滴

檸檬精油............................3 滴

北非雪松精油.......................3 滴

—

製作方法請參見 48 頁基礎配方 1。

● 一款散發仲夏夜之夢溫柔香氣的乳霜。
配方來源：安娜瑪莉亞·利奧波德，護士

● 這是一款滋養的面霜，適合乾燥、疲乏、敏感的肌膚使用。油性肌膚的人使用這款面霜會太滋潤。我有一個同事每天都用這款配方保養，因為醫院的空調使得她的皮膚變得很乾燥。

馬提奧勒斯早在其 1626 年出版的藥草著作中提到菩提的生髮效用。即使到現代，人們也沒有忘記菩提樹的護髮功效。菩提花純露非常適合用來護理秀髮。它能賦予秀髮蓬鬆感和亮麗光澤，並舒緩搔癢的頭皮。

菩提花純露能刺激頭髮生長、修護受損無力的頭髮，使秀髮恢復柔順。洗完頭後，直接將菩提花純露噴在濕髮上。不用沖洗。或是將菩提花純露加入洗髮乳中，能強化結構受損的頭髮，幫助秀髮恢復光澤，此法特別適合金髮者使用。建議的調配比例為：一

份菩提花純露兌兩份洗髮乳。用菩提花純露潤髮，頭髮會更加柔順、散發自然的光采。

夏風	菩提花洗髮乳

溫和的洗髮乳(盡量選擇無添加香味的洗髮乳)
.....................................60ml

檸檬馬鞭草精油.....................5 滴

菩提花純露.........................30ml

—

將所有原料混合均勻。此配方的用量足夠使用數次（次數依髮量而有所不同）。這是一款溫和又滋潤的洗髮乳，帶來清新感受的同時，又能賦予秀髮柔亮的光澤。

廚房料理

菩提花純露可以提升甜點、麵包和冰品的風味。烤蘋果上桌前也可以在表面噴灑一點菩提花純露。菩提花純露也適合與檸檬汽水和酒精飲料結合。

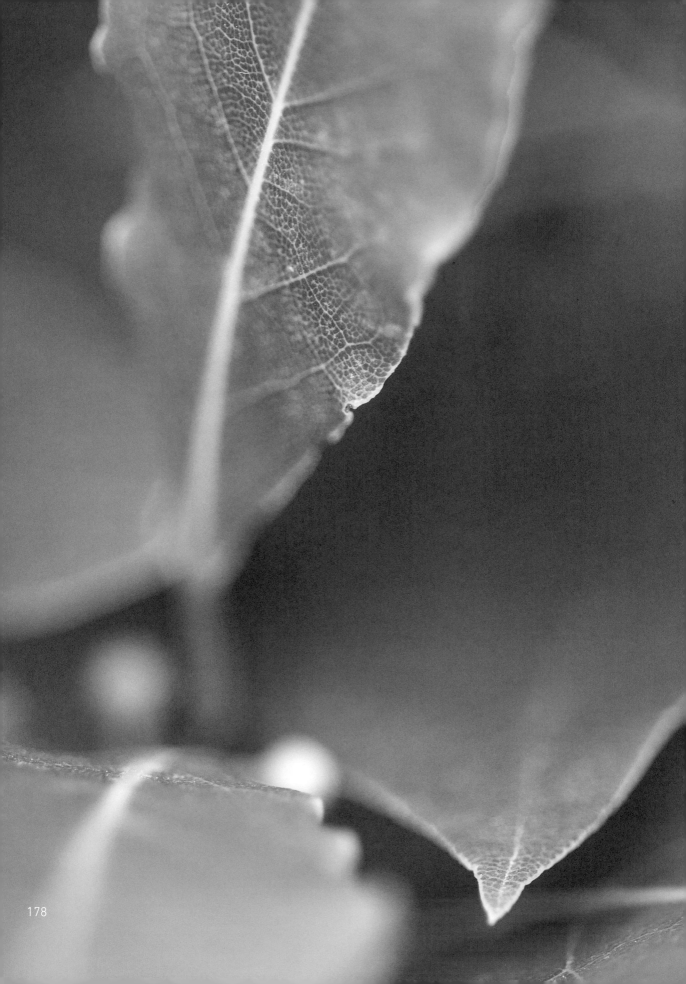

月桂純露

‧ 自愛與自重

　　義大利有一處小型的月桂林。這座樹林裡有許多古老的月桂樹。

　　這是一個神秘的空間，月桂樹們好像正守護著某個古老的秘密。每當走進這座小森林，我都會抱著特別慎重的心情。高貴而優雅、溫暖中又帶著辛辣，月桂的氣味就是這麼莊嚴。在古希臘羅馬人的眼中，月桂樹象徵完美、榮耀和永恆。當時的詩人、運動員、哲學家等傑出的人物都會用月桂冠來裝飾自己。伊特拉斯坎文明的貴族過世後也會戴著黃金月桂冠下葬，以確保最後這段旅程仍有尊嚴和美麗的陪伴。即使現代人已經不再相信魔法和巫術，但是月桂葉的意義依然流傳至今。在德國，銀月桂葉仍然是體育界的最高殊榮。月桂樹或許是世上所有的樹木中最特別的，因為德文有句諺語是這麼說的：「月桂冠得要靠自己努力掙來」。許多充滿戲劇性的希臘神話也都發生在高大茂密的月桂林中。

　　太陽神阿波羅愛上了美麗的山嶽仙子達芙妮。達芙妮為了躲避阿波羅的熱切追求決定逃走。但阿波羅窮追不捨，情急之下大地女神蓋亞決定伸出援手，幫助達芙妮把她變成了一棵月桂樹。從此以後，太陽神阿波羅身上總是戴著一枝月桂枝以紀念達芙妮。關於月桂的神話故事還有很多。有些流傳到了今日，有些只有月桂樹自己知道。

　　昨天我蒸餾了月桂葉。葉子是我從一座古老的月桂林採收來的，我時常去這座樹林向月桂樹們討點葉片。蒸餾的過程中，月桂樹溫暖中帶點辛辣的芳香充滿了整個房間。彷彿大地女神蓋亞正透過月桂神秘而厚重的香氣對我說話。

‧ 植物百科

月桂‧學名：*Laurus nobilis*

樟科（Lauraceae）

原產地

　　月桂樹原產自西亞，如今遍布地中海區。

　　月桂樹不耐寒。不過種植在盆栽裡的月

桂樹只要在冬日移入室內、放在窗邊，也能夠長得很好。

外觀敘述

月桂是常綠喬木或灌木，可以長到 12 公尺高。

革質的葉片為深綠色，正面有光澤。葉子有香氣。黃綠色的小花不太顯眼，為繖形花序簇生或短圓錐花序。

月桂結黑色的卵形果實，表面有光澤。月桂樹的生長速度緩慢，但很長壽，就算是樹齡很高的月桂樹看起來還是很年輕。

使用部位

葉片，新鮮或乾燥後皆可（乾燥的葉片更好）。採收時節：一年四季皆可採收發育完全的新葉。比起新鮮的月桂葉，乾燥後的葉片蒸餾出的純露香氣更濃郁。請不要使用過老或已經變成褐色的葉子。就算是乾燥的月桂葉也應該是綠色的。

注意：請勿將月桂與有毒的桂櫻（Prunus laurocerasus）混淆。

蒸餾方法

蒸餾乾燥的月桂葉。剛蒸餾完成的月桂純露帶有濃烈的香料氣息，聞起來甚至有點刺鼻。但是放置兩到三週後月桂純露的香氣就會變得圓潤、也更溫厚。市面上也有販售月桂純露。但是您可以試著自行蒸餾。

香氣

香料味、青澀、濃郁、厚重，典型的月桂香氣。

成分

月桂純露的成分尚待鑑定。月桂葉含有 1-3% 的植物精油，其主要成分是 1.8-桉樹腦（資料來源：Bäumler2007）。

pH 值

4.2-5.1

保存期限

根據凱蒂的著作，月桂純露比起其他植物純露相對不穩定，保存期限只有八個月。但是我蒸餾的月桂純露可以放一年至一年半。如果您的月桂純露已經存放超過十個月，建議您使用前先測量 pH 值、嗅聞香氣或觀察外貌來判斷純露是否還新鮮可用。

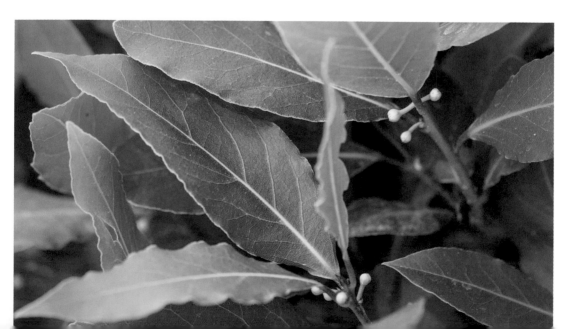

‧ 應用

使用方式

噴霧：身體周圍、枕頭床具；濕敷、乳霜、凝膠、薰香燈、吸入、純露冰塊、外用藥酒

使用限制

孕婦、嬰兒和幼童請勿飲用月桂純露。月桂的香氣比較適合大人，孩童大多不喜歡月桂味。如果月桂純露含有的精油比例較高，使用時可能會刺激肌膚。建議您使用前先進行肌膚測試。使用月桂純露保養肌膚前須先加水稀釋（比例為 1 比 1）或調合其他較溫和的植物純露。

請勿直接使用未經稀釋的月桂純露。

心理效用

消除恐懼、平衡、強化、穩定

作為傳統的香料，月桂不僅能療癒我們的生理，還能影響我們的心情。舉例來說，感冒的時候吃什麼都很乏味，因為我們無法聞到食物的香氣。我們會因此失去飲食的慾望和樂趣。但是加了月桂和其他香料一起料理的食物不僅能果腹，還能為飲食增添樂趣，香料可謂是身體和靈魂的良藥。

月桂的香氣可以振奮並強化身心。但它同時也具有安定的功效。月桂香既能平衡亦能振奮，可試需求使用。因為緊張而感到不安、或當壓力引發焦慮的情緒時，使用月桂純露有助於放鬆心情。您可以將月桂純露當身體噴霧使用，或加入薰香燈薰香室內空間。我們通常會將月桂純露與其他植物純露或精油一起調合使用，以軟化其強烈的香氣。有神經性心臟問題的人，可以用月桂純露按摩胸口。使用時，請以等量的薰衣草純露調合月桂純露。

調配純露時，建議您選擇與月桂生長在相同環境的植物，因為這些植物最能有效融合月桂純露的香氣，使之發展得更和諧。

想要得到振奮、修復和穩定的功效，可以選擇以下的植物精油或純露：佛手柑、迷迭香、杜松、雪松或檸檬。想得到鎮靜的效果，就搭配岩玫瑰、永久花、松樹、義大利石松、薰衣草、香桃木或香蜂草。

能量屬性

尊嚴、夢想、遠見、營造莊敬的氛圍

月桂的氣味可以強化夢境的感受。

古希臘著名的神諭聖地德爾菲也和月桂有著千絲萬縷的關係。據說從遠古時期開始，這裡就有一片神聖的月桂林。負責預言的女先知會咀嚼月桂葉、用月桂葉薰香，進入催眠的狀態後，再從夢中尋求神的啟示。神諭的箴言「認識你自己」，就是要求神問卜的人們從自己身上尋找答案，而尋找答案的方法或許就是透過夢境。

本書提到的許多植物純露都適合噴在枕頭上幫助入睡。最近有許多研究都開始探究香氣對人類睡眠模式和夢境的影響。相信科學家之後一定會有許多有趣的發現，或許古希臘羅馬人應用香草植物的知識能因此得到驗證。

我一閉上眼睛就開始做夢。我夢到自己突然聽得懂動物和植物在說話。這場夢進行得飛快，畫面不斷得閃過。我從來沒有做過這樣的夢。真是太不可思議了。我喜歡月桂的香氣，也喜歡它作為神諭神聖植物的角色。「認識你自己」，這句話充滿了魔力，是人生中最重要卻也最困難的課題。或許月桂

就是引導我們認識自己的那把金鑰匙？

——瑪麗亞·戈特瓦爾德，小兒科護士

如果您也想體驗月桂魔幻般的催眠力，可以試試下面這款古老的月桂配方：

夢香	枕頭噴霧

伏特加.................................5ml
岩玫瑰脂精油........................2 滴
北非雪松精油........................2 滴
蜂蜜原精.............................4 滴
月桂純露...........................25ml
——
將伏特加裝入噴霧瓶，滴入精油後搖晃均勻。注入月桂純露後再次搖晃均勻。

● 使用方法：睡覺前對著枕頭噴灑，或是塗抹腳底。

在義大利麥地奇家族興盛的時代（約 15 至 18 世紀），月桂的香氣是節慶場合不可或缺的氣味。當時的人會這麼形容從不缺席聚會的人：「他簡直就是一棵月桂。」現在我們叫這種人跑趴族。

月桂樹象徵尊嚴、榮耀與歡慶。

事實上，用高雅的香氣為自己和他人營造喜悅的氣氛是一件很美好的事。

喜氣洋洋	噴霧

伏特加.................................5ml
北非雪松精油........................8 滴
檸檬精油.............................10 滴
蘇合香精油...........................2 滴
月桂純露...........................25ml
——
將伏特加裝入噴霧瓶，滴入精油後搖晃均勻。注入月桂純露後再次搖晃均勻。這是一款含蓄婉約的室內香氣噴霧。

生理效用

抗菌、殺菌、促進血液循環、活血、解除痙攣、消炎、促進淋巴循環、祛痰、促進消化

* 感冒症狀

月桂樹不易受害蟲和黴菌的侵害，因為它蘊含的植物成分賦予它足夠的抵抗力。月桂樹的相關製劑基本上都保有這項特性，具有很強的殺菌力。想在流感期間預防感染，可以將月桂純露與其他具有類似效用的植物純露或精油相調合，用以薰香室內空間。吸入稀釋的月桂純露有助於治療鼻竇炎和流行性感冒。月桂純露能消除惱人的黏液，出現咳嗽症狀時，可以吸入月桂純露，或將月桂純露當身體噴霧使用。對此，可以等比例的尤加利純露或香桃木純露調合月桂純露。除非您想要強化夢境的體驗，否則晚上睡覺前不要吸入月桂純露。

* 傷口、扭傷、擠壓傷

月桂純露有助於修復小傷口和擦傷。使用方法為噴霧或濕敷。有扭傷、瘀傷或挫傷時，可以用水稀釋月桂純露涼敷患部，或是將月桂純露製成冰塊後冰敷傷口。

* 肌肉與關節

出現肌肉疼痛的狀況時，用月桂純露塗抹患部可以舒緩疼痛。

月桂還能舒緩常見的老年疾病，如風濕、四肢僵硬、血液循環不佳和肌肉緊繃。這項功效一點也不意外，因為就算是樹齡高的月桂樹依然散發青春活潑的生氣。您可以將月桂純露加水稀釋後塗抹患部，或進一步將月桂純露製成凝膠或外用藥酒使用。

月桂具有促進淋巴循環的功效。蘇珊‧凱蒂認為月桂純露是治療淋巴結腫脹的良藥。對此,她建議患者進行為期三週的療程(一茶匙月桂純露兌一大杯水,每日飲用一到兩次)。不過施行芳療前,請務必到醫院看診,確認淋巴結腫脹的原因,因為若是患有癌症就不建議施行此方法。庫爾特‧施諾貝特也提到月桂精油可治療淋巴結腫大。不過我個人還沒有這方面的經驗,也尚未聽聞過使用者有相關的反饋。雖然如此,我還是想在此提及月桂純露的這項特殊功效。

身體保養

殺菌、促進血液循環、緊緻肌膚、調理

月桂純露是很好的臉部化妝水,適合用來護理長面皰和油膩、不潔的肌膚。月桂純露能促進血液循環,對血液循環差的使用者而言是理想的臉部保養品。使用時通常會與其他具有類似療效的植物純露或精油一起調合。

傳統上,月桂純露常被用來按摩頭皮,以預防頭皮屑和掉髮。對此,您可以同比例調合月桂純露、雪松純露及玫瑰純露(玫瑰純露可省略)。

辛香的月桂純露也適合製成男性香水和鬍後水。

廚房料理

自古以來,月桂就是廚房中不可或缺的香料。具有濃郁香氣的月桂純露更是廚房香料中的全才。舉例來說,月桂可以搭配馬鈴薯泥、烤馬鈴薯、匈牙利燉牛肉、紫甘藍菜和扁豆料理。還有披薩和義式開胃菜普切塔(Bruschetta),只要往料理上輕輕一噴,馬上就能為菜餚「注入靈魂」。大部分的肉類、禽類、魚類和海鮮料理都適合用月桂純露調味。大火燒烤的牛排或羊排在端上桌前,噴點月桂純露或《花團錦簇》(配方請見下方),就會散發月桂樹獨特的辛香風味。禽類料理中尤以鴨肉料理的滋味和月桂香最相配。

蒸煮或煎炒的蔬菜料理及新鮮的生菜上桌前,亦可噴灑一點月桂純露,適合的蔬菜有:洋蔥、茄子、豌豆、栗子、甜茴香、玉米、甜菜頭、番茄或野甘藍。甚至連豆腐料理都能用月桂純露加以調味。鷹嘴豆、斯佩耳特小麥與月桂更是絕配。

在熬煮過的覆盆子、醋栗或烤蘋果上噴灑一點月桂純露,可以大大提升料理的香氣和風味。

花團錦簇	料理香水

月桂純露
鼠尾草純露
百里香純露
—
將以上三種純露以同比例加入噴霧瓶中(您也可以依照個人喜好調配純露的用量)。這是一款風味精緻的料理用香水,可直接噴灑在料理上或調入醬料中。

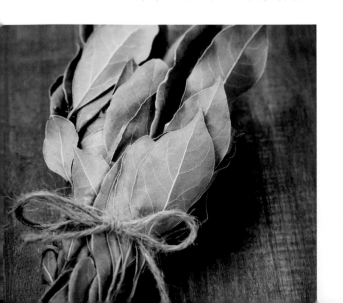

月桂純露

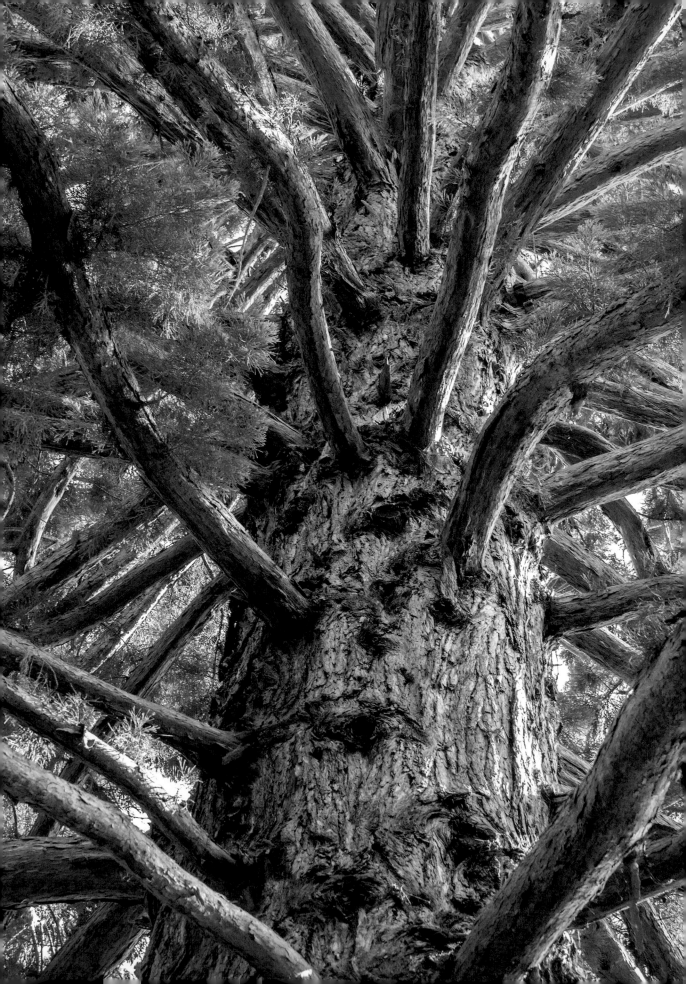

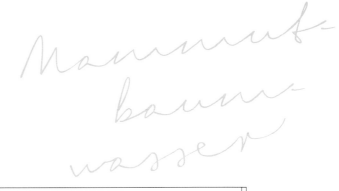

紅杉純露

崇高的大樹

　　我走在昏暗森林的小徑上。我一次又一次地在大型蕨類植物間穿梭。柔軟的地面富有彈性，上頭覆蓋著一層樹枝和土紅色的針葉。我在小徑邊的地面上發現明顯的爪痕。這是美洲獅的爪痕，怕生的美洲獅是這座森林真正的主人。這裡非常寧靜。

　　這片紅杉林散發莊嚴的氣息，使得我也不禁跟著嚴肅了起來，彷彿我正走進一座哥德式大教堂般。一股溫暖的香脂氣味瀰漫在空氣中（那是一股融合了樹脂和神秘藥草香的氣息），將每個走進森林裡的人團團圍住。這股香氣讓人立即感受到紅杉樹崇高的存在和其無所不在的影響力。這股香氣是紅杉林的神聖氣息，傳遞安全感、尊嚴和力量。

　　凡是用心呼吸、感受這股香氣的人，都能體會到地球上最大的生物的奧秘。就算我使勁地往後仰，還是看不到紅杉樹的最頂端。紅杉樹就和房子一樣高，甚至可以長到超過 100 公尺高，它就這麼驕傲地聳立在地上。它的規模遠遠超過我所能想像。站在這棵大樹下的我就像個小矮人，它高聳的身影令人炫目，我覺得自己好渺小。

　　當我爬上紅杉樹堅實、繁複的根系時，它古老的樹齡突然令我覺得自己短暫的生命輕如鴻毛。目前地球上最古老的紅杉樹大約是 3000 歲。但是搞不好還有 4000 歲以上的紅杉樹，只是尚未被發現。我撫摸巨木的紅棕色樹皮，溫暖的樹皮纖維散發著香氣。紅杉的樹幹直徑長達 60 公分，且具防火能力。雖然我每隔幾年才有機會到美國加州探訪這片位於朋友家後方的紅杉林，但是每當我想起這片樹林，它的氣味就會浮現在我腦海中。特別是當我蒸餾紅杉純露時（蒸餾用的紅杉枝是我在附近的公園裡收集的），我總感覺自己再度置身於這片位於加州的紅杉林。

　　冰河時期以前，紅杉曾經遍布整個地球。德國某些地區的褐煤礦藏其實就是紅杉林的殘骸。我們今日看到的紅杉樹，其祖先在白堊紀曾經覆蓋整個地球。

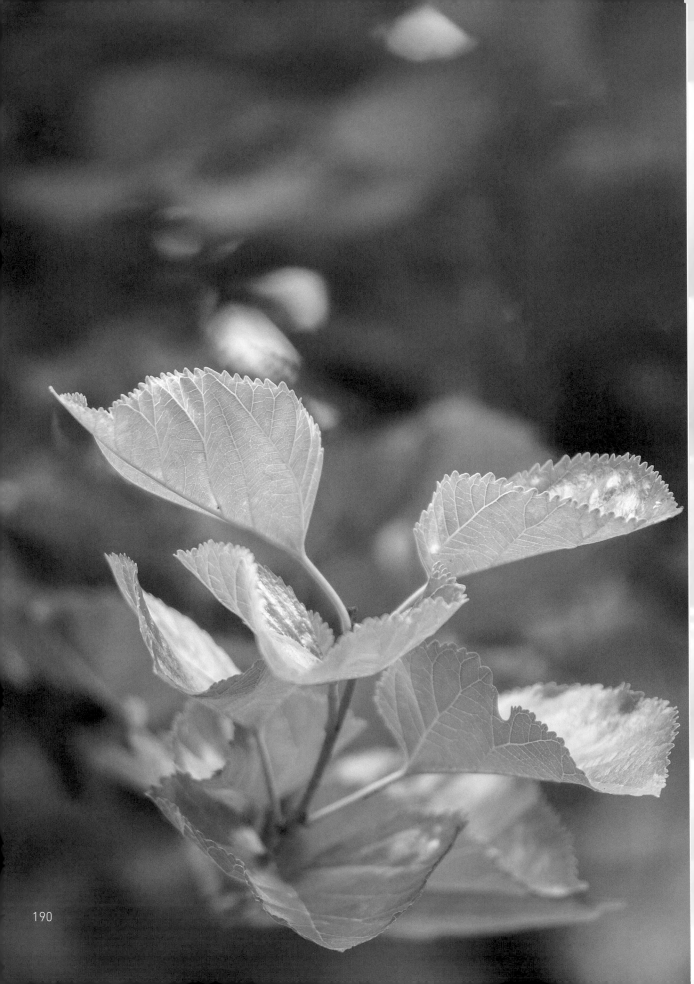

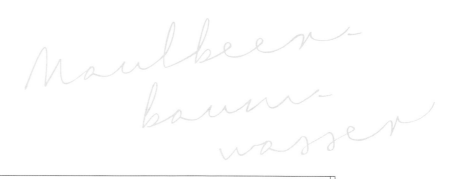

桑樹純露

· 絲綢般的溫柔呵護

桑樹是人類史上最古老的經濟作物之一。長期與人類為伍的它，發展出了一股氣定神閒、充滿智慧的氣質。它雅致、莊重又大方，枝葉茂密，具有寬大的圓形樹冠。桑樹蜷曲多節、結實又奇特的外型，會隨著樹齡的增長越發獨特。

在中國（以及後來的歐洲），桑樹是生產絲綢不可或缺的原料。絲綢是所有布料中最高貴和昂貴的。家蠶的主食是白桑樹的葉子。黑桑的葉子因為過於粗糙，不適合家蠶嚼食。但是黑桑的紅色果實可食，所以也成為了重要的農作物。

桑樹在傳統中醫也佔有一席之地。根據中醫的說法，桑樹可以滋陰，促進氣的流動。桑樹的葉子、果實和根皮都能入藥。其功效包含：利尿、降血壓、降血糖、退燒、祛痰、驅蟲、促進消化、鎮靜神經、殺菌和收斂。

我第一次知道桑樹這種植物是 1970 年代時從我的太極老師那聽來的。這位中國老師在上海長大。我興致勃勃地聽著他小時候的故事。他說他的家鄉有專門採桑的婦女，採來的桑葉要拿來餵蠶寶寶。而這些中國採桑婦人最廣為人知的就是她們柔嫩、細緻的雙手。大家都認為這是因為桑葉富含了滋潤肌膚的成分。幾年前我又想起了這則採桑婦人的故事，我決定要親身驗證桑葉的功效，於是做了一款桑葉乳霜。我想用這款乳霜保養我因為在庭院工作而略顯粗糙的雙手。經過我的試驗，這則古老的中國傳說是真的。桑葉乳霜使我的肌膚變得光滑柔嫩，簡直就是雙手的救星。現在我就將我的親身經驗和配方傳授給您。

·植物百科

桑樹

學名：白桑（*Morusalba*）、黑桑（*Morusnigra*）
　　　桑科（Moraceae）

原產地

　　桑樹最初生長在歐洲以外的北半球溫帶和副熱帶地區。後來為了養殖家蠶，人們引進白桑到中歐冬季氣候較溫和的地區（因為黑桑具有美味的果實，所以也引進了黑桑）。

外觀敘述

　　桑樹是高達 15 公尺高的落葉喬木或灌木，樹冠分支開散。白桑葉長 6 至 12 公分，單葉，正面為青綠色，光滑有光澤。樹皮有裂紋及溝紋。黑桑的葉片長 10 至 20 公分，正面為深綠色。黑桑葉表面粗糙有毛。想在自家庭院種植桑樹但空間不夠的人，現在也有比較小型的桑樹品種，適合種在庭院中。

使用部位

　　黑桑或白桑的葉片。春天到夏末都是採收桑葉的季節。藥草店也有販售乾燥的桑葉。

蒸餾方法

　　蒸餾新鮮或乾燥的葉片。桑葉不含精油，蒸餾桑葉是為了萃取純露。蒸餾前先將葉片切細。蒸餾桑葉的過程很緩慢。此外桑葉很容易黏在一起，因而「縮減」液體表面積，這有可能會導致蒸餾器內的壓力過高。所以蒸餾桑葉時必須持續觀察整個過程。如果您使用的是小型的玻璃蒸餾器，可以先將冷凝器移開片刻，攪開瓶中的葉子，以防止蒸餾的過程受阻。蒸餾完成的桑葉純露需要時間熟成。剛萃取出的純露聞起來經常有一股悶悶的霉味。

　　市面上沒有販售桑葉純露。但是您可以自行蒸餾。

香氣

　　新鮮葉片的清香

成分

　　桑樹純露的成分尚待鑑定。

pH 值

　　5.4

保存期限

　　六至八個月

·應用

使用方式

　　身體噴霧、爽身噴霧、濕敷、漱口、乳霜、隔離乳

使用限制

　　人體對桑葉純露的接受度很高。目前為止無已知的副作用。請勿飲用桑葉純露。

生理效用

消炎、緩解刺激、幫助傷口癒合

＊ 肌膚與黏膜

　　用桑樹純露噴灑曬傷或搔癢的部位可以達到舒緩和冷卻的效果。桑樹純露有助於消炎，適合用來護理傷口。有皮膚搔癢的問題時，使用桑樹純露能夠止癢消炎。只要直接以桑樹純露噴灑患部即可。用稀釋後的桑樹純露漱口有助於緩解喉嚨發炎。

身體保養

補水、保濕、清潔皮膚、再生、活化

桑樹純露適於護理和清潔敏感、受刺激、乾燥、粗糙的肌膚，也適合用來調理面皰肌。桑樹純露可以讓肌膚恢復彈性，變得更加柔嫩，是護理和呵護肌膚的好選擇。推薦的使用方法有：臉部噴霧、濕敷、乳霜、隔離乳或凝膠。

採桑女護手霜	護手霜
蜂蠟	2 克
羊毛脂 (脫水)	5 克
可可脂	2 克
杏桃核仁油	10ml
雷公根浸泡油	5ml
桑樹純露	15ml
西洋蓍草純露	5ml
安息香	6 滴

製作方法請參見 49 頁基礎配方 1。

♦ 這款護手霜結合了各類珍貴植物精油和純露，並添加了滋潤的安息香，具有護膚、保濕和恢復皮膚光滑的功效。這款滑順的護手霜適合所有的人使用。它能修護粗糙的雙手，讓雙手重新恢復絲質般的柔嫩與滑順。

　　這款桑樹護手霜大大改善了我雙手過於乾燥的問題。我是護理人員，負責照顧有身體和精神殘疾的人。因此我必須經常清洗和消毒雙手。久而久之我的皮膚變得很乾，一整天下來我的手幾乎要裂開了。這款桑樹霜非常滋潤。下班後，我都用它來保養雙手。

　　——阿蒂娜·馬蒂，殘疾人士照護員

楊貴妃美容霜	面霜
蜂蠟	3 克
可可脂	3 克
乳木果油	10 克
杏桃核仁油	15ml
雷公根浸泡油	15ml
桑樹純露	50ml
銀杏純露	28ml
絞股藍酊劑*	2 克
玉蘭花精油 (二氧化碳萃取)	2 滴

製作方法請參見 50 頁基礎配方 3。

♦ 加入酊劑的時機：加熱純露後，再加入酊劑。這款滋養的面霜飄散玉蘭花細膩的花香，適合用來保養乾燥、敏感的肌膚，失去彈性的熟齡肌也適用。配方中的成分具有滋養和再生的效用。這款結合了各種植物精華的面霜是珍貴的美顏聖品。
玉蘭花精油萃取自白蘭（為黃玉蘭的變種）。玉蘭花具有誘人的花香，充滿了魅力。您也可以用其他花香類精油取代玉蘭花，如：緬梔（雞蛋花）、晚香玉、桂花、依蘭。

* 絞股藍酊劑：雖然市面上也有販售絞股藍酊劑，但是您也可以試著做做看。

製作方法：取一個有旋轉蓋的玻璃瓶，裝入新鮮或乾燥的絞股藍至半滿。注入濃度45% 的酒精直到瓶口。旋緊蓋子後，把玻璃瓶放在一個陰暗、溫暖的地方三週。這期間請時不時搖晃瓶子。最後過濾酊劑，把溶液裝進深色的滴管玻璃瓶中。

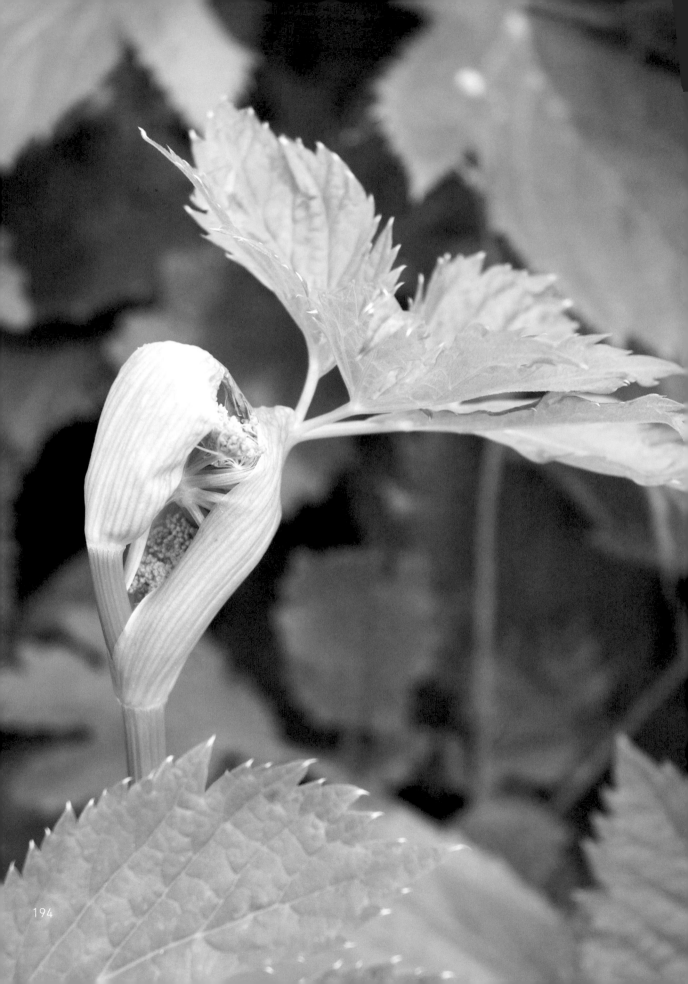

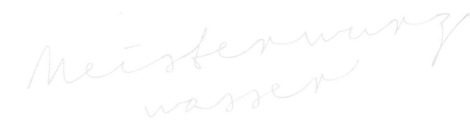

歐前胡純露

．做生命的主人

歐前胡是我最喜愛的藥用植物之一，而我之所以這麼喜歡歐前胡有許多原因。野外自然生長的歐前胡通常長在一堆草本植物之間，看上去其實挺不起眼的。但是人不可貌相。作為藥用植物，歐前胡散發一股魅力十足和充滿野性的生命力。只要體驗過它的藥效，不管是誰都會對它愛不釋手。至少絕對是選對邊了，因為歐前胡也是帕拉塞爾蘇斯的愛用藥草。每當我在高山上發現歐前胡時總是特別開心。而歐前胡似乎真的能使人開心，它的種名 ostruthium 就已經透露了這一點：這個字是中古世紀拉丁語，源自古奧克語，是「快樂、開心」的意思。而令人開心的事還有：冬天的時候，用歐前胡治癒感冒恢復健康、用歐前胡增強免疫力，成功預防感染等。據說，帕拉塞爾蘇斯為了預防傳染疾病，總是隨身攜帶一支歐前胡。歐前胡快速又安全的藥效令我印象深刻。「請記得帶歐前胡。」這是我的一位美國朋友傳給我的訊息。當時我正要去拜訪他們全家，但是他們一家人都得了流行性感冒。因為吃什麼藥都不見效，這位友人便想起了德國的歐前胡。

以前的人會用藥效卓越的歐前胡緩和各種病痛：歐前胡除了是優良的苦味劑，還被用於預防中風、治療肝病、傷口和不舉。歐前胡也被人們視為強身健體的補藥。許多古早的藥方和藥劑都含有歐前胡。例如著名的「森林驅風醑劑」就用到了歐前胡，這帖藥劑被用來治療各種各樣的疾病。在今日的阿爾卑斯山區，歐前胡依然被視為安全可靠的草藥，可治療癒合不良的傷口，患有支氣管炎和哮喘的患者也會吸入歐前胡。康茲勒牧師甚至認為歐前胡也能治療血中毒。阿爾卑斯山的居民相信歐前胡能驅趕邪氣，他們會用歐前胡薰香，或是在居家附近種滿這種植物。

現代的植物療法主要運用歐前胡來刺激消化道、治療脹氣、胃心症候群或作苦味劑。其增進免疫力的功效也備受重視。

歐前胡這種古老的藥用植物幾乎被人們所遺忘，但是近年來歐前胡逐漸有興起的趨勢。實驗證實，歐前胡的根部含有一種名為王草素的物質，可以有效治療動脈硬化。最新的研究也證實，歐前胡可以抑制 5-脂氧合酶，顯示這種植物具有抗發炎的作用。

儘管歐前胡純露目前依然少為人知，但在以前這可是非常珍貴的植物純露。希羅尼穆斯・布倫施維格在其 1512 年出版的蒸餾專書中就已經提到歐前胡純露的功效。而功效卓越的草藥到了現代依然功效卓越。或許歐前胡正在東山再起？

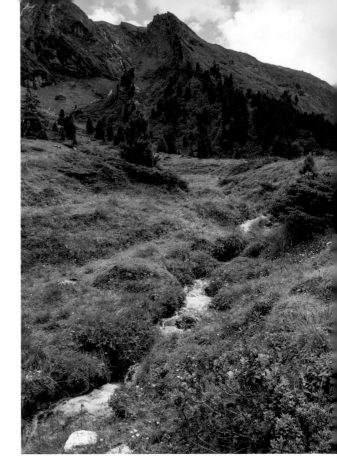

・植物百科

歐前胡、神奇草

學名：*Peucedanum ostruthium*、*Imperatoria ostruthium*

繖形科（Apiaceae）

原產地

歐前胡生長在阿爾卑斯山的草原上。庇里牛斯山上也找得到歐前胡的蹤跡。根據馬策爾的說法，歐胡前最早出現在德國圖林根森林和哈茨山，是以前的藥草家種下的。北美和紐芬蘭也有野生的歐胡前，不過這些歐胡前也是前人種下的，並非原生。因為歐前胡在以前是珍貴的藥材，所以某些從歐洲移民過去的人把歐前胡一起帶到了美洲。

歐前胡也適合種在自家庭院。它喜歡富含礦物質的深厚土壤。

外觀敘述

歐前胡是草本植物，可以長到 1 公尺高。有中空的圓形莖幹，莖上有溝紋。三出複葉是其最明顯的特徵。葉形深裂成掌狀，三裂，看起來就像一隻半開的手掌。歐前胡的開花期為六至八月。開白色的傘狀花，花形大而平坦，傘梗多達 50。搓揉歐前胡可以聞到辛香的香氣。

注意：小心不要將歐前胡與其他有毒的繖形科植物混淆。如果您想採集歐前胡，請先確定您能夠正確辨認歐前胡。建議您先請教熟悉植物的專家。您也可以在自家庭院種植歐前胡供蒸餾或研究使用。

使用部位

春天和夏天採收新鮮的葉片和細莖，早春和晚秋採集根部。蒸餾前將根部切小塊，新鮮、略微風乾或完全乾燥的根部皆可用於

蒸餾。市面上可以買到乾燥的歐前胡根。

蒸餾方法

蒸餾切細的葉片或根部。如果您蒸餾的是乾燥的歐前胡根，請先用溫水浸泡根部兩個小時後，再蒸餾浸泡過根部的水。如果您使用的是新鮮或略乾的歐前胡根，只需要將植物原料切細或稍微磨碎後即可蒸餾。您可以自行蒸餾歐前胡純露。市面上也有販售。

香氣

蘊含香料氣息的青草香

成分

歐前胡純露的成分尚待鑑定。

歐前胡精油的主要成分為 α-蒎烯、水芹烯和檸檬烯。除此之外還有各式呋喃香豆素類化合物（資料來源：Bäumler）。

pH 值

4.4-4.6

保存期限

大約一年

·應用

使用方式

噴霧：身體周圍、枕頭；薰香燈、擴香器、隔離乳、乳霜、口服

使用限制

雖然歐前胡純露不太容易刺激肌膚，但還是建議您使用前先進行肌膚測試。如果您會暴露在太陽光下（包括人工日光浴），請不要在皮膚上塗抹歐前胡純露，即使已經稀釋過也避免使用。對繖形花科植物過敏的人請勿使用。歐前胡會引發植物日光性皮膚炎，使用後請勿接觸日光。孕婦、嬰兒和幼童請勿飲用歐前胡純露。

心理效用

鼓勵、刺激、抗抑鬱、強化、增強自信、做自己生命的主人

歐前胡純露具有強化和振奮的功效，就如帕拉塞爾蘇斯所說，歐前胡純露能喚醒生命活力。精神不振、疲乏、情緒低落、憂鬱、恐懼、膽怯、缺乏自信或壓力過大時，都適合使用歐前胡純露。

想要達到振奮、抗憂鬱的效果，可以將歐前胡純露與具有類似功效的植物純露或精油相調合，如：葡萄柚、山松、萊姆、迷迭香、杜松、五葉松、檸檬馬鞭草。

根據蘇斯穆特的說法，歐前胡是治療男性中年危機的良藥，能夠改善煩躁易怒和性功能障礙。這一點塔貝納蒙塔努斯 1588 年時就提過，他也建議人們使用歐前胡改善性功能障礙。和紅杉純露一樣，歐前胡純露的香氣有助於更年期的男性回復平衡、強化身心。建議的使用方法有身體噴霧、擴香器或鬍後水。適合搭配歐前胡純露的植物有：北非雪松、道格拉斯冷杉、葡萄柚、紅杉、萊姆、花梨木。

能量屬性

保護、內在力量、決心、振奮

歐前胡純露能夠保護使用者不受負面能量干擾。它能強化個人的內心力量和氣場。適合搭配的植物純露或精油有：道格拉斯冷杉、山松、紅杉、白色鼠尾草、檸檬、雪松、五葉松。

生理效用

抗菌、消除脹氣、消炎、利尿、有助排汗、增強免疫力

＊ 消化

歐前胡純露有助於舒緩脹氣和胃部不適，除此之外它還能促進消化。如果您已經在服用歐前胡酊劑（酊劑的口服劑量：每日一到兩次、每次三到五滴，加水稀釋飲用。藥房皆有販售，Ceres 公司亦有生產），還是能飲用歐前胡純露。

服用歐前胡純露和歐前胡酊劑時，請輪流服用兩種製劑，不要在同一天同時飲用。飲用歐前胡純露的時機為飯前（建議劑量：一茶匙歐前胡根純露兌半杯開水）。建議施用療程：勿超過兩週。若是胃部不適的情況持續且原因不明，請盡快就醫。

護理領域

歐前胡純露（建議搭配葡萄柚、雪松或香蜂草）能消毒病房的空氣、改善環境氣氛、營造樂觀和療癒的氛圍。

身體保養

歐前胡能使肌膚恢復青春活力。魏丁格牧師在其 1986 年出版的《與肌膚對話》中提到，歐前胡有助於肌膚維持其生理功能。保養領域中使用的歐前胡純露大多是歐前胡葉純露。

歐前胡葉純露可以搭配其他的植物純露調製成化妝水或乳霜。歐前胡葉純露具有調理的功效，適合用來護理疲勞、血液循環不良、無血色的肌膚。這種野生植物的原始生命力能夠重振肌膚的活力和光彩。

阿爾卑斯山的精粹	臉部精華液
歐前胡純露（葉片）	10ml
山松純露	10ml
胡椒薄荷純露	10ml
高地薰衣草精油	2 滴

將配方中的純露裝入噴霧瓶中搖晃均勻。
使用方法：將精華液噴在臉上，輕輕拍打。有助於促進臉部肌膚的血液循環，具有提振和活絡的作用。

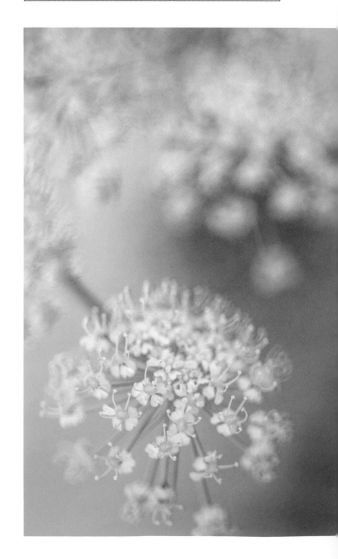

美容保養領域已經重新發掘歐前胡這種古老藥用植物的功效，並將其搭配上雷公根（*Centella asiatica*）製成有效的抗老保養品。以下是一款不含防腐劑的天然護膚配方：

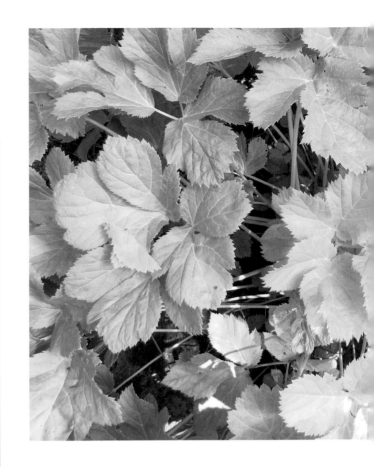

歐前胡青春露	隔離乳

歐前胡純露（葉片）......................... 10ml
雷公根浸泡油................................. 8ml
石榴籽油...................................... 2ml
玫瑰天竺葵精油.............................. 3 滴
—
將所有原料裝進有壓頭的小瓶子後搖晃均勻。

使用方法：晚上洗完臉後，塗抹在臉上輕輕按摩。此配方可以使用四至五次。保存期限約一週。請將配方中的原料保存在冰箱，有需要時再取出調製新的乳液。

● 雷公根浸泡油具有緊緻和再生的功效，可以促進肌膚生成膠原蛋白。您可以自己製作雷公根浸泡油（詳見 348 頁雷公根純露），或是在商店中購買。
這款配方具有補水、緊緻和滋養的效用，能夠活化並促進肌膚細胞再生。是乾燥、疲乏的熟齡肌的救星。

廚房料理

歐前胡純露非常適合用來調味（特別是歐前胡根純露）。它可以為肉類和蔬菜料理（如馬鈴薯和番茄）增添濃郁的辛香氣息。只要將純露噴灑在烹煮完成的料理上即可。根據塔貝納蒙塔努斯 1588 的著作，歐前胡還適合搭配魚類料理，您不妨也試試，但請注意：歐前胡純露的味道很強烈，使用時請謹慎用量。

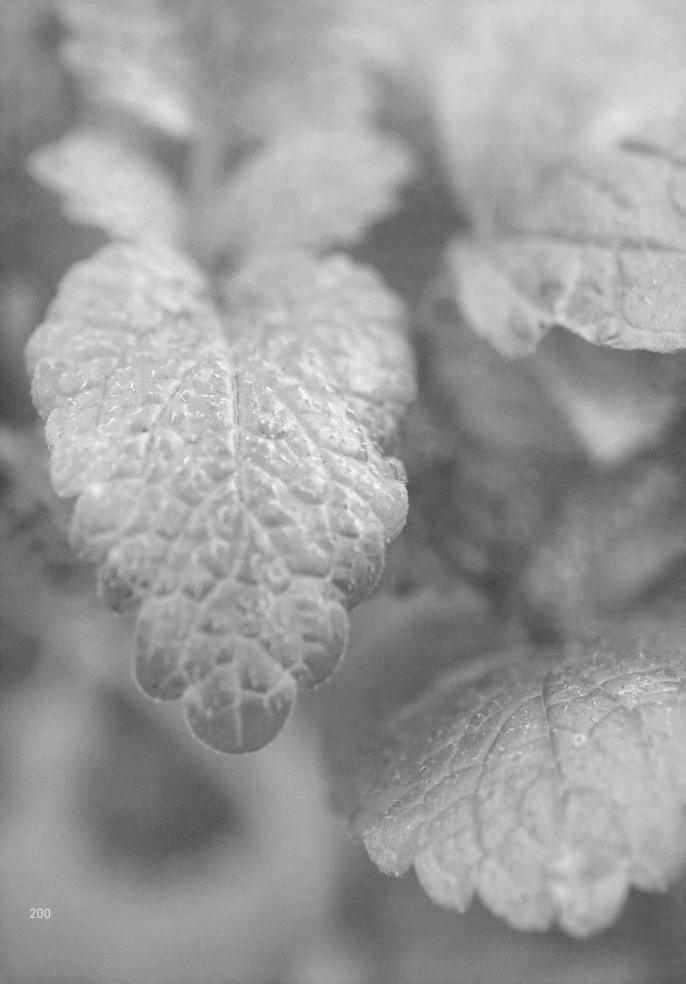

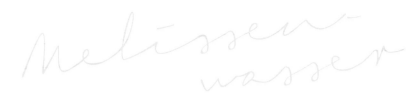

香蜂草純露

‧找到內心的平衡

每個曾在自家庭院種植、照顧和收成過香蜂草的人，一定體驗過香蜂草的療癒力（前提是您在過程中必須抱持好奇心，用心去感受大自然）。香蜂草這種藥用植物自古以來就備受人們珍視。但是它很謙卑、樸實，香蜂草沒有艷麗的花朵，也沒有引人注目的姿態。香蜂草的白花小而不顯眼，圓圓的葉子看上去也甚為普通。但是只要退幾步仔細看，您會發現這些葉片以非常美麗婉約的樣態排列在一塊。香蜂草的外型、葉片和花朵是如此和諧地組合在一起。而它圓圓、叢生的樣貌則預示了這種植物友善和溫和的特質。香蜂草的葉片看起來就像一頂帳篷，彷彿想保護它身體下的土地。如果您仔細觀看香蜂草的葉背，會發現一張宛如神經路徑般的精細圖畫。香蜂草的葉子乍看之下柔嫩，伸手搓揉後您會發現，這些葉片其實非常結實。香蜂草的葉片是其香氣的主要來源（這一點與許多植物不一樣，大多數的植物香氣源自花朵）。香蜂草被香氣所環繞。當我們從它身邊走過，這股香氣便撲鼻而來、觸動我們的心靈。香蜂草的氣味清新怡人，會讓人聯想到檸檬。它的香氣能使人精神抖擻、心情豁然開朗，也因此被稱作「心之喜悅」。

珍貴的香蜂草精油大多儲藏在葉背。這些精油位於細小的腺毛上，只要輕輕一碰就會打開。這些細小的毛就像是迷你噴頭。在陽光照射下，腺毛會將細胞中的精油轉移到葉子表面，散發到空氣中。香蜂草的莖桿也布滿了細小的精油囊。它的濃郁香氣可以驅趕害蟲，卻對人類充滿了神奇的吸引力。香蜂草精油曾經被稱作「液態的黃金」，因為它是香蜂草強大療癒力的來源。

香蜂草透過香氣傳遞療效，換句話說，我們透過香氣直接接收香蜂草的療效。它的香氣訊息跨越物種的界線。彷彿植物與人類能相互溝通，交換彼此的感受。即使是最輕微的碰觸，您也能感受到香蜂草的香氣訊息。

早在公元一世紀，大普林尼和迪奧斯科里德斯就分別在他們的著作《博物志（又譯成自然史）》及《藥物志》盛讚香蜂草。這兩

本著作記下了當時的傳統藥草知識。而當時的香蜂草主要被用於治療心臟、胃部、經期不適和咬傷。

十一世紀的波斯醫師伊本‧西那認為香蜂草具有提振心情和強化心臟的功能。他推薦人們使用香蜂草來增強活力並驅逐憂鬱的情緒。

赫德嘉‧馮‧賓根（1098-1179）寫道：「香蜂草能使人快樂，且融合了十五種藥草的力量於一身。」塔貝納蒙塔努斯在其 1731 年出版的藥草書中這麼描述香蜂草：「香蜂草能驅走所有傷心和恐懼的感受，它能帶來愉悅的夢境，是無力、脆弱的心的良伴。香蜂草純露能有效對抗夜晚害怕不安的情緒。」

香蜂草還是帕拉塞爾蘇斯最喜愛的植物之一，他甚至表示香蜂草精油可以救回奄奄一息的病人。

本篤會修士從阿拉伯人手中習得種植香蜂草的技術後，便帶著香蜂草越過阿爾卑斯山一路來到中歐。加爾默羅會修女釀造的加爾默羅烈酒（Karmelitergeist）於 1611 年被引進巴黎。這款烈酒就是如今知名的修道院修女香蜂草烈酒（Klosterfrau Melissengeist）的前身。這類烈酒是當時的人用來延年益壽的秘方。雖然人們對這些仙丹靈藥有許多的臆測和敘述，但是這些秘方通常已經不可考。唯一能確定的一點是，這類配方通常含有香蜂草純露或香蜂草的酒精萃取。也就是說，謙虛的香蜂草是這些著名藥方的組成元素。

我 12 歲的時候聽爺爺提過這種延年益壽的配方。那是我第一次聽說這種植物藥方。當時的我還不太明白，只知道這是一件滿重要的事。多年後我才再次聽聞這類藥方，這一次是從我的煉金術老師那聽來的（尤其是曼弗雷德‧朱尼斯教授）。弗雷德‧朱尼斯教授曾說，香蜂草是蘊含太陽能量的強大草藥。鍊金術還保留了許多古老的長生不老配方，這些配方也都運用到香蜂草這種植物。

一談到植物精油，謙卑的香蜂草卻搖身一變成為身價最高的植物。香蜂草精油是最昂貴的植物精油之一。7000 公斤（！）的新鮮香蜂草只能萃取出 1 公升香蜂草精油。究竟 7000 公斤的原料有多少，這您只有親眼見證香蜂草精油的生產過程才會知道。我第一次參觀蒸餾香蜂草是在義大利，我幾乎不敢相信，如此龐大的植物原料竟然只能萃取出這麼少量的精油。所以我現在很喜歡帶學生去下巴伐利亞的羅塔爾參觀羅塔爾精油蒸餾廠，因為我希望學生們能有機會親自參與採收和蒸餾香蜂草的過程。

由於香蜂草精油非常昂貴，許多產品會用便宜的香茅精油（Oleum Citronellae）來取代香蜂草。香茅（Cymbopogon nardus）是一種禾本科植物，原產自印度，具有一股鮮明的檸檬香氣，稀釋後氣味頗似香蜂草。但是這種植物不具備香蜂草的療效。香茅精油常被稱作印度香蜂草精油。

相較之下香蜂草純露就便宜多了，畢竟香蜂草精油很難自己在家蒸餾。蒸餾香蜂草純露不用那麼費工夫，因為所需的植物原料沒有蒸餾精油那麼多。根據雪莉‧普萊斯及連‧普萊斯的說法，品質優良的香蜂草純露也能發揮近似香蜂草精油的功效。這兩位作者也表示，香蜂草精油的成分非常複雜多樣，但是大多數的成分都能被萃取進香蜂草純露中。

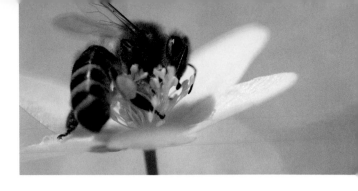

· 植物百科

香蜂草、檸檬香蜂草、蜜蜂花、心之慰藉、
心之喜悦

學名：*Melissa officinalis*

唇形花科（Lamiaceae）

原產地

香蜂草原產於地中海東岸和西亞。如今在南
歐、中歐和西亞皆有種植。

外觀敘述

香蜂草是多年生草本植物，高度約 30 至
80 公分。莖桿呈方形，多分枝，表面略有絨
毛。葉片呈卵形，邊緣為鋸齒狀，覆有絨
毛。葉背的葉脈突起，紋路明顯。香蜂草的
開花期為六至八月，開白色、淡黃色或藍白
色的小花，輪傘花序。

香蜂草蘊含豐富的花蜜，是蜜蜂主要的
食物來源。對蜂農而言香蜂草是重要的植
物，早在古希臘羅馬時代蜂農就已經開始種
植香蜂草餵養蜜蜂。農人們會在蜂箱前種植
香蜂草。香蜂草的學名源自希臘文的蜜蜂。
赫德嘉·馮·賓根稱香蜂草為「Binsuga」，意
思是「蜂之眼」。

如果您想蒸餾香蜂草（或是為蜜蜂提供
蜜源），可以在自家庭院或盆栽栽種這種植
物。香蜂草很耐寒，而且一旦種下，便會年
復一年地生長茁壯，透過匍匐莖快速繁殖。
它喜歡陽光充足、有擋風的生長環境。

使用部位

新鮮的葉片。請選在連日陰天但乾燥無
雨的日子採收香蜂草。格哈德·瑪道斯在其
著作中寫道：「連日的炎熱乾燥晴天後，香蜂

草的有效成分濃度會下降，在陰冷的天候下
又會回升。」

請選在開花前採集香蜂草的葉片，因為
香蜂草植物精油的含量會隨著花苞的生成降
低。最佳的採收時間點是中午過後（傍晚
前），因為這是香蜂草一天當中精油含量最高
的時刻。

蒸餾時，請勿切細植物原料，否則精油
會從葉片的油脂腺揮發。採收香蜂草後請立
即蒸餾。乾燥過後的香蜂草葉精油含量會銳
減，所以萃取香蜂草精油和純露時只使用新
鮮的葉片。

蒸餾方法

蒸餾新鮮的葉片。蒸餾香蜂草的過程迅
速又流暢，大約只需 30 至 40 分鐘。如果想
萃取濃郁的植物純露，可以採用雙重蒸餾
法。也就是用第一次萃取出的純露蒸餾新的
香蜂草葉。

香蜂草一年可收成兩次。隨著收成的季
節不同，化學成分也略有不同。蒸餾香蜂草
時，蒸餾瓶中的葉片不宜堆疊過密，且採收
後要盡快蒸餾，否則香蜂草葉就會開始發
酵，無法用於製作純露。

——喬治·埃弗納碩士，喬菲爾芳香精油

您也能自行蒸餾香蜂草純露，也有市售。

香氣

清新、檸檬香、帶有淡淡的蜂蜜香氣
存放久的香蜂草純露會散發一股牧草香。

香蜂草純露

203

成分

香蜂草純露含有以下成分：香葉醛、橙花醛、香葉醇、甲基庚烯酮、沉香醇、橙花醇、丁香油烴氧化物、乙酸香葉酯、香旱芹醇、松油醇、香茅醇（資料來源：喬菲爾芳香精油）

pH 值

4.8-5.0

保存期限

至少一年。

塔貝納・蒙塔努斯寫道：「如果保存得當，放個三、四年都沒問題。」。

・應用

使用方式

噴霧：室內空間、身體、枕頭、鼻子或爽身噴霧；薰香燈、擴香器、濕敷、純露冰塊、乳霜、隔離乳、凝膠、吸入、蒸面浴、全身浴、足浴、手浴、口服

使用限制

人體對香蜂草純露的接受度很高。只要劑量使用適當就不會有副作用發生。懷孕期間請勿飲用。

心理效用

消除恐懼、平衡、振奮、鎮靜、提振心情

香蜂草對我們的神經系統有益。精神壓力大、精神衰弱、不安、緊張、抑鬱、恐懼和過於興奮的時候都適合使用香蜂草純露。香蜂草純露具有正面能量，尤其當我們遭受過多刺激，需要屏障阻擋外部刺激、尋求內心平衡時，便是使用香蜂草純露的最佳時機。

香蜂草純露能有效平衡經前症候群和更年期的情緒波動和壓力症狀。香蜂草是女性的心靈草藥，對於改善女性因為「荷爾蒙起伏」引起的情緒波動特別有效。使用時，只要將香蜂草純露對著頭部和胸口噴灑，然後深呼吸。或是對著臉部噴灑幾下也能起到效用。用香蜂草純露進行手浴和足浴有助於身心靈放鬆、平衡，並能促進睡眠。

此外，蘇珊・凱蒂指出，香蜂草純露能有效改善注意力不足過動症。她建議有注意力不足過動症的兒童每日飲用香蜂草純露（建議用量：30 毫升香蜂草純露兌 1 公升開水）。根據凱蒂的說法，求助於精神藥物前不妨先試試這個配方。

香蜂草純露還是治療失眠的植物純露，尤其是因為心理因素引起的睡眠問題。香蜂草純露彷彿能影響我們在夢中的意識，所以常被用來改善作噩夢和睡不安穩的問題。香蜂草有助於因為受刺激而失眠的人放鬆。

有睡眠障礙的人可以用香蜂草純露噴灑枕頭。除此之外，您還可以在睡前調製一杯香蜂草純露飲用，建議的稀釋比例為：一茶匙香蜂草純露兌半杯溫開水（或菩提花茶）。請小口慢飲。您還可以在茶中加入蜂蜜。

想調製一款促進睡眠的噴霧，就將香蜂草純露和薰衣草純露以一比一的比例調合。使用香蜂草純露泡澡或泡腳也能幫助睡眠。

再次深呼吸	噴霧
香蜂草純露（雙重蒸餾法為佳）	25ml
道格拉斯冷杉純露	25ml
橙花精油	6滴

將所有原料裝進噴霧瓶中搖晃均勻。特別適合情緒抑鬱、精神壓力大、恐懼和焦慮時使用。使用方法：身體噴霧、枕頭噴霧或加入擴香器薰香。

能量屬性

和諧、和解、平衡

香蜂草純露能為空間創造平衡與和諧的氣氛。很適合用來為診療間薰香。

香蜂草純露可以緩和家人間的情緒，幫助彼此重新對話。所以我很喜歡它。

——安格拉·英希爾西，
精神疾病和心理治療師

生理效用

抗病毒、降血壓、解除痙攣、消炎、清新、止癢、強化免疫力、幫助傷口癒合

香蜂草純露很溫和，是可以未經稀釋直接噴灑在肌膚上的植物純露。

* 皰疹

香蜂草純露是治療皰疹的良藥。科學驗證香蜂草的抗病毒能力。您可以直接將香蜂草純露噴灑在患部或是製成凝膠塗抹傷口。

具有抗病毒、止癢與消炎功效的香蜂草也能有效緩解帶狀皰疹引起的疼痛，是不錯的輔助療法。使用時，只要以香蜂草純露噴灑患部即可。如果您想加強止痛和冷卻的效果，可以在香蜂草純露中額外加入胡椒薄荷精油，建議的調製比例為：在 50 毫升的香蜂草純露中加入 5 滴胡椒薄荷精油搖晃均勻。

皰疹是病毒引發的疾病，特別好發於精神壓力大的時候。這時就是香蜂草純露出場的時候了，因為香蜂草純露不只具有抗病毒的作用，同時還有鎮靜和舒緩的功效。

我們用香蜂草純露來治療帶狀皰疹。我們會直接將純露噴灑在患者發炎的部位。即使患者痛到連毯子或任何一點覆蓋物都無法忍受，香蜂草純露一樣能發揮其藥效。雖然噴上去後可能會有一點刺痛，但是疼痛感很快就會消退。使用時，每隔兩個小時就噴一次香蜂草純露。

——瑪蒂娜·森，護理部門，醫院安寧病房

* 感染

想要預防傳染疾病（例如流感期間），可以用香蜂草純露噴灑身體和室內空間。

如果已經感染感冒或其他病毒型的傳染疾病，可以飲用香蜂草純露，建議的攝取量為：一至兩茶匙香蜂草純露加水稀釋，每日飲用兩到三次，為期一至兩週。

根據巴勒姆的說法，香蜂草能幫助身體在病後重建免疫系統，盡快恢復體力。對此，您可以在感冒過後飲用香蜂草純露，建議攝取量：每日一至兩茶匙，連續飲用一週。

* 肌膚與黏膜

香蜂草純露具有消炎的作用，可用於治療皮膚發炎。使用方法為身體噴霧或濕敷。

香蜂草純露很適合用來護理寶寶的肌膚。它可以治療受傷、發炎的皮膚，也能預防黴菌型尿布疹。您可以將香蜂草純露和等量的玫瑰純露調合，每日兩次噴灑在寶寶的臀部。如果您有陰道黴菌感染的困擾，也能使用這款配方清洗私密部位。香蜂草純露還能治療癤。

某天早上，我發現自己長了一顆癤。長過癤的人都知道這有多痛。我突然靈光一閃，想到之前用香蜂草純露治好唇皰疹的經驗。搞不好這對疔瘡也有效？接下來兩天，我每天用香蜂草純露塗抹患部大約十次。第

三天膿腫就流出來了，到了第四天傷口就幾乎癒合了。香蜂草萬歲！你真是我的救星。

——愛麗絲·韋克勒，森林暨藥草學家

被蚊蟲咬傷時（特別是當傷口發炎時）也能使用香蜂草純露。香蜂草有助於消炎、止癢。您也可以用香蜂草純露冰塊冰敷傷口。若有口腔黏膜或牙齦發炎的困擾，可以調合等比例的香蜂草純露和玫瑰純露噴灑在患部或用於漱口。

❋ 感冒症狀

出現感冒症狀時可以吸入香蜂草純露治療感冒。吸入香蜂草純露還可以改善鼻竇炎，舒緩鼻黏膜過乾或發炎引起的不適。香蜂草純露也是溫和的鼻腔噴霧。

❋ 頭痛、緊繃、因天氣變化引起的不適

建議的使用方法有濕敷、身體噴霧或擦拭。當天氣變化引發身體不適時，可以用香蜂草純露施行清涼的手浴。香蜂草純露很適合帶在身上以備不時之需。它具有清新的效用，感到噁心、緊繃或頭痛時，噴灑香蜂草純露可以有效減緩不適。

香蜂草純露還可以減輕偏頭痛，您能調合胡椒薄荷精油或胡椒薄荷純露一起使用。您可以將這款清新提神的配方裝入滾珠瓶隨身攜帶。

因為工作的關係我必須長期維持同一身體姿勢，久而久之我開始感到緊繃，並出現頭痛的症狀。我會在晚上使用這款噴霧，它令我感到平靜、放鬆。彷彿我正在一座森林散步似的，可以再次深呼吸。

——丹尼斯·布魯莫，汽車維修師

頭痛噴霧	噴霧
香蜂草純露	50ml
快樂鼠尾草精油	5 滴
羅馬洋甘菊精油	5 滴
香蜂草精油	2 滴

將所有原料混合均勻。使用方法：噴灑在額頭和頸部，或噴在一條濕毛巾上濕敷。

配方來源：艾利諾拉·施塔兒，彌勒公司

山之霧	噴霧
香蜂草純露	25ml
五葉松純露	25ml
冬青精油	1 滴
胡椒薄荷精油	6 滴

將所有原料裝入噴霧瓶中搖晃均勻。這款噴霧具有清朗、舒暢的香氣，就像山間的早晨般爽朗。

● 因天氣變化引發身體不適、心情緊繃、疲憊或壓力性頭痛時，使用這款噴霧噴灑身體四周和床具可以減緩不適。此配方也適合噴在太陽穴和頸部，同時具有放鬆和提振的效果。

❋ 心臟

「香蜂草是自然萬物中對心臟最好的草藥。」帕拉塞爾蘇斯曾如此讚譽香蜂草。

香蜂草純露是心臟的靈藥。這也是為什麼這種植物在以前被稱為「心之慰藉」的原因。

香蜂草純露能有效緩解心悸和因為緊張或壓力引發的心臟不適。您可以用香蜂草純露噴灑身體或枕頭，也能用純露塗抹心臟四周。

如果您患有心身性心律不整，可以將香

蜂草純露當作一種輔助療法，用於放鬆或提振身心。

＊ 孕吐

如果您有孕吐的狀況，可以調合等量的香蜂草純露和胡椒薄荷純露作身體噴霧使用。

但是每位孕婦孕吐的情況都不一樣。某位孕婦喜歡的味道對另一位孕婦而言可能很噁心。基於這個原因，建議您先試聞幾種不同的植物，如香蜂草、胡椒薄荷、萊姆或檸檬，找出最適合您的植物純露。

孕婦分娩前使用香蜂草純露有助於緩解緊張、不安和害怕的情緒。建議的施用方法有身體噴霧、室內噴霧、擦拭，或將純露加入浴盆中泡澡。

＊ 腸胃道

香蜂草純露可以舒緩腸胃不適，特別是神經系統引發的腸胃問題。香蜂草純露可以緩解脹氣和痙攣。施用方法有三種：枕頭噴霧、毛巾溫敷和口服。

如果您脹氣，可以取一杯開水加入一湯匙香蜂草純露飲用。建議施作療程：二至三週，每日建議劑量：一杯開水兌一茶匙純露。

用香蜂草純露濕敷腹部能有效舒緩緊繃的腹部肌肉，就連緊繃的情緒也得以放鬆。

＊ 記憶力

以前的人就已經知道香蜂草具有增進記憶力的功效。這項功效已經得到現代科學證實。最近的研究成果顯示，香蜂草能夠刺激身體分泌乙醯膽鹼。這種成分在阿茲海默症患者體內特別少。此外，多項研究顯示食用香蜂草萃取物有助於提升大腦的效能。另一項研究失智症患者的研究則顯示，香蜂草能明顯改善患者焦躁不安的情緒。

想要提高大腦的效能，可以飲用香蜂草純露。建議劑量：每日一茶匙，連續飲用兩週，間隔兩個月後可再次服用。您也可以利用香蜂草純露的香氣提高專注力。

學生專用噴霧	噴霧
香蜂草純露	25ml
迷迭香純露	25ml
葡萄柚精油	10 滴
檸檬精油	6 滴

將所有原料裝進噴霧瓶中搖晃均勻。此配方可作房間噴霧或身體噴霧使用。

● 這是一款令人心曠神怡的配方，能提高、延長專注力，並增強思考能力。請勿對著眼睛噴灑。

香蜂草是「奇蹟之水」的主要成分，奇蹟之水是一款已經流傳五百年的經典香水。這款香水有許多不同配方。有的香水配方含酒精，有的則不含酒精。今日流傳的配方很多都源自十六世紀的修道院。奇蹟之水外用內服皆宜，既是藥品，也是美容保養品。以前的人應用奇蹟之水的方式很多元，如：噴灑身體以刺激血液循環、塗抹緊繃、扭傷或頭痛的部位、濕敷小傷口或被蚊蟲咬傷的地方；或是感到噁心、不適時，加水稀釋服用。奇蹟之水的配方很多，其中又以阿爾卑斯山的草藥製成的奇

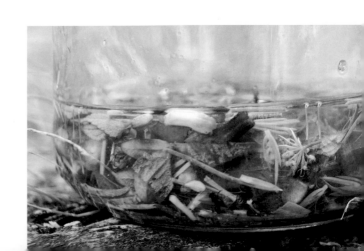

蹟之水最負盛名。根據這款傳統配方，製作奇蹟之水時必須先將二十一種新鮮草藥浸泡在酒精，最後再加入香蜂草純露一起蒸餾。

蒸餾酒精必須由經驗豐富的人執行，請勿自行嘗試。另一種比較簡單的製法是直接用新鮮藥草和濃度 45% 的酒精製作酊劑：取一個有旋轉蓋的玻璃瓶，裝入切細的新鮮植物至二分之一處，倒入酒精至瓶口，旋緊瓶蓋，放置三週。這期間請時不時搖晃瓶身。三週後過濾酊劑，調入兩倍的香蜂草純露。把溶液保存在深色的玻璃瓶中。

這款配方可直接作身體噴霧使用，或是加水稀釋後塗抹肌膚。奇蹟之水也能當保健品飲用，建議劑量：每半杯水兌 10 至 15 滴奇蹟之水。

您也可以將奇蹟之水調入臉部化妝水、乳霜、隔離乳或是鬍後水中（請以滴數計量）。

另一款高山奇蹟之水主要使用生長在山間的草藥，如：歐白芷葉、歐白芷根（可省略）、小米草、野艾、高山水楊梅、蕨麻、聖約翰草花、聖約翰草葉、紅三葉草花、西洋蓍草、羽衣草葉、仙女木葉、山松葉、馬鬱蘭、歐前胡葉、歐前胡根（可省略）、本葉、薄荷葉、百里香、苦艾、野玫瑰花、洋絨毛花、洋絨毛花葉、五葉松葉和山金車。由於山金車是保育類植物，請您到藥草行購買乾燥的山金車花。

採集時請遵守自然保育法，請小心不要採集到有毒植物。

上述這款高山奇蹟之水還可添加下列這三種植物：甜茴香籽、迷迭香和金盞花。

這款高山奇蹟之水是我的身體噴霧，每

當我感到緊張、過於忙碌或不安的時候就會使用它。下次到阿爾卑斯山健行時我也會帶上它。這將是我第一次一個人在山中健行，我想我會需要一個強而有力的陪伴。

——艾兒芙蒂·克恩，藥師

護理領域

香蜂草純露不僅很有用，用起來也很舒服。在護理領域中，香蜂草純露可以是治療皰疹的身體噴霧，或是用於擦澡、薰香以舒緩緊張害怕的情緒。香蜂草純露非常溫和，可以直接噴灑在老年人脆弱的肌膚上，就連因為藥物、輻射或疾病受損的肌膚也適合使用。市面上販售的香蜂草烈酒酒精含量高達 80%，用於塗抹肌膚時一定要稀釋再稀釋。相比之下香蜂草純露是一個溫和多的選擇，您可以直接使用香蜂草純露，或是調合其他植物純露、精油或少許酒精。

我們的女性患者特別喜愛芳香的臉部化妝水，能被自己喜愛的香氣環繞是一種幸福。香蜂草純露就特別受歡迎。

——瑪雅·多尼，安寧照護中心

寵物

對寵物噴灑香蜂草純露有助於平復受驚嚇、緊張的寵物的心情，例如帶寵物去看獸醫前就非常適合使用。

香蜂草純露還能在動物身上發揮促進循環、活絡和穩定的效果。飼料生產商 Dr. Schaette 有出一款動物專用的香蜂草鼻腔噴霧，特別適合反芻動物使用。

身體保養

消腫、殺菌、平衡、消炎、鎮靜肌膚、

澄淨、緩解刺激

「取以潔面，容光煥發，紅腫亦消。」塔貝納蒙塔努斯是這麼敘述香蜂草純露的功效，意指香蜂草純露既溫和又有效，是美妙的臉部化妝水，用起來不僅清爽，又能為肌膚注入元氣。香蜂草純露具有平衡的效果，特別適合用來保養、清潔混合肌與油性肌，它還能鎮靜受刺激的發炎肌膚。使用香蜂草純露蒸臉可以深度清潔毛孔，用於護理油性肌可以發揮平衡的功效。有面皰困擾的人用香蜂草純露可以殺菌、消炎。用香蜂草純露濕敷雙眼有助雙眼快速消腫。

香蜂草面霜	面霜
蜂蠟	25ml
荷荷芭油	25ml
可可脂	1 滴
乳木果油	6 滴
香蜂草純露	40ml

將製作方法請參見 50 頁基礎配方 3。
這是一款散發香蜂草怡人清香的面霜，質地相當輕盈。這款配方不含精油，因為精油可能會刺激敏感肌。

● 因天氣變化引發身體不適、心情緊繃、疲憊或壓力性頭痛時，使用這款噴霧噴灑身體四周和床具可以減緩不適。此配方也適合噴在太陽穴和頸部，同時具有放鬆和提振的效果。

蜂之問候	面霜
蜂蠟	3 克
甜杏仁油	10ml
摩洛哥堅果油	5ml
香蜂草純露	20ml

菩提花蜜	1/2 茶匙
蜂膠酊劑	3 滴
蜂蜜原精	2 滴
玉蘭花精油（二氧化碳萃取）	1 滴

將製作方法請參見 48 頁基礎配方 1。
加熱香蜂草純露，加入菩提花蜜至溶解後，再拌入油脂。玉蘭花精油萃取自白蘭，氣味甜美誘人。您也可以用其他花類精油取代玉蘭花精油。

● 這是一款滋潤的面霜，適合乾燥、失去彈性的熟齡肌使用。
配方來源：安克・比爾歇特，文化歷史學家

廚房料理

用雙重蒸餾法萃取出的香蜂草純露特別適合用來調味。它能賦予魚類料理清新的香草氣息。使用的方法很簡單，只要在上桌前對著料理表面輕輕一噴即可。香蜂草的香氣也很適合搭配蔬菜料理，如：甜茴香、鴉蔥、蘆筍和野甘藍。搭配烤麵包、水果沙拉、糖煮水果和雪酪也很不錯，噴在焦糖布丁上更是絕配。

香蜂草酒	
接骨木漿果酒	1 杯
有機檸檬皮（刨絲）	2 刀尖
香蜂草純露	2 湯匙
鮮榨檸檬汁	1 茶匙

以小火慢慢加熱接骨木漿果酒和檸檬皮，然後過濾。混合香蜂草純露和檸檬汁後，加入接骨木漿果酒攪拌均勻。請趁熱小口啜飲。

● 這是一款冬季飲品，據說喝了會使人快樂。這款配方還能治療流鼻水、感冒和流行性感冒。
配方來源：格蕾絲・費斯

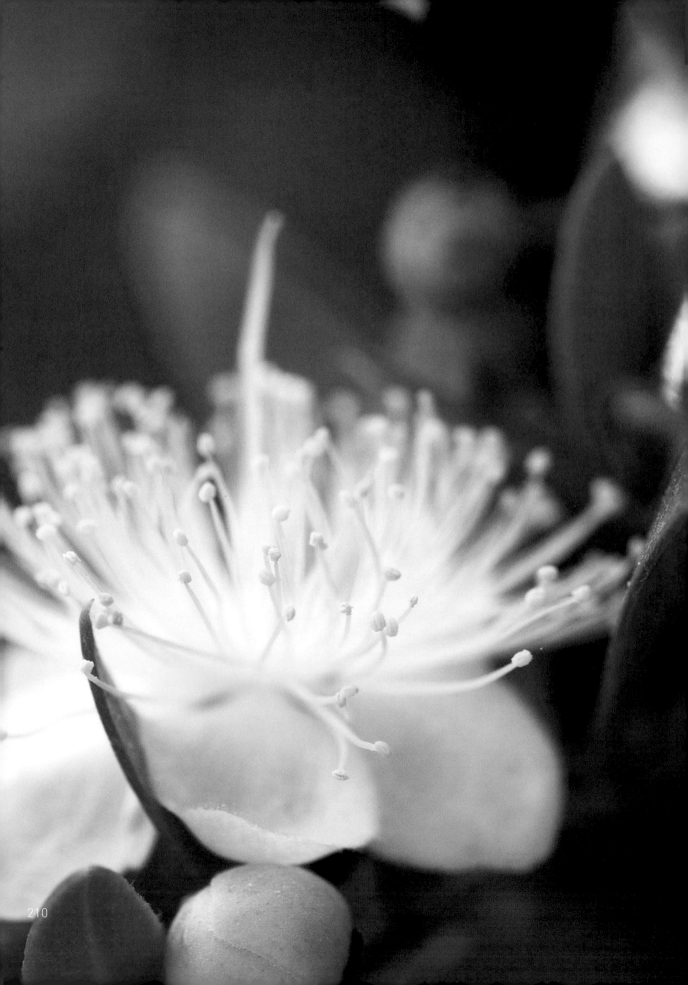

香桃木純露

伊甸園的芳香

　　根據古老的阿拉伯傳說，香桃木是伊甸園裡的植物，它的葉片和花朵都飄散美麗的香氣。香桃木的香氣象徵美麗、無憂、單純、愛情和純潔。當亞當被上帝逐出伊甸園時，他折了一枝香桃木的樹枝，用以懷念樂園的芳香和幸福時光。

　　來到人間的香桃木依舊綻放無瑕的白色花朵、散發雅致的清香。香桃木象徵創世紀的伊甸園，給人一種回歸快樂天堂的幸福感受。當精神壓力過大、感到失衡時，香桃木純露的香氣可以替我們找回失去的快樂和無憂。

　　香桃木在古希臘被視為是女神阿芙羅黛蒂的化身，這位女神象徵美麗、愛情和芬芳。她也陪伴讀者閱讀本書，認識一個又一個芳香四溢的植物純露。作為阿芙羅黛蒂女神的化身，香桃木自古以來就被視為養顏美容的聖品，是許多保養配方不可或缺的原料。

　　人類以香桃木入藥的歷史更是悠久。「醫學之父」希波克拉底的著作就已經提到香桃木。在古希臘羅馬時代，香桃木被視為治療眼睛發炎、感冒和皮膚疾病的良藥，這和現今香桃木純露和香桃木精油的應用不謀而合。

　　身為女神的化身，香桃木不僅能治療我們的身體和心靈，還能贈與我們青春美麗。卡特琳娜‧斯福爾扎（一位在文藝復興時期蒸餾純露的女性）曾說：「植物純露不僅能保養外在，還能美化心靈、展現一個人的內在美。」這句話套在香桃木上真是貼切。

‧植物百科

　　香桃木、新娘花、桃金孃

學名：*Myrtus communis*

桃金孃科（Myrtaceae）

原產地

　　香桃木遍佈整個地中海區。特別喜歡長在岸邊。

外觀敘述

香桃木是常綠灌木或小喬木，分枝茂密，高度可達 5 公尺，披針形的革質葉片帶有光澤並散發香氣。開白色花，花期是五至七月。香桃木的果實呈深藍色。

香桃木有很多品種，大多數的品種都可用於萃取精油和純露。產地不同，植物的成分濃度也會跟著變化。本章所討論的香桃木特指芳療中的桉油醇香桃木（*Myrtle Ct. Cineole*）。桉油醇香桃木的精油為淡綠色，萃取出的純露則相當清澈。如果您使用的蒸餾器較小，可以不用特別在意香桃木的化學型，因為影響不大。

使用部位

葉片、樹梢、帶花的枝條

蒸餾方法

蒸餾新鮮或乾燥的葉片及嫩枝，有花或無花皆可。蒸餾香桃木的過程簡單又迅速。香桃木純露可以自行蒸餾，也有市售。

香氣

清新、青澀、淡淡的薄荷味，略帶尤加利樹和丁香的香氣。

成分

松油醇、沉香醇、桃金孃油、1.8-桉樹腦（資料來源：Price2004）

pH 值

5.6-6.1

保存期限

最長一年

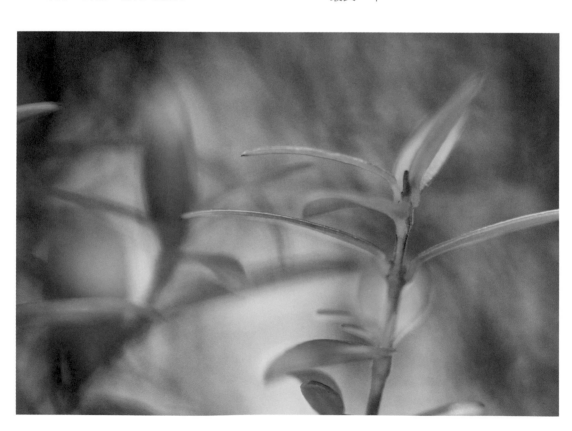

‧ 應用

使用方式

噴霧：室內空間、身體、枕頭；爽身噴霧、薰香燈、擴香器、濕敷、漱口、純露冰塊、坐浴、吸入、清洗鼻腔、凝膠、乳霜

使用限制

香桃木純露很容易被人體吸收。目前為止還沒有已知的副作用。

心理效用

抗抑鬱、平衡、放鬆及輕微的鎮靜效果

精神壓力大、感到恐懼、迷茫、不安時，香桃木的香氣宛如一抹微笑，溫柔而堅定。

用香桃木純露噴灑枕頭有助於入睡，您還可以調合等量的薰衣草純露、香蜂草純露或玫瑰純露（三擇一）一起使用。

能量屬性

淨化、醒腦、新的開始

香桃木純露能清潔、淨化空間的氣氛。您可以將香桃木純露當室內噴霧使用，或是加入擴香器薰香，以驅趕空間中「滯礙的氣息」。香桃木純露也是理想的身體噴霧。當您被負面的情緒包圍或經歷了不愉快的事，可以用香桃木純露「清潔」或掃除負面的思緒。當生活進入新階段、或是時候放下了，香桃木純露會是您理想的陪伴。

生理效用

抗過敏、收斂、殺菌、抗菌、幫助排痰、活絡、消炎、強化免疫力、解除痙攣、鎮痛

清淨	淨化空間噴霧
伏特加	10ml
杜松葉精油	4 滴
鼠尾草精油	5 滴
檸檬精油	6 滴
香桃木純露	40ml

將伏特加裝入噴霧瓶，滴入精油後搖晃均勻。加入香桃木純露，再次搖勻。

* 呼吸系統疾病

香桃木純露可用於治療呼吸系統疾病，如咳痰、流鼻涕、支氣管炎和鼻竇炎。

香桃木純露有助於排痰及暢通呼吸道，且具有殺菌和消炎的作用。建議使用方法：喉嚨噴霧、清洗鼻腔或吸入法。

暢快呼吸	噴霧
香桃木純露	20ml
銀冷杉純露	20ml
檸檬精油	5 滴
沉香醇百里香精油	1 滴

在噴霧瓶中裝入精油和純露，搖晃均勻。

🌢 此配方有助於暢通呼吸道，讓呼吸更順暢。
施用方法：身體噴霧、室內噴霧、吸入法、薰香燈、擴香器。

使用香桃木純露大約 5 至 10 分鐘後鼻子就通了，我都用滴管滴純露到鼻孔中吸入。施行這個方法時頭要往後仰，上頜竇炎的患者則建議側躺。雖然未稀釋的香桃木純露很快就見效，卻會在喉嚨引發輕微的灼熱感。

所以我幫兒子調的純露有加鹽水，保存在容量 30 毫升的滴管瓶裡。香桃木純露兌鹽水（一平匙海鹽兌半公升開水）的比例是 2 比 1，我兒用起來也覺得很舒服。因為加了香桃木純露，使得這種吸入法沒有那麼難受。香桃木純露可以濡濕黏膜組織並達到冷卻的效果。為了預防滴管瓶被細菌感染，使用時，我們會從瓶子取一點純露放進小碗以利吸取，使用完畢後也會馬上清潔滴管。

——瑪麗亞‧戈特瓦爾德，護士

香桃木具有抗過敏的作用。過敏性鼻炎的患者不妨試試看香桃木純露：您可以在過敏季開始前三週左右，每日飲用香桃木純露（稀釋比例：一湯匙香桃木純露兌一杯水），再以香桃木純露噴灑頭部吸入。記得一日要施行多次。

* 眼睛

香桃木純露可治療發炎、腫脹的雙眼。因為它很溫和，不會刺激敏感的眼睛，所以適合用來濕敷眼周。香桃木純露還能起到鎮痛的效果。雙眼乾澀、發腫時，使用香桃木純露有助於消腫和消炎，即使是過敏引發的眼睛不適也適用。出現上述狀況時，請用香桃木純露涼敷眼周。

* 口腔、喉嚨

香桃木純露還能治療發炎、腫脹的喉嚨及口腔黏膜。它能護理牙齦，並緩解牙齦發炎的狀況。

您可以用香桃木純露噴灑口腔或漱口。

香桃木漱口水	
香桃木純露	50ml
鼠尾草純露	50ml
蜂膠酊劑	15 滴
洋委陵菜酊劑	15 滴
茶樹精油	1 滴
檸檬精油	4 滴

將所有材料混合均勻。

● 用於（仰頭）漱口，稀釋劑量：10 滴香桃木漱口水兌半杯水。喉嚨痛或牙齦發炎時使用。

配方來源：多蘿西婭‧魯佩希特，兒科護士

* 痔瘡

具有消炎、收斂和癒合傷口功效的香桃木純露是治療痔瘡的良藥。傳統藥草學運用香桃木治療痔瘡的歷史更是悠久。不論是單獨使用或調合其他植物純露（如：絲柏、金縷梅或西洋蓍草），香桃木純露都能發揮極佳的效果。使用方法：身體噴霧、濕敷、坐浴、或調入乳膏。

* 皮膚

低刺激性的香桃木純露具有消炎的效用，是治療曬傷的良藥。您可以將香桃木純露直接噴灑在患部、或是以冰敷的方式護理曬傷。

溫和的香桃木純露也是護理寶寶敏感肌膚的優先選擇。

香桃木純露還適於治療瘀傷、挫傷和腫脹，您可以用香桃木純露濕敷傷口，也可以將純露製成冰塊後冰敷使用。

護理領域

　　散發怡人香氣的香桃木純露也在護理領域備受倚重。香桃木純露主要被用於治療乾澀、發炎的雙眼。若是患者有口腔黏膜乾燥發炎的狀況也能使用香桃木純露護理，施用方法為口腔噴霧，或是用香桃木純露浸濕棉球，再以棉球塗抹或沾取患部。

　　用香桃木純露漱口有助於緩解口腔發炎或假牙造成的壓迫感。您還可以在香桃木漱口水中加入胡椒薄荷精油或檸檬精油改善口感，建議劑量：每 50 毫升植物純露兌一至兩滴精油。使用前請搖晃均勻。

　　根據安寧療養中心的經驗分享，以等量的香桃木純露和玫瑰純露調成的漱口水護理口腔效果特別好。如果您的口腔黏膜特別乾燥，可以在香桃木純露中額外加入甜杏仁油或蘆薈油（3/4 的植物純露兌 1/4 的基底油），裝入噴霧瓶搖晃均勻。您也可以用這款配方塗抹或擦拭患部。

　　我用香桃木純露和玫瑰純露調製的口腔噴霧替昏迷的病人濕潤乾燥的口腔。

　　——多蘿西婭・魯佩希特，兒科護士

　　用香桃木純露薰香病房能營造清新、舒適的氣氛。香桃木純露還具有殺菌的效果。

身體保養

收斂、殺菌、振奮、清新、補水、收斂組織、澄淨

　　香桃木以其促進肌膚細胞再生的功效聞名。早在古希臘羅馬時期香桃木就被視為美容聖品，是永保青春的靈藥。香桃木的強大再生能力從其生長狀態就可見端倪。因為即使被大量修剪或歷經大火，香桃木依然很快就能恢復生氣，不久後就宛如重生般綻放在原地。

　　被視為青春活水的香桃木純露深受古人喜愛，從 16 世紀開始香桃木純露就被暱稱為「天使之水（Eaud' Anges）」流傳在義大利和法國。

　　被譽為天使之水的香桃木純露適合用來清潔與保養敏感、乾燥的肌膚，具有活絡和調理的作用。它能緊緻粗大的毛孔、澄淨油膩或不潔的肌膚、調節油脂分泌、舒緩紅腫或血管擴張的現象。香桃木純露還能有效治療面皰。您可以用香桃木純露清潔肌膚：用純露噴濕化妝棉後擦拭肌膚。香桃木純露是理想的臉部化妝水，適合每天使用。用起來的感覺柔順又舒服。

　　早在 1626 年馬提奧勒斯就在其《新藥草大全（New Kreuterbuch）》推薦人們使用香桃木作體香劑，遏止腋下難聞的臭味和過度出汗的狀況。香桃木純露具有除臭效果，是天然的體香劑，您也可以調合其他精油一起使用。香桃木純露也是理想的鬍後水，既溫和又清香，單用或調合其他純露皆可。

　　香桃木純露還是調製天然香水的絕佳材料。

廚房料理

　　香桃木是人們自古珍視的香料。特別是它的深藍色漿果常被用來調味。古羅馬作家普林尼就曾經在他的著作提到一道香烤野豬佐香桃木醬，令人看得口水直流。香桃木純露適合搭配肉類和魚類料理，它能賦予料理獨特的風味。只要在上桌前，對著料理表面輕輕一噴即可。

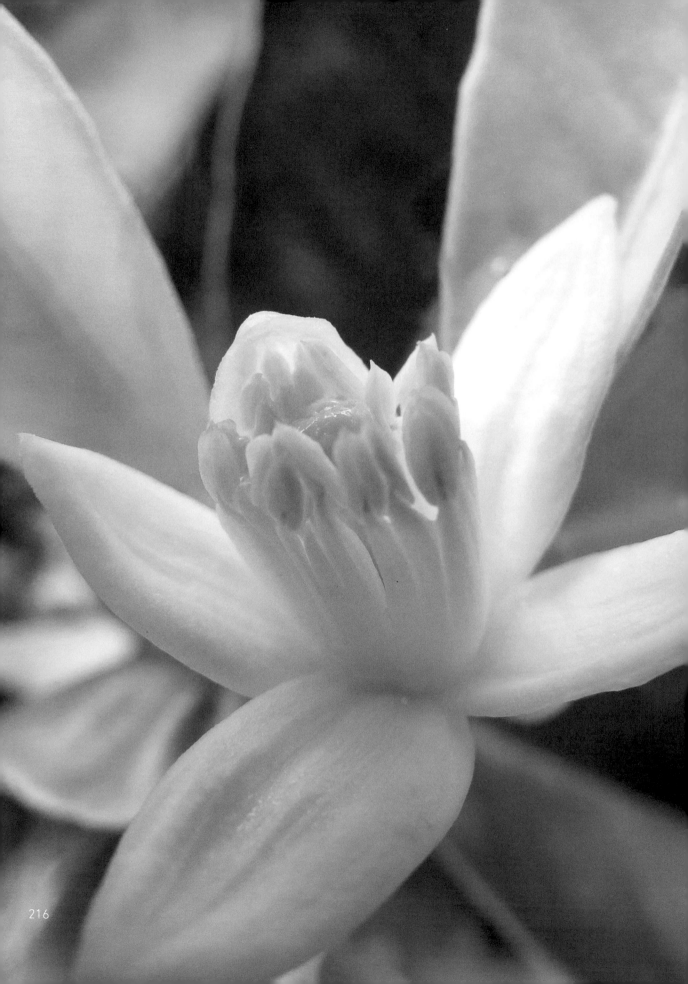

橙花純露

· 幸福的味道

橙花純露的香氣給人一種幸福的感覺。橙花香是一場嗅覺的盛宴，這也是橙花純露如此受歡迎的原因。

芬芳的橙花純露也被稱作橙花水，由小巧的苦橙花蒸餾而成。製作橙花精油和橙花純露有多麼費時費工，我是一直到親自幫忙採收橙花才知道。

採收橙花是一件非常辛苦的工作，因為採收工作只能以純手工的方式進行。

我在西西里島採收橙花時才驚訝地發現，製作橙花精油和純露竟然需要這麼大量的花朵。萃取一公升的橙花精油要這麼多鮮花！橙花很輕，將它們從樹上摘下來是一件很累人的事，這是一個彷彿永無止境的工作。而且苦橙樹的葉腋有時還有刺，採集橙花時要相當留意。這也解釋了為什麼橙花精油和橙花純露的價位這麼高。所以市面上經常出現仿冒的橙花精油和純露。

我們從清晨就開始採收。白色的橙花綻放在閃亮的綠葉間，更顯得純淨無瑕。我小心翼翼地摘下橙花，輕輕地放進籃子裡。橙花充滿活力的香氣將我團團包圍並湧進我的體內，我彷彿可以感覺到橙花的香氣在觸動我的靈魂、與之對話。我已經分不清這是真實的感覺還是幻覺。我覺得無比振奮，感到如癡如醉。這是橙花的感受還是我的感受？我試著趕上其他人的工作步伐，卻徒勞無功。我不斷停下手邊的工作嗅聞橙花，我已經被它愉悅的香氣征服了。我不可以再淪陷下去了，我要裝滿手上的籃子。但是身處在飄散美妙香氣的環境裡，我要如何辦得到？

苦橙可用於製作許多芳療和香水產品：苦橙的果皮可以提煉苦橙精油和苦橙純露；苦橙的葉片、枝條和未熟果則是苦橙葉純露和苦橙葉精油的原料；至於橙花則可以萃取橙花精油和橙花純露。

我一邊採花、一邊幻想著，手上的橙花做成純露和精油後會落到誰手上呢？或許是一個要考駕照的人，用橙花純露的香氣幫助他穩定緊張的情緒？或是一個有失眠困擾的人，有了橙花後終於能一覺到天亮？也可能是位母親，她用橙花純露安撫躁動的孩子？還是一位用橙花鎮靜心情、安穩入眠的產婦？或是一位刮完鬍子後、用橙花純露鎮定肌膚的男性？又或者是一位把橙花純露當性感香水的女生？

無論橙花純露最後落到誰手中，我相信它一定能為使用者帶來滿滿的喜悅和享受。想到這裡，我就做得更起勁了。

・植物百科

苦橙花、橙花、玳玳花

學名：*Citrus* x *aurantium, Citrus aurantium var. Amara*

芸香科（Rutaceae）

原產地

苦橙樹的原生地是中國。

市面上販售的橙花純露大多來自摩洛哥、南法、西西里島和葡萄牙。

外觀敘述

苦橙是高大的常綠喬木，高度可達 10 公尺，深綠色的葉子帶有光澤。開白色的小花，花朵香氣濃郁。圓形的果實兩端略微扁平，有厚厚的橘色果皮。苦橙的味道又苦又酸。苦橙可能是中國南方的柚子和柑桔的雜交品種。

使用部位

苦橙樹的花朵

蒸餾方法

蒸餾新鮮的花朵。如果只是要自用可以選擇乾燥花（藥草行就買得到）。雖然乾燥花的香氣和效果不如鮮花明顯，但是用起來一樣很舒服。市面上也買得到橙花純露。選購時請務必注意純露的品質，因為很多橙花純露都是仿冒的。

香氣

花香、甜美、清新、青澀、活潑有朝氣

成分

橙花純露含有沉香醇、香葉醇、苯乙醇等醇類及氧化物（資料來源：Golgemma）。

pH 值

4.1-5.2

根據蘇珊・凱蒂的說法，橙花純露的 pH 值越低，保存期限就越長。蘇珊・凱蒂測得的橙花純露 pH 值介於 3.8 至 4.5。

其中 pH 值 3.8 的橙花純露保存期限高達三年。

如果您的橙花純露 pH 值與本書標示的數值差異過大，有可能表示純露已經變質。有關 pH 值的討論請見 388 頁。

保存期限

橙花純露是相對穩定的植物純露，在理想的保存條件下能存放大約兩年。

・應用

使用方式

噴霧：室內空間、身體、枕頭；爽身噴霧、濕敷、薰香燈、擴香器、乳霜、隔離乳、泡澡。

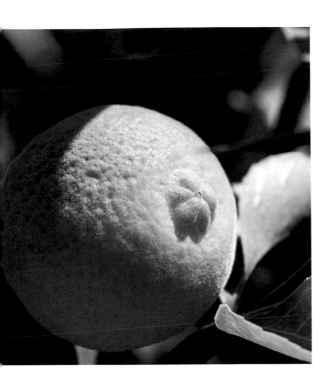

身，不僅通體舒暢又能提振心情，既芳香又兼具護膚的功效。您也可以服用橙花純露以緩解心裡的壓力與恐懼。具體做法是：一湯匙橙花純露兌一杯溫開水或花草茶，小口啜飲。建議劑量：每日一至兩湯匙。

因為不安、恐懼或更年期的情緒波動導致睡眠障礙時，可以用橙花純露噴灑枕頭和身體四周幫助入睡。您還可以調合橙花精油以加強橙花純露的效果。

使用限制

人體對橙花純露的接受度很高。目前為止沒有已知的副作用。如果您會暴露在太陽光下（包括人工日光浴），請勿在皮膚上使用橙花純露，否則可能會引發刺激。

心理效用

抗抑鬱、振奮、活化、鎮靜、放鬆、再生、提振心情

橙花純露具有強大的心理效用。橙花專治各式壓力症狀，如：失眠、緊張、情緒低落或頭疼。有考前焦慮、求職面試、害怕坐飛機或身體檢查、受驚嚇、歷經創傷等狀況，都可以用橙花純露緩解緊繃的情緒，幫助放鬆。您只需以橙花純露噴灑臉部即可（請記得閉上眼睛）。您也可以用橙花純露噴灑身體四周後呼吸吸入。您一定可以馬上察覺到效果。特別是在夏天用橙花純露噴灑全

甦醒	心情噴霧

橙花純露.................................6ml
檸檬純露.................................6ml
葡萄柚純露...........................12ml
薰衣草純露.............................6ml

將所有植物純露搖勻。

◊ 這是一款飄散迷人香氣的噴霧，帶有春天的清新花香，具有提振心情、抗憂鬱的作用。可當身體噴霧或加入擴香器中薰香。覺得「陰暗的冬天漫無止境」時，這款噴霧可以捎來春天的氣息，幫助使用者打起精神。

配方來源：珍妮・保，NECTARESSENCES創辦人

一覺到天亮	枕頭噴霧

橙花精油.................................4 滴
野生薰衣草精油.....................2 滴
甜橙精油.................................2 滴
橙花純露...............................20ml

取一噴霧瓶注入純露，滴入精油搖晃均勻。睡覺前噴在枕頭上，讓您一覺到天亮。

晨露	噴霧

伏特加	5ml
馬鞭草酮迷迭香	5 滴
檸檬馬鞭草精油	4 滴
葡萄柚精油	5 滴
橙花純露	45ml

——
將伏特加裝入噴霧瓶，滴入精油後搖晃均勻。加入橙花純露再次搖勻。

● 這款噴霧的氣味就如早晨般清新，能夠振奮身心。適合當身體噴霧、室內薰香，或外出時帶在身上以備不時之需。
當內心感到疲倦無力，這款噴霧能幫助您提振精神、感到身輕如燕。

精靈之水	產後噴霧

橙花純露	20ml
接骨木花純露	10ml
玫瑰純露	20ml

——
將配方中的純露裝入噴霧瓶中搖晃均勻。作枕頭噴霧使用。這款噴霧的香氣能美化心情、舒緩產後不適，讓您不知「產後憂鬱」是何物。

坐月子的後期我感到越來越憂鬱，每天都像是沒有陽光的冬日般陰沉。生產的辛苦、再加上睡得少，我已經耗盡體力。這時，我的朋友給我送來了這款產後噴霧。我一打開精靈之水，一股溫暖的花香就將我團團包圍。我馬上用這瓶珍貴的花水塗抹臉部、頸部和太陽穴，原本被冬日壟罩的心情竟逐漸消散，這是我生產後第一次忘記分娩的不適。之後我便經常使用這款噴霧，它明亮又美妙的芳香能賜予我力量。在這段過渡

期間，這款噴霧是我重要的精神支柱，直到我女兒的笑容取代了它。

——安娜‧加特，生物學家暨自然專家
橙花純露是很受歡迎的產後噴霧。它能幫助產婦和嬰兒放鬆，具有預防產後憂鬱的效果。您可以用橙花純露噴灑枕頭和身體周圍（單獨使用或調合其他植物純露皆可）。只要噴一兩下就能明顯改善室內的空氣及氣氛。

我們的兒童精神病房也用橙花純露。我們每天晚上都用橙花純露和薰衣草純露。

——蕾古拉‧魯道夫‧馮‧羅爾，
芳療師暨護理人員
芳香療法中的橙花純露和巴哈花精療法中的急救花精使用方法雷同。兩者可以互搭。

鎮靜噴霧	

橙花純露	20ml
香蜂草純露	10ml
巴哈急救花精	3 滴

——
將配方中的純露裝入噴霧瓶，再滴入巴哈花精搖晃均勻。這是一款急救噴霧，適合受驚嚇或情緒壓力大時使用。

● 橙花純露具有穩定的作用，能夠安撫過動、不安的兒童及哭鬧不休的嬰兒。建議的使用方法有：室內噴霧、枕頭噴霧或加入洗澡水中，請務必低劑量使用。蘇珊‧凱蒂、雪莉‧普萊斯及連‧普萊斯都表示，橙花純露能改善注意力不足過動症。

能量屬性
振奮、對生命充滿喜悅
橙花純露能有效清新、提振氛圍，是一種理想的室內噴霧，加入擴香器中薰香效果也很好。

生理效用

抗病毒、殺菌、解除痙攣、消炎

西班牙、法國和義大利應用橙花純露的傳統悠久，作為舒緩神經性心臟問題、循環系統疾病和睡眠障礙的良藥。針對以上症狀，可飲用橙花純露。建議劑量：一湯匙橙花純露兌一杯溫開水或花草茶（菩提花茶或檸檬馬鞭草茶）。請小口啜飲。

橙花純露非常溫和，就算是受刺激、發炎的肌膚也能直接使用。據說太陽王路易十四就因為過量使用香水導致皮膚過敏。最後唯有溫和的橙花純露能讓他愛怎麼用就怎麼用，也不會有副作用。

皮膚發炎或曬傷時，使用橙花純露可以起到消炎和舒緩的效果。您可以直接噴灑、塗抹純露在肌膚上，或使用毛巾濕敷。橙花純露具有消除緊繃和放鬆的作用，能有效幫助產婦分娩。放鬆肌肉的同時，還能緩解產婦害怕的情緒。

產婦已經陣痛好幾個小時，她的呼吸急促，狀況每分每秒都在變化。就在孩子已經冒出頭來的這一刻，她卻受不了了，因為實在太痛了，痛得她沒有力氣擠出孩子。我們用橙花純露和茉莉花純露薰香房間（比例是一比一）。側躺在床上的產婦漸漸放鬆下來，試著透過深呼吸緩解疼痛。茉莉花誘人的花香具有止痛的效果，橙花則能減輕恐懼感。小嬰兒的頭漸漸出來了。我靈機一動，往孕婦的會陰部噴灑橙花和茉莉花純露（當然我也用了會陰按摩油）。我的腦海浮現了這個景象：純白的橙花溫柔地迎接這個孩子來到人間。孩子出生後，孕婦的會陰完好如初。

——嘉布里爾·摩瑟，助產士

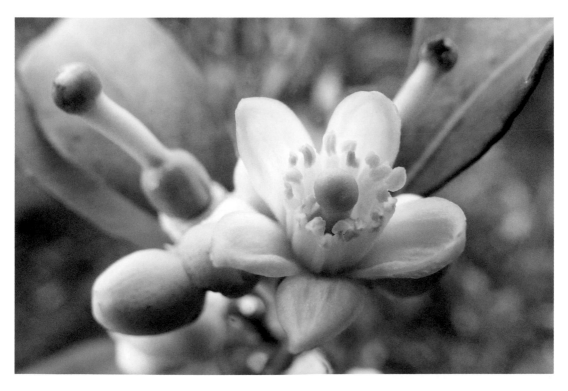

護理領域

　　橙花純露的香氣具有鎮靜和穩定的功效，適合害怕、不安和疲憊的病人使用。

　　看診前或看診後使用橙花純露能減輕恐懼的心情。

　　我們曾經用橙花純露治療一位四十多歲的女患者，她有自殘的傾向。她自殘的狀況在住院期間有明顯的改善。雖然自殘的情況一再出現，但是每次的嚴重度都有所減輕。我們將橙花純露交給她，她可以自行決定什麼時候噴橙花純露到胸口、頸部和臉上。

　　——蕾古拉‧魯道夫‧馮‧羅爾，
　　　　　　　　芳療師暨護理人員

　　我用橙花純露治療一位不寧腿症候群的女患者，她有自殘的傾向。她很躁動不安，而且會傷害自己。我通常在晚上給她喝橙花茶，再用橙花純露薰香病房。

　　——阿蒂娜‧馬蒂，殘疾人士照護員

　　我會讓特別不安、害怕的病患使用橙花純露。病患的接受度都很高。如果我知道某位臨終的病人喜歡橙花，我會特別用橙花純露照顧他。

　　——瑪蒂娜‧森，安寧照護中心護理部門

　　當病患陷入焦躁不安的情緒時，我們會用橙花純露薰香室內空間。我們還會在橙花純露中加幾滴苦橙葉精油。

　　——瑪雅‧多尼，安寧照護中心管理部門
　　橙花純露治療紅腫、發炎肌膚的功效也很棒。它能同時護理心靈和肌膚。

寵物

　　橙花純露能緩解寵物緊張的情緒，很適合在帶寵物去看獸醫前使用。只要在寵物周遭噴灑幾下純露就能起到穩定情緒的作用。

身體保養
收斂、消炎、舒緩肌膚、冷卻、再生

　　身為天然保養品及芳香療法領域的先驅，保羅‧羅韋斯地教授指出，住在精油產地附近的婦女皮膚狀況都很好，因為她們都用蒸餾過程產出的植物純露洗臉。這個現象在永久花精油和橙花精油的產地尤其明顯。羅韋斯地教授稱橙花純露為 Aqua Nanfa，這是橙花純露的古阿拉伯名。

　　橙花純露是最受人們喜愛的化妝水之一。可用於保養、清潔肌膚，或在一天當中隨時為肌膚補水。橙花純露適合所有類型的肌膚使用。如果您的肌膚乾燥、敏感、易發炎，使用橙花純露可以達到鎮靜的效果。失去彈性的熟齡肌也可以從橙花純露獲得滋養。橙花純露可謂是皮膚的「心靈雞湯」。

　　橙花純露也適於護理油性肌膚。有面皰困擾的使用者可以用橙花純露緩和、鎮靜肌膚。具有收斂效果的橙花純露還能幫助眼睛消腫，可用於濕敷雙眼。有蛛網紋的人也能選擇橙花純露保養肌膚，推薦的使用方法有臉部化妝水、濕敷、乳霜和隔離乳。

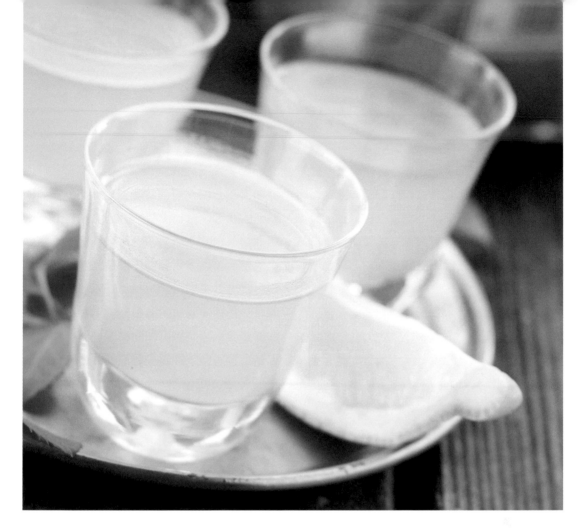

傾城傾國	美容液

橙花純露..............................20ml
玫瑰純露..............................20ml
香桃木純露.......................... 10ml
——
將植物純露裝進噴霧瓶中搖晃均勻。混合
了香桃木及玫瑰花的橙花純露具有活化、
滋養和再生的功效，是一款獨一無二的美
容水。作爽身噴霧使用時，其清新怡人的
香氣將為使用者帶來滿滿的活力。這款配
方是身體和心靈的美容液。

您也可以用橙花純露調製乳霜，不管是
失去彈性的熟齡肌或是年輕肌膚都適合使
用。

擁有清新花香的橙花純露是迷人的天然
香水。它是許多香水不可或缺的原料，不少
經典的古龍水都含有橙花。

廚房料理

南義大利、西班牙、摩洛哥和中東常以
橙花純露入菜。西西里島人會用橙花純露做
復活節蛋糕，摩洛哥人用橙花純露製作點心
和水果料理。中東的烤麵包、甜點、雞肉料
理和手抓飯也經常用橙花純露調味。

奶類飲料、檸檬汽水、餅乾、巧克力和
甜點都適合用橙花純露調味。杏仁糖搭上橙
花純露和玫瑰純露後風味會更豐富、更有層
次。著名的義大利檸檬甜酒加了橙花純露
後，滋味將更細緻、獨特。

橙花純露的香氣相當濃郁，調味時要注
射劑量，不要下手過重，否則食物的香氣會
被蓋住。

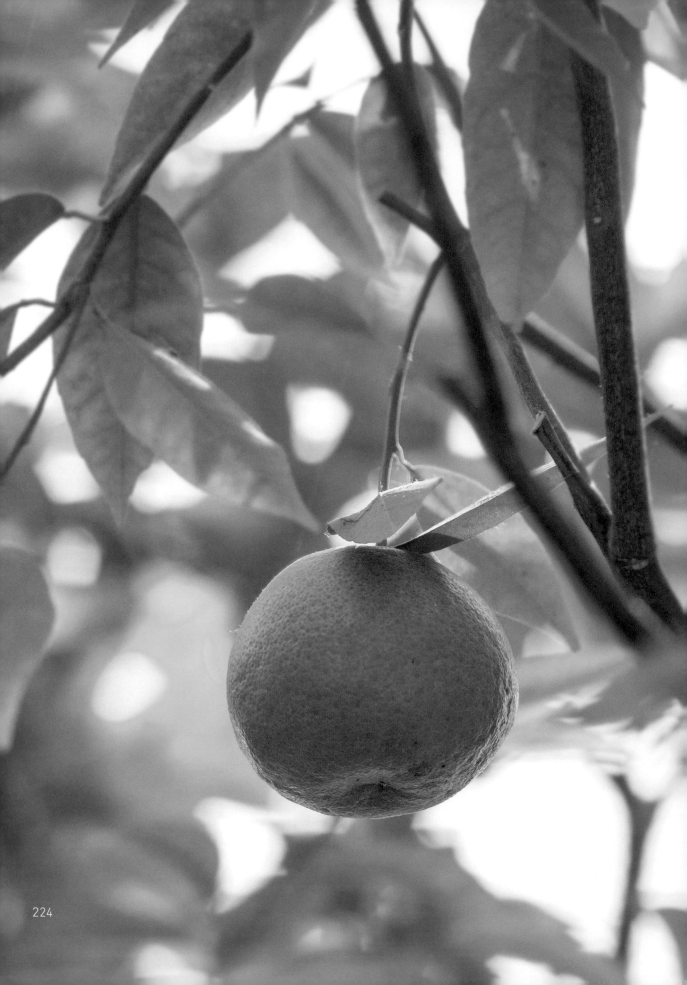

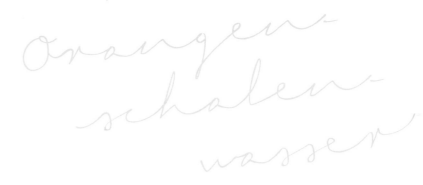

甜橙純露

・笑對人生

天還沒亮我們就出發去採甜橙。因為西西里島的白天很熱。在曙光的照射下，樹上的甜橙也跟著一閃一閃地發亮。埋藏在深綠色葉子中的甜橙看起來就像無數顆小行星。我們的精神為之一振，開始一顆接著一顆的收成甜橙。當甜橙果皮上的露水被陽光蒸散，整個山谷瀰漫了一股甜橙。這個過程就像蒸餾，我們一邊採收甜橙，心情也一邊跟著被蒸餾著。一種對生命的喜悅就這麼被喚醒了。

——妮爾·特琳，農婦，西西里島

昨天妮爾給我們帶了一箱西西里島的新鮮甜橙。箱子裡的甜橙又圓又大，散發著亮麗的光澤對著我們微笑。我們把果皮削下來放入蒸餾器蒸餾。蒸餾器裡的果皮在水裡沸騰、舞動著，不久後整個房間就瀰漫在一股溫暖、愉快的果香中。「笑對人生」甜橙這麼呢喃著。

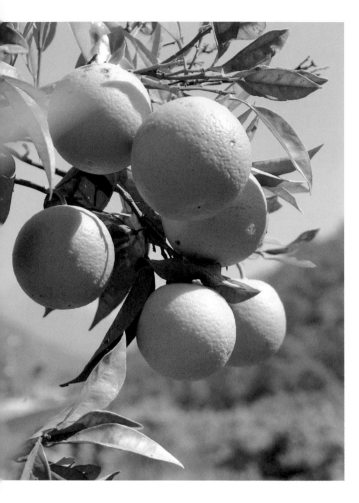

·植物百科

甜橙、甜橙

學名：*Citrus x sinensis*、*Citrus aurantium var. dulcis*

芸香科（Rutaceae）

原產地

甜橙原產自中國，是柑桔和柚子雜交後的品種。甜橙的德文名 Apfelsine，原意為「來自中國的蘋果」。味道香甜的甜橙於 15 世紀被引進歐洲。目前甜橙的主要產區是巴西、美國、以色列、西班牙、西西里島及西印度群島。巴西是世界上最大的甜橙生產國。

外觀敘述

甜橙是常綠喬木，高度可達 10 公尺，有圓形的樹冠。全緣的葉片為披針形。開白花，有花梗，花朵單生在葉腋，或簇生在樹梢。

使用部位

新鮮的甜橙果皮。尤其是冬季採收的甜橙，因為冬天的甜橙精油含量最高。把橘色的果皮刮下來，盡量不要刮到白色的內皮。這樣蒸餾出的純露香氣會更細緻。請使用有機、未上蠟的甜橙。以慣行農法栽種的甜橙通常會上蠟或施用防腐劑。剩下的果肉去皮後仍可食用，亦可連皮榨成果汁飲用。

蒸餾方法

蒸餾新鮮的果皮，請盡量選在冬季蒸餾。蒸餾的過程會產生精油，精油會浮在水面上。如果您打算用甜橙純露來護理肌膚，最好吸除純露表面的精油，因為精油會刺激肌膚。蒸餾甜橙的過程基本上很和緩、平穩。蒸餾好的甜橙純露需要一段時間熟成，香氣方能更圓潤。您可以試著自行蒸餾甜橙純露，也有市售。

香氣

溫暖、香甜的果香

成分

甜橙純露的成分尚待鑑定。甜橙精油含有沉香醇、α-松油醇與香葉醇（參考資料：Franchome, Pénoel 1990）。

pH 值

4.4-4.7

保存期限

六至八個月

‧ 應用

使用方式

噴霧：身體周圍、枕頭；隔離乳、凝膠、乳霜、濕敷、薰香燈、擴香器、泡澡、按摩、口服。

使用限制

在少數情況下，甜橙純露會發生光敏反應進而刺激肌膚。塗抹甜橙純露後兩小時內不要讓肌膚直接曝晒在太陽光下（包括人工日光浴）。使用前請先進行肌膚測試。

孕婦、嬰兒及幼童請勿飲用甜橙純露。

心理效用

抗抑鬱、舒心、消除恐懼、放鬆、協調、振奮、提振

甜橙的香氣人見人愛，而且特別深受兒童的喜愛。甜橙是全世界最受歡迎的香氣之一。科學研究指出，甜橙可以刺激我們腦中的松果體分泌褪黑激素。褪黑激素具有抗憂鬱的作用，其分泌受光線明暗影響。甜橙純露具有刺激和振奮的效果，能幫助情緒低落、憂鬱、悲傷、失去動力的使用者找回內心的平衡。甜橙純露還能緩解壓力、恐懼、緊繃和睡眠障礙。用甜橙純露噴灑枕頭有助於使用者入眠。根據漢斯‧哈特教授（任教於德國波鴻魯爾大學）發表的博士論文，甜橙的香氣能幫助人們進入甜蜜的夢鄉。

甜橙更是候診間的理想香氣。一項針對牙科候診間的研究指出，用甜橙和薰衣草薰香有助於緩解病患害怕的心情。您可以單獨使用甜橙純露或調合薰衣草純露一起薰香，建議使用方法：室內噴霧或擴香器。

無論是在家或出門在外，只要出現上述各項困擾，都能使用甜橙純露緩解不適，具體做法：以甜橙純露噴灑身體四周或枕頭。

甜橙純露具有安定心臟和循環系統的功效。建議施作方法：調合甜橙純露和香蜂草純露，噴灑或塗抹在心臟四周。

甜橙純露特別適合搭配花香或香料香。搭配的純露和精油不同，發揮的功效也不同：

→放鬆、溫暖、辛香：安息香、豆蔻、肉荳蔻、零陵香豆、香草、肉桂
→陶醉、花香：茉莉花、依蘭、玫瑰草、玫瑰
→激發對生命的喜悅、抗抑鬱：葡萄柚、香草、檸檬馬鞭草
→清新花香：薰衣草、快樂鼠尾草、橙花
→森林氣息：道格拉斯冷杉、銀冷杉
→踏實、泥土氣息：沉香、花梨木、岩蘭草、紅杉
→舒緩心情：香蜂草、玫瑰

能量屬性

喜悅、歡樂

散發怡人果香的甜橙純露可以提振空間的氣氛，為使用者帶來歡樂、輕快和創造力。甜橙純露不僅是居家的好夥伴，更是創作者的繆思女神。

酒精（乙醇 96%）.............................3ml
花梨木精油.....................................9 滴
零陵香豆原精 20%（酒精）...........8 滴
甜橙純露.......................................45ml

將酒精裝入噴霧瓶，加入花梨木精油和零陵香豆原精混合均勻。加入甜橙純露後再次搖晃均勻。

可作室內噴霧或加入擴香器中薰香。這款配方的香氣非常濃郁。

● 這款配方的香氣溫暖又柔和，能為空間營造出一股安全、放鬆的氣氛。其和諧的芳香是居家不可或缺的元素。

生理效用

抗菌、殺菌、消除脹氣、解除痙攣、消炎、促進消化

* 消化

如果您的消化問題伴隨痙攣、身體沉重或情緒低落等狀況，飲用甜橙純露有助於緩解上述不適。建議飲用劑量：每日一到兩茶匙，加入溫開水或花草茶（檸檬馬鞭草茶、甜茴香茶或菩提花茶）稀釋後飲用。甜橙純露還具有開胃的效果。

笑開懷	按摩油

甜杏仁油......................................10ml
聖約翰草浸泡油............................5ml
八角甜茴香精油............................1 滴
橙花精油.......................................3 滴
羅馬洋甘菊精油............................1 滴
甜橙純露.......................................15ml

將所有原料裝進有壓頭的瓶子後搖晃均勻。使用前請搖晃均勻，直到內容物形成乳液般的質地。

● 這是一款溫暖的芳香按摩油，能深層放鬆身體和心靈，促進身心健康。這款配方能有效改善消化問題、緊張、壓力、焦躁和低落的情緒。使用方法：取一至兩茶匙的按摩油輕柔按摩腹部。也適於腳底按摩，具有鎮靜和放鬆的效果。
這款按摩油的保存期限約一週。

這款按摩油的質地很舒服。按摩的過程很順暢，吸收效果也很好。

—— 娜·尚克，物理治療師

* 淋巴

甜橙純露還有排毒的效果，可刺激淋巴循環，有助於消除水腫：調合甜橙純露和基底油（如甜杏仁油或杏桃核仁油）製成隔離乳或凝膠，以塗抹、濕敷或按摩的方式使用。想增進淋巴循環，可以 2 比 1 的比例調配甜橙純露和月桂純露塗抹各部位。

護理領域

甜橙純露也適合應用在護理領域。它能提振病房的氣氛、舒緩害怕的情緒、緩解睡眠障礙。除此之外甜橙純露還有輕微的殺菌效果。調合道格拉斯冷杉純露或精油一起使用，可驅除病房裡難聞的氣味。

身體保養

收斂、活絡、消炎、調理

甜橙含有的有效成分可以刺激肌膚新陳代謝，達到活化肌膚的作用。甜橙純露具有調理和緊緻的功能，可用於治療橘皮組織，活絡疲弱的結締組織。對此，您可以單獨使

用甜橙純露，或調合其他植物純露和精油。
使用方法：身體噴霧、隔離乳、凝膠或加入
按摩油。

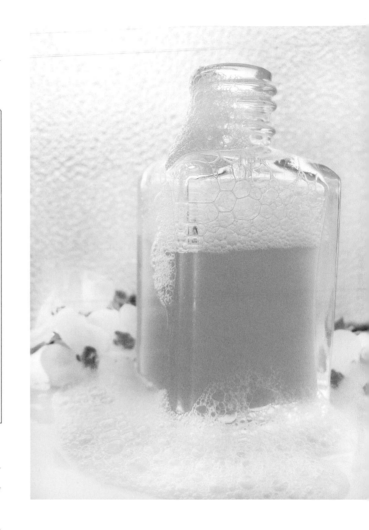

| 橙之戀 | 沐浴凝膠 |

甜橙純露...50ml
銀冷杉純露或道格拉斯冷杉純露 40ml
肥皂片(無香料) ....2-3 茶匙
關華豆膠.................................... 1 刀尖
沙棘果油.................................... 3 滴
—
將配方中的植物純露裝入有旋轉蓋的玻璃
罐中。加入肥皂片攪拌，直到肥皂完全溶
解為止。加入關華豆膠和沙棘果油。將所
有原料搖晃均勻後，裝入有壓頭的容器。
這款沐浴凝膠的使用期限約六週。

◆ 這是一款散發水果和森林香氣的沐浴凝
   膠，擁有美麗的橙色。適用於沐浴或洗手。
   具有溫和的清潔力和滋潤肌膚的效果。

　　這款沐浴凝膠不僅聞起來很香、用起來
也很舒服。洗完澡後也不用再塗乳液，因為
這款配方真的非常溫和又滋養肌膚。

　　　　　——曼諾拉・薛爾茲，流行設計師

廚房料理

　　甜橙純露可以為料理增添香甜的水果氣
息。適合搭配甜橙的料理有：甜點、冰淇
淋、烤麵包、檸檬汽水、非酒精飲料、各式
夏日涼飲和紅茶。

　　除了甜橙的果皮，以下植物的果皮也適
合蒸餾純露：柑橘、克里曼丁紅橘、葡萄
柚、檸檬和枸橼。

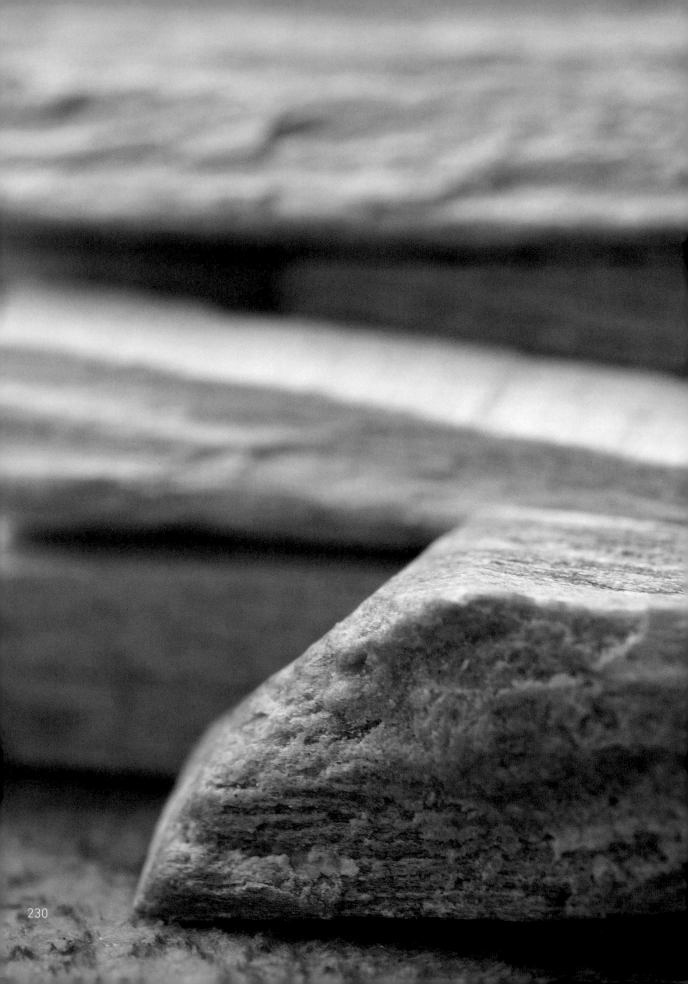

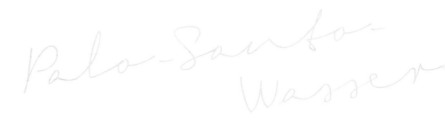

祕魯聖木純露

‧聖木的綿延香氣

樹木是神聖的。它教導我們生命最初的定律。

——赫曼‧赫塞

　　我第一次聞到秘魯聖木的香氣是在厄瓜多的加拉巴哥群島。這裡是聖木的原生地。身為嚮導，我和其他人一起來這追尋著名自然科學家查爾斯‧達爾文的足跡。達爾文1835年時曾來過這考察。

　　我的香氣筆記本裡有一段名為「秘魯聖木」的文字：「我們越過一片熔岩地，穿過一片小樹林。光禿禿的樹皮閃著銀灰色的光，熾熱的太陽穿透枝枒，頭上是一片明亮的藍天。我們被一股難以言喻的怡人香氣包圍，這股香氣來自周遭的樹木。那是一種帶有香脂味、又帶有木頭香的氣味，甜甜的、淡淡的，讓人不禁肅然起敬。這股香氣彷彿可以安定人心，帶來安全感。我們宛如置身在一片神聖的樹林。這實在是太令人匪夷所思了：這些神秘的樹看上去光禿禿的，彷彿枯萎似的，竟然能散發這麼濃郁的香氣。它們就像生命之樹，佇立在偏僻的加拉巴哥群島

上，在嚴苛的自然環境裡成長茁壯。

　　我們默默地在樹林中前進。一股寧靜、祥和的感受油然而生，我們忽然頓悟了為何這種樹被稱作『Palo Santo（聖木或聖樹）』。

　　不知道達爾文當年是不是也有同樣的感受？香氣是沒有時效的。香氣是一種無形的存在，是一種魔法，總是在意想不到的時候將我們團團圍住。無論是過去或現代，香氣總能觸動我們的靈魂。」

　　秘魯聖木是珍貴的樹種。它在南美洲有悠久的民族植物學傳統。數千年以來，當地的印地安人將其視為珍寶，富含樹脂的聖木、樹皮和樹葉不僅被用於宗教儀式和清潔儀式，更是治病的藥材。直到現代，秘魯聖木在南美洲依然被視為萬用仙丹。人們會用秘魯聖木製茶或薰香，治療消化不良、哮喘、支氣管炎等症狀，或增強抵抗力。

據說秘魯聖木還能阻擋不祥、負面的能量和病氣。許多南美洲人都深信秘魯聖木具有神奇的力量。

我第一次聽聞聖木的大名是在南美洲。我請一位當地的友人帶我去拜訪藥草專家。他帶我到厄瓜多的一個市場，我向一位販售藥草的婦女買了聖木屑，並打聽聖木的功效。回到家後我便著手試驗。我先用這些木屑薰香。秘魯聖木的香氣具有強大的鎮靜和放鬆效果。由於在室內、病房或醫療場所不能隨意薰香，我便蒸餾木屑製作聖木純露。令我驚訝的是，只要一點點木屑就能蒸餾出香氣四溢的聖木純露。整個房間彷彿都沐浴在聖木林中。

・植物百科

祕魯聖木、神聖之樹。

學名：*Bursera graveolens*

橄欖科（Burseraceae）

原產地

南美洲。秘魯聖木的木屑、木塊、精油和純露大多來自秘魯和厄瓜多。

外觀敘述

秘魯聖木是高度約 15 至 20 公尺高的落葉喬木，生長在熱帶旱林。樹皮為銀灰色或紅色，樹枝蜷曲多節、多開叉。開白色花，葉子為淡綠色。聖木的木頭堅硬、強韌且富含樹脂。這種樹能適應極端的乾燥氣候。

秘魯聖木在其原產地（尤其是秘魯和厄瓜多）已經瀕臨絕種。濫伐和氣候變遷是秘魯聖木瀕危的主要原因。聖木是高品質的建材、家具木材和薰香木材，所以非常搶手。

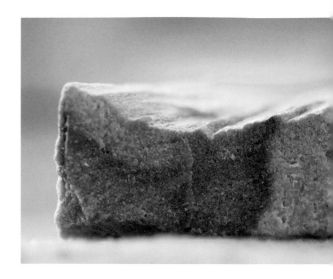

人們常常忽略相關的保護措施。市面上販售的聖木木頭、精油和純露理應來自永續發展的林業。

使用部位

乾燥的木頭（木屑）

蒸餾方法

蒸餾聖木木屑。蒸餾前先用熱水澆灌木屑，浸泡數個鐘頭後，再蒸餾浸泡木屑的水。整個蒸餾的過程很緩慢。您可以自行蒸餾聖木純露。不過，也有市售。

香氣

溫暖綿延的木頭香和樹脂香，帶有細膩的柑橘和椰子香氣。

成分

聖木純露的成分尚待鑑定。

pH 值

5.9-6.2

保存期限

至少 1 年

・應用

使用方式

噴霧：室內空間、身體、枕頭；薰香燈、擴香器、濕敷、凝膠、乳霜、隔離乳、爽身噴霧

使用限制

人體對聖木純露的接受度很高。在少數情況下，敏感肌的人使用聖木純露可能會發生過敏反應。因此建議您使用前先進行肌膚測試。請勿飲用聖木純露。

心理效用

消除恐懼、鎮靜、平衡、增強自信、帶來寧靜及安全感

心理壓力大時使用聖木純露能夠穩定心情、恢復平衡。

聖木純露有助於緩解憂鬱、創傷和恐慌。如果您因為恐懼和不安睡不好，使用聖木純露有助於安眠。到醫院做檢查前使用聖木純露能夠安定情緒。建議施用方法：直接以聖木純露噴灑身體周圍、室內環境和枕頭。您也可以用聖木純露調製乳霜塗抹太陽神經叢，此法具有放鬆的功效。

一場大火燒毀了我們家的餐廳，那段日子真的很難熬。二月中旬我收到你寄來的聖木純露，我每天都用它噴灑臉部和雙手一到兩次，持續了整整四週。聖木純露的香氣溫和又綿延。它幫助我走過這段困難的時期。它治癒了我，幫助我從黑暗回到光明。真多虧有它。

——漢娜·比約克·拉格納多提爾，
特殊教育教師，冰島

我很喜歡用植物純露進行心理治療，因為它的效果溫和、細膩又微妙。根據我的經驗，大部分的情況下病患都無法分辨出空氣中的氣味，他們的想像也因此更天馬行空、充滿個人特質。植物純露影響的不只是病患，也影響了我。

——安格拉·英希爾西，
精神疾病和心理治療師

能量屬性

安全感、療癒、尊嚴、庇護

祕魯聖木的香氣既撫慰又舒緩，能夠療癒內心世界。使用者會有一種受保護的感覺。聖木純露適合當噴霧使用，無論是人、動物、空間或物品都能用聖木純露淨化能量。

神聖的空間	能量淨化噴霧

酒精（乙醇 96%）..........................1ml
保加利亞玫瑰精油.........................1 滴
乳香精油......................................3 滴
聖木純露......................................50ml
——

· 將酒精裝入噴霧瓶，滴入精油後搖晃均勻。注入聖木純露，再次搖勻均勻。

♦ 這款配方的香氣溫暖、柔和又綿延，具有穩定和療癒的效果。乳香和聖木這兩種神聖的植物對心理有強大的療效，搭配上玫瑰和諧的香氣更是相得益彰。
使用方法：身體噴霧、空間噴霧或加入擴香器中薰香。這款珍貴配方的香氣能夠營造安適、充滿靈性的氣場。因為它能打造神聖的氛圍，所以也適合用於淨化空間磁場。這款配方同樣適用於醫療場所。而且只要一點點就能發揮絕佳的效果。

祕魯聖木純露

233

開會前後清淨空間的不二選擇。聖木純露能營造潔淨的氛圍,「讓空氣變得純粹」。

——安格拉‧英希爾西,
精神疾病和心理治療師

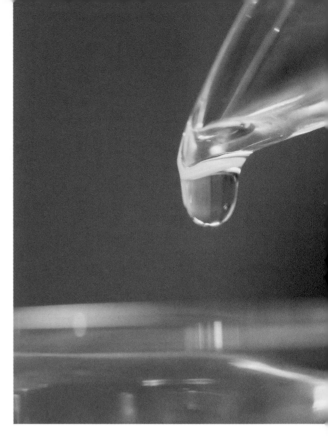

生理效用

抗菌、抗病毒、促進血液循環、消炎、溫暖、增強免疫力、鎮痛

* 關節與肌肉

秘魯聖木在其原產地是專治肌肉疼痛和關節痛的良藥。人們非常珍視秘魯聖木鎮痛的功效。有關節痛、關節炎、肌肉發炎、肌肉痠痛或痙攣的狀況,都能用聖木純露噴灑患部,以達到溫熱及鎮痛的效果。其他的使用方法還有:濕敷或製成乳霜和凝膠。

* 感冒症狀

聖木純露能夠緩解感冒症狀,如消除痰液、深化呼吸。使用方法有:身體噴霧、吸入法、薰香燈或擴香器。您可以單獨使用聖木純露,或是搭配其他合適的純露及精油。

* 頭痛

聖木純露具有解除痙攣和放鬆的功效,能緩解頭痛和偏頭痛,可作身體噴霧或枕頭噴霧使用。裝入滾珠瓶中隨身攜帶,感到頭疼和緊繃時塗抹在額頭及太陽穴上。

護理領域

聖木純露在護理領域亦發揮卓越的功效。近年的研究指出,聖木純露的心理效用是所有植物純露中數一數二的。研究也證實,聖木純露的療效甚至比聖木精油更顯著。聖木純露不僅能用來護理身體、用於緩解肌肉和關節疼痛,還能對人類心理發揮強大的平衡功效。感到情緒緊繃時(如恐懼、不安、恐慌、沒有安全感、受驚嚇),就是使用聖木純露的絕佳時機。

聖木純露比較不適合兒童使用。因為大多數的兒童不喜歡聖木純露的氣味。比較適合兒童使用的植物純露如下:玫瑰、橙花、接骨木、薰衣草、菩提及柑桔。

如果病患的狀況比較棘手我們會使用聖木純露,但是這招在小孩身上行不通,因為孩子不喜歡聖木的味道。於是乎護理人員只好自己用:進入病房前,他們會把聖木純露灑在衣服上。事實證明這麼做是明智的,聖木純露顯然發揮了它安定的功效,也緩解了孩子的壓力和情緒。

——蕾古拉‧魯道夫‧馮‧羅爾,
芳療師暨護理人員

聖木純露也能陪伴安寧病房中的病人、家屬和護理人員,給予支持和慰藉。

在我們的照護中心，當病患感到焦躁不安時，我們會先給他用聖木純露，而不是藥物。患者冷靜下來後，我們才有辦法了解他不安的原因是什麼。如果不安是因為疼痛，我們當然會讓病患服用止痛藥。如果是其他原因導致恐懼不安，通常只要用聖木純露就夠了，不需要再使用其他鎮定劑。當使用者陷入負荷、壓力的狀態，聖木純露能發揮穩定和平衡的功效。我常常會在口袋放一瓶聖木純露噴霧，以安撫情緒緊繃的家屬。身為安寧病房的護理人員我們常常遇到類似的沉重狀況。就連我們自己也會用聖木純露來穩定心理。我還會用下面這款乳霜保養肌膚、塗抹胸口和太陽神經叢。

——瑪蒂娜·森，安寧照護中心護理部門

聖木乳霜	
蜂蠟	2 克
甜杏仁油	15ml
羊毛脂（脫水）	5 克
可可脂	2 克
聖木純露	20ml

製作方法請參見 49 頁基礎配方 1。

身體保養

消炎、再生、清潔、調節油脂分泌

聖木純露適合用來保養不潔、油膩和血液循環不佳的肌膚。它能修護肌膚，發揮活化和抗老的效果，並有助於改善面皰。聖木純露是熟齡肌的高級美容水。當臉部化妝水使用時，您可以將純露直接噴灑在臉部，或浸濕棉球後以棉球輕輕按摩肌膚。將聖木純露製成乳霜使用效果更佳。

心靈補藥	面霜
蜂蠟	4 克
羊毛脂（脫水）	10 克
可可脂	4 克
杏桃核仁油	5ml
摩洛哥堅果油	10ml
小麥胚芽油	15ml
蜂蜜	1 茶匙
聖木純露	40ml
安息香	3 滴
小花茉莉原精	1 滴

（溶劑萃取或二氧化碳萃取）
—
製作方法請參見 49 頁基礎配方 1。

● 這款面霜具有滋養和再生的功效，適合乾燥、失去彈性的肌膚或熟齡肌使用。
這款配方既能滋潤肌膚亦能撫慰心靈。
配方來源：曼諾拉·薛爾茲，流行設計師

護髮噴霧	
聖木純露	45ml
山茶花籽油	1ml

—
將聖木純露裝入噴霧瓶，加入山茶花籽油後搖晃均勻。使用前請搖晃均勻。

● 將噴霧噴灑在乾髮或濕髮上。聖木純露和山茶花籽油會輕柔地包覆秀髮給予保護，為秀髮帶來光澤，並滋養乾燥、受損的頭髮。這款配方散發溫暖的香脂氣息，護理秀髮的同時，也呵護內心。

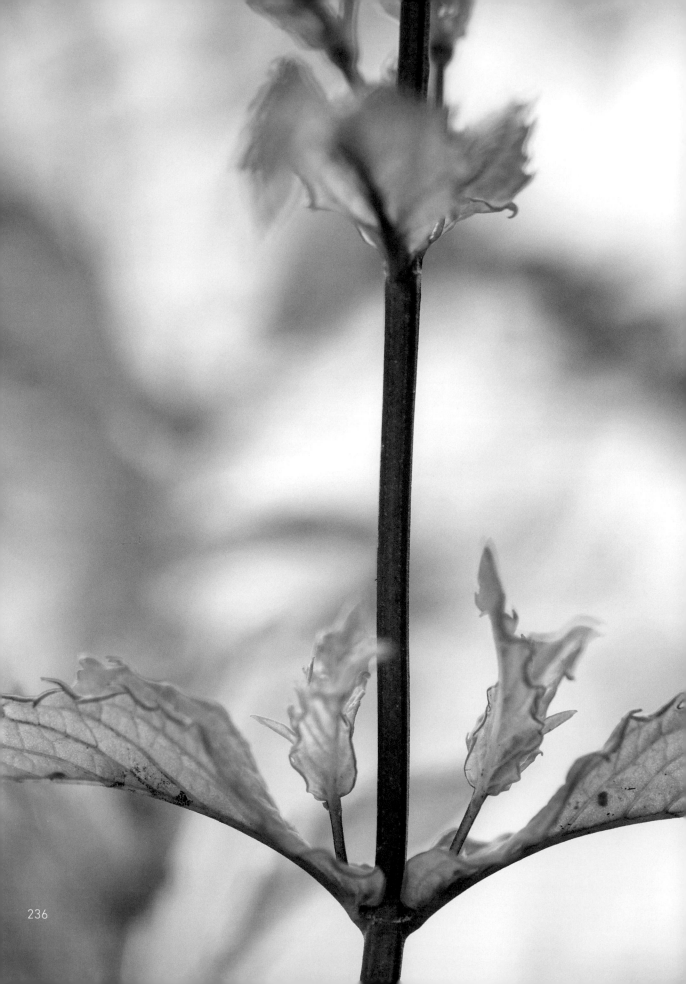

胡椒薄荷純露

・清涼振奮

　　胡椒薄荷是植物界捎來的清新問候。它為我們帶來通體舒暢的清涼感受。無論是城市的炎熱夏季、被堵在塞車的車陣、於烈日當頭下健行、或是在擁擠的商店中排隊⋯⋯只要我們感到悶熱和疲倦，胡椒薄荷總能幫助我們喘口氣。胡椒薄荷純露用起來清涼又舒暢，是可靠的植物純露，您可以將純露噴灑在臉部、頸部、室內空間、塗抹疲倦的雙腿、或是搭配礦泉水調製清涼的飲品。胡椒薄荷純露是人們最常使用的植物純露之一。

　　胡椒薄荷純露的原料是胡椒薄荷。但是薄荷的種類足足有 2000 多種。據推測，胡椒薄荷是在 300 年前由野生的水薄荷和綠薄荷自然雜交而成。如果您想深入了解胡椒薄荷，如薄荷的相關故事、種植方法和應用等，那麼我很推薦您參觀位於德國上巴伐利亞艾歇瑙的薄荷博物館，或是到香草植物園走走，那裡的薄荷品種多到讓人目不暇給。

　　我特別喜歡摩洛哥薄荷（學名：*Mentha viridis nana*），這種薄荷又叫娜娜薄荷。摩洛哥薄荷兼具清新的薄荷香和甜美的溫馨氣息。我也很喜歡檸檬薄荷（學名：*Mentha citrata*）的清新水果香。有些薄荷品種含有大量薄荷醇，味道非常濃烈，甚至有點刺鼻，例如胡椒薄荷、日本薄荷和巴伐利亞胡椒薄荷。這些植物都有強大的冷卻效用。某些薄荷醇含量低的薄荷品種蘊含水果或花朵的香氣，刺激性低、效果溫和，反而具有放鬆和平衡的作用。

　　綠薄荷是取代胡椒薄荷的另一個選擇，雖然綠薄荷的薄荷醇含量低，卻依然保有溫和的清涼效用。不過究竟哪一種薄荷適合什麼樣的應用，這個問題尚待深究。幾乎所有能在香草植物花園找到的薄荷品種都可以用於萃取純露，您不妨多方嘗試。

薄荷的薄荷醇會選擇性地刺激負責感受寒冷的神經末梢。所以薄荷激發的寒冷感受其實是一種錯覺，我們可以說是被薄荷牽著鼻子走。我們覺得加了薄荷的東西用起來很清涼，事實上這些東西本身一點都不涼。

漢斯・哈特教授如此描述胡椒薄荷的作用：「含有薄荷醇的胡椒薄荷具有極佳的冷卻效果。我們的大腦雖然接收三叉神經細胞的電氣信號，卻無法分辨刺激神經細胞的是寒氣還是薄荷醇，畢竟大自然的創造力沒有豐富到為每一種感覺都發展出獨立的接受器。」

除了神奇的清涼效果，胡椒薄荷還有其他廣為流傳的效用。公元前 16 世紀的古埃及醫學莎草紙埃伯斯紙草卷就已經將胡椒薄荷列為藥用植物。從那時候起，胡椒薄荷就被視為藥用植物和香料，成為人類文化史中的不可或缺的一員。即便到了現代我們依然倚重它的功效。胡椒薄荷甚至被選為 2004 年的年度藥用植物。

就如其他香草植物和藥用植物，胡椒薄荷被製成許多傳統和現代的製劑。比如說著名的奇蹟之水就含有胡椒薄荷。眾多保養、衛生產品也添加了薄荷香，特別是牙膏。除了這些添加胡椒薄荷的產品和配方，光是使用胡椒薄荷純露本身就是清新、純粹的享受。

・植物百科

胡椒薄荷、薄荷

學名：*Mentha x piperita*

唇形花科（Lamiaceae）

原產地

胡椒薄荷原來是一種野生植物，但是現在很少有野生的胡椒薄荷。世界各地皆有栽種胡椒薄荷。人們最常栽種的胡椒薄荷是英國薄荷，又名米契爾胡椒薄荷（*Mitchum-Minze*）。

外觀敘述

胡椒薄荷是多年生草本植物，高度約 30 至 90 公分。葉子十字對生，葉形長，莖為四方形。帶有葉柄的葉子為鋸齒緣。開紫色花，輪傘花序，花期在七至九月。胡椒薄荷喜歡半遮蔭但陽光充足的生長環境。

水薄荷、歐薄荷和土薄荷是德國原生的野生薄荷，這幾種薄荷的香氣比較沒那麼濃烈。

使用部位

薄荷植株，請選在植物已結花苞、但未開花時採收，新鮮、風乾或乾燥的植株皆可。僅用胡椒薄荷上三分之一部蒸餾出的純露品質最佳。這個規則適用所有唇形花科植物的葉片。

如果您使用的是新鮮採收的胡椒薄荷，請於蒸餾前先將原料靜置數小時使其風乾。您也可以使用乾燥（全乾）的胡椒薄荷蒸餾純露。採收胡椒薄荷的最佳時機是上午（接近中午時分）。請將乾燥的胡椒薄荷葉保存在密封的環境以免香氣散失。只要保存條件得當，乾燥胡椒薄荷的香氣能夠維持數個月之久。

蒸餾方法

蒸餾切細後的植物原料。乾燥的薄荷葉會吸收大量水分。蒸餾過程中請務必注意蒸餾瓶中的水量是否足夠。建議您蒸餾前先在乾燥的胡椒薄荷上噴一點水。

蒸餾乾燥的胡椒薄荷可以萃取出較多的

精油。如果您選擇的原料是新鮮或稍微風乾的胡椒薄荷，蒸餾出的純露會比較溫和，並飄散一股淡淡的花香。為了避免植物原料和銅發生化學反應，建議您不要使用銅製蒸餾器，而是改用玻璃蒸餾器蒸餾胡椒薄荷純露。您可以自行蒸餾胡椒薄荷純露，也可以到商店購買。

香氣

薄荷香、清新的青草香、略為刺激

成分

胡椒薄荷純露含有 0.03-0.5% 的植物精油，其中包含 47.6% 的薄荷醇、14.9% 的薄荷酮、7.6% 的 1,8-桉樹腦、5.9% 的胡薄荷酮、5.3% 的胡椒酮、4.5% 的異薄荷酮、3.3% 的丙酮、2.8% 的萜品烯-4-醇和 2.5% 異薄荷醇（參考資料：Jophiel）。

pH 值

5.0-5.5

保存期限

最長一年

‧應用

使用方式

噴霧：室內空間、身體周圍、爽身噴霧；薰香燈、擴香器、純露冰塊、濕敷、包覆小腿、凝膠、乳霜、隔離乳、外用藥酒、擦澡、吸入、手浴

使用限制

孕婦、嬰兒及幼童請勿飲用胡椒薄荷純露。**請勿在有新生兒或幼童的空間使用胡椒薄荷純露薰香。否則可能會引發呼吸困難。**

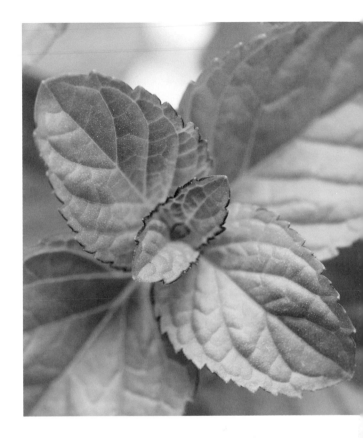

胡椒薄荷會刺激胃酸分泌，長時間飲用可能會引起胃痛。有鑑於此，請勿連續飲用胡椒薄荷純露超過四週。膽結石患者也請勿飲用。

如果您患有急性濕疹，請不要使用胡椒薄荷純露，因為這可能會造成額外的刺激。

除此之外，薄荷是順勢療法中的解毒劑，也就是說薄荷會消除順勢療法的療效。所以大多數的順勢療法師都會建議患者在接受順勢療法的期間避免使用含有薄荷的製品。

心理效用

刺激、平衡、振奮、提振精神、提升專注力、放鬆

暢快清涼	噴霧

胡椒薄荷純露.............................20ml

檸檬草純露.............................20ml

香蜂草純露.............................10ml

—

將所有純露裝入噴霧瓶中搖晃均勻。

● 這款配方的香氣具有提振的效果，從事耗費腦力的工作時，使用這款配方可以提升專注力、消除疲勞，幫助您奮戰到底。使用方法：身體噴霧或擴香器。

胡椒薄荷純露是植物純露中的「醒腦神器」。胡椒薄荷中的薄荷醇能影響我們的睡眠受器，使我們保持清醒、靈敏，維持動力和專注力。感到缺乏動力、疲憊和精神勞累時，使用胡椒薄荷純露有刺激和提振的效果。它能幫助我們在從事耗費腦力的工作時集中注意力並維持耐力，是考生極需的醒腦噴霧。

能量屬性

醒腦、提振精神、提升身體和心靈的靈活度

薄荷的清新香氣能中和房間裡殘留的難聞氣味。胡椒薄荷純露是活絡室內氣氛的理想植物純露。它能創造新的動力、刺激使用者的身心。胡椒薄荷純露適合用來薰香辦公室等工作場所激發工作靈感，調合檸檬精油一起使用效果會更好。

就連運動健身等場所也適合使用胡椒薄荷純露薰香。根據美國惠靈耶穌會大學（位於西維吉尼亞州）學者的研究指出，胡椒薄荷的香氣能激發人們運動的意願。調配胡椒薄荷純露和道格拉斯冷杉純露，為運動和健身營造清新怡人的香氣吧。

生理效用

消腫、抗菌、抗病毒、刺激食慾、消除脹氣、促進血液循環、解除痙攣、退燒、止癢、冷卻

＊ 皮膚

胡椒薄荷純露冰塊是非常受歡迎的（夏日）清涼小物，適合用來冰敷出汗的肌膚、循環不佳的雙腿和腫脹的關節。胡椒薄荷純露有助於日晒後的肌膚降溫，並有止癢和消腫的作用，可用於治療昆蟲叮咬的傷口。

莉迪亞・波森推薦人們使用胡椒薄荷純露治療患有水痘的孩童：「我向許多媽媽推薦使用胡椒薄荷純露治療孩子的水痘，只要用胡椒薄荷純露噴灑患部即可，次數不限。噴灑純露後，灼熱和搔癢的感覺很快就會消退，而且就算孩子吃進口中也不會有副作用，胡椒薄荷純露的味道就像口香糖。」

爽身凝膠	皮膚凝膠

胡椒薄荷純露............................. 10ml

矽凝膠............................. 10ml

檸檬精油............................. 2 滴

—

將所有原料裝進罐子或有壓頭的瓶子中搖晃均勻。

● 這款凝膠可以在冰箱保存一週左右。您也可以將凝膠裝入製冰盒中凍成冰塊使用。適用時機：晒傷、蚊蟲叮咬及皮膚搔癢。這款配方能夠鎮靜、治療並冷卻肌膚。

如果您有汗流不止或更年期潮熱的情況，可以使用胡椒薄荷純露噴灑身體。胡椒薄荷純露具有抑止出汗和除臭的作用。

患有帶狀皰疹的患者可以用胡椒薄荷純露噴灑患部。其鎮痛、冷卻和止癢的功效非

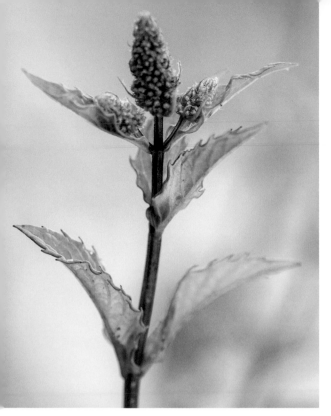

常適合用於治療帶狀皰疹。調合等量的香蜂草純露一起使用效果會更好。

* 刺激、振奮

胡椒薄荷具有刺激和活絡的效力。法國藥草學家莫里斯·梅塞蓋曾替環法自行車賽的參賽選手調製一款活力飲料。

莫里斯·梅塞蓋稱這款飲料為「能量補給飲」，內含薄荷、迷迭香和少量的鹽。最後法國代表隊也贏得了環法自行車賽。這位知名的植物治療師果然充分發揮了薄荷和迷迭香的效用。這兩種植物都具有相當的提神效果。

梅塞蓋的能量補給飲配方如下：三湯匙胡椒薄荷純露、兩湯匙迷迭香純露兌一公升礦泉水或蘋果氣泡水一天分次飲用。

血壓過低或慣於賴床的使用者可以用胡椒薄荷純露提振精神：將三至四湯匙的胡椒薄荷純露加入一公升的冷水中泡冷手浴，或直接將純露作爽身噴霧使用。如果您想在早晨洗一場振奮身心的澡，可以調合等量的胡椒薄荷純露和迷迭香純露擦拭全身。

* 腫脹

有以下狀況時可用胡椒薄荷純露噴灑或濕敷雙腿：雙腿沉重、腫脹或發熱（特別是在夏天）、懷孕期間、久坐或久站、水腫、扭傷及瘀傷。胡椒薄荷純露能快速緩解腫脹。

* 發燒

用冷水浸濕毛巾包覆小腿有助於退燒。胡椒薄荷純露具有冷卻的效果，若於水中加入胡椒薄荷純露退燒效果會更好。

* 腸道

胡椒薄荷能促進消化是不爭的事實。它具有幫助消化、消除脹氣、舒緩胃部、強化膽功能和解除痙攣的功效。除此之外，胡椒薄荷還有抑制發酵和殺菌的作用。當您吃完飯後覺得食物積在胃部不舒服時，飲用稀釋過後的胡椒薄荷純露可以幫助消化。

胡椒薄荷純露也能有效解決腸胃脹氣和痙攣的困擾。感到噁心或暈車時，使用胡椒薄荷純露能緩解不適。建議的口服劑量為：每日一至兩茶匙純露兌半杯開水，小口啜飲。請勿連續飲用超過四週。

* 頭痛

德國基爾大學附屬醫院神經內科的研究表明，胡椒薄荷精油對抗頭痛的療效可媲美乙醯胺酚，但卻完全沒有副作用。一直以來，胡椒薄荷都被人們當頭痛藥使用，這項研究終於證實了這項效用。

頭痛時（特別是因為壓力引發的頭痛），使用胡椒薄荷純露能達到鎮痛、提神和放鬆的效果。您可以將胡椒薄荷純露噴灑在額頭和太陽穴，或是選擇濕敷的方式運用。胡椒

薄荷純露冰塊是另一個清新涼快的使用方式。您還可以自製外出專用的精油棒：在滾珠瓶中裝入 30 毫升的胡椒薄荷純露及 3 至 5 滴薄荷精油（請選擇溫和的薄荷精油，如摩洛哥薄荷或綠薄荷），搖晃均勻後塗抹在額頭、太陽穴及頸部。這款配方也能緩解天氣變化造成的身體不適。

* 感冒

呼吸道黏膜發炎時（尤其是鼻炎），可以吸入胡椒薄荷純露以緩解症狀。胡椒薄荷純露能暢通阻塞的鼻腔，並減少黏液分泌。

護理領域

胡椒薄荷純露在護理領域的應用方式也非常多元。用胡椒薄荷純露洗浴既清爽又提神，同時它也是治療感冒發燒的良藥。如果您有肌肉緊繃或肌肉疼痛的困擾，可以用胡椒薄荷純露塗抹患部（亦可調製外用藥酒）。

每當我們安寧中心的病患感到噁心不適，我們就用摩洛哥薄荷純露來緩解症狀，

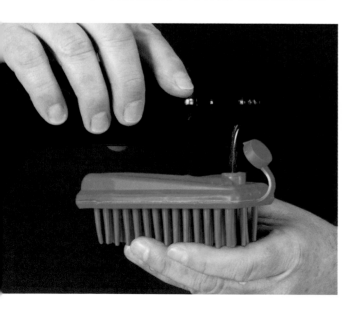

屢試不爽。

——瑪雅·多尼，安寧照護中心管理部門

寵物

清爽又提振的胡椒薄荷一樣可以在動物身上發揮怡人的療效。清涼的胡椒薄荷常被用於護理動物的乳房，噴灑或濕敷在腫脹的關節上則有助於消腫。

這款由胡椒薄荷純露和山金車酊劑調合而成的配方具有消腫的功效，適合用於治療關節腫脹和挫傷：100 毫升的胡椒薄荷純露兌 10 至 15 滴山金車酊劑。

胡椒薄荷純露也適於護理寵物的毛髮。當狗狗受不了夏天的炎熱，您可以在狗狗的毛髮中噴灑胡椒薄荷純露，或用梳子將純露梳開，分散在狗狗的皮膚上。

當狗和馬出現濕疹時，可調合胡椒薄荷純露和岩玫瑰純露噴灑在寵物的肌膚上。

身體保養

收斂、活血、消炎、清新、淨化、促進肌膚細胞再生、調理

胡椒薄荷純露適於護理及清潔疲憊、循環不佳、油膩和不潔的肌膚。胡椒薄荷純露能調理並提振毛孔粗大、血液循環不佳的肌膚。有面皰困擾的使用者也可以使用胡椒薄荷純露。

胡椒薄荷純露還是護理口腔的絕佳選擇。只要以水稀釋胡椒薄荷純露（一到兩湯匙純露兌一杯水）就能調製出清新又殺菌的漱口水，使口氣清新，並護理發炎的口腔黏膜。在足部護理方面，於凝膠、噴霧或足浴中加入胡椒薄荷純露可以達到清爽和振奮的功效。您也可以將胡椒薄荷純露當腋下除臭

噴霧使用（單獨使用或調合其他植物純露和精油皆可）。

添加胡椒薄荷純露的鬍後水也相當受歡迎。您還可以調合其他的植物純露或精油，適合的植物有：道格拉斯冷杉、雪松、尤加利樹、葡萄柚、檸檬、萊姆、檸檬草、山松及杜松。

胡椒薄荷純露可以為香水增添活力和清新的氣息。再加上苦橙葉、檸檬、橙花、香蜂草等精油就能調製出著名的科隆香水。

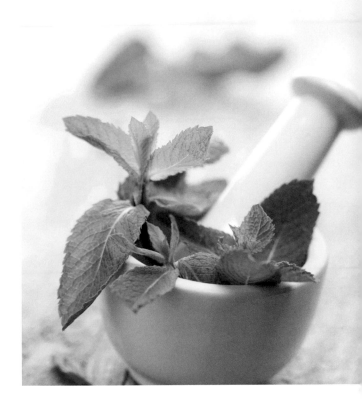

美顏水	臉部化妝水

胡椒薄荷純露.............................20ml
鼠尾草純露...............................10ml
迷迭香純露...............................20ml
——
均勻混合配方中的三種純露。這款臉部化妝水具有調理的功效，既能保養亦能清潔肌膚。

♦ 這是一款源自義大利的配方。具有延緩皺紋生成、活化肌膚等美容效果。

夏日爽身噴霧	臉部及身體噴霧

胡椒薄荷純露.............................30ml
香蜂草純露或檸檬馬鞭草純露....10ml
薰衣草純露...............................10ml
——
將配方中的純露裝入噴霧瓶中搖晃均勻。這是一款清新又清涼的夏日噴霧。直接噴灑在肌膚上即可。

配方來源：瑪吉特·薛絲勒，生物學家

用胡椒薄荷純露按摩頭皮既清爽又提振。特別推薦頭皮油膩或有頭皮屑困擾的人使用。

廚房料理

無論是氣泡水、蘋果汽水、柳橙汽水、檸檬汽水，或是義大利普羅賽克氣泡酒，都能與胡椒薄荷純露巧妙結合。

胡椒薄荷純露加上接骨木花純露、萊姆果汁、萊姆純露、冰塊和義大利普羅賽克氣泡酒，好喝的「雨果氣泡酒」就大功告成。胡椒薄荷純露還能賦予水果沙拉、糖煮水果、雪酪、冰淇淋和甜點一股獨特的風味。

在蔬菜料理、魚肉和羊肉料理上噴灑一點胡椒薄荷純露可以提振其整體的風味。

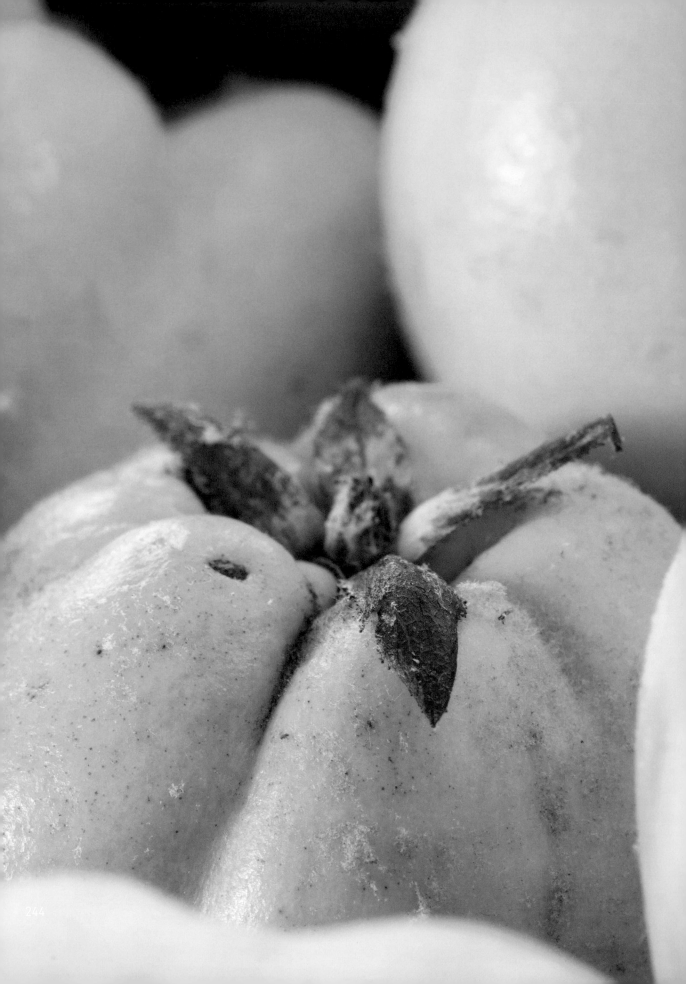

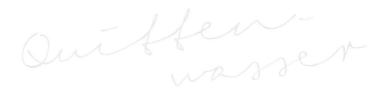

榅桲純露

・洋溢歡樂、愛與幸福的香氣

　　榅桲是人類最早種植的農作物之一。早在 6000 年前人類就已經開始種植榅桲。榅桲的果實、香氣和療效已經陪伴我們走過好幾千年。如果樹木會說話，榅桲一定能告訴我們許多有關我們祖先的故事和秘密。

　　特別是失落的米諾斯古文明的故事一定特別精彩。一談到米洛斯古文明，榅桲和熬製香膏散發的甜蜜氣息便立即跨越時空撲鼻而來。位於克里特島的米諾斯文明其黃金時期大約是在西元前 2600 年至 1260 年。考古學家的研究指出，那裡的人似乎對榅桲的香氣特別情有獨鍾。

　　根據一位古代編年史家的敘述，米諾斯文明的女人特別美、特別令人心生嚮往。她們尤其鍾愛香水。現今出土的文物也證實了米諾斯文明高度發達的香水文化：藝術感十足的香水瓶、裝有香膏的雙耳瓶、香粉盒、香水瓶項鍊和瑪格麗特花造型的精油瓶。現在我們仍然可以從出土的壁畫和花瓶欣賞米洛斯婦女的樣貌，她們最喜歡哪一種香水呢？那三位穿著藍色衣裳的女人、身著金色緊身衣的舞者和那位妝容美麗的女士，她們又都噴什麼香水？4000 年前的米諾斯美人都用什麼來塗抹、保養肌膚呢？

　　體香膏是米諾斯文明最著名亦最珍貴的化妝品，這種香膏飄散著榅桲、茉莉花和岩玫瑰的誘人香氣，有時亦添加百合花和石榴花。當時居住在克里特島的婦女穿著敞開的胸衣。到了重要節慶，她們會用體香膏塗抹裸露的雙峰以展現其魅力。透過榅桲純露及其他米諾斯人的愛用的芳香植物，我們得以再次感受米諾斯文明的情愛與風華。

　　榅桲的黃色圓形果實就像一顆閃耀的太陽，古典時期的人視榅桲為愛、幸福與友情的象徵。榅桲就是希臘神話中具有長生不老之效的金蘋果，金蘋果長在赫斯珀里得斯姊妹（希臘神話中的仙女）的果園裡。那裡有一條百頭巨龍負責看守金蘋果樹。

　　今天還吃得到仙女的金蘋果——榅桲。不管是在古代或現代，榅桲怡人的香氣依舊帶給我們愉悅的享受。芳香的榅桲純露正透過古老的香氣語言對我們傾訴：友善、歡樂、愛和幸福……。

・植物百科

榲桲、金蘋果、木梨。

學名：*Cydonia oblonga*

薔薇科（Rosaceae）

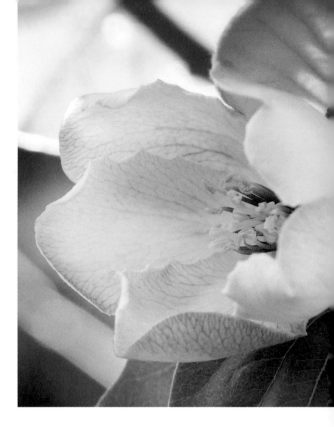

原產地

榲桲原產自高加索山和小亞細亞，現今的主要產區是中歐和亞洲。

外觀敘述

榲桲為灌木或喬木，高度約 6 至 8 公尺，樹冠分支開散。全緣葉、葉序互生。開白色或粉紅色的五瓣花，花期為五至六月。榲桲的果實狀似蘋果或梨子，顏色介於青黃色及黃色之間。果實散發香氣，表面有毛，長在樹的末梢。榲桲樹喜歡陽光充足、有擋風、土壤肥沃、氣候溫和的生長環境。

使用部位

榲桲果的果皮（觀賞用的榲桲亦可）。請選擇未加工過的果實。削皮前請先磨去果皮表面上的細毛。

於九月底至十一月初採收成熟的果實，採收時間因品種不同而有所變化。採收後的榲桲果要放兩週好讓其熟成。古希臘羅馬時期的人就已經知道果實小的榲桲比果實大的榲桲風味更佳。榲桲的果皮可以蒸餾純露，榲桲籽可以製作凝膠，剩下的果肉則可以製成美味的果醬、果凍、果汁或甜點。

蒸餾方法

蒸餾新鮮或乾燥後的果皮，請先切細原料再蒸餾。蒸餾榲桲的過程簡單又迅速。

蒸餾過程不會生成精油，主要產物是榲桲純露。蒸餾好的榲桲純露若含有懸浮物，請記得過濾。

市面上買不到榲桲純露，您可以試著自行蒸餾。

香氣

纖細、甜美、鮮甜、水果香

成分

榲桲純露的成分尚待鑑定，目前的研究不多，所以無法提供資料。

榲桲的果皮其實含有植物精油，但其成分亦尚待鑑定。

pH 值

5.6-5.9

保存期限

大約三個月。榲桲純露的保存期限很短。您可以儲備新鮮的榲桲果，有需要時再蒸餾純露。您也可以蒸餾乾燥的果皮，或是將果皮冷凍備用。

純露芳療大百科

・應用

使用方式

噴霧：室內空間、身體周圍；爽身噴霧、擴香器、薰香燈、乳霜、隔離乳、凝膠、面膜、濕敷、純露冰塊、包覆

使用限制

榲桲純露很容易被肌膚吸收。只要適當使用就不會產生副作用。

心理效用

撫慰、振奮、清新、催情、刺激、提振心情

散發纖細、溫柔香氣的榲桲純露有撫慰人心的效用。它就像「粉紅色的棉花」般能安撫緊繃的神經。榲桲純露還有輕微的振奮效果，能使鬱悶的心再度開朗。與其他植物純露或精油相調和，榲桲純露能展現它感性、誘人的一面。此處適合的香氣有：安息香、金雀花、茉莉花、芫荽、含羞草、水仙、玫瑰和花梨木。

赫斯珀里得斯仙女的水	噴霧

香桃木精油..................................6 滴
榲桲純露....................................15ml
橙花純露....................................15ml
—
將配方中的純露裝入噴霧瓶，加入精油搖晃均勻。

♦ 可作房間和身體噴霧使用。
這款配方散發清新、純淨的纖細花香，具有振奮和愉悅的效果。這款噴霧的香氣就像美麗的赫斯珀里得斯仙女的笑容，給人無憂的快樂感受。

能量屬性

友誼、善意、感性

榲桲純露能為空間營造一股充滿善意和感性的氛圍。純露散發的清新香氣能讓空間的使用者感到舒適愜意。

生理效用

消腫、消炎、冷卻

＊皮膚

榲桲純露的主要功能為護膚。當肌膚發炎或受刺激時，它能鎮靜、冷卻肌膚。出現晒傷的狀況時，可以用榲桲純露護理肌膚，您也可以將榲桲純露製成冰塊冰鎮肌膚。

除了榲桲純露，以乾燥榲桲籽製成的榲桲凝膠（*Mucilagoseminum Cydoniorum*）一樣有保養和護理肌膚的功效。

榲桲凝膠具有鎮靜、消炎、補水、冷卻和促進傷口癒合的功效。它能有效幫助小傷口癒合、舒緩晒傷、使龜裂的雙唇恢復柔嫩。使用方法：以榲桲凝膠輕點患部。

不含油脂的榲桲凝膠也是製作軟膏的理想基材。食用或以榲桲凝膠漱口（請記得稀釋）有助於緩解聲音沙啞。受刺激的黏膜將得到舒緩。

它（榲桲黏液）不僅是治療燒傷和褥瘡的靈藥，還能治療發炎的雙眼和龜裂的肌膚，尤其是乳頭疼痛。

——生物學家暨醫師理查・威爾弗

榲桲籽含有一種黏液，這種黏液可以吸收五十倍的水分，進而形成凝膠。植物純露很適合用來製作凝膠。搭配的純露不同，完成的榲桲凝膠功效也會不同。

榅桲籽可以和各式植物純露結合成具有療效的植物凝膠（此法為冷萃法，榅桲籽和純露的比例為 1 比 7 或 1 比 8）。完成的凝膠既可外用，亦可內服（請以茶匙或湯匙為單位少量服用）。榅桲籽含有有毒的氰化氫，加工前切勿碾碎或碰傷榅桲籽，只要榅桲籽保持完整，有毒的物質就不會釋放進凝膠中。

| 榅桲玫瑰凝膠 |

完整的榅桲籽.............................1 茶匙
玫瑰純露.................................8 茶匙
—
取一個有旋轉蓋的玻璃瓶，放入榅桲籽，淋上玫瑰純露，旋緊蓋子後放置一小時。期間偶爾搖晃一下瓶子。過濾凝膠。配方的用量足夠使用一次。如果您製作的量比較多，可以分裝後放進冷凍庫裡保存。冷藏的話可以保存兩天。

● 出現以下狀況時可以用榅桲玫瑰凝膠塗抹肌膚：皮膚發炎、龜裂、裂傷、痔瘡、晒傷、燒傷及乳頭疼痛。您也可以用這款滋潤又具有再生功效的凝膠敷臉：輕輕地用手指拍打按壓臉部，幾分鐘後再洗掉。這款配方具有清潔、保濕和舒緩的功效，您的肌膚將恢復清新紅潤。

您還可以調製以下的純露凝膠，作法同榅桲玫瑰凝膠：
→ 榅桲小米草凝膠：適於濕敷紅腫發炎的雙眼。
→ 榅桲洋甘菊凝膠：有胃腸道黏膜炎困擾的使用者，可每日攝取凝膠，每次一湯匙，次數不限。也適合漱口或塗抹口中發炎的地方。
→ 榅桲鼠尾草凝膠：咳嗽、感冒或口腔黏膜發炎時，可用於漱口、擦拭或服用。
→ 榅桲纖細老鸛草凝膠：適用於皮膚紅腫或搔癢的濕疹。
→ 榅桲洋絨毛花凝膠：專治面皰、皮膚發炎及濕疹，僅供外用。

→ 榅桲西洋夏雪草凝膠：腫脹、挫傷、關節發炎及乳頭疼痛時可濕敷患部，僅供外用。

身體保養
活化、鎮靜、消炎、保濕、舒緩刺激
希臘醫生希波克拉底（西元前 460-370）曾盛讚榅桲是最有用的藥用植物。他建議人們用榅桲黏液治療皮膚裂傷、乾燥、嘴唇龜裂和雙眼發炎。

榅桲純露是肌膚的補品。它能賦予肌膚水分和彈性。作化妝水使用時，榅桲純露可以滋潤乾燥、受刺激的臉部肌膚，使肌膚恢復清爽柔嫩。您只要將榅桲純露噴灑在臉部即可。榅桲純露是溫和的植物純露，能保護並舒緩受刺激的肌膚。榅桲純露還能減輕眼周浮腫，適合用來濕敷雙眼。您也可以將榅桲純露製成乳霜保養敏感的眼周。

最適於美容保養的莫過於以玫瑰純露調製的榅桲凝膠（詳見 248 頁左欄）。榅桲玫瑰凝膠具有鎮靜和調節水分的功能，適合乾燥、易發炎的肌膚敷臉。

磨去榅桲表面上的絨毛後，您會發現黃色的果皮上其實覆著一層蠟。這層蠟散發清香，是榅桲果的天然保護膜，可以防止果實的水分流失。

製作榅桲浸泡油時，一部分的蠟會溶進油脂中。若用榅桲浸泡油和榅桲純露來製作乳霜，就能同時融合蠟和純露的有效成分。

公元一世紀時，希臘醫師迪奧斯科里德斯就已經記載了榅桲浸泡油的製作方法。但是榅桲浸泡油和榅桲蠟的應用幾乎被現代人所遺忘。德國世家（Dr. Hauschka）是目前唯一一家有推出榅桲蠟系列保養品的生產商。

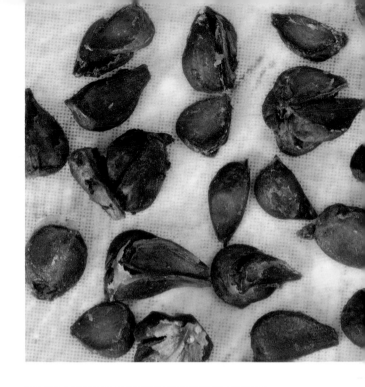

楄梓浸泡油	浸泡油

楄梓果皮.................................一份
甜杏仁油.................................兩份

———

磨去果皮表面上的細毛。削皮。把果皮和甜杏仁油裝入有旋轉蓋的玻璃瓶中。旋緊蓋子後，放在室內（室溫）浸泡五天。過濾浸泡油，裝入深色的玻璃瓶中。請存放在陰涼的地方。保存期限：兩個月。

♦ 這款浸泡油可以直接當臉部或身體的保養油，或是進一步加工製成隔離乳或楄梓乳霜。

燦爛陽光	楄梓面霜

蜂蠟...1.5 克
椰子油（有香味）........................2 克
楄梓浸泡油................................10ml
杏桃核仁油................................10ml
楄梓純露....................................10ml
萊姆純露....................................10ml
沙棘果油......................................2 滴
甜橙精油......................................3 滴
沉香精油......................................3 滴

———

製作方法請參見 50 頁基礎配方 2。

♦ 這款乳霜帶有清新的水果香氣，散發陽光和歡樂的氣息，適於護理臉部肌膚和雙手。這款乳霜很好吸收，質地也相當舒服。滋潤、調理肌膚的同時也能振奮心情。

我第一次用這款乳霜是在十一月的某個下著雨的夜晚。當我將乳霜抹在肌膚上時，我突然恍然大悟：冬天來了又怎樣，我心裡的陽光依然燦爛呀。

——西爾維婭·赫滕邁爾，職能治療師

米諾斯婦女的美容霜	面霜

源自米諾斯古文明的配方，以現代的原料和製作方法還原。

蜂蠟...4 克
羊毛脂（脫水）...........................10 克
可可脂..4 克
楄梓浸泡油...................................20 克
石榴籽油......................................10 克
楄梓純露......................................40 克
茉莉花精油（二氧化碳萃取）..............2 滴
岩玫瑰脂精油...............................1 滴

製作方法請參見 49 頁基礎配方 1。

♦ 此配方使用的岩玫瑰精油萃取自樹脂而非葉片。有些生產商會在品名後加上「1a」專指岩玫瑰脂精油。
這款滋潤又奢華的米諾斯面霜飄散誘人的香氣，含有豐富的有效物質，是滋養肌膚的美容聖品。其獨特的有效成分具有促進細胞再生和補水的功效，能緊緻胸口的柔嫩肌膚。這款滋養的乳霜也適合缺乏彈性、疲勞的熟齡肌使用。其迷人的香氣和絲絨般的質地讓人一用就愛不釋手。

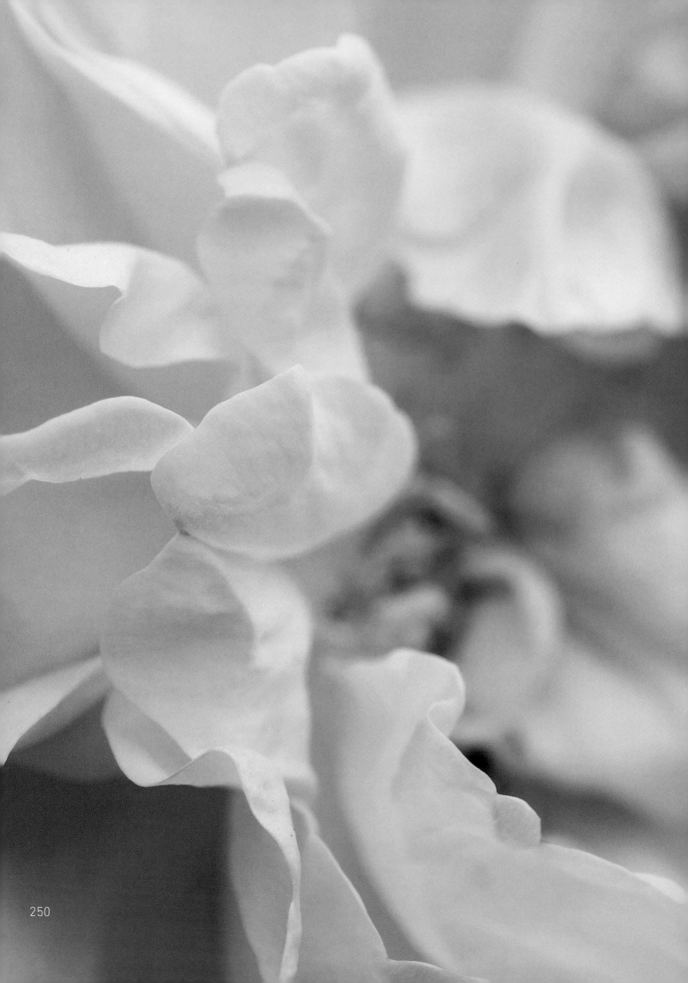

250

玫瑰純露

・聆聽生命的呼喚

　　植物世界是否也有「花中之后」？有一種花已經陪伴了人類數千年，其甜美的香氣就像一個溫暖的懷抱，只要一朵就能為整座花園畫龍點睛。

　　這種花就是玫瑰花。

　　目前最古老的玫瑰圖像出現在希臘克諾索斯遺跡（位於克里特島）的藍色鳥類壁畫上。這幅壁畫大約誕生於西元前十六世紀。如果我們追蹤玫瑰從古至今的足跡，會發現幾千年以來，玫瑰不斷地出現在節慶、宗教儀式、花園和各式美容化妝品中。無論是在畫作、名勝古蹟、或是病房、婚禮、出生、受洗等場合都有玫瑰的身影。跟隨著玫瑰我們得以見證埃及艷后克麗奧佩特拉和馬克·安東尼兩人的邂逅，當時皇宮的地板鋪滿了半公尺高的玫瑰花瓣。當年埃及開往羅馬的船更是載滿了玫瑰花。玫瑰帶領我們探訪一個又一個愛情故事，讓我們得以親近女神阿芙羅黛蒂和維納斯的愛與美。我們聽著無數讚賞玫瑰的歌謠、欣賞著有關玫瑰的詩歌。

　　我們一邊聽著詩人阿基里斯·塔蒂奧斯（生活在亞歷山卓）在西元前二世紀創作的讚美詩，一邊陶醉在玫瑰迷人的香氣中：「她是大地的裝飾；是植物世界的驕傲；是花中之冠；是草地上的嫣紅；是美麗的縮影。她充滿了愛，是女神阿芙羅黛蒂的信使……」

　　這首讚美詩吟唱到現代，儘管葛楚·史坦的玫瑰之歌相較之下含蓄許多，卻依然不減其重要性：「玫瑰就是玫瑰，就是玫瑰，就是玫瑰」。

　　玫瑰之於我們如此重要，其意義幾乎沒有任何其他植物可以媲美，這也表現在我們對玫瑰花香的熱愛。當我們聞到玫瑰的香氣，我們的感官和細胞能解讀玫瑰稍來的信息和暗語。

　　玫瑰似乎和我們的心靈及愛情有著微妙的聯繫。玫瑰能觸動我們的心靈，它散發甜美的清香，幫助我們發現美的存在，也幫助我們探究生活，並賜予我們安全感。玫瑰對我們的心臟也有益處。此處特別適用的品種是藥用玫瑰（*Rosa gallica*，即法國玫瑰）。法

國玫瑰具有和諧的香氣和美麗的外型，具體而完美地詮釋了和諧二字，它能起到協調的作用，能舒緩恐懼、憤怒、氣憤等會致病的負面情緒。

玫瑰的和諧香氣甚至能左右我們的夢境。現代的夢境研究已經證實了一項古老的知識：玫瑰的香氣會影響我們的睡眠和夢境。德國曼海姆大學附屬醫院的學者鮑里斯·史杜克及曼弗雷德·施雷德證實，香氣能引導作夢者的情緒，而玫瑰的香氣可以引發愉快的夢境。

現今的玫瑰品種多達二萬多種。而所有的玫瑰都是野玫瑰的後代。野玫瑰既強健又充滿生命力，這是許多現代栽培的品種缺乏的特質。野玫瑰的根部強勁，牢牢地紮進土壤深處。雜交茶香月季就是嫁接在野生的傘房薔薇（Heckenrosen，學名：*Rosa corymbifera*）上。目前的玫瑰純露原料大多是大馬士革玫瑰，但是用野生傘房薔薇萃取出的純露一樣具有迷人的花香，散發一股柔軟、和諧、近乎純潔的氣質。

玫瑰的香氣特別受到法國普羅旺斯人的喜愛，當地人提煉（野玫瑰水）Eau Eglantine 來捕捉野生玫瑰的香氣。法國的野玫瑰純露既是養顏美容的保養水，也是高級的香水，甚至被用於治療疾病。玫瑰純露正在歷經一場復甦。可惜市面上販售的 Eau Eglantine 都添加了合成香料。但是您也可以自行蒸餾新鮮的傘房薔薇花，玫瑰純露是香氣襲人的珍寶呀。

人類雜交玫瑰的歷史可能起源自五千年前的中國。不過，現代的栽培品種已經沒什麼香氣了。

「在不斷改良顏色、耐久度和花莖強度的過程中，玫瑰逐漸喪失香氣……有時候我不禁懷疑這是一場陰謀，目的其實是要讓玫瑰喪失氣味。」馬克思·雷克在其著作《香氣與情慾》中如此寫道。我相信您也有過類似的經歷：您挨近一朵美麗的玫瑰想嗅聞花香，卻失望地縮回上身，因為玫瑰花一點味道也沒有。

人類開始蒸餾玫瑰花瓣始於古老的波斯。直到十七世紀，波斯都握有玫瑰純露貿易的主導權。伊斯法罕（Isfahan，亦寫作 Esfahan）是玫瑰花、玫瑰純露和玫瑰精油的產地，這座城市位於現今的伊朗。伊本·西那就在這座城市度過他生命中最後的十四年，他在這裡擔任王侯的御醫。身為一名醫師，伊本·西那還是數學家、法學家和煉金術師，他被視為芳香療法的創始人。他的著作無數，其中一本更是以玫瑰花為主題，他是第一個記錄下用玫瑰花香治療精神疾病的人。伊本·西那還改良了蒸餾玫瑰純露和玫瑰精油的方法。人們普遍認為是他改良了蒸餾器的冷卻系統，並視他為現代蒸餾之父。玫瑰花香和伊本·西那的故事吸引我前往伊朗探訪伊斯法罕城（這是個莫測高深的城市），去追尋玫瑰和蒸餾術（一樣莫測高深）的足跡。《通往伊斯法罕之路》，作者吉伯特·西努和史蒂凡·林斯特與《神醫》作者諾亞·戈登，這兩本歷史小說都生動描述了玫瑰之城和伊本·西那的故事。

玫瑰純露在伊斯法罕和整個阿拉伯世界都非常受歡迎，當地人幾乎每天都會使用玫瑰純露，他們相信玫瑰純露具有淨化能量的作用。可惜市面上的玫瑰純露往往含有合成

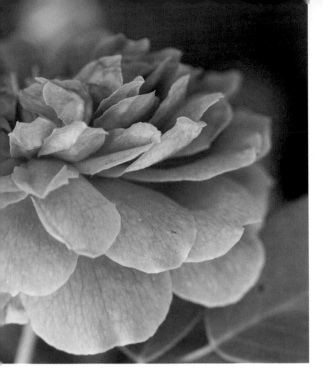

香味。所以我在伊斯法罕的時候，其實更陶醉在花園和公園裡盛開的美麗玫瑰花海。伊斯法罕一直以其玫瑰花香聞名遐邇。我很贊同法國詩人阿波利奈爾對伊斯法罕玫瑰花的讚美：「伊斯法罕呀，如果不是因為你散發的玫瑰花香，我早就走遠了。」

玫瑰純露捕捉了玫瑰花的香氣，將其溫柔地包覆在水中。噴灑一點大馬士革玫瑰純露在臉上或身上，玫瑰的香氣會帶領您走進滿地盛開的玫瑰園，走進許許多多與玫瑰相關的奇聞軼事，也走進您的心裡。

・植物百科

大馬士革玫瑰、藥用玫瑰、傘房薔薇（野玫瑰）

學名：*Rosa damascena*（大馬士革玫瑰）、
Rosa centifolia（法國千葉玫瑰）、*Rosa gallicaofficinalis*（法國玫瑰）

薔薇科（Rosaceae）

除了上述三種玫瑰，市面上亦有販售由其他玫瑰品種蒸餾而得的玫瑰純露，只是比較罕見。

原產地

野玫瑰產自北半球。玫瑰喜歡涼爽的氣候。現在世界各地都有種植玫瑰。只是南半球的玫瑰是人類後來引進的，並非原生。

保加利亞是目前世界上最大的大馬士革玫瑰生產國。

市面上販售的玫瑰純露大多萃取自大馬士革玫瑰，玫瑰純露的產地主要是保加利亞、伊朗、土耳其和北非。法國和土耳其也生產法國千葉玫瑰純露（*Rosa centifolia*）。

外觀敘述

大馬士革重瓣玫瑰品種眾多，每一種都擁有甜美、誘人的濃郁花香。大馬士革玫瑰有夏天開花或一年開兩次花的品種。保加利亞油玫瑰（*Rosa damascena Trigintipetala*）具有垂懸的花，為粉紅色的半重瓣花，可以長到兩公尺高，花期在夏天。大馬士革玫瑰的葉片柔軟，顏色為灰綠色。

使用部位

新鮮的玫瑰花瓣。乾燥的玫瑰花瓣也可以用於蒸餾。但是，乾燥花蒸餾出的玫瑰純露香氣和質地都沒有那麼鮮明。

想採收新鮮玫瑰花的人就得早起：「玫瑰花就和早起的鳥兒一樣。清晨 4 點半到上午 9 點半之間是玫瑰花香氣最濃郁的時刻，過了這個時段玫瑰花瓣的含油量就會減少 40%。」（資料來源：Lake1995）

幾位蒸餾專家也告訴我，採收玫瑰的時間不要晚於清晨五點。您可以試試各個不同的時段。採收玫瑰時請直接折下花苞，收成後必須盡快蒸餾。花材放得越久就越可能會發酵，這將導致玫瑰純露的品質變差。

蒸餾方法

蒸餾玫瑰時通常選用鮮花。使用的蒸餾法為水蒸餾法，也就是將玫瑰花瓣加入水中煮沸蒸餾。如果用蒸氣蒸餾法提煉玫瑰，花瓣會黏成果凍狀的固體，使蒸氣無法通過。採用水蒸餾法就不會有這個問題，因為玫瑰花瓣會隨著沸騰的水流動，不會黏在一起。

蒸餾玫瑰純露時，花和水的比例是 1 比 1。也就是說，10 公斤的玫瑰花瓣可以蒸餾出 10 公升的玫瑰純露。

許多古老和現代的著作都記載了玫瑰純露的蒸餾方法。以下試舉一例：「玫瑰水：取新鮮玫瑰花瓣，去掉花萼，裝入蒸餾瓶（玻璃蒸餾瓶或銅製蒸餾器）至半滿。注水，直到全部的玫瑰花瓣都漂浮在水中為止。但是蒸餾瓶仍須保留至少 4 分之 1 的空間。封蓋（玻璃蒸餾器的冷凝管或銅製蒸餾器的蓋罩），蒸餾容器中一半的水分。也可以多蒸餾一點，但是多蒸餾的部分會比較淡，建議分開保存。」這是約翰·巴塞洛繆·特羅默多夫（藥師）1805 年記錄的玫瑰蒸餾法。

如果您想提煉出香氣特別濃烈的玫瑰純露，可以在萃取出的玫瑰純露中加入新鮮玫瑰花瓣再蒸餾一次（重複蒸餾法）。

蒸餾玫瑰花會產生苯乙醇，它是玫瑰純露美麗花香的來源。玫瑰純露具有輕微的鎮痛效果也是因為含有苯乙醇的關係。

莫里斯·梅塞蓋在其 1967 年出版的藥草百科推薦了一種奇特的玫瑰純露萃取方法：「把香味最濃的玫瑰花摘下來，稍微晾乾。選一塊細緻的布，把布固定在容器的開口上。把玫瑰花厚鋪在布上，再蓋上一疊紙。取一個裝滿通紅木炭的陶罐，放到紙上。在高溫的作用下珍貴的玫瑰純露會透過布巾往下滴進容器中。」如果您有很多玫瑰花卻沒有蒸餾器，可以採用梅塞蓋推薦的方法或是參考 378 頁的鍋具蒸餾法。

蒸餾玫瑰花有許多「撇步」。我就試過很多種。有的方法真的很有效，但很多所謂的訣竅其實只是蒸餾的基本常識，並沒有實質的作用。如果您也開始動手蒸餾並上網搜尋訣竅一定也會有和我同樣的心得。

以下是有關蒸餾玫瑰純露的實用訣竅。

在水中加入少許食鹽可以使提煉出的玫瑰純露更芳香，因為此法可以提高玫瑰的出油率。但是這種玫瑰純露只適合當香水或室內薰香，不宜用於治療或作臉部化妝水。

冷凍的玫瑰花瓣也可用於蒸餾。如果我的芳療研討會辦在冬天，我就會用冷凍的「鮮花」蒸餾，這個示範總是能帶來驚喜。

如果您想用乾燥的花材提煉高品質的玫瑰純露，可以參考西元九世紀的阿拉伯蒸餾師肯迪推薦的方法：「以乾燥玫瑰花提煉純露：取兩拉特（Ratl，古時阿拉伯的計量單位，一拉特=360-400 克）乾燥的紅玫瑰，去除花萼，淋上三拉特的水後靜置三天。輕輕用手抹平玫瑰花瓣，好讓花瓣的成分物質溶進水中。過濾浸泡玫瑰花瓣的水，以隔水加熱法蒸餾，就和前面敘述的一樣。接下來會有好東西出現。」如您所見，玫瑰純露也可以自己在家蒸餾。雖然市面上也有販售玫瑰純露，但是購買玫瑰純露時要特別仔細小心。請務必說明您要的玫瑰純露是蒸餾玫瑰花瓣萃取而得的純露。市面上販售的玫瑰純露經常只是蒸餾水和玫瑰精油（或合成玫瑰精油）的混合體。

香氣

綿延柔順的玫瑰花香

成分

苯乙醇、苯酯（Phenylester）、香茅醇、香葉醇、橙花醇（資料來源：Golgemma）

醇類（32-66%）、酯類（8-9%）、醛類（5-6%）（資料來源：Price2004）

pH 值

4.1-5.2

一次蒸餾的玫瑰純露

保存期限

最長兩年

·應用

使用方式

噴霧：身體、枕頭；爽身噴霧、薰香燈、擴香器、包覆、濕敷、純露冰塊、手浴、坐浴、全身浴、乳霜、隔離乳、凝膠

使用限制

人體對玫瑰純露的接受度很高。只要使用劑量得當就不會有副作用。

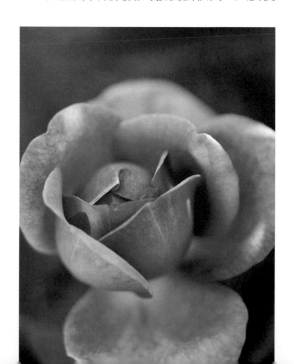

心理效用

平衡、抗抑鬱、安定、放鬆、協調、緩解壓力、安慰

玫瑰的香氣對人類心理有平衡的效用。情緒波動、遇到情感或心靈上的挫折和傷痛時，玫瑰純露有助於舒緩情緒。壓力大、恐懼、不安、傷心或經歷生離死別時，都是使用玫瑰純露的絕佳時機。玫瑰純露也具有撫平憤怒和攻擊行為的效用。心情鬱悶時使用玫瑰純露有助於使用者回復平衡。

調合等量的玫瑰純露和雪松純露，這是一款相當適合薰香的噴霧，特別適合問診或心理諮商時使用。

心身性疾病通常伴隨皮膚搔癢。玫瑰純露具有止癢的功效，還能平衡使用者的心情。

玫瑰純露是生命中溫柔而堅定的陪伴，伴隨我們走過出生和死亡。懷孕期間嗅聞玫瑰花香有助於孕婦維持內心的平衡，減緩恐懼和不安全感。玫瑰花浴可以舒緩身心。

每當產婦房裡的『空氣凝重』，我就會使用玫瑰純露。我會隨意地在房間角落噴灑純露。玫瑰純露能為空間營造出輕盈舒適的氣氛。所以您也可以將玫瑰純露噴在新生兒的哥哥或姐姐的房間，例如枕頭上。畢竟寶寶出生後，哥哥姐姐們也必須面臨新的課題。

——安內特·史密滕多夫，助產士

在分娩過程中噴灑或濕敷玫瑰純露不僅具有冷卻的作用，還能穩定孕婦的心理。當孩子面臨困境，也可以用玫瑰純露照顧孩子的心理。尤其是身處人生的轉折點、經歷巨

大的情緒波動時，玫瑰純露都能發揮平衡的效用。玫瑰純露也適合重病或臨終患者使用。

| 樹與花 | 噴霧 |

雪松純露..20ml
玫瑰純露..30ml

將配方中的兩種純露裝入噴霧瓶中搖晃均勻。此噴霧可用於噴灑身體、枕頭，或是搭配薰香燈和擴香器使用。具有穩定心理的療效。此配方巧妙融合了雪松的強健與挺拔，以及玫瑰平衡的力量。

| 煥發活力 | 噴霧 |

玫瑰純露..20ml
檸檬馬鞭草純露.............................. 15ml
橙花純露.. 15ml

將配方中的純露裝入噴霧瓶中搖晃均勻。此噴霧適合噴灑身體、枕頭，或是搭配薰香燈和擴香器使用。具有鼓舞、刺激和抗抑鬱的效果。能喚醒使用者對生命的喜悅，是來自美麗大自然的芳香贈禮。

能量屬性

愛、和諧、美麗

玫瑰純露能為空間營造出一股充滿愛與關懷的氛圍。使用玫瑰純露薰香室內空間具有協調的效果。

生理效用

消腫、收斂、抗菌、抗真菌、抗病毒、消炎、強化心臟、調節賀爾蒙、止癢、冷卻、促進淋巴循環、鎮痛、幫助傷口癒合

* 眼睛

修道院院長赫德嘉・馮・賓根（1089-1179）也推薦人們使用玫瑰花治療眼疾。「天亮時，採集玫瑰花瓣覆蓋在眼睛上，能使雙眼明亮，不再流淚。」希羅尼穆斯・布倫施維格也在其著作提及玫瑰純露是幫助眼睛消炎的良藥。現代的芳香療法已經重新發掘玫瑰純露的療效，採用玫瑰純露來治療眼睛腫脹和發炎。總體來說，玫瑰純露具有消炎、消腫、鎮痛和冷卻的功效。因此玫瑰純露可用於治療結膜炎。它能快速鎮靜發炎的部位，並有局部鎮痛的效果，用起來也很清爽舒適。

玫瑰純露具有促進淋巴系統循環、冷卻和消炎的作用，是治療眼瞼浮腫的良藥。建議的使用方法為濕敷：以玫瑰純露浸濕棉片，閉上眼睛，輕敷在眼睛上。每日可施用二至三次，每次約 25 分鐘。
——伊芙琳・德意志，專業衛生暨護理人員

眼睛發炎或腫脹時可以用玫瑰純露涼敷雙眼，或將純露噴灑在眼睛或眼皮上。如果眼睛流出黏稠的分泌物，可以用玫瑰純露清洗雙眼。

玫瑰純露可以舒緩過勞、疲憊的雙眼，特別適合長時間使用電腦工作、閱讀或開長途車後使用。長途飛行時，可以用玫瑰純露滋潤乾燥的雙眼。您可以將玫瑰純露噴灑在眼睛上（請闔眼），或是先噴濕化妝棉，再將化妝棉敷在眼睛上。如果您打算在眼周使用玫瑰純露，請選擇不含酒精和防腐劑的玫瑰純露。否則的話可能會灼傷或刺激眼睛。運用玫瑰純露治療眼疾時，請務必注意玫瑰純

露的品質必須新鮮、無菌。

許多芳療師會調合玫瑰純露和德國洋甘菊純露治療眼睛結膜炎。但是，傳統的自然療法並不建議這麼做，因為洋甘菊製劑可能會刺激眼睛。

割蘆薈的時候，我的眼睛不小心被蘆薈刺傷。我感到一陣刺痛，眼睛不斷流淚。我很擔心眼睛的傷勢，也怕蘆薈卡在眼睛裡取不出來。還好傷勢並不嚴重。但是我的眼睛還是很痛，而且開始腫起來。因為割蘆薈的關係我整張臉都是灰塵，我先用水洗臉，再用玫瑰純露濕敷受傷的眼睛。不可思議的是，短短幾秒鐘內我的情況就好轉許多。我又敷了兩次玫瑰純露，三個小時後眼睛就消腫了，發炎的現象消退了，眼睛也完全不痛了。

——馬提亞斯·岡薩雷斯·伊萬諾，家庭醫師

有一位大約 50 來歲的躁鬱症女患者（患者的情緒會遊蕩在抑鬱和狂躁或輕躁兩極之間），她因為服用藥物的關係，雙眼總是很乾燥。我讓她用玫瑰純露噴灑雙眼，每日 3 到 4 次。從那之後，她的眼睛就不再那麼容易感到疲倦，也沒有刺痛的現象發生。她通常在晚上睡覺前噴灑玫瑰純露。舒緩、清新的雙眼也間接促進了她的睡眠品質。

我有一位對花粉嚴重過敏的女患者，我讓她白天用橄欖油和蜂蠟製成的軟膏塗抹鼻子，晚上再用荷荷芭油潤鼻。因為鼻黏膜常保潤濕，使得她能待在外頭的時間拉長。但是她的眼睛還是一樣又腫又癢。我建議她用

玫瑰純露直接噴眼睛，她用過一次後就覺得效果很好。每日固定使用多次後，她眼睛發紅、發癢的症狀就完全消失了。基於衛生方面的考量，我建議她將玫瑰純露分裝進小瓶子，還用不到的純露就先放進冰箱保存以延長保鮮期。這麼做也可以避免玫瑰純露受細菌感染，因為把玫瑰純露帶在身邊溫度變化大，容易導致細菌滋生。一個星期的療程結束後，這位病患終於又能在室外待上好幾個小時了。

——蘿絲維塔·凱勒，
護理專家暨 SFA 認證芳療師

＊ 肌膚與黏膜

玫瑰純露中的多項護膚成分使得玫瑰純露成為保養和治療肌膚的絕佳選擇。玫瑰純露中的苯乙醇具有局部鎮痛的效果。所以玫瑰純露能舒緩皮膚搔癢、減緩皮膚疼痛和腫脹的症狀。

玫瑰純露可用於治療發炎、腫脹和皮膚潰瘍。它能治癒受刺激、發癢或發炎的肌膚。當皮膚出現過敏反應，玫瑰純露能舒緩、鎮靜受刺激的肌膚。對此，您可以調合等量的香蜂草純露和玫瑰純露噴灑患部。

這款配方也可以當傷口噴霧使用，適用範圍：輕微擦傷或蚊蟲咬傷。直接噴灑在皮膚上即可，具有鎮痛和冷卻的效果。玫瑰純露同薰衣草純露，都是很受兒童歡迎的傷口噴霧。

當皮膚受刺激或過熱時（如燒燙傷或晒傷）便是玫瑰純露上場的時刻。這時候就很適合用玫瑰純露冰塊冰敷患部。

具有止癢作用的玫瑰純露是理想的抗過敏劑，非常適合皮膚過敏或搔癢時使用。建

議的施用方法有：噴灑、濕敷或包覆患部，或將純露製成凝膠後塗抹在肌膚上。推薦配方：1 比 1 的比例調配矽凝膠和玫瑰純露，搖晃均勻。這是一款專治慢性皮膚搔癢的配方。

若有痔瘡或會陰部受傷的狀況，以玫瑰純露噴灑患部或施行坐浴皆能改善不適。

溫和的玫瑰純露是護理寶寶肌膚的首選。嬰兒的肌膚敏感又嬌嫩，在玫瑰純露溫柔的呵護下，紅痛的屁股很快就痊癒。玫瑰純露也能有效對抗尿布疹，因為它具有抗菌和消炎的作用。給寶寶洗澡時，可以將玫瑰純露加入洗澡水中。

「我都用玫瑰純露噴灑癒合不良的肚臍，一來可以消毒，二來還能除臭。臍帶還沒脫落前味道很臭。女生都愛玫瑰花香。用玫瑰純露來護理肚臍就更合適了。我覺得能被玫瑰的香氣包圍對每位產婦來說都是件好事。我的中心思想是：只要照顧好產婦，她們就有能力照顧好寶寶！玫瑰花香在這裡可謂是物盡其用了。」

——芭芭拉‧克舍-史托赫，助產士

口腔黏膜被白色念珠菌感染時可以用玫瑰純露漱口。同理，陰道受黴菌感染時，也能用玫瑰純露清潔陰部。喉嚨發炎時可以用玫瑰純露漱口。

如果您有鼻黏膜乾燥的困擾，玫瑰純露絕對是您的救星。施用方法：每天對著頭部噴灑數次，然後用鼻子深呼吸。或是搭配麥修爾德吸入器使用也是不錯的選擇。

施用完畢後請在鼻黏膜塗一層荷荷芭油或蜂蠟軟膏（或任何含有油脂的乳霜）。

* 發燒、灼熱、潮熱

由於玫瑰純露具有清爽的冷卻效果，因此常被用來包覆孩童的小腿以利退燒。出現發燒症狀時，用玫瑰純露濕敷額頭和太陽穴也很舒服。

如果您有潮熱的困擾，可以用玫瑰純露噴灑臉部和胸口，或是將玫瑰純露當爽身噴霧使用。對此，您還可以搭配鼠尾草純露或胡椒薄荷純露一起使用。

* 心臟

在自然療法中，無論是口服或外用的玫瑰製劑一直都被視為滋養心臟的補藥，玫瑰尤其被用於養心和舒緩心悸。玫瑰純露能有效緩解神經性心臟不適，作為輔助性治療，您可以用玫瑰純露塗抹、輕揉心臟周圍。此處適合搭配的純露為香蜂草純露：一份香蜂草純露兌兩分玫瑰純露。

* 腸道

玫瑰純露和玫瑰製劑在自然療法中是著名的整腸藥，能重建、修復受損的腸道菌群（例如服用抗生素後）。建議的服用劑量如下：一湯匙玫瑰純露兌一杯開水。每日一次，飯前飲用，持續三週。請小口啜飲。

護理領域

無論是在家庭或專業的護理領域，玫瑰純露都是人們最常使用的植物純露。植物純露的優勢在護理領域最顯而易見：身體和心靈將同時得到呵護和照顧。只要皮膚或黏膜出現發炎、受刺激或受損的狀況，就能使用玫瑰純露來護理患部。

玫瑰純露有助於消除難聞的氣味，比如說癒合不良的舊傷口散發的惡臭。用玫瑰純

露噴灑患有褥瘡的部位能夠有效促進傷口癒合。玫瑰純露也適合用來舒緩、照護因為接受放射性治療而受損的肌膚。

塗抹按摩油前，先噴灑一點玫瑰純露在肌膚上。按摩的過程中，玫瑰純露會和油脂混合成一層乳液包覆肌膚，防止皮膚變乾燥。

安寧照護中心護理部門的瑪蒂娜·森表示：「病患使用玫瑰純露或其他植物純露清潔口腔的頻率取決於病患本身的需求，也就是說，端看個人有沒有濕潤口腔的需要。基本上，不管病患使用哪一種植物純露漱口，我們都希望他喜歡口中的味道。這也是我們調配漱口水時最在意的事之一。畢竟我們希望能夠兼顧生活品質和療效。我們中心的標準漱口水是以等量的玫瑰純露和水稀釋而成。每當病患有濕潤口腔黏膜的需求，我們就會提供這款漱口水。無法飲水、進食或臨終的病患特別需要這道護理程序。如果是要治療發炎、長水泡或皰疹的口腔，我們會用這款配方：調合等量的玫瑰純露和香蜂草純露，再以 1 比 1 的比例加水稀釋。這是一款很有效的口腔噴霧，我們中心常用這款配方。針對口腔黏膜受損及念珠菌症我們用的是以下這款配方。」

口腔保養噴霧	
玫瑰純露	50ml
甜杏仁油	50ml
麥蘆卡精油	1 滴
永久花精油	1 滴
檸檬精油	1-2 滴

將所有原料裝進噴霧瓶中搖晃均勻。

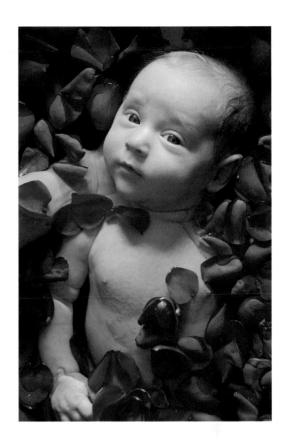

玫瑰純露也能陪伴孩童度過困難的時刻。在洗澡水中加入兩湯匙玫瑰純露，讓小寶寶愛上洗澡。

玫瑰純露在焦慮、緊張等困難的時刻最能發揮其強大的效用。當孩子因為想家或與親人分離而陷入低潮時會特別想用玫瑰純露。基本上，患者情緒崩潰的時候就是我們使用玫瑰純露的時機。在毛巾、枕頭或孩子喜愛的布偶上噴灑玫瑰純露讓孩子嗅聞，就能有效幫助孩子平復心情。

——蕾古拉·魯道夫·馮·羅爾，
芳療師暨護理人員

寵物

玫瑰純露很適合用來護理狗狗的耳朵。

請務必使用不含酒精的玫瑰純露，否則耳朵可能會有灼熱感。如果寵物的耳朵有小傷口或輕微發炎的現象，還可以額外調合西洋蓍草純露和金縷梅純露噴灑患部。

溫和的玫瑰純露也是護理動物眼睛的首選。當寵物的眼睛發炎或有分泌物時，可以用玫瑰純露清潔寵物的眼睛（請搭配正規治療使用）。寵物有小型傷口或擦傷時也可以在其傷口上噴灑玫瑰純露。我通常會用以下這個配方：10ml 金縷梅純露兌 20ml 玫瑰純露。

身體保養

收斂、平衡、鎮靜、除臭、活血、消炎、補水、滋養、再生、活化

玫瑰是花中之后，由玫瑰提煉出的玫瑰純露是最受人們喜愛的美容聖品。玫瑰純露的藥效卓越，質地卻相當溫和，非常適合用於日常的肌膚保養。

對著臉部和胸口噴灑玫瑰純露是多麼愉悅的享受呀，這是美麗女神捎來的問候。玫瑰純露能賦予肌膚紅潤的光澤和玫瑰芳香。快用玫瑰純露寵愛自己吧。您有沒有好好愛惜自己和肌膚？您的肌膚和靈魂需要呵護？那麼選玫瑰純露就對了。

古羅馬的婦女沐浴後會用玫瑰花粉摩擦肌膚，幫助肌膚再生並保持柔嫩。這麼做當然還有薰香的效果。洗完澡或泡澡後用玫瑰純露噴灑全身也能達到同樣的目的，而且絕對是場舒適的享受。

如果您想自製天然保養品，玫瑰純露絕對是芳香又有效的成分。玫瑰純露可以是臉部化妝水，亦適合加工製成乳霜、乳液、凝膠、隔離乳、黏土面膜等各式各樣的保養品。您還可以用玫瑰純露卸妝。無論您的肌膚屬於哪一種類型，都能用玫瑰純露做日常臉部保養。

如果您打算將玫瑰純露使用在肌膚上，請選擇不含酒精的純露，否則可能會讓皮膚變乾。

專門研究植物精油的保羅‧羅韋斯地教授特別推薦人們使用玫瑰純露保養缺水的肌膚。玫瑰純露具有補水的功效，特別適合乾燥肌的人使用。玫瑰純露還能鎮靜龜裂、發紅或發炎的肌膚。如果您的肌膚屬於乾燥的熟齡肌，玫瑰純露能幫助您的肌膚吸收水分，從而撫平細紋。玫瑰純露中的有效成分還能防止肌膚提早老化。

玫瑰純露有助於平衡、修復皮膚表面的天然酸性保護膜。它能改善蒼白的氣色，並促進肌膚再生。面皰肌的使用者也適合使用。

玫瑰之吻	野玫瑰洋甘菊面霜
蜂蠟	3 克
羊毛脂（脫水）	10 克
可可脂	3 克
杏桃核仁油	30ml
野玫瑰純露	40ml
羅馬洋甘菊精油	5 滴
花梨木精油	3-5 滴
薰衣草精油	3 滴
永久花精油	2 滴

製作方法請參見 49 頁基礎配方 1。

◆ 玫瑰之吻是一款滋養又呵護的面霜，具有鎮靜、活化和穩定肌膚的功效。皮膚將被香草和鮮花的溫柔香氣團團包圍。如果您無法自行蒸餾野玫瑰純露，也可以選擇市面上販售的大馬士革玫瑰純露。

配方來源：珊迪‧凱森海默，園藝師

我經常建議患者用玫瑰純露噴灑寶寶受傷的屁股，有面皰困擾的青少年也可以使用玫瑰純露保養。只要在晚上潔面過後，用純露噴灑肌膚即可，這不管對皮膚或睡眠都有益。

——瑪蒂娜·凱勒，替代療法醫師

具有收斂作用的玫瑰純露很適合用來保養毛孔粗大的肌膚，或是用來治療蛛網紋。溫和的玫瑰純露也適合用來護理私密部位。

玫瑰純露具有消炎和補水的作用，是晒後保養的好選擇。

如果您想鎮靜、舒緩日晒後的肌膚，可以參考 248 頁的欖梓玫瑰凝膠，這款配方對晒傷特別有效。

以玫瑰純露調製的漱口水用起來特別舒服，是口腔保健的好幫手。此處適合搭配的植物純露為胡椒薄荷純露，調配劑量：調合玫瑰純露和胡椒薄荷純露後，取一至兩湯匙加入半杯水中漱口。

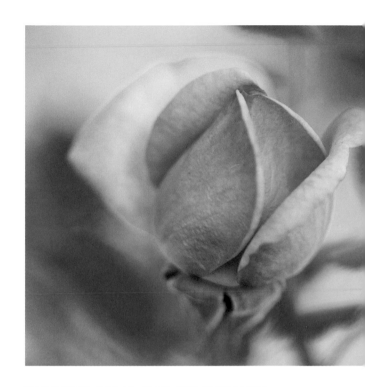

玫瑰面霜	
蜂蠟	3 克
可可脂	3 克
羊毛脂（脫水）	10 克
荷荷芭油	30ml
玫瑰純露	40ml
玫瑰天竺葵精油	3-4 滴
萊姆精油	2 滴
岩玫瑰精油	1 滴

製作方法請參見 49 頁基礎配方 1。

● 這款玫瑰霜散發溫暖清新的氣息。用起來非常服貼，具有滋養和再生的功效。
配方來源：多羅西婭·赫亭，花草茶專賣店

女性的力量	面霜
蜂蠟	3 克
羊毛脂（脫水）	10 克
乳木果油	3 克
荷荷芭油	30ml
玫瑰純露	30ml
快樂鼠尾草精油	2 滴
佛手柑精油	2 滴
香草萃取（酒精萃取）	1 滴
沙棘果油	2 滴

製作方法請參見 49 頁基礎配方 1。

● 乳霜快要凝固前再加入沙棘果油。
這是一款相當滋養的面霜，適合乾燥、疲乏的熟齡肌使用。這款面霜的質地舒適、輕柔，很容易被肌膚吸收，而且散發一股怡人的水果和香草氣息。
配方來源：娜·尚克，物理治療師

玫瑰純露.....................................15ml
甜杏仁油.....................................12ml
野玫瑰籽油.................................3 克
石榴籽油.....................................10 滴

將所有原料裝進噴霧瓶中搖晃均勻。放入
冰箱保存，請盡快使用完畢。

● 這款面霜能滋養乾燥、疲乏的熟齡肌，具
有促進肌膚再生的功效。使用方法：晚上
洗完臉後噴灑在肌膚上，再輕輕按摩。
這款配方結合了玫瑰純露和其他珍貴保養
油的有效成分，能激活肌膚細胞本身的再
生能力。皮膚的彈性會增加，皺紋將會減
少。

配方來源：烏爾麗克‧托馬，女性天然保養品

由於玫瑰純露含有天然的金合歡醇且具
有冷卻的效果，使得玫瑰純露特別適合用於
除臭。您可以將玫瑰純露當體香劑使用直接
噴灑在肌膚上，或是調合其他的植物純露。
玫瑰純露也是理想的鬍後水，具有滋潤、清
爽和消炎的作用。它能鎮靜除毛後的肌膚，
還能幫助小傷口癒合。刮完鬍子後噴一點清
涼的玫瑰純露在肌膚上既舒服又清爽。如果
有需要也可以在玫瑰純露中加一點酒精。酒
精可以強化清爽的效果，但是不建議乾燥肌
的使用者嘗試。適合搭配玫瑰純露調製鬍後
水的純露和精油有：佛手柑、萊姆、橙花、
花梨木、五葉松和雪松。

玫瑰純露的纖細花香是製作香水的理想
基材。以下這些香氣都適合搭配玫瑰純露：
佛手柑、茉莉花、芫荽、薰衣草、香蜂草、
麝香錦葵、橙花、玫瑰天竺葵、香草、檸檬
馬鞭草。

花氣襲人	香氛水

玫瑰純露……20ml
橙花純露……20ml
金縷梅純露……10ml
—
將配方中的植物純露裝入噴霧瓶中搖晃均
勻。

● 這是一款古老的藥劑師配方，散發清新、
美妙的花香。可當臉部化妝水使用，適合
所有的膚質。您的肌膚和心靈都將重獲新
生，是炎炎夏日不可或缺的爽身水。噴在
臉部和胸口好好享受吧！

芳香露	天然香水

玫瑰純露……30ml
檸檬馬鞭草純露……15ml
玫瑰天竺葵純露……15ml
—
將配方中的植物純露裝入噴霧瓶中搖晃均
勻。

● 這款天然香水具有纖細、精緻的香氣，聞
起來既柔和又充滿誘惑力。能為使用者增
添生活的樂趣和情調。

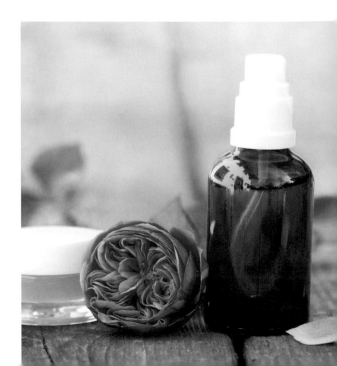

在希臘，無論是男性或女性都會將玫瑰純露當髮妝水使用。玫瑰純露不僅能賦予秀髮芬芳，還能解決頭皮困擾。它能清新頭皮，為頭皮補水。頭皮乾燥、發癢時，玫瑰純露還能發揮舒緩和鎮靜的功效。用玫瑰純露按摩頭皮更是美妙的享受（您還可以在玫瑰純露中加入精油）。

| 英式蜂蜜化妝水 | 臉部化妝水

玫瑰純露……50ml
橙花純露……50ml
菩提花蜜……1/2 茶匙
酒精(70%)……20 克
香蜂草精油……2 滴
——
混合兩種純露後稍微加熱。加入蜂蜜攪拌至其溶解。將香蜂草精油加入酒精搖勻，再一起加入純露中混合均勻。

● 這是一款散發夏日氣息的臉部化妝水。具有保養和清潔肌膚的功效。特別適合不潔和疲乏的肌膚使用。這是一款來自英國的古老配方。

| 雪松林 | 頭皮按摩水

玫瑰純露……25ml
北非雪松精油……1 滴
檸檬精油……2 滴
——
取一瓶子或軟壓瓶，加入精油和玫瑰純露後搖晃均勻。

● 此配方用量足夠使用 3 到 4 次。將純露塗抹或噴灑在頭皮上輕輕按摩。這款頭皮按摩水用起來相當清爽舒適。能舒緩頭皮緊繃，還能發揮穩定、振奮和抗壓的心理效用。

廚房料理

玫瑰純露經常出現在東方料理中。北非、中東、西班牙、南義大利和希臘也有以玫瑰純露入菜的傳統。玫瑰純露是印度甜點哈瓦（Halwah）不可或缺的元素，加了玫瑰純露的玫瑰拉西（Lassi，一種優格飲料）更是美味。這款印度優格飲的調配方法如下：以 3 比 1 的比例混合優格與水，加入一至兩湯匙的玫瑰純露，再依個人喜好加入少許楓糖漿，冰鎮後飲用。

在歐洲，大部分的人只知道可以用玫瑰純露調理杏仁糖。

事實上，玫瑰純露是精緻料理的常見元素，是烤麵包、甜點、蛋糕和冰淇淋的調味料。特別是蛋糕上的糖衣（如白雪蛋糕）結合玫瑰純露後便頓生夢幻光彩。姬美公主的經典雪酪就用了玫瑰純露調味。

玫瑰純露能為蘋果、蜜桃和杏桃等果汁增添花香氣息。在仲夏夜來上一杯水果冰沙佐玫瑰純露，那滋味真是美好呀……。

玫瑰純露和氣泡酒、調酒與草莓調酒更是絕配：在香檳杯裡倒一點玫瑰純露，再斟滿氣泡酒或義大利普羅賽克氣泡酒。您也可以先用玫瑰純露噴灑空杯後再斟酒。

把冷凍草莓、氣泡酒、少許楓糖漿、一點點玫瑰純露加入果汁機中攪拌，沁入心脾的水果汁就大功告成！

玫瑰純露冰塊是酒精飲料的精緻配角：將玫瑰純露冰塊放入香檳杯中，再淋上氣泡酒或義大利普羅賽克氣泡酒。您還可以將新鮮的玫瑰花瓣切細後放入製冰盒，倒入玫瑰純露一起冷凍，製作絕美的純露冰塊。

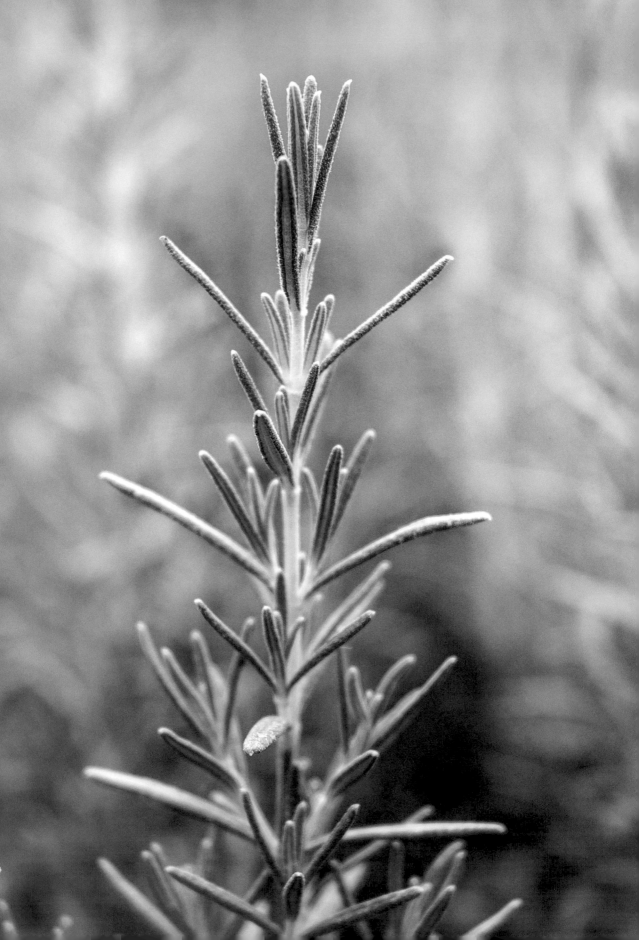

迷迭香純露

·點燃生命的熱情

迷迭香是廚房裡常見的香料。但是這種植物可不只是香料。迷迭香是一把熊熊燃燒的烈火，點燃我們的生命力、推進我們的心臟跳動、溫暖我們冰冷的四肢、喚醒我們體內的器官、刺激身體的循環。

化學家暨科學家威廉·佩利坎曾在其著作《藥草植物學》如此描述迷迭香：「迷迭香是所有植物中氫含量最高的植物。而氫則是地球上與熱能關係最密切的物質。」炎熱的迷迭香精油不只能溫暖我們的身體，更能燃起我們的熱情。當我們感到提不起勁，迷迭香能振奮我們的精神；當我們對任何事都失去動力，迷迭香能幫助我們再次熱血沸騰；當我們感到精疲力竭、焦頭爛額，迷迭香能打從心裡溫暖我們。

迷迭香是我的煉金術老師曼弗雷德·朱尼斯教授最喜愛的植物之一。是他教我怎麼蒸餾迷迭香，再用蒸餾而得的物質調製其他煉金製劑。在這個過程中，我慢慢見識到迷迭香蘊含的神奇力量。也難怪迷迭香蘊含了

如此強大的熱能，畢竟它喜歡生長在艷陽高照的地方，暴露在強烈的太陽光下。它想用它堅韌的葉片感受盛夏的氣息。迷迭香將收集來的太陽光和熱能轉換成蘊含強大力量的精油，散發青草香的迷迭香精油就聚集在迷迭香葉上的微小球狀腺體上。只要輕輕一碰、或擦身而過，迷迭香就會釋放出它的香氣。迷迭香精油的香氣溫暖又充滿力量，並蘊含迷迭香的療效。迷迭香的氣味和乳香很類似，這使得迷迭香散發一股神聖、莊嚴的氣質。正因如此，迷迭香在過去也被稱為乳香草。

即使遭遇長時間的乾旱，迷迭香也能毫髮無傷地存活下來。因為迷迭香的根能深入土壤吸收水分。作為強韌的矮棘灌叢的一分子，迷迭香是地中海區馬基斯灌木叢中的常見植物，能適應突如其來的挑戰，甚至能抵擋大火。火災是生長在乾燥氣候的馬基斯植被經常面臨的威脅。即使迷迭香被大火完全燒毀，過了不多久，其強健的根部上就會再度冒出新芽。迷迭香無所畏懼，這股氣質從

其堅挺的姿態和強而有力的香氣便表露無疑。迷迭香能透過古老的香氣語言像我們傳遞它的堅持嗎？是的，迷迭香的香氣能喚醒我們對生活的熱情、促進身體循環並改善肌膚的血液循環。我們可以真切感受到迷迭香賦予我們的活力。

每到春天，堅毅的迷迭香會用纖細的淡藍色花朵妝點自己。迷迭香又被稱為「海洋之露」。這個名字源自迷迭香的拉丁文 *Rosmarinuns*，ros 的意思是露水，marinus 是海洋。迷迭香喜歡大海，喜歡長在多石的山坡地或石灰質的岩岸。最好還能眺望海景，讓鹹鹹的海風包圍住它。迷迭香喜歡流動的空氣。迷迭香的花是大海的顏色。它的花凋謝得很快，給人一種驚鴻一瞥的感覺。以前的人稱迷迭香花朵上的清晨露水為「天之水」，據說這種水可以療癒靈魂。

人們相信，如火般熾熱的迷迭香也有大海般「柔情似水」的一面。是因為這個原因人們才用迷迭香調製匈牙利皇后水的嗎？據說匈牙利皇后水的配方出自一位神秘的隱士，他的靈感就來自迷迭香上的露水。古老的藥草書都收錄了這款配方，只是原料有些微的差異。匈牙利皇后水享負盛名。這款美容水通常含有迷迭香花純露和酒精。人們相信匈牙利皇后的美容水具有神奇的功效。它不只治癒了當年 72 歲的女王伊莎貝拉的痛風，還賦予了她青春美麗的外貌。據說她用了美容水後變得容光煥發又青春美麗，以至於年輕的波蘭國王都忍不住向她求婚。

傳說中能預防瘟疫感染的「四盜賊」配方也含有迷迭香，不過這就是另一則故事了。值得一提的是，迷迭香還是說書人的愛

用植物。因為迷迭香有助於增強記憶力和保持清醒。用了迷迭香，說書人就能記住故事，聽眾就再也不會睡著了。

・植物百科

迷迭香、海洋之露。

學名：*Rosmarinus officinalis*

唇形花科（Lamiaceae）

原產地

迷迭香的原產地是地中海區，現今英國、美國、印度、墨西哥和南非皆有種植。

外觀敘述

迷迭香為常綠半灌木，高度可達兩公尺，分枝茂密，外型呈桿狀。細長的葉片十字對生，革質，正面有光澤，背面有白色絨

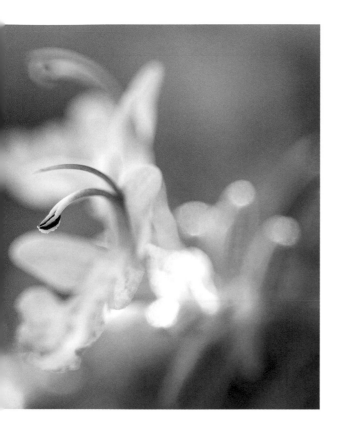

毛。葉上有些許細毛，邊緣處反捲。迷迭香的花期為三至五月。開淡藍色的花，偶爾也會開白色花。

藍色的迷迭香花富含花蜜，是早春時節蜜蜂重要的蜜源。迷迭香花是春蜜重要的組成成分。現在也有耐寒的迷迭香品種，可以種在寒冷的地區。

使用部位

迷迭香的莖葉，新鮮或乾燥皆可，請盡量選擇嫩莖。請選在迷迭香開花前或剛開花時採收。最佳採收時機：晴天，中午至下午兩點前。這個時間是迷迭香體內精油含量最高的時段。

蒸餾方法

蒸餾葉片或帶有葉子的枝條、莖桿，新鮮或乾燥的迷迭香皆可。使用帶花的迷迭香蒸餾植物純露，品質特別芳香細緻。蒸餾前，請將迷迭香莖快速切細放入蒸餾器內，以防止過多的植物精油揮發。不要擠壓迷迭香。

乾燥的迷迭香流失香氣的速度並不快。不過乾燥的迷迭香會吸收大量水分，蒸餾時請務必注意瓶中是否含有足夠的水分。

迷迭香純露適合自行蒸餾，但您也可以在市面上買到。

成分

迷迭香純露的成分會隨著迷迭香的化學型態與生長地不同而變化。

醇類（16-18%）、酮類（54-56%）、酯類（12-13%）（資料來源：Price2004）

迷迭香有多種化學型態。馬鞭草酮迷迭香（*Rosemary ct. Verbenone*）是最溫和的一種。

不過迷迭香純露的精油含量很低，所以蒸餾的時候不必特別在意迷迭香的化學型。

pH 值

4.4-4.6

保存期限

大約一年半。

・應用

使用方式

噴霧：室內空間、身體；爽身噴霧、薰香燈、擴香器、全身浴、足浴、手浴、蒸氣浴、擦澡、吸入、乳霜、隔離乳、凝膠、口服。

迷迭香純露

267

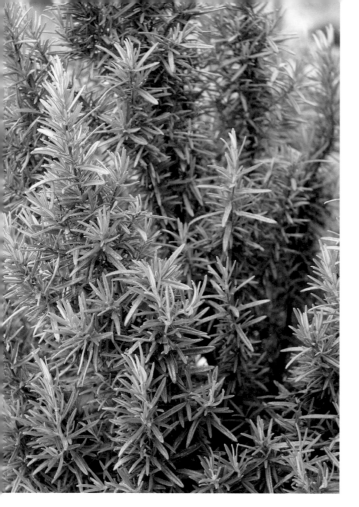

起不了床的時候，只要對著身體四周噴灑迷迭香純露，迷迭香的醒腦功效就能幫助您振奮精神。

研究顯示，很多人不喜歡純迷迭香的氣味，或是覺得其味道過於強烈。有鑑於此，使用迷迭香純露作噴霧時您可以選擇以下的植物精油來搭配迷迭香的青草氣息（可單獨選用或混搭）：葡萄柚、檸檬、胡椒薄荷、檸檬馬鞭草、澳洲尤加利或山雞椒。

如果我覺得療程沒有任何進展，或是當我在諮商後想和病人討論比較不愉快或傷心的事情，我就會用迷迭香純露來鼓勵自己，而我相信迷迭香純露也鼓勵了我的病患。

——安格拉·英希爾西，
精神疾病和心理治療師

身為說書人的植物，迷迭香具有增強記憶力的功效。迷迭香有助於我們從事耗費腦力的工作，還能幫助老年人維持記憶。

長時間用腦工作後容易出現注意力不集中的情況，這時可以來一場「芳香噴霧浴」：用迷迭香純露噴灑頭部四周，您也可以選擇飲用迷迭香純露（一茶匙純露兌一杯開水），兩者皆能有效提升專注力。迷迭香的香氣還能提升前瞻性記憶的效能。這個大腦區塊負責計劃未來的活動，並驅使我們在適當的時刻執行計畫。「明天要祝誰生日快樂？這次旅行該帶什麼東西？這週五前得把資料交給誰？」這些都是前瞻性記憶負責計畫和執行的工作。

迷迭香能提升大腦效能早已是眾所皆知且屢試不爽的事實。

這項功效已經獲得許多科學研究的證

使用限制

有高血壓和癲癇的患者請勿飲用迷迭香純露。孕婦、嬰兒和幼童請勿飲用迷迭香純露。

心理效用

堅毅、增強記憶力、提升專注力、澄淨、提升動力

迷迭香是神經的補品。當我們感到疲倦、毫無動力、電池沒電了，就是迷迭香上場的時候。這種來自地中海的能量植物能給我們注入新的動力。迷迭香純露具有提振和強化的作用，有助於克服精神疲弱、嗜睡、沮喪和抑鬱的狀況。迷迭香能激勵我們克服惰性、推進滯礙許久的僵局，並幫助我們在工作的時候長時間保持清醒，適合辦公、讀書時使用。當您睡眠不足、睡得不好、早上

實。英國諾桑比亞大學的研究者馬克·莫斯和洛林·奧利弗就曾經做過實驗，觀察迷迭香香氣對受試者的影響。實驗分為兩組，一組人員暴露在迷迭香的香氣中，另一組人員則在正常狀況下進行試驗。實驗過程中，受試者必須解答困難的計算問題。結果發現，暴露在迷迭香香氣的受試者能以更快的速度解決更多道難題。就連他們的記憶力也明顯增進許多。研究人員還檢測了受試者血液中的 1.8-桉樹腦含量，這是迷迭香精油的成分之一。結果顯示，受試者血漿中的桉樹腦含量越高，他們解決腦力測驗的能力就越強、頭腦也更清晰。

記者專用噴霧

葡萄柚精油	10 滴
青橘精油	10 滴
胡椒薄荷精油	5 滴
酒精 (乙醇 96%)	5ml
迷迭香純露	40ml

將酒精裝入噴霧瓶，滴入精油後搖晃均勻。加入迷迭香純露，再次搖勻。

● 使用方法：身體噴霧、空間噴霧、薰香燈及擴香器。
這款噴霧具有清新的香氣，能振奮精神、喚起好奇心、激發靈感、保持頭腦清醒。

這款噴霧就和五月的雨一樣清新，特別適合腦力勞動者使用。——沃爾凡·諾特，記者

如果孩子早上不想起床，迷迭香純露是個很好的解決辦法。我會朝他們頭部上方噴幾下迷迭香純露。接著就會看到一陣細細的水霧降到孩子身上。感覺就像在施展魔法似的。我睡完午覺後，也喜歡用迷迭香純露來喚醒自己。——安內特·史密滕多夫，助產士

能量屬性

能量、堅毅、活力

迷迭香純露可以提振空氣中「耗弱、窒礙」的能量，適合噴灑在被過度使用的空間，好為空間注入新的能量和動力。想要營造清新的氛圍，可以使用迷迭香純露薰香，或是搭配檸檬、檸檬馬鞭草或道格拉斯冷杉精油效果會更好。只要對著空氣噴灑幾下，就能明顯察覺到空間氣氛變活絡了。您也可以搭配擴香器使用。

生理效用

抗氧化、抗感染、抗病毒、提振食慾、促進血液循環、殺菌、提升血壓、消炎、強化心臟、促進身體循環、養肝、輕微鎮痛、幫助消化

＊ 心臟、循環系統

感到疲勞、精疲力竭的時候（如病癒或工作過勞），使用迷迭香能達到刺激和振奮的效果。迷迭香能促進循環、強化心臟功能並穩定低血壓。迷迭香純露還能有效緩解低血壓引發的頭疼。針對以上提到的症狀，您可以選擇口服或外用迷迭香純露。

口服迷迭香純露的稀釋比例如下：一茶匙純露兌半杯開水，每日飲用一到兩次。建議施作療程：最長三週。

迷迭香純露的外用方式非常多元。最推薦的方法為爽身噴霧，或是克奈普牧師推薦的冷手浴療法。迷迭香純露也非常適合用來擦澡：在冷水中加一點迷迭香純露，於早晨來一場振奮身心的「醒腦浴」。這招對低血壓

膚的效用，還能促進肌膚再生，可謂是肌膚的滋補品，特別適合不潔、油膩、毛孔粗大和血液循環不佳的肌膚使用。有青春痘或黑頭粉刺困擾的人可以用迷迭香純露保養並清潔肌膚。迷迭香純露能重新振奮疲倦、血液循環不佳的肌膚。

使用方法：將迷迭香純露噴灑在肌膚上輕輕拍打（亦可調合其他植物純露）。迷迭香純露還有消炎的作用，能消毒並治療肌膚上的小傷口。

迷迭香純露具有促進血液循環和緊緻的功效，對治療橘皮組織很有益。迷迭香製劑還是抗氧化劑，能阻擋自由基對肌膚的破壞。迷迭香純露因此被視為抗老化的美容聖品。適合的使用方法如下：臉部化妝水、濕敷、蒸臉、包覆，或加工製成乳霜、隔離乳

和凝膠。您可以依照個人的喜好和需求決定使用方式。

迷迭香純露也適合當鬍後水使用。它能提振、消毒肌膚，並幫助小傷口癒合。

迷迭香純露能活絡頭皮、促進細胞再生，從而促進頭髮生長。迷迭香純露還能預防頭皮屑生成。適合作髮妝水或潤髮劑。因染髮而受損的髮質特別適用。您還可以在迷迭香純露中加入蘋果醋，洗完頭後用於潤髮。

| 芳草美容面膜 |

鼠尾草精油..............................1 滴
刺槐蜂蜜..................................1 湯匙
迷迭香純露..............................20ml
藥蜀葵根（細粉）.....................2 湯匙
—
將鼠尾草精油滴入蜂蜜中拌勻。加入迷迭香純露，持續攪拌。加入藥蜀葵根粉攪拌，直到原料呈現糊狀的質地為止。塗抹在臉上，可用刷子輔助。建議敷用時間：15 分鐘。
此配方用量約可敷兩次臉。可在冰箱保存一週。

● 這款面膜適合護理不潔、毛孔粗大和油膩的肌膚，可促進疲乏的肌膚細胞再生。建議每週使用一至兩次。

| 迷迭香雪松髮妝水 |

迷迭香純露..............................25ml
北非雪松純露..........................25ml
將兩種植物純露搖晃均勻。
洗完頭後，趁頭髮還濕的時候，噴灑在頭皮上輕輕按摩。此配方的用量足夠使用數次。具有活絡頭皮並促進頭髮生長的作用。

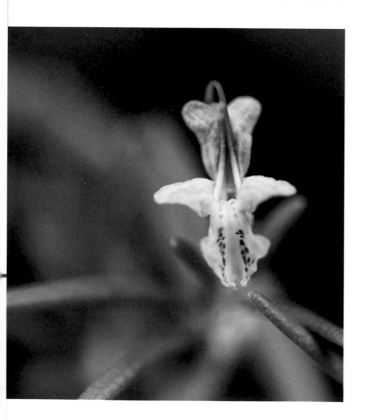

調合等量的迷迭香純露和樺樹純露，這款配方同樣具有促進頭髮生長的功效。人們自古以來就很倚重樺樹純露的生髮效用。樺樹純露具有活化和排毒的作用。蒸餾樺樹純露的方法如下：選在早春（通常是三月）採集還裹著一層黏稠樹脂的葉芽，稍微風乾後即可蒸餾。

將樺樹葉芽裝入蒸餾瓶中以熱水澆灌。浸泡兩個小時後再蒸餾。您也可以用樺樹純露按摩頭皮。

廚房料理

新鮮的迷迭香味道最好。乾燥後的迷迭香就沒什麼味道了。如果您手邊沒有新鮮的迷迭香，也可以用迷迭香純露來調味。因為迷迭香純露保有迷迭香的新鮮草香。

迷迭香是地中海料理的元素，可用來烹煮或調味多道地中海料理。特別是燒烤後的肉類、魚類和蔬菜最適合搭配迷迭香。迷迭香純露能付賦予野味、羊肉、蕃茄料理和普羅旺斯雜燴一股狂野的香料氣息。

約翰尼斯・羅斯在其著作《庭園樂》中這麼寫道：「烤馬鈴薯配迷迭香的滋味真令人難忘。」他還在書中提到英王亨利八世的宮廷裡有一道很受歡迎的料理：迷迭香白雪（Rosemary Snow），這是一道結合了打發的蛋白、鮮奶油、糖和迷迭香的甜點。如這道料理所示，迷迭香的香草氣息也適合搭配甜食和果醬。比如說，您可以將迷迭香純露噴灑在紅酒燉西洋梨或糖煮杏桃上。根據米其林星廚史蒂芬・維斯納的說法，迷迭香既是修飾劑，亦是增味劑，特別適合搭配杏桃料理。迷迭香純露還能賦予烘焙麵包及甜點

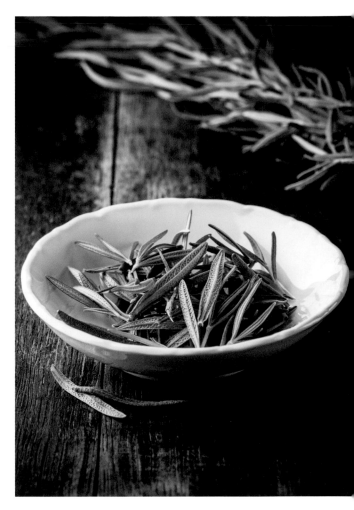

（如小麥餅乾）香料的氣息和風味，可以拌入麵糰中一起烘烤或噴灑在成品的表面。

地中海的滋味	調味專用純露
迷迭香純露....................20ml	
百里香純露....................20ml	
月桂純露....................20ml	

將所有純露裝進噴霧瓶中搖晃均勻。用以提振料理的風味。

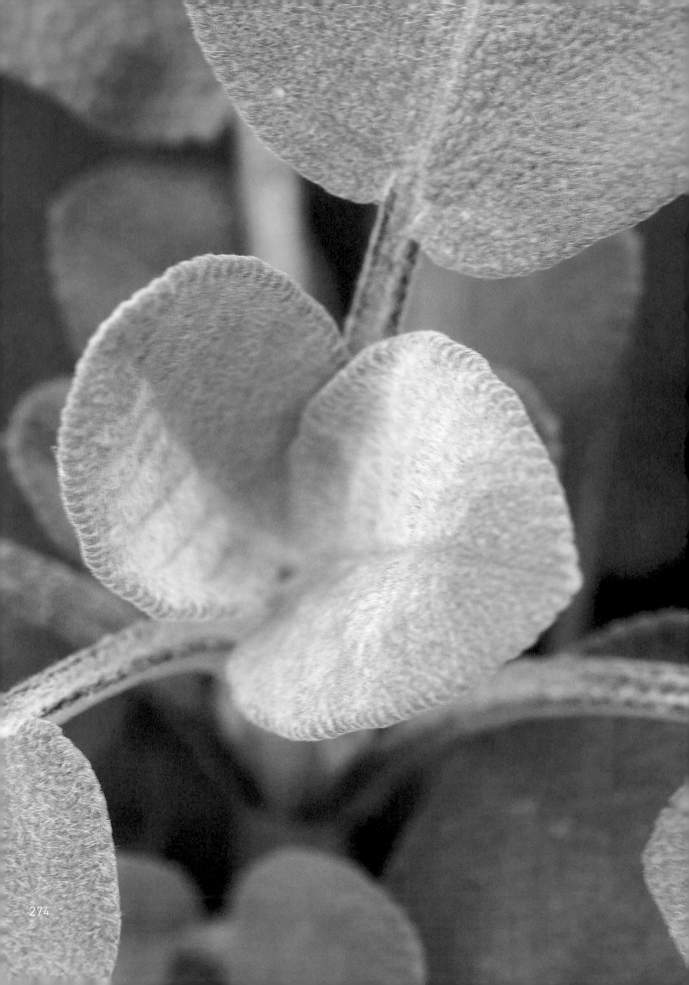

鼠尾草純露

·自我療癒的力量

他折下一支開花的鼠尾草,香氣直升天際,
山岳為也為之著迷。

——尼可斯·卡山札基

　　十一世紀著名的薩萊諾醫學院使用的教科書中有這麼一首詩:「院子有種鼠尾草的人是死不了的。」

　　鼠尾草究竟是何方神聖?竟然會有植物的名字就叫治癒和拯救?鼠尾草的德文名 Salbei 源自拉丁文 salvia,這個單字的字源是 salvere,意思為拯救、治癒和療癒(salvus)。通常這種神奇藥草都長在遙遠的國度,但是這裡所說的鼠尾草就長在我們自家的院子裡。沒有一本藥草書不盛讚、詳述鼠尾草的療效。德國的植物學家希羅尼穆斯·博克就曾在其 1539 年出版的《新藥草大全》如此讚譽鼠尾草:「鼠尾草是所有多年生植物中最卓越的植物,因為它能同時為醫生、廚師、窮人和富人效勞。」

　　古人對鼠尾草的推崇一直延續到現代,有句話說:「園有鼠尾草,死神不來擾。」這句諺語許多農婦都還朗朗上口,她們依然暱稱鼠尾草為「救世主」。名為治癒的鼠尾草在中世紀時期是永生的象徵。據說它能讓人長生不死。

　　其實只要我們夠聰明,就不會期待鼠尾草能賜予我們永生。但是如果您想活得健康、長壽,那麼就該好好認識鼠尾草。許多有關鼠尾草的古老療效和應用都流傳了下來。但是,鼠尾草的傳奇療效是否經過驗證?現在的我們還需要鼠尾草這種植物嗎?事實上,鼠尾草早已經通過現代科學的考驗,而且幾乎所有傳統的應用知識都獲得證實。就連對藥草學持懷疑態度的人也不得不對鼠尾草刮目相看。他們不得不承認鼠尾草確實是具有強大藥效的植物。鼠尾草的學名 officinalis 可謂名符其實,畢竟只有具有醫療效用的植物才有資格獲得這個頭銜。

如果鼠尾草是人,那她一定是女人。古埃及的象形文字就已經出現鼠尾草這個字,人們認為鼠尾草是女神的化身。鼠尾草在當時是女性的專屬用藥,婦女會飲用鼠尾草汁來治療不孕。

就連女神也需要女人專屬的鼠尾草。鼠尾草是古希臘神話中愛神阿芙蘿黛蒂最喜愛的植物,據說鼠尾草曾經提供愛神庇護,幫助其免受迫害。

有一句流傳至今日的古老諺語是這麼說的:「誰家園子裡的鼠尾草長得好,家裡一定住著一位強健又有智慧的女人。」作為重要的傳統藥用植物,鼠尾草和強健女人的形象緊緊相連。而這些古老的傳說顯示了鼠尾草被視為女性用藥的傳統。

鼠尾草是唇形科植物,唇形科的植物多達 7000 多種,下分七個亞科和 230 個屬。德國原生的唇形花科植物種類繁多,但沒有一種是有毒植物。相反地,許多唇形花科植物都是重要的藥用植物,例如百里香、香蜂草、薰衣草和野芝麻。這些植物都對人類有益。它們為了生存而演化出的物質成分與人體「相容」,能治療疾病、維持身體和心靈的健康。

‧植物百科

鼠尾草、藥用鼠尾草。

學名:*Salvia officinalis*

唇形花科(Lamiaceae)

原產地

鼠尾草原生於地中海區、巴爾幹半島和小亞細亞。中世紀後被引進中歐栽種。

外觀敘述

鼠尾草是高度可達 70 公分的多年生半灌木,具有木質化的下半部。葉片正面為青灰色,背面有白色絨毛。葉形為卵形至橢圓形,對生,散發芳香的氣息。花期為五至七月,開藍紫色的唇形花。鼠尾草喜歡乾燥的石灰質土壤。

鼠尾草特別招蜂引蝶,是吸食花蜜的昆蟲的重要糧食。請銘記克奈普牧師的諄諄教誨:「花園的主人絕對不會忘記要種鼠尾草(如果花是他自己種的話)。」

使用部位

莖桿末端、葉片、花朵、花軸。葉片的有效成分濃度於八、九月最高。請選在下午採收,這個時段花朵的精油含量最高。

鼠尾草的花軸(黏稠的上三分之一部和花萼)也蘊含大量的精油。

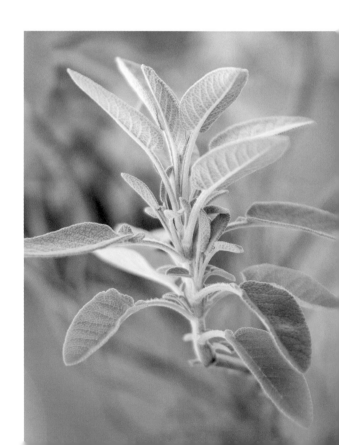

蒸餾方法

蒸餾新鮮或乾燥的鼠尾草。萃取自乾燥鼠尾草的植物純露味道更濃郁。蒸餾鼠尾草的過程簡單又迅速。您可以試著自行蒸餾鼠尾草純露，市面上也有販售。

香氣

草香、香料味、溫暖，未稀釋時氣味略顯嚴厲。

成分

親油端：桉樹腦（50-55%）、酮類（37-50%）、醇類（5-6%）（資料來源：Price2004）

pH 值

3.8-4.5

保存期限

大約 1 年，有些生產商甚至會標示三年。

· 應用

使用方式

噴霧：室內空間、枕頭、身體周圍；爽身噴霧、薰香燈、擴香器、乳霜、隔離乳、凝膠、濕敷、吸入、全身浴、足浴、包覆、口服

使用限制

由於鼠尾草精油含有大量的側柏酮，一般不建議使用於芳香療法中。側柏酮是一種神經毒，服用過量時可能會引發癲癇性筋攣、暈眩等症狀。

但是鼠尾草純露含有的側柏酮濃度之低，只要正確使用就不會有引發副作用的疑慮。孕婦、嬰兒、幼童、高血壓及癲癇患者請勿飲用鼠尾草純露。

雖然鼠尾草純露不太容易刺激肌膚，但還是建議您使用前先進行肌膚測試。

心理效用

抗抑鬱、調理、提振精神

有些人會覺得鼠尾草純露的香氣過於濃烈。所以，使用鼠尾草純露薰香室內或噴灑身體時通常會再搭配其他的植物純露。

鼠尾草純露具有刺激和強化的作用，是對抗慢性疲勞、倦怠、精神緊繃的好幫手。它能緩解憂鬱的情緒。適合的使用方法有：身體噴霧和枕頭噴霧。鼠尾草純露還能舒緩因為神經緊繃引發的頭痛。調合等量的鼠尾草純露及胡椒薄荷純露，噴灑身體或塗抹太陽穴及頸部就能有效緩解頭痛。

在古希臘，著名哲學家的門生會在上課時咀嚼鼠尾草葉，幫助自己集中精神、避免分心。據說鼠尾草可以清靜心靈，幫助集中精神、獲取智慧。鼠尾草的英文 sage 也意指特別有智慧的人。

近年來，神經學家通過研究證實鼠尾草具有強化大腦功能和提升記憶力的功效。他們發現鼠尾草可以延緩大腦傳導物質乙醯膽鹼的分解，從而起到預防失智的作用。患有阿茲海默症的人體內生成的乙醯膽鹼特別少。因此對他們來說，預防乙醯膽鹼不要太快被分解就特別重要。

將鼠尾草純露作身體噴霧使用能提升記憶力並延長記憶時間。您也可以口服鼠尾草純露：在一公升的開水中加入一湯匙純露，請於當日飲用完畢。建議療程：連續飲用兩週，每年施行四次。

將鼠尾草純露與以下的植物精油調合，可以強化提振精神的效果：佛手柑、葡萄柚、檸檬、檸檬馬鞭草、迷迭香。

能量屬性

療癒、淨化、轉化

鼠尾草也是傳統的薩滿草藥，被用來淨化氣場的歷史已經有好幾千年。幾乎所有認識鼠尾草的人類文化都有用其薰香的傳統。鼠尾草有助於淨化心靈，能陪伴使用者過渡到人生的新階段。面臨極端變化時，鼠尾草能幫助我們維持內心的平衡和力量。

鼠尾草純露特別適合用來淨化空間的能量和使用者的心靈。

在病房使用鼠尾草純露可以為空間增添療癒的氣息。用於室內薰香時，通常會調合以下的植物純露或精油：薰衣草、香蜂草、祕魯聖木和玫瑰。

另一位患者進來前，我會用鼠尾草純露迅速淨化病房裡的空氣和氛圍。開窗戶、噴灑鼠尾草純露，兩分鐘後下一位病人就可以進來了。

——安格拉・英希爾西，
精神疾病和心理治療師

鼠尾草的香氣溫暖又有包覆感。它不只適用於室內薰香，還適合用來薰香床單、毛巾等與我們有肌膚之親的紡織品。我都調合鼠尾草純露和檸檬馬鞭草純露來薰香床具。比起市面上的合成洗衣精和柔軟精，芳香的純露絕對是更健康、舒適的選擇。

生理效用

抗病毒、抗菌、消毒、活絡、消炎、制汗、鎮痛、調理、幫助傷口癒合

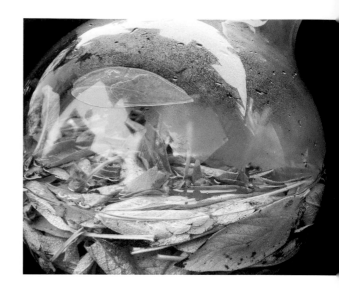

* 感冒症狀

鼠尾草可治療口腔和喉嚨發炎，適用於緩解喉嚨痛、咳嗽、流鼻涕、鼻竇炎等呼吸道疾病（特別是有黏液的症狀）。扁桃腺發炎時，也可以用鼠尾草純露漱口。漱口和吸入的調配劑量為：一湯匙鼠尾草純露兌 250 毫升的水。

鼠尾草的組成成分相當巧妙，彼此相輔相成，是可靠又有效的口腔清潔配方，具有殺菌和消炎的功效。牙齦發炎或假牙造成發炎時，使用鼠尾草純露漱口能快速緩解不適，鼠尾草純露還有助於對抗牙周病。

喉嚨噴霧	（喉嚨痛時使用）
鼠尾草純露......................................50ml	
茴芹酊劑...20 滴	
洋委陵菜酊劑..................................20 滴	
將所有原料混合均勻。	

● 喉嚨痛時噴灑在咽喉上。亦可用於漱口：一湯匙兌半杯開水。配方中的兩種酊劑藥房都買得到。但是您也可以自己做看看。

鼠尾草純露............................20ml
蜂膠酊劑.................................5 滴
沉香醇百里香精油.....................2 滴
—
將所有原料裝進噴霧瓶中搖晃均勻。

為了治療萌發的扁桃腺炎我調製了這款喉嚨噴霧。只要喉嚨開始發癢，我就馬上使用噴霧。這款配方的效果很即時。用了幾次後喉嚨就幾乎不痛了。這款喉嚨噴霧真是太棒了。就連我的女兒（8 歲）也喜歡用。我們兩個已經很久沒有喉嚨痛了。

——曼諾拉·薛爾茲，流行設計師

喉嚨痛的時候我就拿喉嚨噴霧噴嘴巴，半個小時後感覺就好多了。

——莉莉·薛爾茲（LILLYSCHOLZ），
學生（8 歲）

* 過度出汗

鼠尾草純露能抑制過度出汗並調節汗腺功能。有助於改善多汗、夜間盜汗、神經性出汗、更年期潮熱及甲狀腺功能亢進引起的多汗。

為抑制出汗，您可以將鼠尾草純露當身體噴霧（爽身噴霧）使用，或是將鼠尾草純露加水稀釋後擦澡。調合等量的胡椒薄荷純露也是另一個清新的選擇。

早在公元一世紀，大普林尼就建議遠行者使用鼠尾草來緩解疲勞。長時間站立或行走後，用鼠尾草純露泡個清涼的足浴或將純露噴灑在腿部可以舒緩疲憊的雙腿。鼠尾草純露是登山健行的良伴。將鼠尾草純露帶在

身邊，走累了就塗抹或噴灑一點純露，具有振奮和刺激的效果。需要長時間站立、走動的人特別適合使用鼠尾草純露。

鼠尾草體香劑		噴霧

酒精（70%）.............................. 10ml
快樂鼠尾草精油.........................5 滴
檸檬精油................................. 10 滴
鼠尾草純露............................50ml
胡椒薄荷純露............................40ml
—
取一噴霧瓶，加入酒精、精油和純露後搖晃均勻。

◆ 視需求噴灑在胸口、頸部和腋下。
汗水過多時使用特別舒適清爽。
鼠尾草純露還能抑制惱人的腳汗和腋下出汗。您可以對著出汗部位直接噴灑鼠尾草純露，或是調合清新的植物精油一起使用。

外出噴霧	爬山健行專用噴霧

胡椒薄荷精油............................ 10 滴
檸檬精油................................. 10 滴
酒精（乙醇 96%）...................... 10ml
鼠尾草純露............................20ml
銀冷杉純露............................30ml
—
將酒精倒入噴霧瓶，加入精油搖晃均勻。
再加入植物純露搖勻。
噴灑或塗抹在疲倦、腫脹的雙腿上。

星期五晚上，從事護理工作的我在整整工作八個小時後腿異常的疲。幸好幾天前我剛調了這款『外出噴霧』。我用它在腿上噴了兩三下。真的有舒緩的功效！疲痛的感覺很快就消失了。我的腿也不再那麼沉重了。

——瑪蒂娜·森，安寧照護中心護理部門

久站或久立後使用這款噴霧能替雙腿降溫並舒緩腳底。

——多麗絲‧特勞特納，小兒科護士

* 婦科

女性專屬的鼠尾草是每個強健女性的良伴，它能治療許多婦科問題。

鼠尾草能發揮類似雌激素的功效，起到調節女性荷爾蒙的作用，是陪伴女性走過生命各個階段的好幫手。女性朋友們可以儘管信任鼠尾草和它的療效。鼠尾草能調節經期、改善經血不足。建議的施用方法為坐浴和塗抹。塗抹鼠尾草純露可以起到活絡的效用，有助於改善經前水腫的問題。

有經前症候群的女性朋友可以調合等比例的鼠尾草純露和玫瑰天竺葵純露，作身體噴霧使用以維持身心平衡。

古埃及人就已經知道鼠尾草有助於女人生育。最新的研究也顯示，鼠尾草能幫助卵子受精，刺激卵子和精子結合。如果您有不孕的困擾不妨試試口服鼠尾草純露。建議劑量：在一公升的開水中加入一湯匙鼠尾草純露，於當日飲用完畢。凱蒂建議的療程長度為三週。

鼠尾草還能幫助產婦斷奶。它能抑制乳腺分泌乳汁。分娩後不想哺乳或因為健康因素無法哺乳的婦女通常須透過服用藥物來達到斷奶的目的。這種藥物透過模擬神經傳導物質多巴胺來抑制乳汁分泌。但是它可能會引發噁心、頭痛或暈眩等不良的副作用。德國巴特洪堡霍赫托努斯醫院的研究團隊在克利絲蒂娜‧布林克曼博士帶領下，研究、比較了斷奶用藥和鼠尾草的功效。布林克曼博士在婦科會議上表示：「從患者滿意度這點來看，使用鼠尾草斷奶的婦女滿意度明顯更高。」

通常醫生會開鼠尾草萃取物讓產婦服用。用鼠尾草純露濕敷乳房也能達到抑制乳汁分泌的效果。在大多數情況下只要濕敷乳房就能達到斷奶的目的。

無論如何，使用鼠尾草協助斷奶前，請先諮詢您的助產士或婦科醫師。布林克曼博士也是這麼建議。

* 消化

鼠尾草作為傳統香料，還具有促進消化的作用。它能協助失衡的消化系統重新恢復平衡，適合腹脹或脹氣時使用。建議口服劑量如下：一茶匙鼠尾草純露兌半杯開水。吃完油膩食物後飲用。

護理領域

鼠尾草能啟動身體的自癒能力。它的香氣能幫助久病的患者找回生命力。推薦的使用方法如下：身體噴霧、枕頭噴霧、室內噴霧，或搭配擴香器薰香。使用時請注意用量不宜過多。您還可以調合玫瑰純露或雪松純露一起薰香。

療癒	噴霧
橙花精油	5 滴
伏特加	10ml
祕魯聖木純露	20ml
鼠尾草純露	20ml

先將橙花精油和伏特加混合均勻後加入植物純露。將所有原料搖晃均勻。
此配方可作室內噴霧或枕頭噴霧。

● 悲傷、恐懼或受驚嚇時，也可以用這款配方平復情緒。

由於鼠尾草具有除臭、制汗的功效，所以非常適合用來護理容易出汗的病人。建議配方如下：在一公升的水中加入 2 至 3 湯匙的鼠尾草純露擦澡。

口腔中的唾液分泌過多時，可稀釋鼠尾草純露來護理口腔。

寵物

鼠尾草純露是治療寵物傷口的好選擇。

公貓莫里茨（Moritz）的四個腳掌都被爐子燙傷了。施行植物療法後牠的傷口癒合得很快。但是其中一隻腳掌的狀況不太理想。肉墊間有個潮濕的傷口一直無法癒合。所以我們決定用鼠尾草純露清洗這個傷口，一天兩次。結果這個傷口在三天內就癒合了。

——亞莉珊德拉.納迪格，獸醫師，
ANIMAPLANTA 藥草學中心

身體保養
收斂、抗菌、抗氧化、除臭、活絡、消炎、清潔皮膚、緊緻肌膚

鼠尾草純露很適合用來調理毛孔粗大、油膩、不潔、血液循環不佳和長面皰的肌膚。您可以將鼠尾草純露當化妝水使用、施行蒸面浴，或是加工製成乳霜、隔離乳和面膜。

鼠尾草可以清除對肌膚有害的自由基，從而延緩肌膚老化。如果您想製作抗老防皺面霜，鼠尾草純露會是理想的選擇。

敏感肌的人若不稀釋直接噴灑鼠尾草純露在臉部可能會過於刺激（尤其當鼠尾草純露的精油含量過高時）。建議您先在手臂內側或臉上做肌膚測試。必要的時候，請加水或其他植物純露稀釋鼠尾草純露。

由於鼠尾草純露具有制汗和除臭的效果，因此很適合用於調製體香劑。經常性使用鼠尾草純露噴灑腳底能抑制過多的腳汗，還能起到芳香的效果。

作鬍後水使用時，鼠尾草純露能調理肌膚並幫助小傷口癒合。如果您想調製帶有香料和青草氣息的天然香水，那麼鼠尾草純露將是不錯的選擇。搭配以下的植物精油（非必要）能讓香水的香氣更圓融並充滿地中海的氣息：佛手柑、岩玫瑰、金雀花、薰衣草、義大利石松、玫瑰、檸檬。

鼠尾草純露還能發揮護髮的功效。傳統上鼠尾草純露一直被用於對抗掉髮。它能調節皮脂腺的功能，適合用於護理偏油性的髮質。施用方法：洗完頭趁頭髮還是濕的時候，塗抹在頭皮上輕輕按摩，或是直接噴灑在濕髮上。鼠尾草純露適合用來護理深色的頭髮。

廚房料理

鼠尾草純露可以賦予料理一股清新的香草氣息。

鼠尾草的香氣和滋味適合搭配羊肉、禽類、小牛肉等肉類料理，搭配烤魚和烘焙料理也很不錯。鼠尾草也適合用來點綴沙拉醬、義大利麵醬和蔬菜湯。

您還可以在剛烤好的魚類和肉類上噴灑鼠尾草純露。鼠尾草的香氣和火烤類料理是絕配。

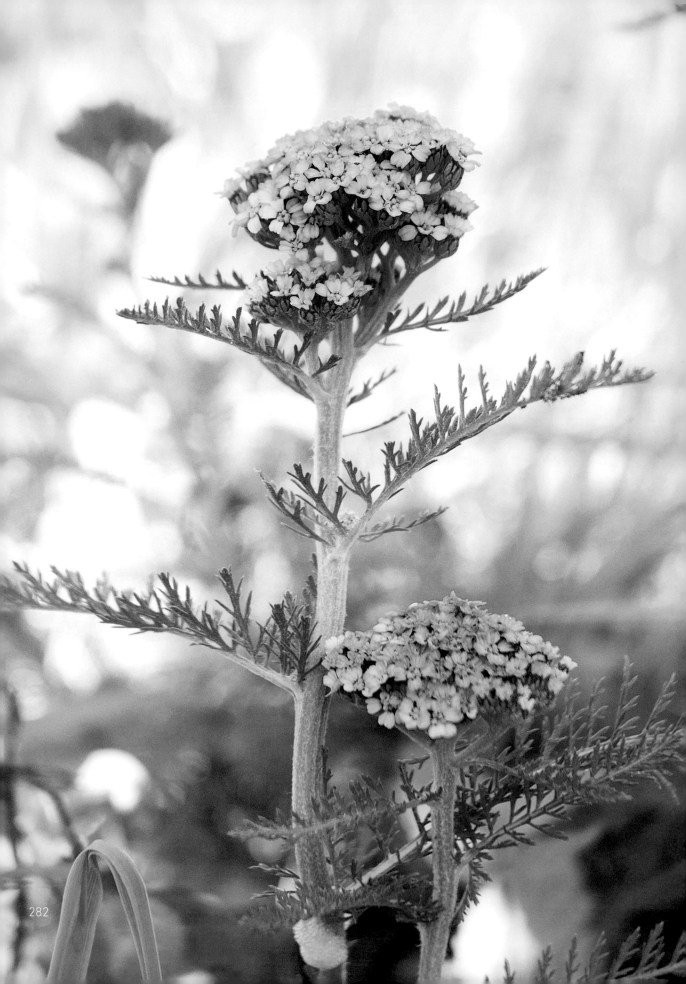

西洋蓍草純露

・尋找平衡

　　西洋蓍草的葉子特別美麗。它的外型細緻、精巧又優雅，擁有輕盈柔軟的身段。西洋蓍草的葉片分裂成眾多的小葉，這些小葉彷彿經過縝密的計算整齊地排列在一塊，如羽毛般優雅的附著在葉柄上。所以西洋蓍草以前又被叫做「千葉草」。西洋蓍草的學名 *Millefolium*，就是千（Mille）葉（folium）的意思。相對於柔嫩的葉子，西洋蓍草直挺、堅韌的莖桿簡直就是個強烈對比。這種植物也因此給人一種剛柔並濟的印象，既溫厚、又剛強。西洋蓍草的外貌也反映了它的性質。這是一株充滿自信和傲氣的植物。熱愛自然的人也因此在西洋蓍草身上發掘它強大的平衡力量。也難怪古老的中國人這麼看重這種植物，中國人相信西洋蓍草能兼容陰與陽，西洋蓍草同時也是《易經》使用的占卜植物和重要的藥用植物。

　　西洋蓍草自古就被視為治療跌打損傷的良藥。它的許多別名都證實了這項功效，

如：止血草、斧頭草或傷蓍。西洋蓍草為蓍屬（Achillea），這個名字同樣透露了西洋蓍草具有治癒傷口的作用。這個屬名出自希臘神話中的英雄阿基里斯（Achilles）。據說阿基里斯就是用西洋蓍草來治療受傷的腳踝。西洋蓍草還受到女神阿提米斯的保護，就如同所有獲此殊榮的植物，西洋蓍草亦是女性用藥，尤其是助產士的好幫手。

　　西洋蓍草也是凱爾特人和日耳曼人最倚重的傷科用藥。西洋蓍草的德文名為Schafgarbe，Garbe 這個字在古高地德語的意思是「治癒者」，由此可知這種植物受到人們高度的讚賞。

　　所有蒸餾西洋蓍草的人都能親眼見證這種植物蘊含的珍寶：純露表面上（或接收瓶邊緣）漂浮的深藍色西洋蓍草精油含有母菊天藍烴的成分，看起來就像一顆顆的青金石串珠。這種珍貴的成分是經高溫蒸餾生成，具有極佳的消炎效果。

牙齦發炎時，使用西洋蓍草純露漱口可以達到消炎和殺菌的效果。

調合等量的西洋蓍草純露和金盞花純露，一款護理會陰的舒適配方就完成了。會陰的撕裂傷會癒合得很快。每天以這款配方噴灑會陰二到三次，再用吹風機吹乾。雖然自然風乾會更理想，但是對女性朋友來說，用吹風機的暖風吹乾陰部感覺更舒服。

——芭芭拉·克舍·史托赫，助產士

* 感冒

西洋蓍草純露具有祛痰和消炎的作用。感冒流鼻涕時，可使用西洋蓍草純露緩解發炎、腫脹的鼻黏膜。您可以將純露裝入吸入器使用（3 湯匙西洋蓍草純露兌半杯水），或是用臉盆施行吸入法（3 湯匙純露兌一至兩公升的水）。

* 肝臟

自然療法經常使用西洋蓍草溫敷肝臟。臨床經驗證明，西洋蓍草能有效治療肝膽疾病。用西洋蓍草濕敷肝臟能刺激肝臟的解毒功能，可配合排毒療程多加善用。用濕毛巾熱敷肝臟可幫助肝臟放鬆並提高其性能，有利身體排除毒物。整體來說，使用西洋蓍草純露包覆肝臟有助於肝臟維持健康。

* 痙攣、血液循環

以溫水稀釋西洋蓍草純露，施行足浴或手浴可以溫暖全身。經期間以西洋蓍草純露施行足浴和坐浴可緩解緊繃和痙攣。此法亦能改善經血量過多或過少的問題。用西洋蓍草純露泡腳還可以改善雙腳冰冷的狀況。懷孕期間請勿使用。

寵物

西洋蓍草專治綿羊、牛、山羊及馬的腸胃道問題。您可以將西洋蓍草植株混入動物的飼料。或是以茶、酊劑或純露的形式讓動物飲用。調合西洋蓍草純露和其他的植物純露或精油，一款專治動物外傷、擦傷及皮膚疾病的傷口噴霧就完成了。

身體保養

收斂、平衡、鎮靜、消炎、止癢

塔貝納蒙塔努斯 1737 年在書中寫道：「在臉上抹這種水會變得漂亮又美麗。」

西洋蓍草純露是理想的臉部化妝水，可用於蒸臉或加工製成面膜、凝膠、隔離乳和

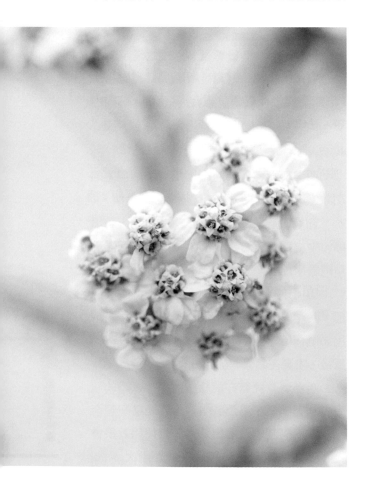

面霜，適合用來保養油膩、不潔和容易發炎的肌膚。有面皰困擾的人可以用西洋蓍草純露保養和清潔肌膚，效果非常好。將西洋蓍草純露混合黏土後用於敷臉，能深入清潔毛孔並護理臉部肌膚。肌膚受髒污堆積時，用西洋蓍草純露蒸臉可清潔、淨化肌膚。除毛過後的肌膚出現發炎或搔癢的狀況時，可以噴灑或塗抹西洋蓍草純露來鎮靜肌膚。對此，您還可以調合等量的玫瑰純露一起使用，此配方具有舒緩和消炎的功效。

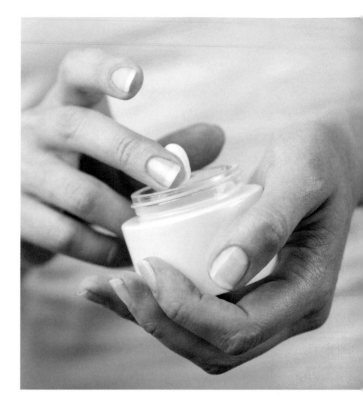

西洋蓍草身體乳	噴霧

蜂蠟	4 克
椰子油（有香味）	6 克
甜杏仁油	44ml
關華豆膠	1 刀尖
玫瑰純露	40ml
西洋蓍草純露	40ml
橙花精油	8 滴
紅橘精油	8 滴

製作方法請參見 50 頁基礎配方 2。
先將關華豆膠（約 0.2 克）加入融化的油脂中攪拌均勻。再加入植物純露，持續攪拌直到乳液降溫到 30 度為止。這時候再加入精油。裝入有壓頭的瓶子中。
建議將乳液分裝，用不到的部分先放入冰箱保存。可在冰箱中存放一個月。

● 這款西洋蓍草身體乳液能賦予肌膚柔嫩光滑，是一款非常滋潤的乳液，具有保養、護理和保護身心的能力。

配方來源：瑪德琳・貝格，自然療法師

做了很多事。給予雙手適當的關愛和護理是必要的。雙手需要柔順又富有彈性的健康肌膚。請您不妨用西洋蓍草純露溫敷雙手，結束後再抹上滋養的護手霜，好好地寵愛它（例如西洋蓍草乳霜或 193 頁的採桑女護手霜）。

西洋蓍草純露能舒緩受刺激、緊繃的肌膚。尤其是粗糙、龜裂、彈性疲乏的雙手特別需要西洋蓍草的呵護。我們的雙手替我們

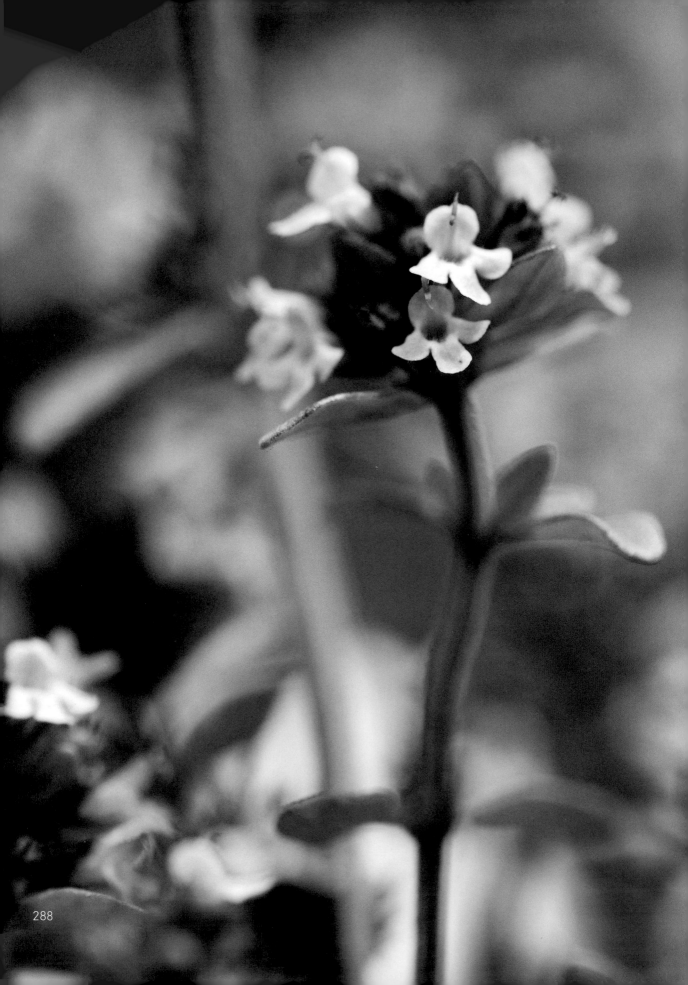

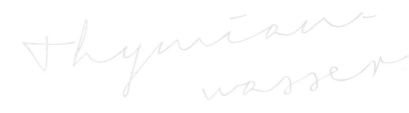

百里香純露

・點燃生命之火

　　看這些百里香是如何緊緊地貼在石頭上！太陽光溫暖了岩石，百里香彷彿想將所有的熱量都據為己有。我躺在山間草地上，百里香宛如泉水般從身旁的岩石縫中湧出鋪滿了一地。我一頭埋進由百里香的紅花鋪成的枕頭，沉浸在溫暖的香氣裡。這是夏日陽光的氣味，百里香把這股氣息轉化成精油蘊含在葉片和花朵裡，如此的溫暖、辛香、強烈而有力。原來太陽光的能量就藏在這裡！百里香把陽光化為精油，就像是液態的陽光般，百里香的功效就源自於此。上文提到的這種生長在山間的百里香名叫野百里香（*Thymus serpyllum*），又名鋪地百里香。我常常看到這種百里香。野百里香的嫩枝可以蒸餾出香氣四溢的植物純露。它是普通百里香（*Thymus vulgaris*）的弟弟，普通百里香生長在地中海區，精油含量更豐富。百里酚（Thymol）含量高的百里香特別溫熱而有刺激性，若在未稀釋的情況下直接將精油塗抹在肌膚上可能會過於刺激。肌膚會感到灼熱、被侵蝕。若是知道如何善用劑量，那麼火熱的百里香將是極佳的良藥。它能帶來能

量、勇氣、溫暖和動力。百里香是火焰之子，能激發我們的生命之火。它能賜予我們動力、帶給我們勇氣。以前的人會在儀式上使用百里香薰香，所以人們推測百里香這個名字可能源自希臘文中的 thyein，意為煙。不過百里香這個名字也可能源自希臘文中的另一個字：thymos，意思是精神、勇氣、勇敢和力量。這都是我們感到倦怠、疲弱、久病或心理失衡的時候迫切需要的。這時我們便能從百里香精油和百里香純露汲取活力。

　　百里香不只能從心理層面維護我們的身體健康，它還能有效對抗「入侵者」。百里香具有強效的殺菌作用。就算稀釋了上千倍，百里香精油一樣能將葡萄球菌一網打盡。由於百里香具有強大的殺菌效果，因此自古以來就是傷口用藥。早在古埃及人們就開始運用百里香治療傷口。古埃及人還用百里香來製作木乃伊，因為殺菌工作是製作木乃伊的關鍵。百里香的殺菌功效源自其含有的酚類化合物。漢斯・哈特教授如此寫道：「芳香療法的卓越成效使得傳統的醫學殿堂也開始接受芳香療法。酚類化合物具有殺菌的功效，是百里香的成分之一。」

百里香不只能殺菌，還能夠消除惱人的黏液。這便是為什麼止咳化痰的感冒藥如此愛用百里香的原因。

百里香更是廚房不可或缺的香料，百里香不僅風味十足，還有益於健康，能發揮調節消化系統的功效。百里香還有許多日常用途。例如，您可以用百里香純露噴灑冰箱、水槽或廁所，這麼做可以達到殺菌的效果；或是將百里香純露加入洗衣機的柔軟劑槽格、調合洗碗精；噴灑衣櫃則可以驅蟲。

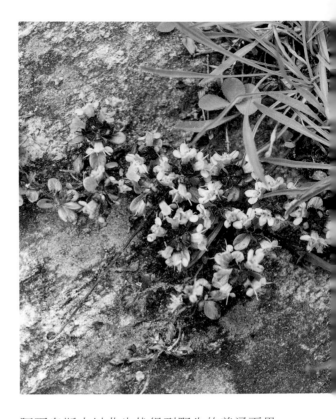

·植物百科

百里香

學名：*Thymus vulgaris*（普通百里香）、
　　　 Thymus x citriodorus（檸檬百里香）、
　　　 Thymus serpyllum（野百里香、鋪地百里香）

唇形花科（Lamiaceae）

原產地

百里香的種類繁多，分布面積也很廣闊。百里香生長在地中海區及亞洲的溫帶氣候區。某些匍匐品種的百里香甚至能適應寒冷的環境，如格陵蘭、冰島和西伯利亞。

外觀敘述

普通百里香為亞灌木，有木質化的莖幹，身形低矮，多分枝。葉片先端漸尖，形狀長而圓，葉背有白色絨毛。花色介於藍紫色和紅色之間，花期為四至九月。百里香喜歡乾燥、陽光充足的生長環境。

生長在南歐丘陵地上的普通百里香（*Thymus vulgaris*）也被稱作香料百里香。這種百里香在巴爾幹半島和高加索也看得到。

阿爾卑斯山以北也找得到野生的普通百里香。野百里香（*Thymus pulegoides*）則是另一種歐洲原生的百里香，這種百里香也可入藥或入菜。鋪地百里香（*Thymus serpyllum*）也是歐洲土生土長的百里香品種，亦可用於蒸餾。

蒸餾檸檬百里香（*Thymus vulgaris var. citriodorus*、*Thymus x citriodorus*，芳療中的沉香醇百里香或香葉醇百里香）可以萃取出帶有檸檬香氣的百里香純露。檸檬百里香長在海拔 1500 公尺以上的地方。

在芳香療法中，我們會根據百里香的品種和精油成分的化學型區分百里酚百里香、桉油醇百里香或沉香醇百里香。沉香醇百里香是所有化學型中最溫和的一種，幾乎不會刺激肌膚。不過蒸餾植物純露時，百里香的

化學型其實並沒有像使用精油時那麼重要，因為百里香純露中的精油含量極少。

使用部位

開花的植株或開花前的植株。請選在晴天的下午時段（傍晚前）採收。如果您使用的原料是開花的百里香植株，蒸餾出的純露會散發一股淡淡的花香。百里香的葉子在開花前精油含量最高。使用開花前的百里香植株蒸餾，純露的香氣會特別濃烈。

蒸餾方法

蒸餾切細後的植物原料，新鮮或乾燥皆可。蒸餾百里香的過程流暢又迅速。為了避免百里香和銅發生化學反應，建議您使用玻璃蒸餾器。您可以自行蒸餾百里香純露。也有市售。

香氣

青草香、火熱、溫暖、辛香，百里香的品種不同，香氣亦不同。檸檬百里香帶有淡淡的檸檬香氣。

成分

百里香純露的確切成分尚待鑑定。普通百里香含有 1-2.5%的精油，其精油成分如下：百里酚（20-50%）、香芹酚（3-10%）、對異丙基甲苯（p-Cymen，別名傘花烴）、龍腦和沉香醇（資料來源：Bäumler2006）。

pH 值

3.8-5.5（視品種而有所變化）

保存期限

最長兩年

・應用

使用方式

噴霧：室內空間、身體周圍、枕頭、喉嚨；漱口水、足浴、濕敷、蒸面浴

使用限制

孕婦、嬰兒和幼童請勿飲用百里香純露。有甲狀腺功能異常的人請勿飲用。雖然百里香純露不容易刺激肌膚，但還是建議您使用前先進行肌膚測試。

心理效用

振奮、強化、刺激、抗抑鬱

百里香純露是神經的滋補品，具有強化神經的作用。長期疲倦、勞累、壓力大或缺乏動力時，百里香純露能賦予使用者力量，支持使用者度過心理壓力大的生活階段。百里香純露具有穩定的作用，悲傷或感到疲累時使用具有強化心靈的效果。精通藥草植物的魏丁格牧師就建議人們感到失望的時候使用百里香茶擦澡。百里香純露適合作身體噴霧和枕頭噴霧使用。您可以特別針對胸口、尤其是胸腺噴灑純露，這麼做能有效舒緩心理壓力。當內心失去動力、熱情、感覺能量被消耗殆盡時，百里香能幫助您重新點燃生命之火。

溫和的檸檬百里香純露則具有鎮靜和助眠的效果。

能量屬性

淨化、振奮

百里香純露可用於消毒室內空間，比如說病房。檸檬百里香純露帶有清新的果香，比起其他的百里香品種更適合用來薰香。運

用百里香純露薰香時，請注意用量不宜過多。

百里香的氣味具有提振的效果，能為病房帶來正面的氣場。

生理效用

殺菌、抗病毒、抗菌、抗微生物、促進血液循環、止癢、祛痰、調節消化系統

* 呼吸系統疾病

患有支氣管炎、百日咳等呼吸系統疾病的患者可以選擇百里香純露作輔助治療。百里香有助於排痰，能有效緩解咳嗽帶痰的症狀。適合的使用方法有：身體噴霧、枕頭噴霧、吸入法及足浴。

患有上呼吸道黏膜炎的使用者，可以將百里香純露稀釋後漱口或噴灑咽喉，以舒緩喉嚨痛和喉嚨發炎的症狀。

| 喉嚨痛噴霧 |

百里香純露.......................25ml
鼠尾草純露.......................25ml
茴芹酊劑..........................20 滴

將所有原料裝進噴霧瓶中搖晃均勻。
一日可使用數次，每次噴灑一至兩下。

● 此配方亦可用於漱口，建議調配劑量：一茶匙兌半杯開水。

---

* 傷口/肌膚

具有殺菌效果的百里香純露特別適合用來清潔傷口或治療癒合不良的傷口。百里香純露還蘊含溫和的止癢效用，皮膚搔癢時可作噴霧使用。用百里香純露泡腳或噴灑足部可以治療足癬。

* 療養、增強免疫力

百里香能增進免疫力。久病不癒、受感染的人或流感期間不斷生病的孩子適合使用百里香純露修復體力，建議的施作方法為身體噴霧和室內噴霧。成年人可以飲用百里香純露來增強免疫力，建議劑量：一茶匙兌一杯開水，每日飲用一次。連續飲用兩週。

護理領域

百里香純露可用於消毒病房和護理傷口（噴霧或濕敷）。傷口化膿時，可調合等量的百里香純露、連錢草純露和德國洋甘菊純露濕敷患部。

寵物

百里香純露也是清潔和治療動物傷口的好幫手。

當寵物出現感冒症狀時可以用百里香純露噴灑寵物身體四周。請勿過量使用。

有隻虎皮鸚鵡有呼吸困難的症狀，我們每天用百里香純露噴灑牠的身體四周三次。之後牠的狀況就好轉許多。

——亞莉珊德拉·納迪格，獸醫師，
ANIMAPLANTA 藥草學中心

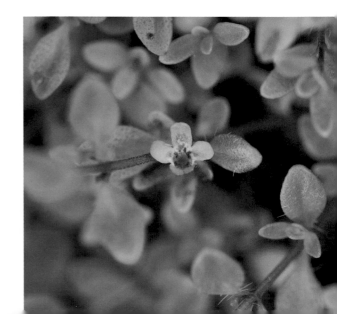

身體保養

收斂、抗菌、澄淨、淨化

百里香純露適合用於保養及清潔不潔、油膩的肌膚，並能有效治療面皰。有肌膚不潔和面皰困擾的使用者可以將百里香純露加水稀釋後用來蒸臉。

護手膜	手膜

百里香純露................................20ml
菩提花純露............................... 10ml
薰衣草純露............................... 10ml
蜀葵根粉.................................... 1 湯匙

將配方中的三種純露裝入噴霧瓶中搖晃均勻。

取 20 毫升純露，加入一湯匙蜀葵根粉，攪拌成泥。取一把刷子，把調製好的手膜敷在手上，敷用時間：約 10 分鐘。洗淨雙手後在手上噴灑薰衣草純露。此配方用量可敷用兩次。

● 這款護手膜是粗糙、乾燥、龜裂雙手的救星。建議每週施作兩次。

百里香純露能強化肌膚的功能。有助於肌膚維持光澤和良好的血液循環。肌膚疲倦或氣色不佳時，可調合等量的百里香純露和歐前胡純露當化妝水使用。百里香純露能刺激肌膚血液循環並補充水分，很適合用來保養粗糙的雙手。

百里香純露也是優良的漱口水（一湯匙純露兌一杯水）。具有消毒和強化牙齦的功效，能預防牙齦發炎。

百里香純露是調製體香劑的理想基材，適合搭配胡椒薄荷純露或檸檬馬鞭草純露。

您也可以選用百里香純露來護理秀髮。

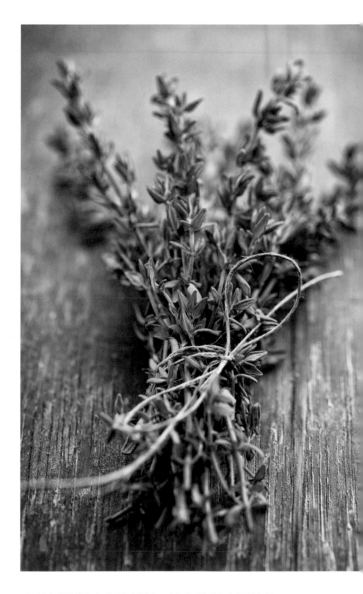

它能活絡頭皮血液循環，並有抗頭皮屑的作用。您可以直接使用百里香純露按摩頭皮。

廚房料理

百里香是傳統的香料。在歐洲，人們會用百里香和馬鬱蘭來料理肝腸。

百里香純露適合噴灑在羊肉、魚肉或烤肉料理上。它還能提昇番茄料理、湯品、醬料和焗烤馬鈴薯的風味。

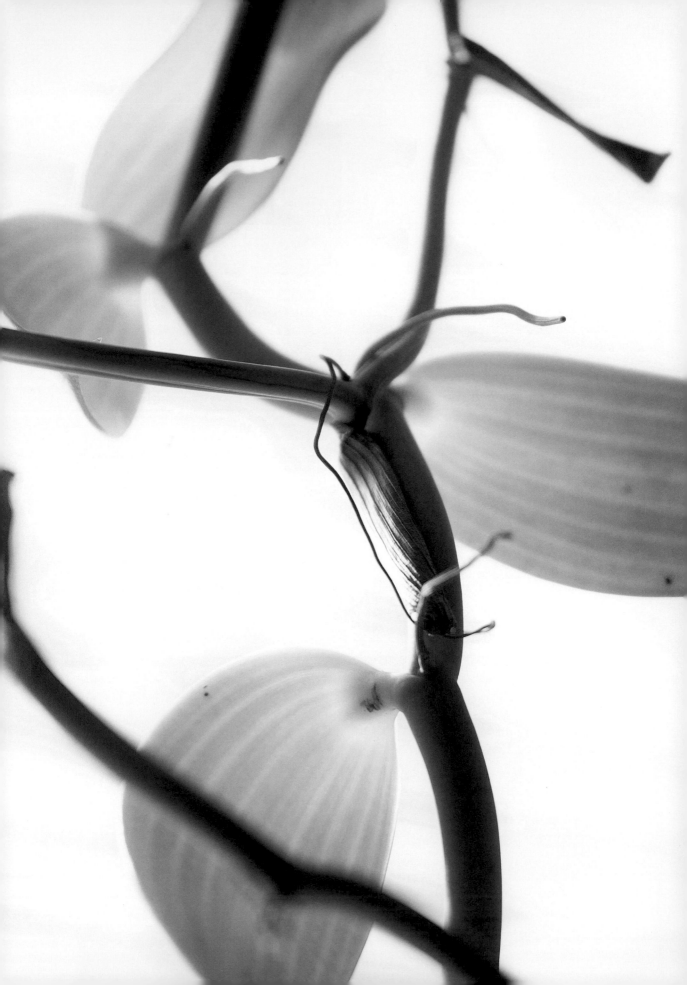

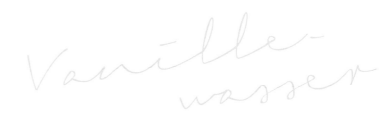

香草純露

甜蜜的滋味

珍愛你的身體，你的靈魂才會感到安定。

——聖女德蘭

　　如果我在德語區的芳療工作坊問學員：「哪一種香氣會讓你聯想到童年？」大部分的答案都是香草。香草的氣味帶領我們快速穿越時空回到童年：香草布丁、香草冰淇淋、米布丁、蛋糕、聖誕烤餅乾……，這些甜點連結了幸福和安全的感受，儲存在我們的記憶中。我們沉浸在香氣喚醒的童年記憶，儘管已經過去卻依然如此真實。我們通常對此不自覺，只是單純喜歡香草的氣味和滋味。香草除了能喚醒快樂的童年回憶，還有另一個原因能解釋我們為什麼這麼喜歡香草的香氣：香草可以刺激身體分泌腦內啡。這種成分會讓人感到幸福。

　　人類的演化也利用氣味來實現它的目的。為了確保人類繼續繁衍，演化機制必須培養可靠且盡心盡力照顧無助嬰兒的人類。小嬰兒的頭（尤其是囟門）散發一股淡淡的香草味。當媽媽把小嬰兒抱進懷中、把鼻子靠在孩子的頭上時，就會聞到這股氣息。無論母親有沒有意識到這股香氣，它都發揮了它的效用。大腦邊緣系統中的情緒中心會生成一股充滿愛與關懷的幸福感受，從而將母親與小孩的心理緊密地連結在一起。

　　我們之所以這麼喜歡並渴望巧克力也和香草的氣味有關，因為大多數的巧克力都用了香草來調味。這個決策也和我們的情緒有關。當我們感到挫折、煩躁、生氣或受冷落時，常常吃巧克力來「安慰」自己。當巧克力在舌尖融化，負面的情緒也彷彿隨之融化，這真是享受啊。

　　人類和巧克力及香草的親密關係始於阿茲特克帝國的首都特諾奇提特蘭。據說，阿茲特克帝國的國王蒙特蘇馬就是在首都的宮廷宴請來自西班牙的征服者埃爾南·科爾特斯一種名為 xocoatl 的飲料。xocoatl 就是可可，是阿茲特克帝國的傳統飲料，使用了香草（蘭科植物）調味。埃爾南·科爾特斯可能是第一個品嚐可可和香草的歐洲人。西班牙人給這種新植物取名為 vainilla（小果莢），

295

這個字源自拉丁文的 vagina，是「莢、鞘」的意思。香草來到歐洲後成為了珍稀的食材，是皇宮裡御用的美食。對當時的歐洲人來說，珍貴的香草為他們帶來了全新的氣味及風味饗宴。

阿茲特克人稱香草為黑色的花。香草強心和強身健體的功效特別受阿茲特克人的倚重。他們用香草來抵抗虛弱和疲累，香草更是著名的春藥。關於香草是一種美麗蘭花的果實且具有增強性慾的功效，這個消息很快就在歐洲傳開，使得原本就要價不斐的香草身價暴漲，成為眾人嚮往的香料和香水。

「散發純淨香草氣息的女人特別性感。當時的女人流行在耳朵後塗香草精。」香氣專家馬克思·雷克如此寫道。直到今天，許多香水和保養品依然添加了香草香氣（但是大多的香草香都是人工合成）。

過去有很長一段時間，西班牙人壟斷了墨西哥出口香草到歐洲的貿易。當時走私香草植株是會被判死刑的。整整三百年的時間裡，只有墨西哥和中美洲栽種香草。直到 19 世紀初才有人從墨西哥成功偷渡出香草的扦插苗。但是其他國家栽種的香草植株一直無法結果，眾所盼望的果莢依舊遲遲不見。當時的人不知道，香草之所以沒有結果是因為新的生長環境缺乏原生環境的授粉動物：嬌小的蜂鳥和馬雅皇蜂（Melipona，一種無針蜂）。

人工授粉是不可行的，因為香草的柱頭和雄蕊間隔著一層薄膜。1841 年，留尼旺島（Réunion）上的一名年輕奴隸埃德蒙·阿爾比烏斯（EdmondAlbius）發明了人工授粉的方法：一朵一朵地把花的薄膜推到旁邊，再

把花粉塗進花柱。這個發明使得香草得以在中美洲以外的地區大量繁殖。墨西哥人獨占香草貿易的地位瓦解了。香草又被暱稱為「香料中的黑皇后」，每朵花授粉的時間只有一天。如果在這數小時內花朵沒有成功授粉，就無法結出珍貴的香草果莢。直到今日，墨西哥和中美洲以外的香草產區依然採行這種繁複的人工授粉方式。

香草的未熟果莢（常被誤稱為豆莢）沒有氣味，必須經過一套繁雜的加工程序才能發展出美妙的香草氣息。因為香草蘊含的芳香物質必須通過發酵才能釋放出來。這個過程包含了加熱和乾燥。

耗費人力的授粉方式和冗長的發酵過程使得香草成為僅次於番紅花的昂貴香料。

香草的香氣也會隨著產地不同出現細微差異。留尼汪島和馬達加斯加的波旁香草（*Bourbon-Vanille*）帶有一股「深沉」的泥土香；墨西哥的香草氣味輕盈柔和，就如阿茲特克人所描述的那樣；大溪地香草（*Vanilla tahitensis*）則飄散纖細的花香。

……我深愛馬達加斯加香草莢那纖細的外型，還有它深色、飽滿的柔軟外殼，看起來就像精心梳理過的捲髮，又像小型水生動物的毛髮。

——黛安娜·阿克曼，作家

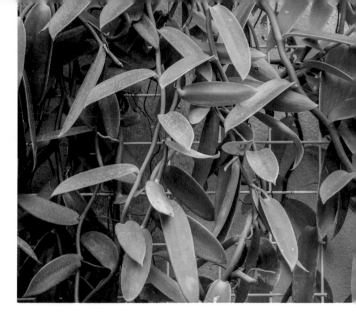

·植物百科

香草、波旁香草、香莢蘭

學名：*Vanilla planifolia*、*Vanilla fragrans*

蘭科（Orchidaceae）

原產地

　　香草原生於墨西哥和中美洲的亞熱帶雨林區，今日的馬達加斯加、留尼汪島、印度尼西亞及葛摩亦有栽種。馬達加斯加是當前世界上最大的香草生產國（年產量 1000 噸）。

外觀敘述

　　香草是生命力旺盛的常綠攀緣植物，葉片扁而厚實。高度可達 15 公尺。

　　開奶油色至淡黃色的花，簇生花序，5-15 朵一簇。果莢長 12-25 公分，寬 1 公分，顏色棕黑有光澤。果莢內有無數棕黑色的種子，嵌在黑色的果肉中。

　　請盡量選擇有機的香草莢。有機品質的香草其藥物殘留都經過層層把關。例如馬達加斯加的有機香草是和肉桂、丁香及番石榴一起長大的，不會使用任何的除草劑。唯有如此，土壤才能常保肥沃。慣行農法栽種的香草大部分長在甘蔗園中。

使用部位

　　香草果莢。黑褐色、表面有光澤且柔韌的果莢品質最好。外殼最好泛著微微的油光。如果香草的品質很好，您甚至可以在它黑色的外殼上發現香草醛結晶（Vanillin，一種天然的芳香物質）。

　　放太久或乾掉的香草果莢會流失香氣。最好將香草莢保存在密封、不透光的乾燥玻璃容器。

蒸餾方法

　　混合法：先以酒精浸漬香草莢後再進行蒸餾。

　　請注意：蒸餾香草必須具備足夠的蒸餾經驗，若是能先上完專業的蒸餾課程會更好。蒸餾香草：縱向切開香草果莢，再切成小段或稍微研磨。將植物原料裝進蒸餾瓶，澆上少許酒精（70%），只要稍微潤濕香草莢即可。密封蒸餾瓶，靜置六小時。期間請偶爾搖晃一下瓶子。加入足夠的水量，開始慢慢蒸餾。請勿在沒水的情況下蒸餾！蒸餾香草的過程很緩慢。請持續觀察整個蒸餾過程，因為萃取出的香草純露會不斷沸騰，可能會把冷凝器推出去。請在蒸餾瓶裡放置足夠的沸石，以防止突沸。

　　一根香草莢和 150 毫升的水可以萃取出 80 毫升的可口香草純露。如果您想蒸餾出香氣更濃郁的純露可以多用一點香草莢。

香氣

　　甜美、香脂、柔和、性感，香草的特有香氣

成分

　　香草純露的成分尚待鑑定。

　　香草含有大約 100 種成分，這些成分和

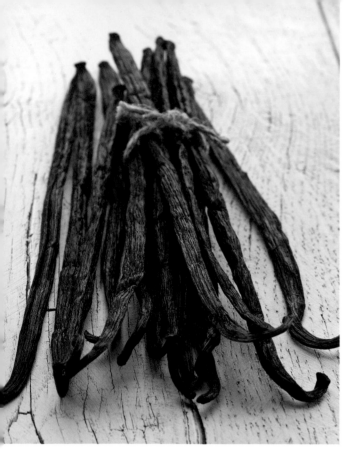

香草醛一起交織出香草獨一無二的美妙氣息。人工合成的香草香只含有香草醛一種物質。

1874 年人們成功合成出人工香草醛，比起真正的香草這種物質便宜很多。香草醛是人類最早合成出的香精之一。香草醛是造紙業的副產品。安大略造紙公司是目前世界上最大的合成香草醛生產商。市面上的香草醛有 90% 是人工合成。合成香草醛被使用在優格、布丁等食品和肥皂、洗髮精、香水等產品中。這些產品中很少使用真正的香草（即香莢蘭）。

很多人已經忘記天然的香草是什麼風味。只要聞過、嚐過天然香草的人，就會懂得欣賞它無與倫比的風味，不會去使用合成的仿製品。真正的香草香氣更細緻，因為除了香草醛還含有其它的成分物質，這些物質共同組合出香草的芳香。合成的香草醛是不具備天然香草的生理和心理療效。

pH 值

5.5-5.8

保存期限

大約五個月

‧應用

使用方式

噴霧：室內空間、枕頭、身體周圍；爽身噴霧、薰香燈、擴香器、按摩、塗抹、沐浴、乳霜、隔離乳、口服

使用限制

人體對香草純露的接受度很高。只要劑量拿捏得當就不會有副作用發生。懷孕期間請勿飲用。

心理效用

消除恐懼、抗抑鬱、催情、平衡、強化神經系統、消除壓力、安慰、傳遞安全感和溫情

晚安噴霧	枕頭噴霧
香草純露..20ml	
紅橘精油..3 滴	
將原料裝進小噴霧瓶中搖晃均勻。	

我的小女兒（即將 4 歲）很喜歡這款噴霧，她把整張床都噴滿了噴霧。我的大女兒（即將 9 歲）也說用這款噴霧會做美夢。我的老公要值夜班，也被迫要跟著聞這股香氣，值完班後他也睡得更好更沉穩了。

——瑪麗亞‧戈特瓦爾德，護士

飄散怡人香氣的香草有助於消除睡眠障礙、恐懼和壓力。內心感到不安、害怕時，使用香草純露可以達到鎮靜和平衡的效果。香草純露亦能改善神經衰弱和崩潰的情緒。它能預防情緒起伏過大，如失親、害怕失去和煩惱（特別是愛情方面的煩惱）。香草純露可以平復氣憤和挫折感，治療心靈創傷。香草可以喚醒我們內心世界中的「孩子」，幫助我們保有赤子之心。為惡夢所苦的人可以將香草純露當枕頭噴霧使用以放鬆身心。香草純露能幫助睡不好的孩子入眠。只要將純露噴灑在枕頭上即可。

讓心靈悠遊	噴霧

甜橙精油.............................1 滴
安息香.................................2 滴
酒精（70%）.........................2ml
香草純露...........................20ml
—
取一小型噴霧瓶或香水瓶加入酒精，滴入精油後搖晃均勻，注入香草純露，再次搖晃均勻。您也可以用花梨木精油取代安息香。這款配方可作枕頭噴霧或加入薰香燈薰香。這是一款放鬆、充滿柔情的香氣。讓溫暖又舒緩的氣息伴您度過感性的時光。

科學研究指出，香草的香氣能緩解病患接受身體檢查前的焦慮情緒。患者會感到比較放鬆。到醫院接受檢查前，可以在手帕上噴香草純露，嗅聞其芳香。或是將香草純露當身體噴霧使用。

香草純露能幫助使用者更深刻地感受自己的身體，從而更喜愛自己。所以治療厭食症的過程通常會結合香草的香氣。適用的方

法有：爽身噴霧、按摩和沐浴。

您也可以將香草純露與其他植物純露或精油調合。隨著搭配的植物種類不同，香草也能發揮更多元的香氣和療效。

香草純露的各式組合

→放鬆：
安息香、薰衣草、柑桔、甜橙、花梨木、檀香、肉桂葉
→安慰、撫慰心靈的創傷：
羅馬洋甘菊、菩提花、祕魯聖木、玫瑰天竺葵、玫瑰、肉桂葉
→刺激、提振、對生命充滿喜悅：
佛手柑、葡萄柚、橙花、檸檬馬鞭草
→愛護自己的身體：
安息香、玫瑰天竺葵、零陵香豆
→美麗的花香：
金雀花、水仙、玫瑰、玫瑰天竺葵
→依偎的感受：
安息香、豆蔻、含羞草、零陵香豆

香草的主要成分是香草醛，香草醛的化學式類似人體的費洛蒙。費洛蒙又名外激素，是傳遞訊息的物質，具有提振性慾的功效。

這種催情的物質具有跨越物種的效力，無論是動物或植物都會受其影響。香草的香氣能發揮催情的作用，搭配其他具有類似功效的植物時更能彰顯這個效果，如：檀香、麝香錦葵（黃葵）、依蘭、茉莉花。香草純露可以是催情的芳香噴霧、充滿情趣的沐浴、刺激的按摩和香氣誘人的乳液……。

一根香草莢就能讓整座房間洋溢異國的風味與情調，我指的當然不只是吃的。
　　　　　　　　——黛安娜・阿克曼，作家

花好月圓	噴霧

豆蔻精油	1 滴
小花茉莉精油	1 滴
酒精（乙醇 96%）	3ml
香草純露	30ml

將酒精裝入噴霧瓶，滴入精油後搖晃均勻。注入純露，再次搖晃均勻。

♦ 這是一款愉悅時刻的催情香氣。
此配方可作香水或枕頭噴霧使用。

能量屬性

安全感、歸屬感、愛護自己

香草能為空間注入安穩的氣氛，讓您不論是出差、在旅館或剛搬家都能有「家」的感覺。香草能傳遞安全和幸福的感受。

心安	噴霧

苦橙葉精油	8 滴
花梨木精油	4 滴
伏特加	5ml
香草純露	30ml

製作方法同上方的「花好月圓」。

♦ 這款噴霧適用來噴灑室內空間、身體周圍和枕頭。具有安心、放鬆的效果。
亦可有效改善時差問題。

生理效用

抗氧化、抗真菌、殺菌、解除痙攣、減緩心理壓力造成的身體不適、輕微鎮痛、調節經期、促進消化

＊ 月經

香草純露能調節經期，改善生理期不規律和痙攣的問題。

您可以將香草純露加入開水或花草茶中飲用（每日 1 至 3 茶匙），或是將香草純露當爽身噴霧使用。

＊ 膀胱、腎臟

尿道感染時，香草純露能發揮活絡腎臟和殺菌的作用。飲用香草純露是常見的輔助療法，建議用量：每日 1 至 3 茶匙。

＊ 呼吸道

香草純露具有殺菌的作用，患有呼吸系統疾病的人（尤其是患有支氣管炎的吸菸者）可以將香草純露當身體噴霧或口腔噴霧使用。推薦配方：調合等量的香草純露和銀冷杉純露使用。

＊ 腸道

香草純露能溫和促進消化。香草具有輕微的抗真菌效果，當消化系統被真菌攻擊時可以飲用香草純露（請搭配正規療法施用）。香草純露還可以提振食慾。

護理領域

當情緒引發或加重身體不適時，使用香草純露可以達到舒緩、放鬆的效果。建議的使用方法為枕頭噴霧和擴香器薰香。

身體保養

鎮靜、消炎、補水、滋養

香草純露適於護理所有類型的肌膚。尤其是敏感、乾燥的肌膚特別需要香草的鎮靜功效。香草純露可以直接作臉部化妝水使用，或是加工製成隔離乳和乳霜。如果您想要來場寵愛身心的全身浴，香草純露絕對是您最佳的選擇。

| 蘭花的魔力 | 香草沐浴露

阿拉伯膠（粉狀）.......................... 3 湯匙
甜杏仁油.................................... 6 湯匙
花梨木精油.................................. 15 滴
香草純露.......................................40ml
甜橙純露.......................................40ml

—

製作方法請參見 41 頁的沐浴露。
此用量可供一至兩次全身浴或二至四次足浴。
可在冰箱保存兩週。

這是一款散發可口、誘人香氣的的沐浴露。具有放鬆和滋潤的效果。請盡情享受！

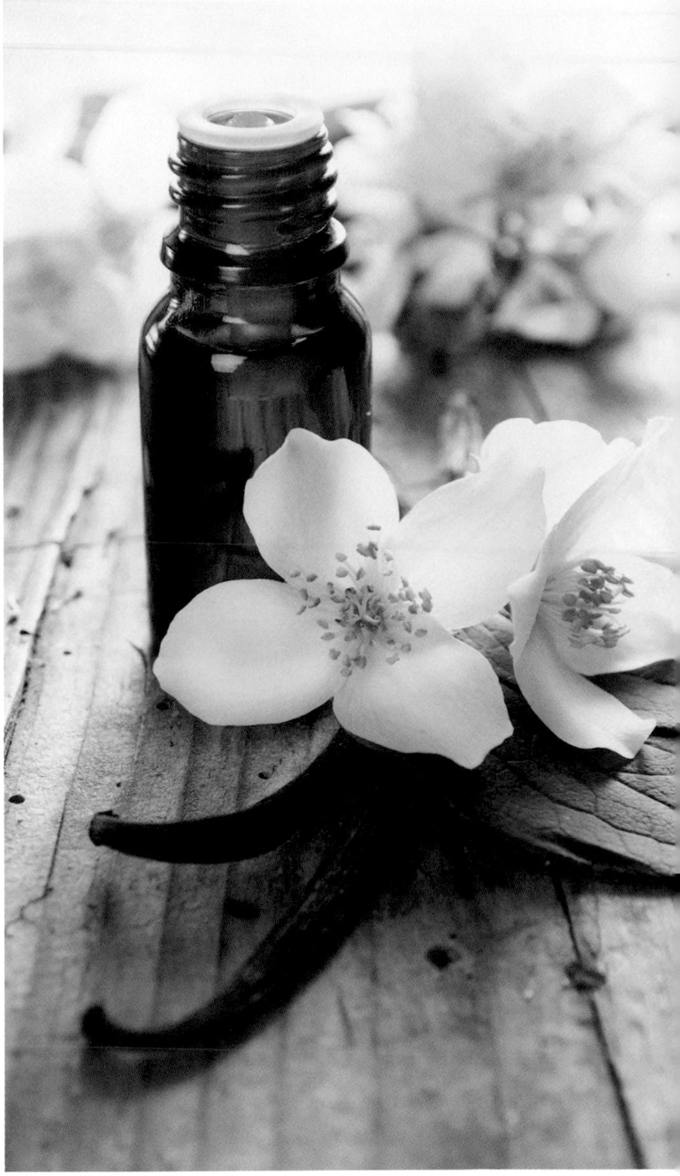

廚房料理

香草兼具香氣和風味，能帶來幸福的感受和美妙的滋味。深呼吸一口香草香，您的舌頭就已經嚐到香草的滋味。

香草是香料界的黑皇后，是我們最常用來調味甜點的香料。它能賦予甜點和飲料怡人的香氣和風味。香草還適合用來點綴油醋醬，或加入咖啡中提升香氣。

香草純露和以下的海鮮料理特別搭：龍蝦、蝦子、貝類、鮭魚或魚湯。只要在料理上桌前，噴灑一點香草純露在食物的表面即可。

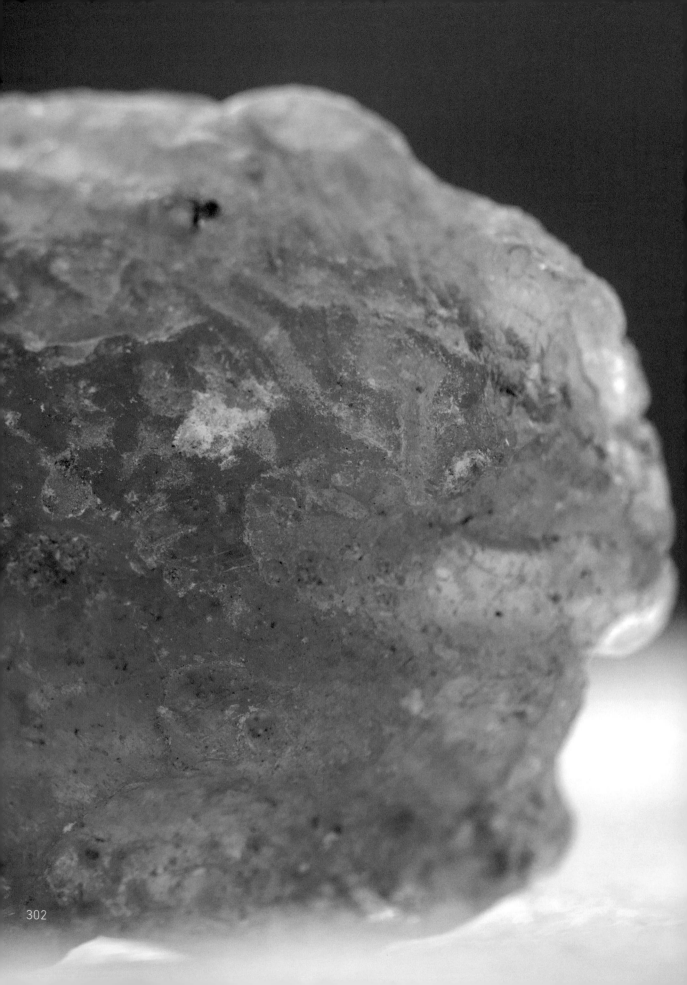

乳香純露

· 體驗神聖的氣息

　　暴露在岩石荒漠的烈日下，遠離水源豐富的綠地，這就是乳香樹成長茁壯的環境。當我第一次見到乳香樹時，我幾乎不敢相信，自古以來最重要、珍貴的樹木竟然長在這裡。

　　就如宗教創始人、聖人、隱士和神秘主義者，神聖的乳香樹也喜歡遼闊、寧靜及遠離城市喧囂的環境。乳香樹只長在一塊大約15公里寬的地帶（即所謂的乳香帶），這塊土地蘊含乳香樹生長所需的特殊礦物成分。乳香帶橫跨葉門、索馬利亞及伊索比亞，這裡的乳香樹能盡情發展其特長，醞釀出全世界最珍貴、搶手的植物原料——乳香樹脂。

　　打從古希臘羅馬時期的幾千年以來（也或許從更早以前就開始），乳香樹脂的神秘氣息就飄散在聖殿、廟宇、教堂和家中禱告的場所。乳香的香氣是一種古老的神秘語言，如今的我們已經幾乎忘記這個語言的含義。乳香的香氣伴隨著宗教儀式，陪著我們禱告、默觀和冥想，舒緩日常生活中的煩惱，幫助我們與精神世界及無形世界溝通。乳香樹脂的獨特氣息給予人一種神聖的昇華感受，賜予我們內心平靜和放鬆。您會忘記時間的存在，專注於自身及當下。真是神奇的感受！彷彿乳香樹想將它在沙漠的神秘經驗經由香氣傳遞給我們。

　　探望聖嬰耶穌時要帶什麼禮物？我猜那三位從葉門出發的東方三博士大概沒有猶豫太久。他們給聖嬰耶穌帶來了當時最貴重的三樣禮物：黃金、乳香和沒藥。當時的乳香就和黃金一樣貴重。

　　採收乳香樹脂時必須劃破樹皮。乳白色的樹脂會流出（這是乳香樹用來癒合傷口的物質），在空氣中硬化，最後被從樹幹上刮下來。第一次和第二次收成的樹脂皆為次級品。要等一個半月至兩個月後的第三次收成品質才是最理想的。這時候收成的樹脂會飄散一股細膩的檸檬清香。教堂焚燒的乳香品質不一定是最好的。因此教堂的乳香通常不太好聞。

　　乳香不只具有文化上的意義，它更是人

類仰賴了幾千年的藥材。阿拉伯國家和印度採收及應用乳香治病的傳統由來已久，這些地方至今還會用乳香治療疾病。

西方世界也再度發掘乳香的療效，最具代表性的莫過於德國杜賓根大學的藥理學家赫曼‧艾蒙的研究。赫曼‧艾蒙在印度的時候注意到了阿育吠陀療法中乳香的應用。1991 年，他和他的研究團隊證實了乳香含有一種強效的消炎物質——乳香酸。乳香酸是乳香的主要成分，這種成分還有抗腫瘤的作用，特別是腦瘤和膀胱癌。漸漸地，人們發現乳香還能有效治療關節疼痛、風濕、多關節炎、克隆氏症和潰瘍性結腸炎。針對以上的疾病，坊間有乳香樹脂的製劑可供服用。如果您想了解更多有關乳香的科學研究結果可以上網查詢更詳盡的資料。

在芳香療法中，乳香純露還有其他的用途。焚燒乳香樹脂的時候，會聞到一股濃郁、厚重的香脂氣味。但是乳香純露的氣味相較之下更細緻、輕盈，花香更鮮明、也更甜美（香氣會隨著品質而有所不同）。我覺得乳香經過蒸餾後不只變得更輕盈，也更平易近人，更適合應用在心理和精神領域。

‧植物百科

乳香、天澤香、馬尾香、多伽羅香、阿拉伯乳香

學名：*Boswellia sacra*、*Boswellia carterii*
橄欖科（Burseraceae）

原產地

阿拉伯半島、索馬利亞、衣索比亞、阿曼

外觀敘述

乳香樹是一種高約八公尺的小喬木，羽狀複葉。葉披細毛，羽狀複葉由下往上漸寬。開白花，圓錐花序，花期為四月和五月。乳香樹的分支開散。樹皮外有一層薄薄的紙質外皮。乳香樹喜歡生長在陽光充足的石質地、岩石堆和乾涸的河床上。

使用部位

乳香樹脂（又被稱作乳香的淚水）。

蒸餾方法

蒸餾乳香樹脂。

歐洲和阿曼是乳香精油及乳香純露的主要產區。但乳香純露多半是副產品。乳香精油主要被用來調製香水，生產方式通常為有機溶劑萃取法或香料浸膏法。德國的邁恩菲瑟公司則用水蒸氣蒸餾法來萃取乳香純露。基本上不建議您自行蒸餾乳香純露，因為蒸餾器會變得黏黏的。

市面上有販售乳香純露。

香氣

溫暖、柔和、甜美、香脂、清新。

成分

乳香純露的成分尚待鑑定。

目前為止已經鑑定出乳香樹脂含有多達250 種不同的組成成分。

pH 值

3.9-4.9

保存期限

一年至一年半。

乳香純露的保存期限和樹脂本身的品質密切相關。上方的保存期限是我測試了數款

乳香純露後得到的結果。

・應用

使用方式

噴霧：室內空間、枕頭、身體周圍；薰香燈、擴香器、濕敷、漱口、蒸面浴、吸入、乳霜、隔離乳。

使用限制

人體對乳香純露的接受度很高。只要使用方法恰當就不會出現副作用。

孕婦、嬰兒和幼童請勿飲用乳香純露。

心理效用

抗抑鬱、平衡、鎮靜、放鬆、澄淨、舒展心靈、定心

乳香純露是非常好的抗壓水，因為它能深入穩定、平衡心靈。精神緊繃時特別適用。它能幫助操心過度的使用者放鬆、釋放或淨化令人不悅的感受和情緒。乳香純露能減輕恐懼、改善情緒抑鬱。使用乳香純露時通常會搭配其他的植物精油或純露。

適合的植物種類如下：

→放鬆：
安息香、羅馬洋甘菊、玫瑰、薰衣草、橙花、玫瑰天竺葵、肉桂

→消除恐懼：
祕魯聖木、佛手柑、柑桔、紅杉

→情緒低落：
玫瑰、玫瑰天竺葵、佛手柑、萊姆、香蜂草、柑桔

→強化內心力量：
歐白芷、歐前胡、雪松

→催情：
茉莉花、豆蔻、岩蘭草、肉桂葉

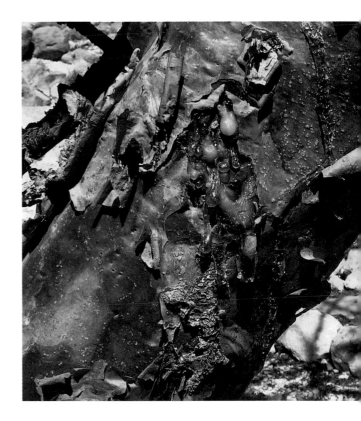

能量屬性
淨化、神聖

乳香是淨化空間和強化氣場的絕佳香氣。焚燒乳香樹脂的效果當然最為顯著。但是若無法焚香（例如在裝有火災警報器的地方或醫療場所），可以用乳香純露取代薰香。純露的質地輕盈，更容易融入室內空間，比起用薰香燈擴香乳香精油更理想。剛搬進新家時，可以選用乳香純露來淨化房間。在病房、候診室或診間使用乳香純露有助於維持潔淨的氛圍。

乳香純露也非常適合祈禱和冥想時使用。它能幫助使用者觀察自己、從而進入更深刻的思考。乳香的香氣能開啟心靈探索的大門。您還可以將乳香純露與以下的植物純露或精油相調合：玫瑰、香蜂草、鳶尾花、

祕魯聖木、白色鼠尾草。

想要提升冥想和工作時的專注力，您可以選用檸檬馬鞭草搭配乳香純露，調配劑量如下：50 毫升乳香純露兌 3 至 5 滴檸檬馬鞭草精油。

使用擴香器薰香室內空間時，切勿使用過量的純露。切記：隱隱約約、淡的幾乎令人察覺不到的香氣發揮的效用才最大。

等量的乳香純露和玫瑰純露能融合出怡人、放鬆心靈的香氣。這款配方名為「守護天使」，能傳遞安全感和寧靜美好的感受。

生理效用

抗風濕、抗菌、消炎、強化免疫力、抗真菌、祛痰、幫助傷口癒合、促進 胞再生

＊ 皮膚

乳香純露可作傷口噴霧使用，具有幫助傷口癒合和消炎的功效。

牙齦發炎時，用水稀釋乳香純露漱口有助於消炎。

乳香純露還能有效治療濕疹。建議的施用方法有：濕敷、噴霧或製成乳霜和凝膠。您還可以調合等量的乳香純露和雷公根純露（*Centella asiatica*，詳見 348 頁），這是另一個對抗濕疹的有效配方。這款配方可作身體噴霧或濕敷使用，您也可以將其加工製成凝膠和乳霜塗抹於患部。

想要鎮靜曝曬過久的肌膚，可以一比一的比例調合乳香純露和玫瑰純露噴灑在肌膚上，這款配方具有顯著的消炎效果。

＊ 呼吸系統疾病

乳香純露具有祛痰和消腫的作用，是阿育吠陀療法治療上呼吸道黏膜炎的傳統用藥。它能有效幫助鼻黏膜消腫，從而舒緩流鼻涕的症狀。呼吸能因此更暢通。對此，您還可以調合胡椒薄荷純露來強化功效。

出現鼻膜炎、咳痰或鼻竇炎等症狀時，可以採用如下方法使用乳香純露：吸入法、身體噴霧或鼻腔噴霧。

稀釋乳香純露漱口可以緩解喉嚨痛，調配劑量：一湯匙乳香純露兌一杯開水。有過敏性鼻炎的患者使用乳香純露可以達到消腫和鎮靜的功效（資料來源：Bäumler 2007）。建議的使用方法為身體噴霧。

護理領域

乳香純露最常被用來護理及治療發炎、乾燥的肌膚和疤痕，常搭配玫瑰純露或薰衣草純露一起使用。

乳香純露深受臨終關懷工作者的倚重。乳香的香氣能幫助臨終病患放鬆及放下。調合等量的乳香純露、薰衣草純露和玫瑰純露，用這款配方按摩或塗抹重病患者的雙手是非常舒適的享受。除了塗抹肌膚，這款配方也可以當枕頭噴霧或空間噴霧使用。針對臨終患者，您還可以選擇玫瑰或鳶尾花（純露或精油皆可）調合乳香純露，其散發的香氣一樣有助於放鬆和放下。

病房內的患者過世後，可以用乳香純露淨化房間的氣場。讓下一位病患也能擁有清淨的空間。

身體保養

殺菌、收斂、排毒、補水、促進組織再生、滋養、緊緻

乳香融合了眾多護膚和治療肌膚的功效，自古以來就被視為美容聖品。乳香更是

阿育吠陀療法中返老還童的靈丹。它是乾燥、疲乏、缺乏保養的肌膚的泉水和補藥。乳香能促進肌膚再生，具有活化和減少皺紋生成的作用。特別適合用來保養熟齡肌。不過不潔、油膩、毛孔粗大、發炎的肌膚及中性肌也適合使用乳香純露。乳香純露能發揮平衡的效用，使發炎的部位消退。

德國埃森化妝水	臉部化妝水

橙花精油..............................5 滴
乳香純露..............................20ml
玫瑰純露..............................20ml
岩玫瑰純露..........................10ml
—
在噴霧瓶中加入純露，再滴入精油搖勻。這款滋養的臉部化妝水適合成熟、疲乏的肌膚使用。受刺激的發炎肌膚使用這款配方保養具有鎮靜的效果。使用方法：清潔肌膚後，噴灑在臉部和胸口，輕輕拍打以強化吸收。視需求每日可噴灑數次。

● 這款配方還可以鎮靜面皰，發揮消炎和淨化的效果。建議使用方法：臉部化妝水或濕敷，或調合黏土或蜀葵根粉製成面膜。

乳香純露還是護理疤痕的好選擇。它尤其能有效對抗痘疤，適合當臉部化妝水使用。

乳香純露亦有預防妊娠紋的作用。可製成乳霜或隔離乳使用。

散發香脂氣味的乳香純露是調製鬍後水的理想基材。它能修復並鎮靜除毛後的肌膚。適合搭配乳香純露的純露或精油如下：月桂、佛手柑、松樹、祕魯聖木、岩蘭草、雪松、檸檬。

調配花香後的乳香純露會脫去其「神聖」的一面，變得誘惑、性感。不妨試試用乳香純露調製一款充滿誘惑力的天然香水。適合搭配的植物精油有：黃玉蘭、緬梔、金雀花、茉莉花、玫瑰及夜來香。

上述的植物精油飄散濃厚的花香，使用時只要一兩滴就足夠了（兌 40 毫升乳香純露）。如果您想調製前調清新怡人的香水，可以選擇佛手柑、檸檬或甜橙精油。

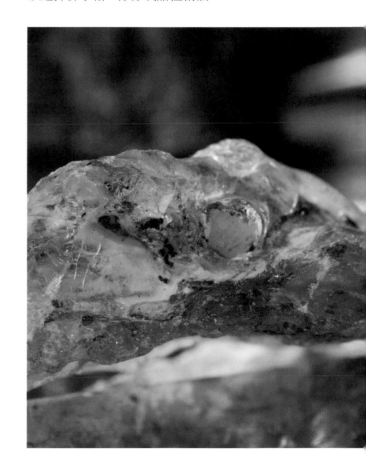

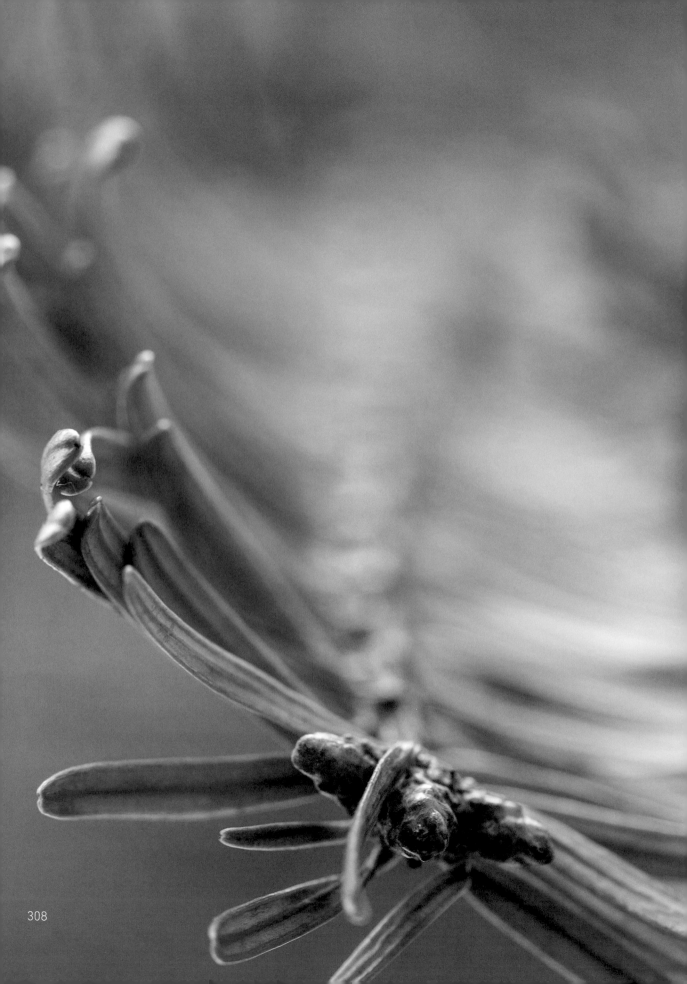

銀冷杉純露

感受森林的氣息

感受內心的脈動。平靜的內心，沉穩的外在。學習如何呼吸，這才是根本。

——克里斯提安·摩根斯特恩

　　銀冷杉是高大雄偉的大樹。它能長到 65 公尺高，樹幹直衝雲霄。銀冷杉是歐洲最高大的針葉樹種。波蘭東部的比亞沃維耶扎有一座原始林，那裡的銀冷杉生長在不受人為干擾的環境。我就是在那裡欣賞銀冷杉的高大及宏偉。但是就連原始林中的巨大銀冷杉也已經為數不多，這裡同時也是野狼、歐洲野牛和駝鹿的家。當我站在高大的銀冷杉樹下時，它顯得如此強狀、雄偉。它強健有力的姿態使我們不難想像為何我們的祖先會將這種樹視為力量的泉源和生命的象徵。以前的人相信銀冷杉具有神秘的守護力量。即便到了今天，我們依然會將杉樹裝飾成聖誕樹並視其為生命的象徵。但是我們很少有機會穿越一座銀冷杉樹林。這種感覺非常奇幻。威廉·佩利坎曾在他的藥草書中如此描述這種感受：「彷彿回到了造物主創造天地的初始。」

　　德國作家威廉·豪夫在其童話《冷酷的心》中描述的大片相連的杉林如今已經寥寥無幾。杉樹是瀕危的樹種。

　　在過去 200 年裡，杉樹是歐洲所有樹種中消失最快的樹。過度開發、空氣汙染、氣候變遷、濫伐、動物過度啃食、外來的害蟲……這都是杉樹劇減的原因。杉樹的氣味能提醒我們歐洲曾經被廣大的樹林覆蓋。人類原本就居住在森林裡，這也是為什麼當我們聞到針葉林的香氣時會感到舒適和安心。杉樹的香氣具有療癒的力量。最新的研究指出，當居住區的綠地、樹木越多，居民的身體會更健康、更少生病。也就是說，針葉樹的香氣能促進我們身體和心靈的健康。

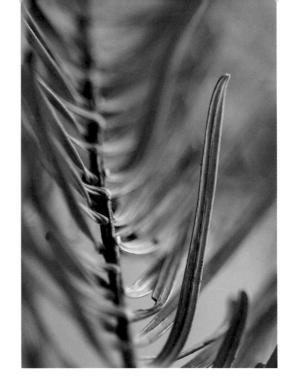

站在銀冷杉樹下時，您可以感受到樹的氣息，將樹的生命力吸納到體內。銀冷杉蘊含療癒的力量，它透過香氣語言與我們的心靈對話，從而發揮其療癒力。銀冷杉細緻的香脂氣味具有活絡和提振的作用。我們會不自覺地深呼吸，感到自由、堅強。

據說，古希臘羅馬時期的人就懂得運用杉樹治病。但是我猜杉樹的醫療用途應該可以追溯到更久遠以前。杉樹脂能促進傷口癒合，針葉則具有消炎和祛痰的作用，是治療感冒咳嗽的良藥，石器時代的人應該就已經熟知並運用這些功效。今日的自然療法仍然保留了許多古老的杉樹醫療知識。

針葉樹還與我們的肺關係密切。它的生長型態、主幹、枝條貌似人類的肺部。它的樹幹就像我們的氣管，開散的樹枝則像胸口的支氣管。樹木是地球的肺。樹與人類彼此交換呼吸：樹木會呼出維持人類生命必須的氧氣；而我們吐出的二氧化碳則會被樹木吸入。

針葉樹的精油含量豐富，可謂是自然界的巨型薰香燈。它將植物精油擴散到四周，使周圍的空氣彌漫一股樹脂清香。針葉樹精油還能對環境的空氣發揮消毒、淨化和電離的作用。大多數的療養中心都位於針樹林不是沒有原因的。

塞巴斯提安・克奈普牧師（1821-1897）非常看重銀冷杉的療效，他建議醫療機構在病房放置小型的銀冷杉盆栽，以促進病患身體康復。我們可以藉由銀冷杉純露將銀冷杉帶入我們的生活空間，讓其療癒、保健的能力在日常發揮效用。

・植物百科

冷杉、銀冷杉、白冷杉、貴族冷杉

學名：*Abies alba*

松科（Pinaceae）

原產地

銀冷杉生長在南歐及中歐山區。

外觀敘述

銀冷杉是高達 65 公尺的直立針葉樹。喜歡山地、陰涼、空氣濕度高的生長環境。具有銀灰色、近白色的鱗狀樹皮。針葉扁平、頂端圓鈍、長約 1 至 2 公分。針葉先端有缺口，正面深綠有光澤，葉背有兩條白色的條紋。雌花會發育成直立的圓柱狀毬果（雲杉的毬果是垂吊在樹上的）。銀冷杉的壽命高達 600 歲。

銀冷杉在德國和奧地利都被列為瀕危樹種。瑞士的銀冷杉則非瀕危樹種。可能的話，請盡量採集剛砍下來或修剪下來的銀冷杉枝條，以利樹木休養生息。

注意：請勿將銀冷杉與有劇毒的側柏及

紫杉混淆。這兩種樹也是針葉樹。如果您沒有把握正確分辨紫杉及側柏，請勿輕易採集銀冷杉。

使用部位

帶針葉的樹梢、針葉、綠色的毬果，新鮮或乾燥皆可。每年的五月至八月，銀冷杉嫩枝的精油含量最高。

蒸餾方法

蒸餾新鮮或乾燥的植物原料。蒸餾前，先切細或研磨樹枝和針葉，放入蒸餾瓶中澆上熱水。密封容器，靜置兩到三個小時後再進行蒸餾。以前的人會用水蒸氣蒸餾法從綠色的毬果中萃取松節油。

您可以自行蒸餾銀冷杉純露。市面上亦有販售。

香氣

青澀、森林香、清新、樹脂、香脂味

成分

龍腦（28.7%）、丙酮（15.9%）、乙酸龍腦酯（Bornylacetat，9.5%）、茨烯（Camphen，4.5%）、1,8-桉樹腦（2.7%）、酮類（2.4%）、檸檬烯（1.8%）、沉香醇（1.4%）、樟腦（Campher，1.1%）

資料來源：喬菲爾芳香精油（Firma Jophiel）

pH 值

5.2-5.8

保存期限

銀冷杉純露的保存期限不長。如果裝瓶和儲藏的過程沒有保持清潔，純露可能兩個月後就會發黴。

・應用

使用方式

噴霧：身體周圍、室內空間、枕頭；薰香燈、擴香器、蒸氣浴、吸入、濕敷、外用藥酒、乳霜、隔離乳、凝膠

使用限制

患有支氣管哮喘和百日咳的病患不宜使用銀冷杉純露。因為銀冷杉可能會加劇痙攣性症狀。嬰幼兒請勿使用。

心理效用

提振、振奮、活絡、強化神經系統、調理

銀冷杉純露是神經的補藥，有助於改善疲憊、情緒波動、受驚、壓力症狀及季節性憂鬱。它能幫助經歷創傷的使用者穩定心情、找回平衡。

森林的氣息	噴霧

葡萄柚精油.............................. 15 滴
酒精(乙醇 96%)............................. 10ml
銀冷杉純露.............................40ml
——
將酒精裝入噴霧瓶中，加入精油搖勻。注入銀冷杉純露，再次搖晃均勻。

● 這款配方的香氣有助於深化呼吸、放鬆身心。具有清新、活絡和提振的效果，也很適合外出時使用。

銀冷杉的香氣可以掃除冬日的陰霾。因為它的香氣具有刺激的功效，很適合春眠、疲累、無精打采的時候使用。銀冷杉純露能為使用者注入活力和新的能量。

研究證實，當銀冷杉的香氣濃度低於人類嗅覺所能感知的範圍時，能發揮最大的效

用（資料來源：Bäumler2007）。所以用銀冷杉純露薰香時劑量不要過高。讓空間飄散一股若隱若現的香氣即可。

| 銀冷杉急救噴霧 |

銀冷杉純露......................................30ml
橙花純露.......................................10ml
巴哈急救花精...................................5 滴
———
將所有原料混合均勻。
遭遇驚嚇後，可將此配方作枕頭噴霧或身體噴霧使用。對著頭部噴灑後深呼吸，一天可噴灑數次。亦可噴灑、塗抹在太陽穴及脈搏上。此噴霧兼具振奮和穩定的功效。

能量屬性

活絡、凝聚、踏實

銀冷杉的香氣可以活絡空間的氣氛。很適合辦公室、候診室、病房、接待廳和圖書館薰香。

銀冷杉的香氣還能為空間營造歡樂的氣氛。此處適合搭配銀冷杉的植物純露有：祕魯聖木純露、月桂純露或紅杉純露。

如果您想要淨化氣場，可以將銀冷杉純露與以下的植物精油或純露調合：薰衣草、鼠尾草、白色鼠尾草、杜松。

生理效用

殺菌（室內空氣、呼吸道、尿道）、深化呼吸、促進吸收空氣中的氧氣、促進血液循環、活絡身體循環、祛痰、幫助傷口癒合

* 感冒症狀

銀冷杉純露能有效舒緩呼吸道黏膜炎。咳嗽帶痰時，使用銀冷杉純露有助於排痰。銀冷杉純露常被用於輔助治療鼻竇炎及支氣管炎，推薦的施用方法有：吸入法、身體噴霧和漱口。銀冷杉純露是調製咳嗽噴霧的理想基材，也適合加入蒸氣浴中使用。

克奈普牧師還推薦老師、牧師及歌手飲用青色毬果製成的銀冷杉茶，如此一來聲音便能更柔順。這款花草茶也能有效緩解劇烈咳嗽。對此，您還可以用銀冷杉純露漱口，或是將銀冷杉純露作喉嚨噴霧使用（單一使用或調合其他純露皆可）。

| 聲音的救星 | | 漱口水 |

毛蕊花茶......................................一杯
銀冷杉純露...................................3 湯匙
茴芹根酊劑...................................10 滴
———
將銀冷杉純露加入溫熱的毛蕊花茶中，滴入酊劑後攪拌均勻。

● 此配方能保養聲音並緩解劇烈咳嗽的症狀。可作口腔噴霧或漱口水使用。

* 肌肉與關節

銀冷杉純露具有舒緩和鎮痛的效果，能有效緩解肌肉疼痛、肌肉痠痛、肌肉緊繃、神經痛、關節疼痛和風濕痛。適用的方法如下：身體噴霧、濕敷（熱敷或冰敷皆可）、包覆，或加工製成凝膠、外用藥酒及乳霜。

用銀冷杉純露濕敷患部還能治療跌打損傷及瘀血。

護理領域

銀冷杉純露是薰香病房的首選，具有清新和提振的效果。能幫助虛弱、生病、臥病在床的人打起精神。

我有一位朋友的父親長年臥床。他是個老菸槍。他有嚴重的肺部問題，一天要吸好幾次氧氣。他很喜歡我的銀冷杉純露，我都用銀冷杉純露噴灑房間。銀冷杉純露能讓他的呼吸更順暢，還能喚醒他在森林的美好時光。　　　——蕾娜特·希勒布蘭德，社會工作者

身體保養

清新、清潔皮膚、澄淨

　　散發森林清香的銀冷杉純露能賦予肌膚全新的活力。銀冷杉純露特別適合不潔、血液循環不良和疲乏的肌膚使用，是理想的臉部化妝水和敷料。它能促進肌膚排毒。銀冷杉純露在早期是珍貴的美容水。以前的人相信銀冷杉純露具有除皺的功效。

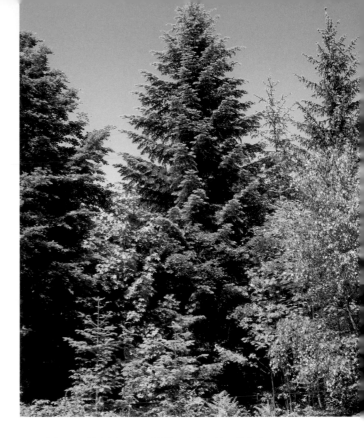

永別了，皺紋	
蜂蠟	3 克
羊毛脂（脫水）	10 克
可可脂	3 克
玫瑰甜杏仁油	20ml
石榴籽油	5ml
摩洛哥堅果油	5ml
銀冷杉純露	20ml
橙花純露	20ml
香蜂草精油	2 滴
岩玫瑰精油	1 滴

製作方法請參見 49 頁基礎配方 1。

配方來源：安克·比爾歇特，文化學家

您可以自行製作配方中的玫瑰甜杏仁油（玫瑰浸泡油）：取一個有旋轉蓋的玻璃瓶，裝入稍微風乾、還帶有香氣的的玫瑰花瓣至半滿，淋上甜杏仁油。玫瑰花瓣必須完全被甜杏仁油覆蓋。靜置兩週後過濾花瓣。

　　這是一款誘人又滋養的面霜，特別適合熟齡肌使用。它能替肌膚補充水分、促進肌膚再生並持續滋養肌膚，具有顯著的抗老效果。

　　晚上洗完臉後，我總是迫不及待地想擦上這款含有摩洛哥堅果油和銀冷杉純露的抗皺乳霜。這款面霜具有怡人的乳狀質地，即便是我的熟齡肌也能完全吸收，塗抹後肌膚也變得更光滑柔順。它散發的清香還能陪伴我入睡。

　　——安妮·瑪格麗特·克羅帕契克，助產士

寵物

　　銀冷杉純露能提升雞的抵抗力，幫助牠們抵禦寄生蟲。這個常識我們的祖母都知道。所以我偶爾會在雞的飲水中加入一湯匙的銀冷杉純露。

　　銀冷杉純露噴霧能幫助受驚的寵物平復情緒（如受傷、意外或手術過後）。您可以對著寵物的身體周圍和生活空間噴灑純露，用量記得要少一點。

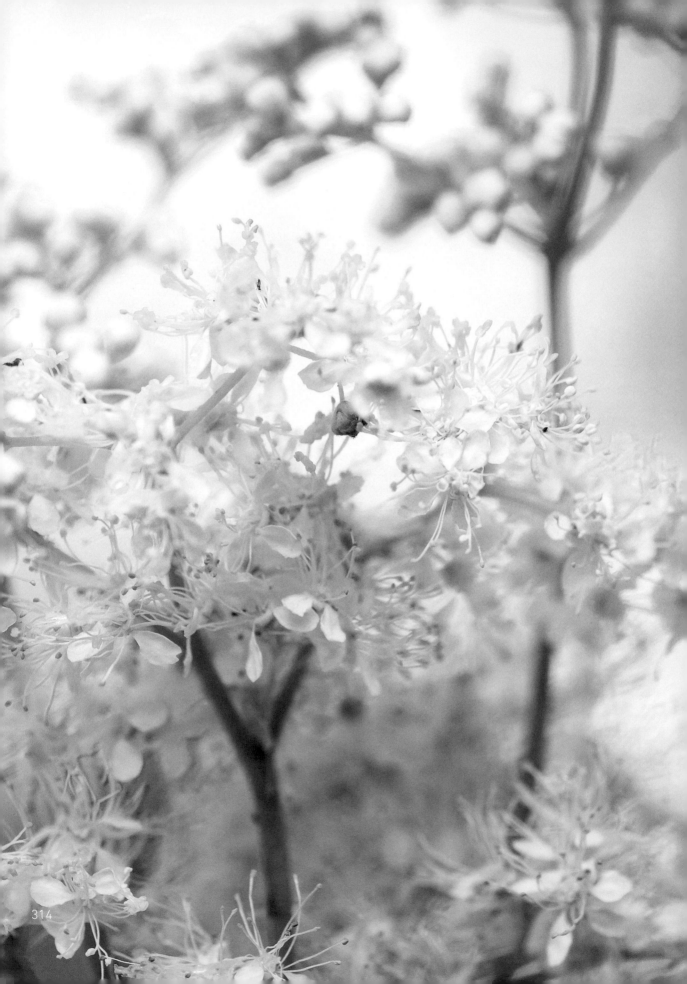

西洋夏雪草純露

・輕盈空靈的花

它是草地上的女王。它頭戴白色、纖細的小花，直挺挺地站在草地上俯視周遭，用其乳白色的頭紗點綴整片草原。西洋夏雪草最喜歡出現在溪邊和池塘邊，輕柔地搖曳美麗和芬芳。它的花就像一朵朵小巧玲瓏的雲朵，它的香氣會一直飄散至傍晚時分。當月光灑在它身上，這位女王便煥發銀色的光芒、飄然而去。

仔細觀看西洋夏雪草的花，您會發現它的花和果實都以螺旋狀的方式排列。彷彿這種植物想掙脫地心引力往空中飛翔。而這種輕盈剔透也蘊藏在它的香氣中。西洋夏雪草純露的香氣細緻而清雅。

西洋夏雪草在古代是薰香室內的香草。以前的人會將香草鋪在地板上，踩過去的時候，植物便會散發清香，為室內帶來清新怡人的香氣。

這個任務今日就交由西洋夏雪草純露來完成。1835 年，瑞士藥劑師帕根斯達利用蒸餾法從西洋夏雪草的花中提煉出水楊醛。這

項發現促成之後的人們合成乙醯水楊酸（即阿斯匹靈）。根據讓・馬利・佩爾特的說法，阿斯匹靈（Aspirin）這個商品名稱的 A 代表「乙醯（Acetyl）」，spir 代表「繡線菊（Spierstrauch）」，這是西洋夏雪草的別稱，spir 同時也指西洋夏雪草以前的學名 *Spiraea ulmaria*。所以，西洋夏雪草是人類研發出阿斯匹靈的重要功臣。搓揉西洋夏雪草的葉子，您會聞到一股濃厚的藥味。相較之下西洋夏雪草的花則散發一股融合了苦杏仁、蜂蜜及夏日花朵的迷人香氣。

西洋夏雪草在傳統藥草學的地位崇高，是治療感冒、發燒及風濕的良藥。西洋夏雪草常被製成花草茶，這時通常會再結合其他的藥用植物。現在就讓我們來瞧瞧西洋夏雪草純露有多麼神通廣大。

・植物百科

西洋夏雪草、旋果蚊子草、新娘草、草甸甜草
學名：*Filipendula ulmaria*（*Spiraea ulmaria*）
薔薇科（Rosaceae）

原產地

西洋夏雪草遍布全歐洲，亞洲及北美洲的溫帶地區也有西洋夏雪草。

外觀敘述

西洋夏雪草是多年生的直立草本植物，高度可達 1.5 公尺，葉互生，開乳白色、雪片狀的花（繖房花序）。開花時，花朵會一簇一簇地陸續綻放。喜歡長在潮濕的河谷低地、池塘邊或溪邊。西洋夏雪草的花期為六至八月。

使用部位

花朵，請在晴朗的仲夏採收花朵。西洋夏雪草的花在盛開前香氣最濃郁。採集來的花請先置於室外一小時，或是輕敲花朵，好讓躲在花裡的小昆蟲有時間跑走。

蒸餾方法

蒸餾新鮮或乾燥後的花朵。請過濾西洋夏雪草純露中的懸浮物。

市面上亦有販售西洋夏雪草純露，但您也可以自行蒸餾。

香氣

纖美清新的花香，帶有苦杏仁和香草的氣息。乾燥的花蒸餾出的純露散發一股濃烈的香氣。如果您蒸餾的是西洋夏雪草的葉片或整株植物，純露會飄散青草香。

成分

二甲硫（69%）、酮類（14-15%）、桉樹腦（10-11%）、醇類（8-9%）（資料來源：Price2004）

pH 值

3.5-3.8

保存期限

大約一年

·應用

使用方式

噴霧：室內空間、身體周遭；擴香器、乳霜、隔離乳、凝膠、濕敷、沐浴、口服

使用限制

孕婦、嬰兒及幼童請勿飲用西洋夏雪草純露。

如果您的身體無法代謝水楊酸鹽，請勿使用西洋夏雪草純露。如果您有出汗過多的困擾（如更年期間）也不要使用西洋夏雪草純露。

心理效用

刺激、振奮

西洋夏雪草的細緻香氣具有提振的效果。它的香氣會使人聯想到溫暖的夏日，讓人產生輕鬆愉快的感覺，有助於舒緩抑鬱的情緒。

一身輕盈	噴霧

西洋夏雪草純露............................20ml
香桃木精油....................................5 滴

將原料裝進噴霧瓶或香水瓶中搖晃均勻。作身體噴霧使用。有助於放鬆身心、趕走負面的想法。

能量屬性

喜悅、釋懷

西洋夏雪草的纖美香氣就像一層花紗般籠罩整座房間。這股花香彷彿是想提醒使用

者放下煩惱、盡情歡笑。是與好友見面相聚時的理想室內香氣。

生理效用

提升免疫力、殺菌、抗病毒、消炎、退燒、鎮痛、幫助排汗

* 感冒症狀

就如接骨木花，西洋夏雪草也具有增強抵抗力的功效，是對抗感冒的良藥。根據克奈普牧師的說法，西洋夏雪草純露有助於身體出汗，感冒或是流感時使用有助於身體康復。施用方法：將西洋夏雪草純露加入冷水中擦澡。您也可以選擇服用西洋夏雪草純露來治療感冒及發燒，建議服用劑量如下：一茶匙純露兌半杯溫開水或花草茶，一天服用兩次。

* 關節疼痛、腫脹

使用西洋夏雪草純露濕敷患部可以改善關節發炎、疼痛的症狀，特別是風濕痛。它能舒緩、活絡腫脹的關節和雙腿。建議施用方法如下：濕敷、擦澡、塗抹、身體噴霧或足浴。

| 頭痛滾珠瓶 |

伏特加...1ml
胡椒薄荷精油.............................5 滴
西洋夏雪草純露..........................9ml
—
將酒精裝入滾珠瓶中。滴入精油，搖晃均勻。加入西洋夏雪草純露後再次搖晃均勻。局部塗抹在太陽穴或頸部上，能有效改善頭痛（尤其是精神緊繃和天氣變化引發的頭痛）。

◆ 這是一款清爽的配方，具有放鬆的效果。迷你的滾珠瓶適合放入隨身包和行李箱中，是外出旅遊的良伴。長途飛行時使用，能發揮清新提振的功效。

---

* 因天氣變化造成的身體不適、頭痛

西洋夏雪草純露能有效改善因天氣變化引發的身體不適，如頭痛、循環問題和疲倦。您也可以用噴灑或塗抹的方式將西洋夏雪草純露擦在頸部和太陽穴。

身體保養

清潔皮膚、收斂、活絡、消炎、緊緻

西洋夏雪草純露能護理和鎮靜發炎、受刺激的肌膚，能活絡和緊緻皮膚組織。西洋夏雪草純露也能用於治療橘皮組織。

散發怡人香氣的西洋夏雪草純露可以直接噴灑或濕敷在臉部肌膚上，或是加工製成清潔凝膠使用。

| 女王之吻 | 西洋夏雪草清潔凝膠 |

甜杏仁油.......................................4ml
洋絨毛花酊劑或金盞花酊劑..........5ml
關華豆膠.........................1 平匙（茶匙）
迷迭香精油.....................................5 滴
萊姆精油...8 滴
沉香醇百里香精油.........................5 滴
西洋夏雪草純露............................40ml
除了純露，將配方中所有的材料裝進有螺旋蓋的玻璃瓶或軟膏罐中攪拌均勻，直到瓶內沒有任何塊狀顆粒為止。加進純露，鎖緊瓶蓋後搖晃約一分鐘。

◆ 此配方具有保養、清潔和提振肌膚的功效。特別適合疲乏、血液循環不佳的肌膚使用。這款凝膠只能在冰箱中存放數天。
配方來源：烏爾麗克·托馬，女性天然保養品

用水將臉打濕，取少量凝膠（約碗豆大小）塗抹在臉上，輕輕按摩，稍待片刻後洗淨凝膠。您也可以將這款配方當保養面膜使用。

西洋夏雪草純露

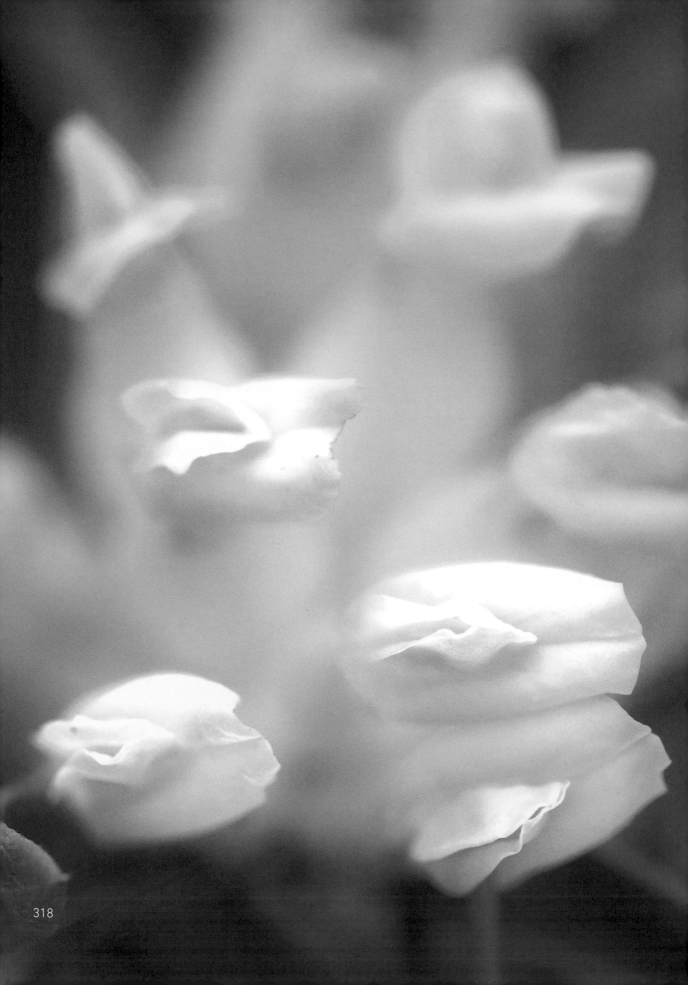

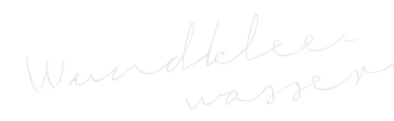

洋絨毛花純露

・療傷的靈藥

一想到洋絨毛花，我的腦海就會浮現出陽光普照的阿爾卑斯山坡地。那裡是洋絨毛花盛開的地方。洋絨毛花的花朵是陽光般的金黃色，一朵朵緊緊地依偎在一起。隨風搖曳的洋絨毛花就宛如一張絲質的黃色地毯覆蓋在崎嶇的山坡地上。洋絨毛花的花朵上有一層柔嫩的絨毛。許多對皮膚有益的藥草植物都覆有一層絨毛。洋絨毛花喜歡陽光。它曝曬在陽光下的時間越長，金黃的花色就會蛻變得更鮮紅。無論是它的外型或是花色都給人友善、喜悅、開朗的印象，彷彿是在說：「我對你的身體好處多多，趕快試試看吧。」

洋絨毛花是貨真價實的天然植物，它不喜歡施過肥的田間草地。土地若是施肥過度，洋絨毛花就會長不出來。

我第一次認識洋絨毛花這種藥用植物時還是位年輕的小姐，瑪麗亞・凱勒是我當時的藥草學老師。我們和她一起採集這種植物的花朵。那是在阿爾卑斯山的山麓。瑪麗亞・凱勒會將洋絨毛花製成藥，治療各種疾病。其中又以她的皮膚軟膏最受歡迎，這款軟膏含有洋絨毛花，具有神奇的療效。洋絨毛花的傳統用途及藥用知識依然流傳在今日的阿爾卑斯山區。

山區的居民特別珍視洋絨毛花促進傷口癒合的能力。這也是為什麼洋絨毛花被稱作「療傷草」的原因。

以前的人會將洋絨毛花製成湯藥、酊劑、植物純露或是直接使用新鮮的植株外敷傷口以治療人類和動物的外傷。這種植物能治癒土地的裂痕（它能鞏固山崩地和雪崩地的土壤，請見 320 頁），自然也知道要如何治療人類肌膚上的傷口。民俗療法還會運用洋絨毛花治療口腔和咽喉發炎的症狀。據說洋絨毛花還能健胃和清血。但是它的專長是促進傷口癒合，這一點從洋絨毛花的德文名和學名就可見一斑：洋絨毛花的德文是Wundklee，直譯為「療傷草」，學名則出自拉丁文的 Vulnerare，意為「受傷」。洋絨毛花的組成成分陣容堅強：黃酮類化合物、單寧、

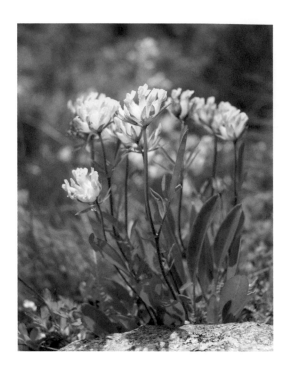

・植物百科

洋絨毛花、療傷絨毛花、藥用絨毛花、療傷
草、黃苜蓿

學名：*Anthyllis vulneraria*

蝶形花亞科（Fabaceae）

原產地

洋絨毛花遍布全歐洲、西亞和北非。

外觀敘述

洋絨毛花是高度約 10 至 50 公分高的多年生草本植物，表面有絨毛。奇數羽狀複葉，頂生小葉明顯大很多。花色為金黃色，毛茸茸的花萼大而圓，黃色的花冠被 3 至 7 枚苞片包覆。洋絨毛花的開花期為五至九月。高海拔區的洋絨毛花花色介於橘色和紅色之間。洋絨毛花喜歡乾燥、石灰質、陽光充足的貧瘠草地、休耕地和路邊。它能生長在海拔 3000 公尺高的地方。

洋絨毛花還是鞏固土壤的能手。無論是石礫地、山崩地或雪崩地，洋絨毛花都能憑藉它深根的能力緊抓土壤，從而防止水土流失並鞏固腐植質。它也是為數不多的能在滑雪道這種艱刻環境下生長的植物。因為洋絨毛花與具有固氮作用的根瘤菌共生，所以洋絨毛花能改善土壤環境，使土地變得更肥沃、適合其他植物生長。這麼說來這種植物可謂是先鋒，它勇敢地闖入陌生、危險的地帶改善土壤環境，好為其他的植物做好準備。熊蜂和蝴蝶是洋絨毛花的常客。除此之外，野蜂也很喜歡洋絨毛花，因為洋絨毛花的花期長，是穩定的蜜源。洋絨毛花還是小枯灰蝶毛毛蟲（德國最小的蝴蝶）的食物。

隨著施肥的土地越來越多，洋絨毛花的

桃葉珊瑚貳及兒茶素，這便是洋絨毛花能有效促進傷口癒合的原因。根據瑞士藥草學家康茲勒的說法，洋絨毛花的屬名 Anthyllis 源自一名同名的希臘皇后，她曾命人用洋絨毛花製作傷口軟膏。康茲勒牧師製作的洋絨毛花軟膏就非常有名。他非常推崇這種植物，他曾說：「洋絨毛花是治療傷口的靈藥。」

但是，洋絨毛花的藥用價值已經被現代人所遺忘。目前為止有關洋絨毛花的科學研究並不多，因此它很少出現在文獻中。只有遵循人智學理念調製的天然保養品還會運用洋絨毛花。其中又以伊麗莎白・西格蒙德開發的洋絨毛花配方最多、貢獻最鉅。西格蒙德是一名天然保養品先驅。她憑著一股直覺，一頭栽入洋絨毛花的研究工作，親自測試自己開發的保養品。事後證實，她的獨到眼光果然沒錯，洋絨毛花隨後成為美容護膚品牌德國世家的重要成分。

數量越來越少，基於這個原因我們應該盡量避免採集野生的洋絨毛花。最好的方法是在自家庭院栽種洋絨毛花。這種植物是家家戶戶必備的草藥。您也可以到藥草店購買乾燥的洋絨毛花蒸餾純露。

使用部位

新鮮或乾燥的花朵或植株（花朵和葉片）。

蒸餾方法

蒸餾切細後的植物原料。蒸餾洋絨毛花的過程相當迅速。因為洋絨毛花的花朵含有皂素，蒸餾的過程中會形成泡沫阻塞蒸餾瓶。因此請隨時留意整個蒸餾的過程。此外，乾燥的洋絨毛花會吸收大量的水分。蒸餾的過程中請適時補水。蒸餾洋絨毛花是為了萃取植物純露，而不是為了萃取精油。

洋絨毛花純露市面上買不到，但是您可以自行蒸餾。

香氣

溫暖又甜美的青草香

成分

洋絨毛花純露的組成成分還有待鑑定。洋絨毛花的成分包含：兒茶素、單寧酸、單寧、色素、類黃酮、離胺酸（Lysin）、皂素及葉黃素（資料來源：Bäumler2007）。以上成分大多數都會溶入酊劑中，適合搭配洋絨毛花純露一同使用。

pH 值

5.7-5.9

保存期限

大約半年

・應用

使用方式

傷口噴霧、清潔傷口、濕敷、漱口、凝膠、乳霜、隔離乳。

使用限制

人體對洋絨毛花純露的接受度很高。只要劑量拿捏得當就不會產生副作用。

生理效用

抗病毒、殺菌、收斂、消炎、幫助傷口癒合

＊ 傷口、擠壓傷、痔瘡

單寧是洋絨毛花的主要成分。但是單寧在蒸餾的過程中不會被萃取進純露中。單寧具有收斂的效果，能促進傷口癒合。因此我們通常會調合洋絨毛花純露及洋絨毛花酊劑，這款製劑專治外傷、擠壓傷和治瘡。

調配劑量：40 毫升的洋絨毛花純露兌 10 毫升的洋絨毛花酊劑。您可以將這款配方稀釋後濕敷、清潔傷口，或在不稀釋的情況下直接將這款配方當傷口噴霧使用。加水稀釋後，此配方還可以用於漱口，治療發炎的牙齦或喉嚨痛。如果您患有皰疹，可將這款配方調合等量的香蜂草純露一起使用，推薦的施用方法有：噴灑、濕敷或製成凝膠。

上述這款調合了洋絨毛花酊劑的洋絨毛花純露還可以融合金縷梅純露及洋絨毛花浸泡油製成乳霜，用來治療痔瘡和肛裂特別有效。

您可以用新鮮或乾燥的花朵及葉片自製洋絨毛花酊劑。

洋絨毛花
酒精(45%)，如：白酒、伏特加、龍舌
蘭。
—
取一個有旋轉蓋的玻璃瓶，放入新鮮或乾
燥的花朵及少量的葉片至半滿。澆上酒
精。旋緊蓋子後，把玻璃瓶放在室內（室
溫）一個陰暗的角落浸泡三週。這段期間
請偶爾搖晃一下瓶子。最後過濾酊劑，把
溶液裝進深色的滴管玻璃瓶中。

洋絨毛花酊劑②

新鮮的洋絨毛花花冠
酒精(45%)
—
將新鮮的洋絨毛花切細後裝入石臼，倒入
少許酒精一起研磨成汁液。取一個有旋轉
蓋的玻璃瓶，將研磨好的植物汁液（含植
物原料）裝入瓶中至三分之二滿，再注入
酒精至瓶口下 1 公分的高度。旋緊瓶
蓋。把玻璃瓶存放在室內一個陰暗的角落
（例如櫃子中）。請時不時搖晃瓶身。兩
周後過濾溶液，將酊劑裝入深色的滴管玻
璃瓶中。
這款配方製成的洋絨毛花酊劑具有卓越的
功效，很適合搭配洋絨毛花純露一起使
用。

＊ 皰疹

　　洋絨毛花是離胺酸含量豐富的植物。當
我們體內的離胺酸含量過低，免疫力就會跟
著減弱，變得容易生病，這時就很容易得到
皰疹這類因為病毒感染引發的疾病。或許這
便是為什麼民俗療法會運用洋絨毛花治療唇
皰疹的原因。出門在外時若遇上唇皰疹發

作，可以先碾碎新鮮的洋絨毛花花朵敷於患
部救急。洋絨毛花純露適合濕敷、也適合作
噴霧使用。

傷口噴霧

薰衣草精油.. 2 滴
金盞花酊劑(45%) .... 10 克
洋委陵菜酊劑(45%) .... 10 克
洋絨毛花純露，20ml
德國洋甘菊純露，20ml
—
將酊劑倒入噴霧瓶，加入精油搖晃均勻。
將配方中的兩種純露裝入噴霧瓶中，再次
搖晃均勻。
這是一款專治小傷口和皮膚發炎的配方。
扁桃腺或口腔黏膜發炎時，也可以用這款
配方漱口。漱口前請先以水稀釋配方
（25 滴配方兌半杯水或鼠尾草茶）。

配方來源：艾兒芙蒂・克恩，藥師

　　這款噴霧修復小傷口的速度很快，用了
噴霧後傷口就不再發炎了。用它來治療動物
的傷口也很有效。

——伊芙琳・利希滕瓦爾，社會教育學家

會陰保養乳　　　　　　　　　隔離乳

洋絨毛花純露............................... 10ml
羽衣草純露................................... 10ml
洋絨毛花浸泡油........................... 20ml
玫瑰精油.. 1 滴
—
將所有材料混合均勻。此配方可以在冰箱
中保存一週。
這款配方的效果非常好。生產前四至五週
每天用這款保養乳液按摩會陰，組織會變
得更有彈性和伸縮力。可以避免分娩過程
中會陰撕裂。

| 洋絨毛花浸泡油 | |

新鮮或乾燥的洋絨毛花花朵
甜杏仁油或橄欖油
——
取一個有旋轉蓋的玻璃瓶，放入花朵至半滿。淋上油脂，直到所有的植物原料都浸泡在油中。旋緊蓋子，選一個陽光充足的地方放置十天。過濾浸泡油，裝入深色的玻璃瓶中。

洋絨毛花含有消炎和促進傷口癒合的成分，這些成分大多是脂溶性。所以非常推薦您製作洋絨毛花浸泡油來補充乳霜的有效成分。洋絨毛花浸泡油還是保養及保護會陰的理想植物油，因為它發揮增加組織彈性的功效。

護理領域

　　將調合了洋絨毛花酊劑的洋絨毛花純露加水稀釋，就可以用於治療發炎的肌膚並預防褥瘡，推薦的施用方法為噴霧和濕敷。

身體保養

收斂、促進血液循環、消炎

　　保養肌膚的洋絨毛花純露通常不含酊劑。洋絨毛花純露適合保養所有類型的肌膚。它的質地很溫和，有促進肌膚再生的功效。洋絨毛花能使失去彈性的疲乏肌膚再度恢復光滑緊緻。洋絨毛花還能護理發炎、不潔、長面皰的肌膚。洋絨毛是有抗老功效的草藥，它體內蘊含的兒茶素可以清除自由基。它還能保護肌膚不受紫外線傷害。特別是有皺紋的熟齡肌使用洋絨毛花純露時，能明顯感受到洋絨毛花的再生功效。這便是為什麼洋絨毛花常被加入抗老乳霜和化妝水中。洋絨毛花純露可直接作臉部化妝水使

用，亦可用於濕敷，或製成乳霜、隔離乳和凝膠。

| 肌膚活力噴霧 | 噴霧 |

洋絨毛花純露..................20ml
金縷梅純露..................10ml
橙花純露..................20ml
——
將純露裝入深色的噴霧瓶中搖晃均勻。洗完臉後噴灑在肌膚上。具有保養和再生的功效。

洋絨毛花純露能為肌膚注入新的能量。適合所有的肌膚類型使用。睡眠不足時，可用這款噴霧提振肌膚。這款配方還能發揮舒緩面皰肌的功效。

| 洋絨毛花女王霜 | 滋養乳霜 |

蜂蠟..................2 克
羊毛脂（脫水）..................5 克
可可脂..................2 克
洋絨毛花浸泡油..................10 克
小麥胚芽油..................5 克
洋絨毛花純露..................20ml
安息香..................5 滴
永久花精油..................2 滴
玫瑰天竺葵精油..................3 滴
——
製作方法請參見 49 頁基礎配方 1。
這是一款既營養又滋潤的乳霜，蘊含纖細怡人的香氣。而且很容易就被肌膚吸收，能使肌膚回復柔嫩光滑。適合用來保養乾燥、粗糙、疲乏的肌膚。這款配方也可以是滋養的護手霜。

　　洋絨毛花純露不僅具有強化、治療肌膚的功效，它還是保養秀髮的聖品。它能預防頭髮分岔、強化頭髮結構並賦予秀髮光澤。適合用來按摩頭皮或當護髮乳使用。

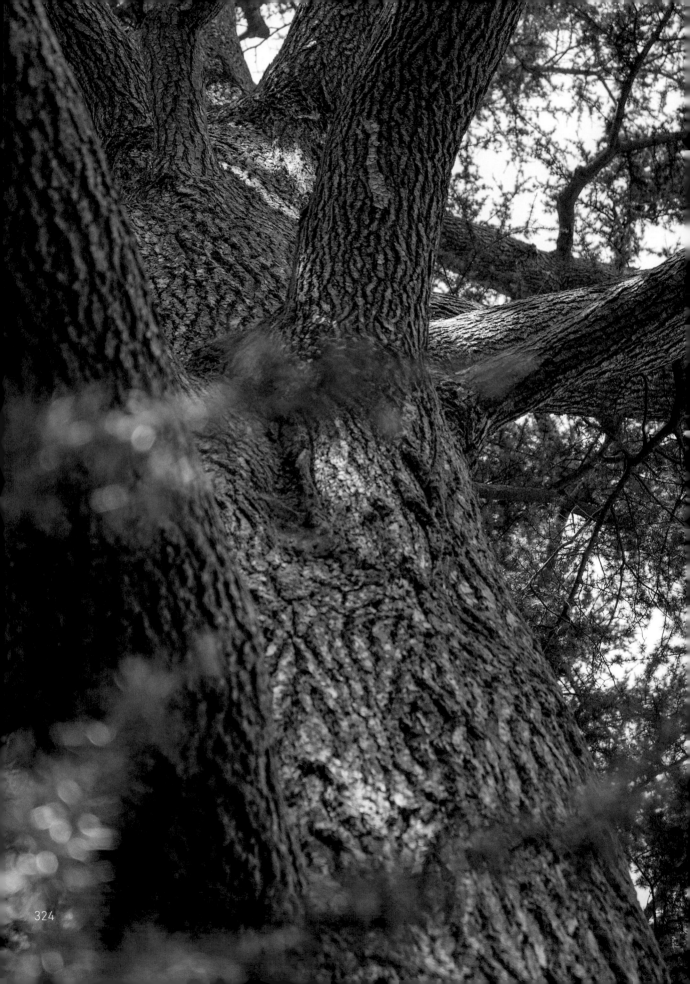

雪松純露

·尊嚴與力量

雄偉、壯闊、充滿了氣勢和風範，一副君臨天下的樣子，雪松就是這麼拔地而起，其高度可達 40 公尺。雪松散發一股強大的魅力，任誰看到它，都會不自覺地挺起身子來。凝聚了力量和堅毅氣息的雪松樹齡可高達千年之久。

雪松透過它的型態和香氣將其生命經驗傳承給我們，那是一股恆久、踏實的強大力量。用雪松薰香時，我們可以感受到高大雄偉的它帶來的療癒氣息。

「它的香氣是有形的，彷彿樹又活了過來。」——智利詩人巴勃羅·聶魯達在其《香木頌》中如此描述雪松的香氣。

很久很久以前，在黎巴嫩的山坡地上有一片神聖的黎巴嫩雪松林。聖經稱這片雪松林為「黎巴嫩的榮耀（以賽亞書，35:2）」。幾千年以來無數的人們到此朝聖，在這片據說能賦予人類生命力的樹林中休息、露營、祈禱，在雪松林的樹蔭下尋求救贖、安慰和上帝的指引。他們的身體和靈魂在雪松林的

芳香繚繞下得到了療癒。早在西元前 5000 年前，當地人就將雪松視為世界之樹，雪山林更是智慧女神休養生息的場所。直到今天，我們依然能在不需多加思考的情況下領會雪松的象徵意義：雪松是充滿了智慧、和諧和力量的大樹。生活在現代的我們依然能感受它的光芒，例如有了雪松的庭院和公園煥發出一股大度、強勁、恆久、優美的氣場。

因為人類過於貪婪，想要擁有珍貴的神木，所以曾經的黎巴嫩雪松樹林如今只剩寥寥無幾的幾棵樹。若干現存的雪松樹齡粗估有 2500 年。雪松的木質堅硬，經久耐用，不怕蛀蟲，煥發高雅的光澤，紋路筆直又緊實。早在西元前 400 年人們就開始出口黎巴嫩雪松到埃及和美索不達米亞。當時的廟宇、宮殿和船隻都是用堅固的雪松建造的。在古希臘和羅馬，人們會特別選用雪松來建造重要的建築物。

神聖雪松林如今幻化成黎巴嫩國旗上的雪松樹，繼續將它的精神傳遞到現代。

許多深色、散發香氣的樹木都被統稱為

雪松。特別是在美國有很多種樹都叫雪松（ceder），事實上它們大多是杜松。就連在亞洲也有所謂的「雪松」。但是植物學家只認定四種「真正的雪松」，而這四種雪松沒有一種是長在美洲和遠東。

符合植物學定義的雪松分別是北非雪松（*Cedrus atlantica*）、黎巴嫩雪松（*Cedrus libani*）、喜馬拉雅雪松（*Cedrus deodora*）及塞浦勒斯雪松（*Cedrus brevifolia*）。市面上的雪松精油和純露大多萃取自北非雪松，少數萃取自喜馬拉雅雪松。黎巴嫩雪松和塞浦勒斯雪松則是受保護的物種。

所謂的雪松葉油並非萃取自雪松，而是出自一種叫做側柏的樹種。側柏（*Thuja occidentalis*）又被稱作白雪松。這種樹有毒，會刺激肌膚。所以請勿使用側柏精油。基於這個原因，購買雪松精油及雪松純露時請務必注意植物的學名。

·植物百科

北非雪松（阿特拉斯雪松）

學名：*Cedrus atlantica*

松科（Pinaceae）

原產地

北非雪松原產自北非的阿特拉斯山脈。雪松生長在海拔 1000 至 1800 公尺高的地區。這種樹常被種在南歐的公園裡。在中歐的自然保護區也見得到雪松的蹤影。藍雪松（*Cedrus atlantica*'Glauca'）是更耐寒的北非雪松品種，因此比起北非雪松，藍雪松更常被種植於中歐。

外觀敘述

北非雪松（以下簡稱為雪松）是可以長到 40 公尺高的高大常綠喬木。樹齡越高的雪松樹冠外型越不規則，且會發展出多重樹幹。短枝上的堅硬針葉為簇生，一簇約 10 至 30 枚針葉。長枝上的針葉則獨立生長。雪松的樹齡要達到 25 至 30 年後才會成熟開花。毬果為長桶形，有些毬果的頂端凹陷。

使用部位

新鮮或乾燥的雪松木刨絲（大多為心材，市面上販售的雪松純露大多以木屑為原料）或新鮮的枝條和針葉。

您可以在公園或植物園修剪雪松時要一點木材來蒸餾。或是販售薰香產品的廠商通常也會販售雪松木刨絲。

注意事項：請勿將北非雪松和有毒的紫杉及側柏混淆。這兩種樹都是針葉樹。如果您無法正確辨識這些植物，請勿輕易採集雪松。

蒸餾方法

蒸餾雪松木（或木屑）。雪松純露的原料通常是木材，很少使用樹枝。蒸餾前，請將雪松木刨成細絲或木屑。先用熱水澆蓋木材，浸泡四個小時後再進行蒸餾。蒸餾雪松的過程很緩慢。

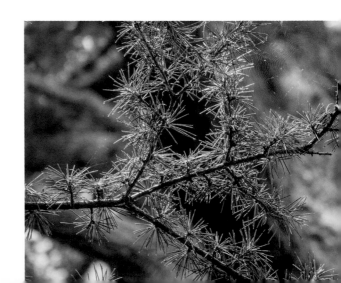

您可以自行蒸餾雪松純露。只要蒸餾的方法正確，雪松純露會散發一股溫暖、怡人又濃郁的木香。市面上也買得到雪松純露。但購買時請務必檢視產品的品質。因為很多市面上販售的北非雪松純露聞起來不僅悶悶的、還帶有一股霉味。

香氣

木香、樹脂、溫暖、甜美

成分

雪松純露的成分尚待鑑定。雪松精油含有倍半萜（約 80%）、倍半萜醇（3-15%）及倍半萜酮（約 12%）。

pH 值

4.1-4.5，視雪松品種而有所不同。

保存期限

根據蘇珊・凱蒂的說法，北非雪松純露的性質非常穩定，保存期限高達兩年。這點我可以證實。

・應用

使用方式

噴霧：室內空間、身體周圍、鼻腔；薰香燈、擴香器、全身浴、足浴、吸入、濕敷、蒸氣浴、乳霜、隔離乳

使用限制

雪松純露具有輕微打胎的效果，懷孕期間不宜使用。孕婦、嬰兒及幼童請勿飲用雪松純露。

心理效用

消除恐懼、提振、鎮靜、協調、再生、強化

雪松純露有助於改善慢性、長期的心理疾病，能發揮調適內心的想法。

雪松的香氣具有穩定和協調的作用。雪松純露能緩和情緒波動，陪伴使用者度過生活中的起伏、走過生命中痛苦艱困的時刻。處於困難、情緒壓力大的情況時，雪松的香氣能發揮強化和平衡的作用。如果您對自己缺乏自信、有強烈的不安全感、或覺得沮喪，雪松會是您的好幫手。雪松純露還能幫助使用者克服生離死別的痛苦，發揮穩定的效果。

| 雪松的慰藉 |
| 面臨「人生起伏」時的專用噴霧 |

玫瑰天竺葵精油	5 滴
花梨木精油	6 滴
酒精（70%）	5ml
雪松純露	25ml
橙花純露	20ml

將酒精倒入噴霧瓶，加入精油搖晃均勻。加入純露，再次搖晃均勻。這是一款「撫慰人心」的噴霧，適合當枕頭噴霧和身體噴霧使用。適合情緒不穩定時使用，具有穩定和安慰的效果。

當精神緊繃和情緒壓力導致睡眠障礙時，可以在睡前調合等量的雪松純露和香蜂草純露到熱水中泡腳。

有些香氣特別不受兒童和青少年喜愛。這類香氣包含紅杉、祕魯聖木及雪松。因為孩子通常覺得這些樹的香氣「太無聊了」。當使用對象為兒童或青少年時，您可以選擇以下的植物純露和精油，它們一樣具有鎮靜和協調的效果：柑桔、甜橙、橙花、香蜂草、香草、蜂蜜原精、薰衣草。

能量屬性

雪松純露可以為空間營造歡欣的氣氛，用於噴灑室內空間或加入擴香器中。能為房間注入溫暖、尊嚴、滿足和安全的感受。

將雪松純露及白色鼠尾草純露相調合就是一款效果卓越的室內香氣（30ml 雪松純露兌 20ml 白色鼠尾草純露），這款配方能傳遞力量和守護力，開啟心靈的能量。這款配方也很適合用於療程、祈禱及冥想等場合。

生理效用

殺菌、收斂、抗過敏、消炎、增進上皮細胞再生、止癢、鎮痛、祛痰、解除痙攣、再生、幫助傷口癒合

＊ 皮膚

雪松純露具有止癢和治療肌膚的效果，是搔癢型肌膚疾病（如疹子、濕疹、牛皮癬）的理想輔助用藥，建議施用方法：直接噴灑、濕敷於患部，或加入洗澡水中泡澡。您也可以將雪松純露與羅馬洋甘菊純露或金縷梅純露調合，這款配方一樣可以用於治療局部肌膚疾病，施用方法為噴霧或濕敷。妮莉·格羅斯珍（Nelly Grosjean）建議患有麻疹或水痘的人用雪松純露涼敷患部止癢。

＊ 呼吸系統

就如所有的針葉樹，雪松也對我們的呼吸系統有益。感冒、咳嗽或支氣管發炎時，可以噴霧或吸入的形式使用雪松純露。雪松純露有助於身體咳出黏稠的液體。特別是雪松純露和尤加利樹（純露或精油皆可）的組合在這方面的效果更是顯著。調合雪松純露及尤加利純露（特別推薦檸檬尤加利）加入蒸氣浴中，就能享受一場清新、暢快呼吸道的森林三溫暖。

由於雪松純露具有抗過敏的功效，所以很適合用來治療過敏性鼻炎。建議的施用方法有：鼻腔噴霧、身體噴霧及吸入法。

護理領域

在護理領域，雪松純露能發揮穩定的效用，幫助使用者度過情緒不穩、傷痛的時期（如感到恐懼或不安的時候），建議施用方法有：身體噴霧和室內薰香。在臨終關懷方面，雪松的香氣有助於人們釋懷，為病人、家屬和護理人員營造平衡、祥和的氣氛。

用於臨終關懷的場合時，您還可以將雪松純露與以下的植物精油或純露相調合：玫瑰、鳶尾花或歐白芷。

雪松純露也是護理患者肌膚和傷口的絕佳選擇。因為雪松具有鎮靜的功效，能安撫、療癒肌膚和心靈。

溫和的植物純露是護理患者肌膚的理想選擇。如果患者的肌膚非常乾燥，我們會調合雪松純露取代外用藥酒。配方如下：50ml 的植物純露兌 5 至 10 滴精油。

這時我通常會選擇道格拉斯冷杉精油及雪松純露，您也可以參考下面這款混合多種植物精油的配方：

外用藥酒（溫和型）	
雪松純露	50ml
道格拉斯冷杉精油	3 滴
檸檬精油	2 滴
薄荷精油（摩洛哥薄荷）	1 滴
香桃木精油	1 滴

這是一款不含酒精的外用藥酒。將配方中的精油滴入雪松純露後搖晃均勻。

使用方法：用雙掌從背部脊椎的兩側由下往上推。亦可塗抹在耳垂或脈搏上提神。
瑪雅·多尼，安寧照護中心

寵物

　　雪松純露及雪松精油都具有驅蟲的效果。噴灑或塗抹在寵物身上，能有效驅離惹人厭的害蟲。除了驅趕蚊蟲，雪松純露還很適合用來保養小狗與馬匹的毛髮。

馬匹專用噴霧	噴霧
印度苦楝樹純露	200ml
薰衣草純露	200ml
雪松純露	100ml
五葉松精油	20 滴
丁香精油	20 滴
香茅精油	20 滴

將所有原料裝進噴霧瓶中搖晃均勻。騎馬前噴灑。請不要對著馬的頭部噴灑，因為配方中的精油可能會刺激眼睛。這款配方有助於驅離蚊蟲。

配方來源：佩特拉·蒙奇，替代療法醫師

　　具有驅蟲效果的植物精油（如檸檬草精油）對敏感的狗狗來說氣味過於濃烈。但是狗狗好像很喜歡雪松的香味。所以如果我在蜱蟲盛行的季節帶狗狗去森林或草原散步時，我會先在牠們身上噴灑雪松純露。我通常還會調合等量的檸檬草純露。比起檸檬草精油，檸檬草純露的香氣溫和多了。我也會把這款配方裝入寵物美容梳，這種梳子的梳齒輕輕一壓就會打開，因此能把植物純露均勻地塗抹在寵物肌膚上。

　　在蜱蟲特別盛行的季節，您也可以在貓咪身上噴灑雪松純露。如果貓咪有皮屑或過敏性的肌膚疾病，將雪松純露噴灑或塗抹在其毛髮上有助於改善症狀。

身體保養

殺菌、收斂、舒緩肌膚、排毒、消炎、促進細胞再生

　　雪松純露加上橙花純露或薰衣草純露，就是一款專門護理易發炎肌膚的化妝水。用雪松純露噴灑或濕敷臉部可舒緩面皰。

　　雪松純露還是護理秀髮的絕佳選擇。它能促進頭髮生長、幫助頭皮排毒並強化頭髮的結構。用雪松純露護理頭皮有助於改善掉髮、頭皮屑及頭皮搔癢，雪松還能修復受損的髮絲，重新賦予頭髮柔順與光澤。

　　施作方法：洗完頭後用雪松純露按摩頭皮，或是吹乾頭髮前將雪松純露噴灑在秀髮上。頭皮會感到舒服又放鬆。您可以將純露裝入尖嘴型的軟壓瓶中，方便塗抹到頭皮上。

　　用雪松純露洗頭也是一個很好的方法：選一款中性的有機洗髮乳，在瓶子中加入等量的雪松純露搖晃均勻即可。

　　夏天時，調合雪松純露及胡椒薄荷純露按摩或清洗頭皮是非常清爽、舒適的享受。如果您想促進頭髮生長、預防掉髮和增進頭皮血液循環，則推薦您調合等量的雪松純露及迷迭香純露。針對受損、暗淡無光的頭髮，可以在雪松純露中加入 30% 的鐵線蕨純露。雪松純露還有治療橘皮的功效，適合製成身體噴霧或是凝膠，在配方中加入幾滴甜橙精油或絲柏精油可以增強效果。

　　調合雪松純露及胡椒薄荷純露，一款溫和的體香劑就大功告成。這款配方也適合用來噴灑雙腿，具有保養和清爽的效果。

　　雪松純露受男性喜愛，您可以直接製成鬍後水，或以其為基底調製鬍後水及香水。

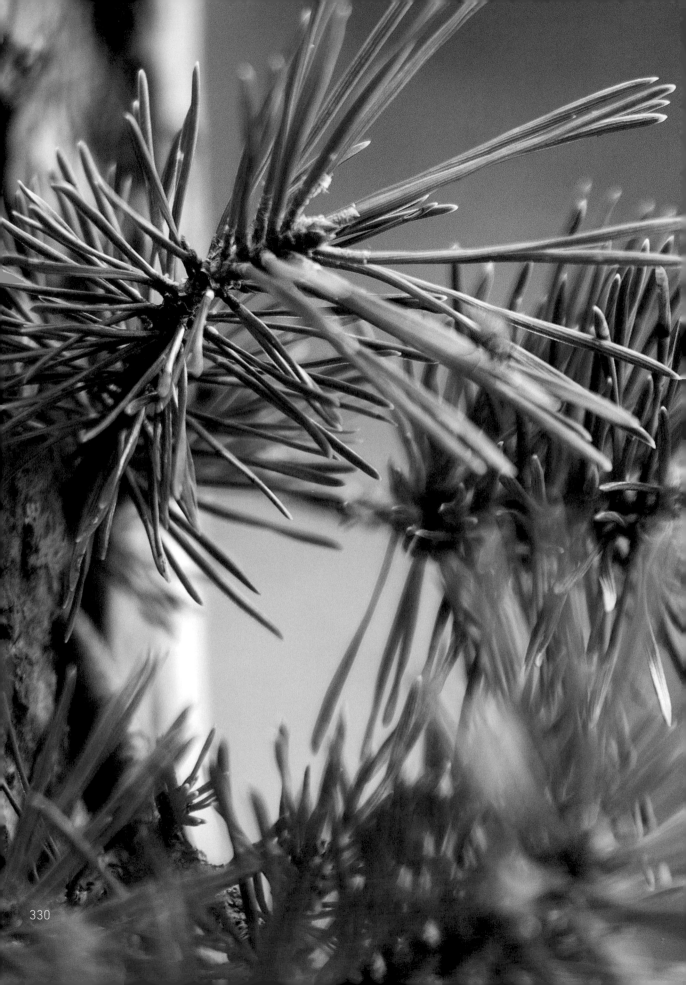

五葉松純露

・喚醒生命的熱情

　　漫步在五葉松林是令人難忘的體驗。這群雄偉高大的樹木散發獨特的魅力，其樹脂香氣以及古木的迷人氣質都深深地吸引我們。只要您曾經在高山上看過古老、歷經風霜、蜷曲多節的五葉松，就一定不會忘記它。五葉松生長在阿爾卑斯山海拔 1500 公尺至 2400 公尺的地方。儘管環境艱險，五葉松的樹齡依然可以高達 1000 年之久。

　　五葉松是阿爾卑斯山的女王，是現存最堅毅、耐寒的樹種之一。極端的溫度波動、雪崩、侵蝕和雪害，這些逼退其他大樹的環境條件都嚇唬不了五葉松。五葉松可以承受零下 40 度的低溫。

　　五葉松是高山環境的保護傘，也是重要的氣候指標。堅忍不屈的五葉松伸展著緊密交錯的樹枝和濃密的深綠色針葉，毅然決然地站在高山上，無畏艱險的環境。它似乎想透過這個姿態提醒我們，大自然和大樹依然能幫助人類在現代社會找回平衡與力量。

　　這些特徵使得五葉松成了阿爾卑斯山的傳奇典範。五葉松自古以來就備受人們推崇，它被視為是生命意志、耐力和生命力的象徵。

　　五葉松蘊含強大的療癒力，這股力量主要蘊藏在其芳香精油中。人類運用五葉松的歷史源遠流長。五葉松的香氣同樣傳遞了樹木本身的特質與「使命」——澄淨、保護與強化。

　　五葉松具有淨化及活化空間氛圍及空氣的效果，就算已經被加工製成室內裝潢或傢俱，五葉松依然能發揮這項作用。五葉松的香氣還具有抗菌的效果。阿爾卑斯山有許多餐廳都是以五葉松裝潢，這時五葉松便能發揮中和菸味或其他難聞氣味的功效，營造舒適的氛圍。即便是「沉悶、凝滯的空氣」也難不倒五葉松。

這種樹也不怕害蟲侵擾。因為五葉松的精油含量高，其精油具有驅蟲的功效。五葉松的生命特質轉化成精油及純露為我們所用。早在科學家驗證五葉松的醫療效用前，阿爾卑斯山的居民就已經知道五葉松對人類的心靈和身體健康有多麼重要。

這幾十年來，五葉松一直是我生命中的陪伴。每隔一段時間我就會上山探訪我最親愛的松樹。

God da Tamangur 是歐洲海拔最高的五葉松林，位於瑞士的下恩加丁（Unterengadin）。這片松林的海拔高度為 2300 公尺。

God da Tamangur 光是名字就這麼神秘、美麗。我穿越這片森林，不知不覺就流下了眼淚，我很感動，實在是太美、太神秘了，這麼的原始、蘊含生生不息的力量。

——克勞蒂亞·戈爾巴赫，
瑞士提契諾州的藥草專家

·植物百科

五葉松、瑞士石松

學名：*Pinus cembra*

松科（Pinaceae）

原產地

五葉松原生於阿爾卑斯山及喀爾巴阡山。除了瑞士五葉松和西伯利亞五葉松（*Pinus sibirica*、*Pinus cembra ssp. Sibirica*）。五葉松在上一個冰河時期由西伯利亞遷徙到阿爾卑斯山。

外觀敘述

五葉松是高度介於 20 至 30 公尺的常綠喬木。幼年期的五葉松樹皮呈銀灰色，成年後會轉為灰棕色。藍綠色的針葉成簇生長，一簇五枚針葉，葉子能長到八公分。花朵為漿果型，花色為鐵鏽般的紅色。五葉松的木頭為紅棕色並散發香氣。它喜歡陽光充足、土壤新鮮深厚的生長環境，也喜歡片麻岩、花崗岩、板岩、石灰岩及砂岩土壤。

使用部位

針葉、嫩枝、樹梢，新鮮或乾燥的原料皆可。五葉松的數量稀少，某些地區的五葉松屬於保育類植物。

蒸餾方法

蒸餾切細的針葉及樹梢。五葉松的針葉被一層蠟包覆，蒸餾前必須先用熱水澆灌。靜置三個小時後，再蒸餾浸泡過植物原料的水。蒸餾前請務必將針葉切細或用石臼磨碎。這麼一來葉子裡的精油才溶解得出來。蒸餾針葉樹的過程比蒸餾唇形花科植物的過程還要長，因為針葉樹的芳香物質比較不容易揮發。蒸餾完成的五葉松純露存放數週後，香氣會更鮮明。

您可以自行蒸餾五葉松純露，也有市售。

香氣

樹脂香、木香，針葉和森林的特有香氣

成分

五葉松純露的確切成分尚待鑑定。五葉松精油的單萜烯（Monoterpene）含量豐富，如 α-松烯（α-Pinene）、檸檬烯及 β-松烯（β-Pinene）。此外，五葉松精油還含有倍半萜（如石竹烯）及酯類。但是上述成分只有能揮發到水蒸氣的物質才會融入純露。

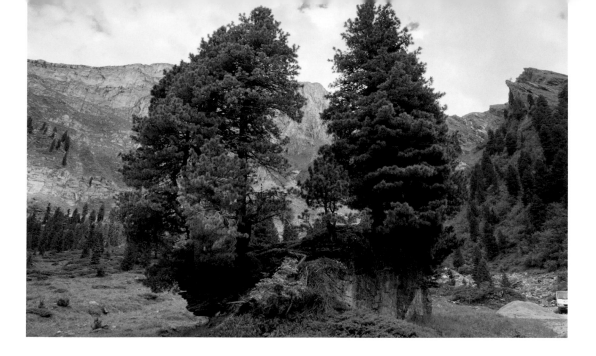

pH 值

4.9-5.4

保存期限

最長一年

・應用

使用方式

噴霧：室內空間、身體周圍、枕頭；爽身噴霧、薰香燈、擴香器、外用藥酒、吸入、蒸氣浴、足浴

使用限制

孕婦、嬰兒及幼童請勿飲用五葉松純露。患有哮喘的人請勿使用。

心理效用

振奮、給予力量、提升睡眠品質、穩定

五葉松純露的香氣具有穩定的功效，有助於緩解恐懼、不安的情緒。心情抑鬱、長期處於過勞及疲累的狀態時，使用五葉松純露可以達到振奮的效果。五葉松純露能帶來舒適幸福的感受、提振使用者的精神。

針對上述症狀，您還可以將五葉松純露與以下的植物純露或精油相調合：佛手柑、薰衣草、香蜂草、祕魯聖木、雪松、檸檬。

樹木的智慧	能量噴霧
杜松精油	10 滴
北非雪松精油	15 滴
乳香精油	5 滴
檸檬精油	10 滴
伏特加	10ml
五葉松純露	40ml

將伏特加裝入噴霧瓶，滴入精油後搖晃均勻。注入五葉松純露，再次搖勻內容物。

◆ 這款噴霧具有穩定心情的功效，適合精神緊繃、考試壓力大、感到恐懼不安時使用。亦適合用於冥想和禱告。

◆ 這款噴霧能營造寧靜、令人安心的氛圍，幫助空間的使用者深度放鬆。它的香氣能賦予人全新的力量。

那是一場我學術生涯中非常重要的簡報，這款噴霧幫助我堅持到底，並賜予我自信。上台報告的時候我感到頭腦相當清晰，這是我從未有過的體驗。

——莎拉・道姆，地質學家

五葉松純露

能量屬性

力量、守護、強壯

五葉松純露是薰香室內空間的理想植物純露。它能清除房間中難聞的氣味和負面能量。五葉松純露還能有效淨化房間中的菸味，是醫療場所淨化空間能量的理想選擇。

將五葉松純露搭配以下的植物精油，就能調製出一款清新的殺菌噴霧：歐白芷根、佛手柑、香桃木、檸檬香桃木、檸檬或檸檬馬鞭草。這款噴霧還能發揮穩定心理的作用，特別適合用來薰香候診間及診療室。

五葉松純露能營造出森林的氣息，令人感到安心並充滿了力量。

生理效用

殺菌、抗菌、促進血液循環、祛痰、鎮痛、促進深層睡眠

＊ 感冒

五葉松對我們的呼吸道有益。它具有殺菌的功效，有助於呼吸道排解黏液。因此五葉松常被用於治療咳嗽和流鼻涕。在五葉松純露中滴入尤加利樹、百里香或香桃木精油，便能調製出一款效果卓越的抗感冒噴霧。適合的施用方法有：身體噴霧和枕頭噴霧。您也可以將這款配方噴灑在手帕上吸入。或是直接以熱水稀釋五葉松純露吸入，當然，使用麥修爾德吸入器也是個不錯的方法。將五葉松純露加入擴香器中薰香能為空間營造療癒的氛圍，幫助使用者抵禦感冒疾病。出現感冒的初期症狀時（例如身體發冷），可以用五葉松純露泡腳。將五葉松純露加入蒸氣浴中，不僅能預防感冒，還能使三溫暖轉化成一場夢幻的森林浴。

＊ 因天氣變化造成身體不適、頭痛

再怎麼糟糕惡劣的天氣都無法摧殘五葉松，它的純露能有效緩解因為天氣變化造成的身體不適。最新的研究顯示，中歐地區有三分之一的居民身體健康深受天氣變化所擾。這些研究指出，在過去的十幾年中，人們因為天氣變化引發身體不適的狀況有急劇增加的趨勢。常見的症狀有：頭痛、煩躁、疲倦、血壓波動及肌肉緊繃。

其實這與我們現代的生活模式習習相關。我們生活在封閉的室內空間，我們不再需要隨著四季的轉換調適身體和心靈，也不需要在外頭奔波。我們身體對天氣變化的感知和與生俱來的調節能力逐漸萎縮。五葉松純露充滿野性的自然芬芳能夠提醒我們，適時走進大自然中與之產生連結。無論外頭的天氣狀況怎麼樣，五葉松純露的香氣都能為我們補給能量。

因天氣變化感到身體不適時（如吹焚風的時候），適合使用五葉松純露，您可以單獨使用五葉松純露，或是調合其他植物純露。推薦的施用方法有：身體噴霧、薰香燈或擴香器。將五葉松純露塗抹或噴灑在頸部、額頭及太陽穴上能快速舒緩不適。

日日是好日	噴霧
五葉松純露	25ml
香蜂草純露	25ml
胡椒薄荷精油	10 滴

將所有材料混合均勻。
以噴灑或濕敷的方式抹在額頭或頸部。因天氣變化感到身體不適時使用。

純露芳療大百科

* 睡眠

　　來自奧地利的研究顯示（如格拉茨大學及 JoanneumResearch 的研究），五葉松精油能促進睡眠並提升睡眠品質。這些研究證實，五葉松精油能降低心率，幫助心臟放鬆，每天替心臟「省去」一小時的工作量。原來蘊含療癒力的五葉松是透過這種方式穩定我們的身體循環，發揮強心的功效。特別是在我們生活的現代（最新的研究顯示有高達 60% 的人有睡眠困擾），五葉松絕對能是促進我們睡眠的功臣。

　　想要睡得好、睡得安穩，可以在枕頭上噴灑五葉松純露，或是在睡前用五葉松純露泡澡。這時，您還可以調合等量的薰衣草純露來強化功效。

* 肌肉與關節

　　五葉松具有促進血液循環和鎮痛的效果，適合以塗抹或泡澡的方式使用。就如同山松，五葉松也是外用藥酒的傳統成分。外用藥酒常被應用於護理領域或治療運動傷害（僅限於外用），如肌肉疼痛、關節疼痛、肌肉緊繃、肌肉痠痛、拉傷、瘀傷及神經痛。外用藥酒有深化呼吸、促進肌膚血液循環、鎮痛及活絡的功效。建議的施用方法有：輕拍、塗抹、按摩或濕敷。

　　由於一般的外用藥酒酒精含量高，容易使肌膚乾燥，因此不建議皮膚乾燥的年長者長期使用。這時您可以選擇使用植物純露及精油調製的不含酒精的外用藥酒。

五葉松外用藥酒	
檸檬尤加利精油	10 滴
馬鞭草酮迷迭香精油	10 滴
胡椒薄荷精油	10 滴
檸檬精油	10 滴
酒精（約 45%）	50ml
五葉松純露	50ml

將酒精裝入容器，滴入精油混合均勻後，再注入純露。使用前請搖晃均勻。施用方法：塗抹。具有活絡呼吸的效果，瘀傷、拉傷、肌肉緊繃或痠痛時可塗抹或濕敷於患部上。使用前請先進行肌膚測試。

外用藥酒，溫和版（無酒精版）	
五葉松純露	20ml
胡椒薄荷純露	20ml
香蜂草純露	10ml

均勻混合配方中的三種純露。施用方法同上方的五葉松外用藥酒。

♦ 這款配方非常適合應用於護理領域，具有活絡呼吸的功效。亦適用於薰香室內空間。

身體保養

殺菌、收斂、促進血液循環、淨化、調理

　　五葉松純露適合用來保養、清潔血液循環不佳、疲倦、髒污堆積的肌膚，是理想的臉部化妝水。

　　您也可以用五葉松純露調製鬍後水，散發清新氣息的五葉松純露能發揮提振、殺菌和調理的功效。

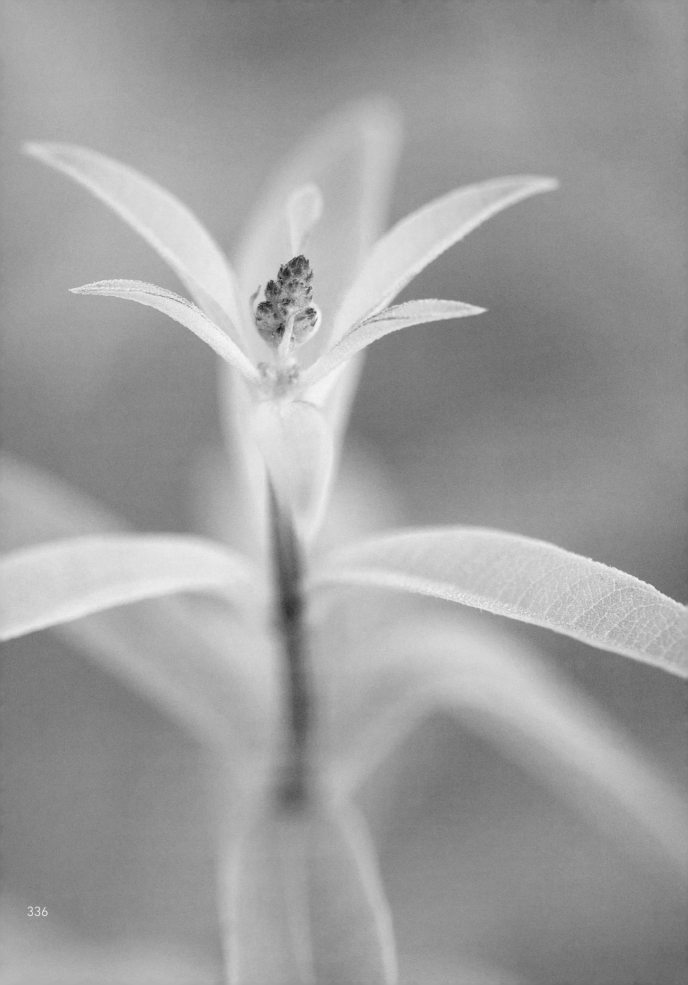

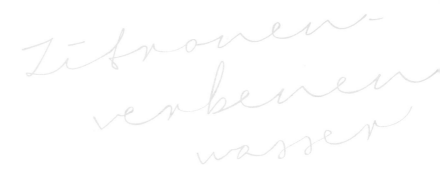

檸檬馬鞭草純露

· 自在輕盈

　　什麼樣的香氣會讓您感到輕盈、無憂？當您在陽光明媚的春日早晨醒來、心中滿懷期待、熱情和幹勁時，圍繞您四周的是什麼樣的香氣？

　　我猜符合上述心境和情境的，非檸檬馬鞭草的獨特香氣莫屬了。檸檬馬鞭草的香氣是「輕盈的」，它能驅走疲憊、漠然、無精打采和憂鬱的情緒。檸檬馬鞭草的氣息能振奮人心，為灰暗的日子、曠日持久的僵局和低落的心情吹進一縷清風，將您重新帶回當下的美好。

　　檸檬馬鞭草生長在南美洲的熱帶雨林，檸檬馬鞭草在當地被稱作 Cedron。南美洲的傳統醫學會應用檸檬馬鞭草治療各式各樣的疾病，如腸胃道疾病、痙攣、癤（疔瘡）和退燒。如果藥劑的味道令人難以下嚥，當地人也會加入檸檬馬鞭草調味。添加檸檬馬鞭草還能增強藥效。在檸檬馬鞭草的原生地，人們相信這種植物具有神奇的力量，能保護使用者不受負面能量影響。檸檬馬鞭草在南美洲還是專治愛情和各種心事煩惱的良藥。根據南美洲人的說法，檸檬馬鞭草能使人心思飄然卻不失去理性。這豈不就是「愛情靈藥」的良方嗎！

　　無論您是否正處於愛情的交叉路口，被檸檬馬鞭草高雅的香氣所環繞總是好事。檸檬馬鞭草純露能為居家營造清新、細緻的芳香，並能有效驅除霉味。您可以用檸檬馬鞭草純露噴灑床單、薰香衣櫃，或是在大掃除後，用純露淨化房間的氛圍。

　　檸檬馬鞭草直到十八世紀末才從南美洲引進歐洲。1784 年，西班牙醫師暨自然學家安東尼奧·帕勞·易·維德拉曾記錄下這種植物。檸檬馬鞭草的屬名 Aloysia 源自瑪麗亞·路易莎（1751-1819），她是西班牙國王卡洛斯四世的妻子。

　　檸檬馬鞭草的法文是 Verveine，這種植物在法國是深受人們喜愛的花草茶。人們特別珍視其平衡、鎮靜的效力，把它當作安眠茶來喝。

· 植物百科

檸檬馬鞭草、檸檬葉

學名：*Aloysia citriodora*、*A. triphylla*（*Lippia citriodora*、*Lippia triphylla*、*Verbena citrodora*）

馬鞭草科（Verbenaceae）

原產地

檸檬馬鞭草原生於南美洲的烏拉圭、阿根廷、智利及祕魯。如今的檸檬馬鞭草遍布世界各地的溫帶地區，如南法及北非等國家。

外觀敘述

檸檬馬鞭草是一種落葉灌木，高度可達五公尺。披針形的葉片每三枚為一對。葉片的正面粗糙，輕輕一碰就會散發濃烈的香氣。

頂生穗狀花序，開白色小花，花軸可達 25 公分長。檸檬馬鞭草無法抵禦德國的寒冬。您可以將它種在盆栽，冬天時再搬入室內的陰涼處過冬。檸檬馬鞭草的葉子會於十二月脫落，隔年春天再長出新葉。

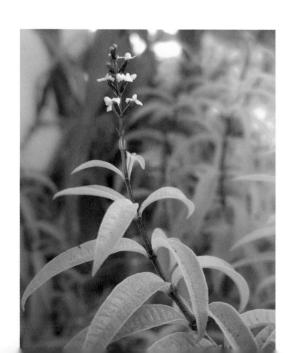

使用部位

葉子或帶有葉片的枝條，新鮮或乾燥後皆可。乾燥過後的檸檬馬鞭草葉依然能長時間保持芳香，所以您也可以在冬天的時候蒸餾檸檬馬鞭草純露。不過新鮮葉片蒸餾出的純露香氣更細緻。

蒸餾方法

蒸餾新鮮或乾燥的植物原料。請選在下午時段（傍晚前）採收檸檬馬鞭草。檸檬馬鞭草葉常被製成花草茶販售，這類原料很適合用於蒸餾純露。蒸餾檸檬馬鞭草的過程流暢又迅速。您可以試著在家蒸餾看看。不過也有市售。

未稀釋的純檸檬馬鞭草精油價格不斐。相較之下，檸檬馬鞭草純露會是另一個實惠的選擇。

香氣

甜美、檸檬香、青澀、花香、水果香、活潑

成分

檸檬馬鞭草純露的成分尚待鑑定。

檸檬馬鞭草精油的成分有：香葉醇、香葉醛、橙花醇、橙花醛、乙酸橙花酯

pH 值

5.2-5.8

保存期限

至少一年

· 應用

使用方式

噴霧：身體周圍、枕頭；爽身噴霧、濕

敷、外用藥酒、純露冰塊、薰香燈、擴香器、凝膠、乳霜、隔離乳、口服。

使用限制

孕婦、嬰兒和幼童請勿飲用檸檬馬鞭草純露。在少數情況下，肌膚敏感的人使用檸檬馬鞭草純露會感到刺激（特別是暴露在陽光下時），因此建議您使用前先進行肌膚測試。

心理效用

平衡、消除恐懼、振奮、放鬆、抗疲累、鎮靜

檸檬馬鞭草可用於舒緩胃部，特別是腹瀉的時候最適合使用。這種植物具有神奇的魔力：它能招引愛情。它還能穩定情緒：如果有人愛上你，但是你卻不知道如何是好，可以用檸檬馬鞭草來幫你做決定，這種植物能幫助你維持內心的平衡。

——米拉格羅斯·加斯科·阿茲卡拉特，
醫士暨薩滿巫師，祕魯庫斯科

根據米拉格羅斯的說法，當地人會用植物施展愛情咒語。事實上這並不是什麼稀罕的事，歐洲民間也流傳類似的做法。在歐洲，有數以百計的植物被人們用來施愛情魔咒或被視為春藥。

檸檬馬鞭草純露的劑量決定它的功效，劑量低時，檸檬馬鞭草純露具有鎮定的效果；劑量高時，檸檬馬鞭草純露則具有刺激的作用。這種看似矛盾的功效取決於醛類的含量多寡。

檸檬馬鞭草純露具有提振的效果，適合疲憊、勞累、抑鬱和壓力大時使用。感到猶豫不決、缺乏動力時，檸檬馬鞭草純露能賜予使用者活力。有起床氣的人可以善用檸檬

馬鞭草的香氣開啟嶄新的一天。

檸檬馬鞭草純露還能發揮穩定和鎮靜的效果，精神緊繃、壓力大、感到恐懼、或因精神壓力引發消化問題時，都很適合使用檸檬馬鞭草純露來舒緩不適。將檸檬馬鞭草純露噴灑在枕頭上有助於睡眠。或是在睡前飲用檸檬馬鞭草純露也具有同樣的效果（調配劑量：一茶匙純露兌半杯溫開水或菩提花茶）。如果您正處於荷爾蒙波動的階段（如：青春期、經期或更年期），檸檬馬鞭草的香氣能幫助您保持冷靜並維持內心的平衡。

檸檬馬鞭草有助於提升專注力，是考生們的好夥伴。它的香氣有益於思考。陷入情緒劇烈起伏的狀態時，檸檬馬鞭草的香氣還能發揮「退火」的效果，化解「火爆」的局面或爭吵。

檸檬馬鞭草在它的原產地南美洲還被用於助產。人們會用檸檬馬鞭草純露來迎接新生兒，或是將純露噴灑在產房中，幫助產婦打起精神來奮戰到底。

盛夏的清風	香氣滾珠瓶

胡椒薄荷精油.............................. 1 滴
山松精油.............................. 2 滴
馬鞭草酮迷迭香精油.............................. 3 滴
酒精（70%）.............................. 1ml
檸檬馬鞭草純露.............................. 9ml

將酒精裝入容量 10 毫升的滾珠瓶中，滴入精油搖晃均勻。加入檸檬馬鞭草純露，再次搖晃均勻。

◆ 有需要時塗抹於額頭及太陽穴。這是一款令人神清氣爽、身心愉悅的配方。適用時機：感到疲倦、勞累、壓力大、必須堅持下去時。適合炎炎夏日及外出時使用。

配方來源：克勞蒂亞·戈爾巴赫，農夫暨藥草家

檸檬馬鞭草純露

<table>
<tr><td>| 春天的氣息 |</td><td>噴霧</td></tr>
</table>

春天的氣息	噴霧
檸檬馬鞭草純露.....................20ml	
橙花純露..............................20ml	
玫瑰純露..............................10ml	

將所有純露裝入噴霧瓶中搖晃均勻。此配方適合作身體噴霧、枕頭噴霧、爽身噴霧，或加入擴香器中使用。

● 這款配方散發清新的花香，具有振奮的效果，能使人精神煥發、驅走煩惱和憂愁。是靈魂的「急救箱」。

能量屬性

輕盈、創造力、全新的開始

檸檬馬鞭草純露能激發創造力，適合需要靈感和創意的工作者使用，比如說用來薰香工作室或書房。

檸檬馬鞭草的香氣能夠激發新希望和熱情，是室內薰香的好選擇。您可以用檸檬馬鞭草純露來提振、重置空間的能量，比如說在爭吵過後使用。對此，您還可以調合其他的植物純露或精油。適合的植物有：道格拉斯冷杉、香桃木、橙花、杜松、銀冷杉、五葉松。

檸檬馬鞭草純露能驅除房間中難聞的氣味（如菸味）。同時還具有輕微的殺菌效果。

生理效用

抗病毒、提振食慾、消炎、解除痙攣、幫助消化

* 流行性感冒

如果您正處於病後的復原期間，可以在房間噴灑或擴香檸檬馬鞭草純露，此舉有助於身體恢復健康。同樣的辦法也能預防流行性感冒。

* 肌膚、黏膜

牙齦出血、口瘡或想保健牙齦時，可以檸檬馬鞭草純露漱口。建議調配劑量：一茶匙純露兌半杯水。

* 扭傷、瘀傷、挫傷

扭傷或瘀傷時，可用檸檬馬鞭草純露濕敷患部。對此，您還可以將檸檬馬鞭草純露與其他植物純露或精油調合成外用藥酒塗抹患部，適合搭配的植物有山松及五葉松。將檸檬馬鞭草純露噴灑在蚊蟲叮咬的傷口上能達到消腫和止癢的效果。除此之外，檸檬馬鞭草純露也很適合製成純露冰塊使用。

護理領域

檸檬馬鞭草純露具有提振和殺菌的效果，適合用來為病房薰香。它能帶來希望和清新的感受。用於護理口腔時可以調合玫瑰純露一起使用。

身體保養

收斂、殺菌、緊緻結締組織、消炎、促進肌膚再生

保羅・羅韋斯地教授建議人們用檸檬馬鞭草來保養蒼白、血液循環不佳的肌膚。檸檬馬鞭草純露能夠活絡肌膚、刺激肌膚的血液循環。氣色會變得紅潤有光澤。油性肌或有面皰困擾的使用者也能選用檸檬馬鞭草純露保養肌膚。由於檸檬馬鞭草具有調理和緊緻結締組織的功效，所以特別適合用來治療橘皮組織，您可以用它來塗抹或噴灑肌膚。

檸檬馬鞭草純露還是理想的鬍後水及天然香水的基底，用起來既清新又芳香。適合搭配檸檬馬鞭草純露的植物有：安息香、緬梔、茉莉花、白蘭、橙花、玫瑰、玫瑰天竺

葵、香草。

　　檸檬馬鞭草純露是絕佳的「髮香水」，能祛除頭髮上的難聞氣味（如菸味），賦予秀髮一股清新的花香。

<table>
<tr><td colspan="2">｜　馬鞭草美容霜　｜</td><td>純素面霜</td></tr>
<tr><td>小燭樹蠟</td><td colspan="2">....................................3 克</td></tr>
<tr><td>荷荷芭油</td><td colspan="2">.................................33 克</td></tr>
<tr><td>可可脂</td><td colspan="2">.......................................3 克</td></tr>
<tr><td>乳木果油</td><td colspan="2">.................................10 克</td></tr>
<tr><td>檸檬馬鞭草純露</td><td colspan="2">.....................40 克</td></tr>
<tr><td>玫瑰天竺葵精油</td><td colspan="2">.....................3 滴</td></tr>
</table>

製作方法請參見 50 頁的基礎配方 3。這款純素乳霜使用小燭樹蠟取代原配方中的蜂蠟。

● 這款乳霜質地輕盈、具有絲絨般的觸感，散發檸檬馬鞭草和玫瑰天竺葵的細膩花香。這款乳霜很好吸收，成分中的精油和植物油脂能滋養、保護肌膚，是一款不含人工添加物的天然保養品。您也可以將這款乳霜裝入管狀容器中方便外出時使用，此舉還能延長乳霜的保存期限。

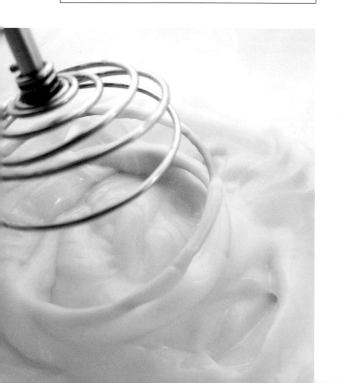

<table>
<tr><td colspan="2">｜　檸檬馬鞭草磨砂膏　｜</td></tr>
<tr><td>甜杏仁麩</td><td>....................................2 茶匙</td></tr>
<tr><td>檸檬馬鞭草純露</td><td>.........................3 茶匙</td></tr>
</table>

將配方中的兩種材料混合在一起攪拌成泥。抹在臉上輕輕按摩，敷數分鐘後再以溫水洗淨。

● 這款溫和的配方能同時滋養及清潔肌膚。考量到材料的新鮮度，建議您使用前再行調製。此配方可以在冰箱中保存一週。

廚房料理

　　檸檬馬鞭草純露能賦予料理一股高雅的檸檬香及花香。清新的檸檬馬鞭草純露適合搭配水果沙拉、冰淇淋、雪酪、甜點和蛋糕。

　　檸檬馬鞭草在它的原產地祕魯是國民飲料 IncaKola（印加可樂）的調味料。檸檬馬鞭草純露適合搭配檸檬汽水和酒精飲料，您還可以在氣泡水或義大利普羅賽克氣泡酒上淋一小杯檸檬馬鞭草純露以增添風味。

　　魚類、禽類料理、燉飯、菇類料理也很適合用檸檬馬鞭草純露提升風味，只要在料理表面輕輕一噴即可。檸檬馬鞭草純露、牛膝草純露及香蜂草純露都是蔬菜料理（如野甘藍）的好夥伴，具有提振料理風味的效果。

其他植物純露

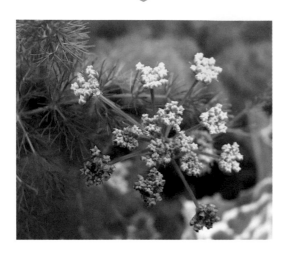

・熊根芹純露

學名：*Meum athamanticum*

繖形科（Apiaceae）

　　熊根芹又被稱作熊甜茴香，這種植物生長在歐洲低海拔的草原及牧場上，阿爾卑斯山海拔 2500 公尺以下的地方也見得到熊根芹的蹤影。熊根芹是一種多年生的植物，高度可達 60 公分，葉片纖細，開白色至淡紫色的傘型花。搓揉熊根芹會聞到一股濃郁、溫暖的香氣，氣味有點類似茴芹。熊根芹屬於保育類植物。您可以到藥草店購買熊根芹的根蒸餾純露。您還可以在自家庭院栽種熊根芹。熊根芹在歐洲的某些地區特別受歡迎，因為它是生產烈酒的材料（比如德國的下巴伐利亞）。黑森林區的居民會將熊根芹製成香草鹽，蘇格蘭高地的居民主要用熊根芹來為乳酪調味。

　　熊根芹純露的蒸餾時機是盛夏，選用的植物部位為新鮮的植株，如葉片、花朵、果實，或僅用葉片蒸餾亦可。如果您想蒸餾根部，請選在早春或深秋挖掘熊根芹的根。熊根芹純露在市面上買不到。但是您可以自行蒸餾。如果您打算到野外採集熊根芹，請確認您可以正確分辨植物，不將熊根芹與其他有毒的繖形科植物混淆。熊根芹純露的有效成分尚待鑑定。純露本身散發溫暖、柔和的辛香味。熊根芹植株約含有 0.4-0.6% 的精油，其精油的成分有苯基丙烯酸和苯酞 。

　　熊根芹是幾乎被人們遺忘的香料植物。現代人只知道熊根芹是釀製健胃利口酒和烈酒的原料。赫德嘉・馮・賓根推薦有消化問題的人食用一款由熊根芹、西洋梨與蜂蜜調製而成的配方。根據民俗療法，熊根芹是有助消化和提振食慾的草藥，除此之外它還被用來治療經期不順、子宮疾病和偏頭痛。熊根芹純露能溫暖消化系統，並具有解除痙攣和消除脹氣的功效。熊根芹純露溫暖的辛香氣息能有效緩解因為壓力引起的消化不良。針對這點，建議您口服熊根芹純露。建議劑量：一茶匙純露兌一杯溫開水，小口啜飲，一天一至兩次。飯後飲用熊根芹純露有助於腸胃消化油膩的食物：一茶匙純露兌一杯開水，小口啜飲。若因精神緊繃引發腸胃痙攣，您也可以使用熊根芹純露塗抹、按摩腹部以緩解不適。

　　有個三歲的小男孩感染了腸胃疾病，出現痙攣性嘔吐、噁心、盜汗和臉色蒼白的症狀。剛好我不久前才給他妹妹開過一款安撫腸胃的按摩配方。所以他的媽媽便直接用這款配方按摩小男孩的肚子。才剛按完，孩子的氣色馬上就恢復了，他安靜下來，看起來

也更放鬆了。接下來一整天，男孩不斷要求媽媽用這款配方幫他按摩，不久後上述這些症狀都消失了。

——瑪蒂娜‧凱勒，替代療法醫師

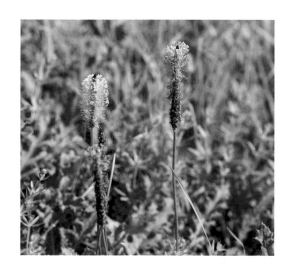

| 腹部按摩油 | 按摩油 |

熊根芹純露........................10ml
聖約翰草浸泡油................10ml
真正薰衣草精油..................4 滴

將所有原料裝進 20 毫升的瓶子中搖晃均勻。使用前請先搖晃瓶身，直到內容物形成乳液般的質地。

● 這款配方的用量足夠按摩兩至三次。保存期限約一週。
使用前先將瓶子放入溫水中稍微溫熱一下。使用方法：輕輕按摩腹部。特別適合晚間睡覺前或睡午覺前使用。

　　熊根芹純露很適合用來調味。溫暖辛香的熊根芹純露能為料理增添美妙的風味。適合搭配的料理有馬鈴薯、湯品、焗烤和沙拉。

使用限制

　　孕婦、嬰兒及幼童請勿飲用熊根芹純露。對繖形花科植物過敏的人請勿使用熊根芹純露。使用前請先進行肌膚測試。

‧大車前草純露

學名：*Plantago major*
車前科（Plantaginaceae）

　　大車前草（又名寬車前草）原生於歐洲，如今遍布世界各地。大車前草是多年生的植物，喜歡壓實的土壤，您經常可以在路邊、土推、草坪或人行道的一縫隙間看見它。大車前草的葉形為橢圓狀的卵形，葉基生呈蓮座狀。花穗長度可達 40 公分。大車前草的

採收時間為每年的四月至九月，請盡量選在結果前採收。採集部位：葉片。採得的葉片切細後即可蒸餾。注意事項：由於車前草的葉片含有黏液，蒸餾的過程中可能會產生泡沫。這些泡沫可能會阻礙蒸餾。蒸餾車前草不會產生植物精油。根據雪莉‧普萊斯及連‧普萊斯的資料，大車前草純露含有以下成分：桉樹腦、醇類（46-48%）及酮類（7-9%）。

　　大車前草純露的氣味青澀、清新，簡直就和植株本身的氣味一樣。純露的保存期限至多六個月。您可以自行蒸餾大車前草純露。市面上買不到。大車前草純露在過去是廣受人們使用的植物純露。早在 1512 年，希羅尼穆斯‧布倫施維格就在他的書中記下大車前草純露的蒸餾和使用方法。大車前草純露在當時是許多藥方的原料。1577 年時，希羅尼穆斯‧博克於其藥草著作中寫道：「這世界上大概沒有人不知道大車前草是做什麼用的。」我想這句話在今天已經不再適用。大車前草具有抗菌、止血、消炎和止癢的功效。它能促進傷口癒合，是治療燒傷和潰瘍的良藥。克奈普牧師曾如此描述車前草的神奇功效：「車前草宛如是黃金的絲線，能將裂

開的傷口重新縫合。」

在民俗療法中，大車前草主要被用於濕敷一般傷口和蚊蟲咬傷。以前的人會用大車前草純露來清潔和治療傷口，胃黏膜炎症的病患會飲用大車前草純露。喉嚨發炎時，人們也會用這種植物純露漱口。今日的大車前草純露主要被用於治療喉嚨發炎（漱口），或噴灑小傷口、蚊蟲咬傷和搔癢型的皮膚疾病。大車前草純露還是極佳的臉部化妝水，適合不潔、容易發炎、搔癢的肌膚使用。除此之外，大車前草純露還具有消炎及滋潤肌膚的功效，是非常理想的晒後噴霧。晒後噴霧配方：以 1：1 的比例調配大車前草純露與薰衣草純露。

| 大車前草磨砂膏 |

甜杏仁麩磨成細粉............ 1 湯匙（平匙）
大車前草純露.................... 1 至 2 湯匙
玫瑰天竺葵精油............................ 1 滴

將杏仁麩與純露攪拌成泥。滴入精油攪拌均勻。取一支刷子，將磨砂膏抹在臉上。輕輕地、以畫圓圈的方式按摩臉部肌膚，最後以清水洗淨。

● 這款溫和的磨砂膏散發柔和的香氣，滋潤肌膚的同時還能深層清潔毛孔。

根據格哈德·馬道斯 1976 年的著作，大車前草也能有效治療牙痛。用大車前草純露漱口能舒緩牙齦發炎，推薦配方：調合等量的大車前草純露及鼠尾草純露。

使用限制

只要適當使用大車前草純露就不會產生副作用。

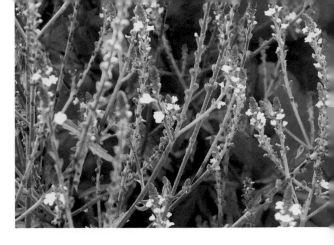

·馬鞭草純露

學名：*Verbena officinalis*
馬鞭草科（Verbenaceae）

馬鞭草是歐洲的原生植物，分布甚廣，又名普通馬鞭草。它喜歡生長在陽光充足、有遮蔽的地方，路邊、石礫地、荒地、圍籬邊都可以看到它的身影。馬鞭草的高度可達 70 公分，具有堅挺、粗糙、方形的莖桿。葉片對生，有不規則的鋸齒緣。馬鞭草開紅色或淡藍色的小花，花穗長約 10 至 25 公分。作為醫療草藥及宗教祭壇植物，人類應用馬鞭草的歷史可以上溯自古希臘羅馬時代。馬鞭草純露的原料是開花的植株，採收季節為六月至九月。馬鞭草含有環烯醚萜苷（Iridoid glycoside），其主要成分為馬鞭草苷（Verbenalin）、戟葉馬鞭草苷（Hastatosid）、咖啡酸衍生物（0.8%）、類黃酮、三萜（Triterpene）、類固醇（Steroide）及少量的植物精油（資料來源：Bäumler 2007）。馬鞭草純露的確切成分尚待鑑定。

您可以選擇新鮮或乾燥的植物原料蒸餾馬鞭草純露。馬鞭草純露幾乎沒有香氣，聞起來有淡淡的草香。蒸餾馬鞭草的過程不會產生精油。您可以試著自行蒸餾馬鞭草純露，市面上並無販售。馬鞭草具有消炎、強化免疫力、抗病毒及抗菌的功效。除此之外，它還有輕微止痛及消腫的效果。馬鞭草

被用來治療慢性鼻竇炎已經有很長的一段歷史。著名的鼻竇炎用藥 Sinupret 就是以馬鞭草為原料。

馬鞭草也是治療呼吸道感染、咳嗽、百日咳、支氣管炎、哮喘和慢性濕疹的草藥。馬鞭草還是傳統的婦女用藥，能發揮類似荷爾蒙的作用調節經期。不過馬鞭草純露的功效是否等同馬鞭草茶及馬鞭草酊劑的藥效，這點還有待進一步的驗證。具有消炎作用的馬鞭草純露能有效紓緩乳頭疼痛的現象，這一點已經得到現代助產士和媽媽們的證實。

皮膚發炎、紅腫或乳頭疼痛時，可以用馬鞭草純露噴灑或濕敷患部。這時您還可以調合玫瑰純露一起使用。

> 我會用馬鞭草純露來協助哺乳的婦女，加速其乳頭傷口癒合。大多數的媽媽都覺得馬鞭草純露既有效又好用。
>
> ——芭芭拉·克舍-史托赫，助產士

使用限制

只要適當使用馬鞭草純露就不會產生副作用。請勿於懷孕期間飲用。

▪ 雲杉純露

學名：*Picea abies*
松科（Pinaceae）

雲杉原產於北歐、中歐及南歐。因為雲杉具有紅棕色的樹皮，所以又被叫做紅杉。雲杉樹高約 50 至 60 公尺，樹齡高達五百年。不同於冷杉的毬果是立在樹上的，雲杉的毬果是向下懸掛著。雲杉純露的原料為帶針葉的樹梢或針葉。蒸餾前除了得先切細植物原料，還需浸泡軟化原料（詳細作法請參

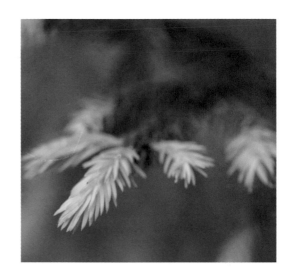

考 305 頁的銀冷杉純露）。您可以試著自行蒸餾雲杉純露。也有市售。雲杉純露的確切成分尚待鑑定。

雲杉的針葉含有植物精油，其成分如下：乙酸龍腦酯（20-30%）、龍腦（1-8%）、莰烯、檸檬烯、α-蒎烯、β-松烯、β-水甜茴香萜、香葉烯（Myrcen）（參考資料：Bäumler2007）。雲杉純露散發樹脂香氣與森林氣息。具有增強抵抗力、抗微生物、促進血液循環、消炎與祛痰的功效。雲杉純露的使用方法和醫療用途基本上與冷杉一致。只是雲杉純露缺少冷杉純露特有的柑橘香。

民俗療法中，常用雲杉的嫩葉釀製雲杉蜜及雲杉酒。雲杉酒專治肌肉緊繃、肌肉疼痛、四肢疼痛、風濕痛及神經痛，使用方法：塗抹於患部上。雲杉酒大多以濃度 70%的酒精釀製。針對以上的症狀，您還可以試試這款無酒精的配方：雲杉純露、尤加利純露及胡椒薄荷純露。將這款溫和的配方塗抹於患部同樣有輕微的鎮痛效果，您也可以單獨使用雲杉純露。雲杉純露能夠活絡肌膚、促進血液循環，適合塗抹在胸口及背部。新

鮮的雲杉嫩葉（或雲杉純露）是製作外用藥酒的傳統原料。

雲杉純露能夠活化室內空氣。很適合用來薰香病房。出現感冒症狀時，您可以吸入雲杉純露，或用雲杉純露泡澡、噴灑或薰香室內空間。足浴和全身浴是溫暖全身的良方，能幫助身體在寒冷的季節抵禦感冒疾病。不過如果您有發燒的現象請勿泡澡或泡腳。雲杉的香氣對我們的呼吸道好處多多。它尤其是呼吸道黏膜感染的剋星。雲杉能有效幫助身體咳出痰液。您可以調合尤加利純露與雲杉純露製作感冒噴霧。除此之外，您還可以施行吸入法或使用麥修爾德吸入器（可於藥局購買），此法亦能有效保養並強化呼吸道的功能，達到抵禦感冒疾病的效果。

雲杉還能發揮鎮靜、強化和平衡的效果。使用雲杉純露就像在森林中漫步，說是一場森林浴也不為過。用雲杉葉泡澡能強化神經系統、深化呼吸、平衡心靈。此時您還可以在浴缸中加入兩到三湯匙的死海鹽。雲杉浴也是克奈普牧師相當重視且經常使用的療法。雲杉純露還能為廚房料理增添針葉的氣息。適合搭配雲杉純露的料理有肉類料理、野味、燉肉、甜菜頭沙拉或烤蘋果。

使用限制

患有支氣管痙攣（即呼吸道痙攣性疾病，如百日咳及支氣管哮喘）的患者請勿使用雲杉純露。

・羽衣草純露

學名：*Alchemilla vulgaris*、*Alchemilla x anthochlora*

薔薇科（Rosaceae）

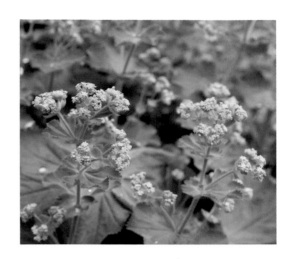

羽衣草生長在歐洲、北美及亞洲。歐洲本地的羽衣草又名普通羽衣草，是多年生的草本植物，其葉形非常特別：近乎圓型的葉子，裂片約 7～11 枚，規則鋸齒緣。羽衣草的葉子看上去就像一件攤開的小斗篷，這便是為什麼人們會將這種植物與聖母瑪利亞的袍子聯想在一起。羽衣草開黃綠色的小花，聚繖花序，頂生。羽衣草喜歡長在草地、路邊、森林小徑和灌木叢邊。

清晨時刻，羽衣草的葉緣會積聚一滴滴宛如珍珠般閃耀的水珠，令人看得目不轉睛。這不是露水，而是植物流出的「汗水」，彷彿這種嬌小的植物也會蒸餾，這個過程被稱作「泌溢現象」。葉面上的水珠會流到漏斗狀的葉片中央，聚集成一顆大水珠，再被第一道溫暖的陽光蒸散。這是地球整個龐大「蒸餾工程」中的一小部分。羽衣草特別受煉金術師的喜愛和器重。這也是為什麼羽衣草的屬名是 Alchemilla。羽衣草純露的原料是新鮮、切細的葉片和花朵。羽衣草葉的採收時節為每年的五至九月。羽衣草純露散發一股淡淡的青草香。

您可以自行蒸餾羽衣草純露。市面上並

無販售。蒸餾羽衣草不會生成植物精油。羽衣草純露的成分尚待鑑定。這種植物具有消炎、止癢及促進傷口癒合的功效。並能鎮靜、調理肌膚，促進肌膚細胞再生。在過去，羽衣草曾是人們眼中最好的傷口癒合藥。其促進傷口癒合的能力主要源自植物中的單寧（6-8%）及苦味成分，不過這兩種成分並不會被萃取進純露中。羽衣草含有植物激素，這是一種植物荷爾蒙，類似女性體內的荷爾蒙孕酮（Progesteron）。羽衣草在過去是備受珍視的美容聖品。羽衣草純露適合用於保養及治療乾燥、發炎、受刺激的肌膚，也能用於調理因為賀爾蒙波動造成的肌膚不潔。青春期的少女能用羽衣草純露來舒緩肌膚不潔的困擾。

亮麗動人	臉部化妝水
羽衣草純露............................20ml	
三色堇純露............................10ml	
玫瑰天竺葵純露....................20ml	
將純露裝入噴霧瓶中搖晃均勻。適合年輕、不潔的肌膚使用。	

　　如果您的肌膚出現發炎或長面皰的現象，可以調合等量的羽衣草純露及連錢草純露改善肌膚狀況。羽衣草純露很適合用來調製面霜，具有滋養、護理及再生的功效。您也可以用羽衣草純露調製隔離乳，搭配杏桃核仁油和玫瑰籽油就是一款相當滋養的配方。羽衣草的水溶性成分具有強大的抗氧化功能，能夠消滅對肌膚有害的自由基。因此羽衣草純露也很適合用來保養熟齡肌。

使用限制

　　只要適當使用羽衣草純露就不會產生副作用。孕婦、嬰兒和幼童請勿飲用。

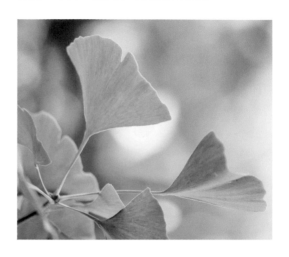

· 銀杏純露

學名：*Ginkgo biloba*

銀杏科（Ginkgoaceae）

　　銀杏樹又名公孫樹，高度介於 30 至 40 公尺。銀杏為易生長的落葉喬木，20 至 30 年以上的銀杏樹才會開花結果。銀杏的樹齡高達 1000 年。銀杏是公認的活化石。早在三億年前地球上就已經出現銀杏樹的始祖。銀杏在中國被視為長生不老的象徵。直到今日，它依然是希望和生命力的象徵，因為廣島和長崎遭原子彈轟炸後，銀杏是第一個從焦土中長出來的植物。已經有無數的科學研究針對銀杏葉的功效進行分析，銀杏是目前為止藥理研究成果最豐富的植物之一。不過銀杏純露的確切成分尚待鑑定。銀杏本身含有類黃酮、醇類、銀杏酸和少量的精油。銀杏能抗菌、增進腦部血液循環、擴張微血管及消炎。這種植物主要被用來防治失智症、記憶障礙、靜脈病變、心臟功能疾病及耳

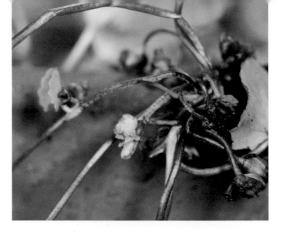

鳴。除此之外，銀杏還具有抗抑鬱的效果。針對以上這些症狀，臨床大多使用調配完成、成分標準化的製劑。究竟這些製劑的功效是否與銀杏純露的功效相符，這點還有待驗證。目前為止，銀杏純露僅供外用，主要被用於調製保養品。

銀杏純露的原料為乾燥的銀杏葉。採收銀杏葉的時間為夏末及秋天，這時候的葉片已漸漸轉黃，樹木開始落葉。此時葉片的有效成分濃度最高。您可以自行蒸餾銀杏純露。市面上也有販售。蒸餾銀杏無法萃取植物精油。銀杏純露的保存期限大約是八個月。銀杏葉的相關製品具有非常強效的抗氧化作用，能阻擋自由基對肌膚的傷害。這便是為何銀杏能夠延緩肌膚衰老。除此之外，銀杏純露還具有解毒和重建肌膚細胞的作用。銀杏純露因此成為保養肌膚的絕佳選擇，能發揮極佳的抗氧化效果。銀杏純露可作臉部化妝水使用，或加工製成乳霜及隔離乳。您還可以將銀杏純露當髮妝水使用，用來按摩頭皮可以促進頭髮生長、清潔頭皮。

使用限制

在少數情況下，銀杏純露可能會引發皮膚過敏。因此建議您使用前先進行測試。對銀杏製品過敏的人請勿使用銀杏純露。請勿飲用銀杏純露。

·雷公根純露

學名：*Centella asiatica, Hydrocotyle asiatica*
繖形科（Apiaceae）

雷公根又名**積雪草**、亞洲天胡荽，在亞洲具有相當高的名氣。這種植物俗稱老虎草和大象草。據說打獵受傷、疲倦的老虎會在這種草上摩擦翻滾，藉以修復體力。所以雷公根又被叫做老虎草。這種匍匐植物又和大象有什麼關聯呢？眾所皆知，大象具有超強的記憶力。印度人深信這是因為大象喜食雷公根的關係。大象進食的時候很喜歡吃這種小草。事實上科學研究也已經證實，雷公根能刺激大腦血液循環，從而發揮預防癡呆的功效。雷公根還有助於抗壓及平衡，但又不至於會使人想睡覺。幾千年以來，雷公根在印度一直是受人珍視和器重的草藥。在阿育吠陀療法中，雷公根是具有回春效用的神經補品。1972 年，當我還在阿育吠陀醫院實習的時候就已經認識這種植物。

讓·馬利·佩爾特在他 1985 年出版的《藥草醫學》一書中記載了天胡荽的驚人療效，雷公根和天胡荽在分類上屬於同科植物。他記下印加人是如何用一種臍景天屬的纖形植物的葉子治好痲瘋病人，而且印度和馬達加斯加也有同樣的做法。科學家針對這些記錄進行研究，結果證實同科植物中分布最廣的雷公根確實具有這項功效。陸陸續續地，有越來越多的研究指出，雷公根具有促進傷口癒合、刺激肌膚再生、活絡大腦與人體血液循環的作用。雷公根還能強化短期與長期記憶，提升思維能力。

因為雷公根（積雪草）能發揮抗老的效果，幫助肌膚維持青春柔嫩，所以常見於各式保養品中。目前市面上也買得到原生於熱

帶和副熱帶地區的雷公根。

雷公根需要富含腐植質的土壤，由於它有長而下垂的莖，是裝飾室內空間的美麗植物，尤其適合用來妝點浴室，因為雷公根喜歡濕度高的生長環境。您也可以將這種植物種在花園的盆栽中，由於雷公根不耐寒，冬天的時候必須搬入室內的陰涼處過冬。雷公根是高度約 10 公分的低矮植物，具有匍匐莖和圓形或腎形的葉片，葉中心下凹，其學名 Centella 就是源自這項特性，意為「中心」。花軸著生 2 至 3 朵花，花色為白色或粉紅色。雷公根於春天及夏天開花。

蒸餾雷公根純露需要新鮮的植株，終年皆可採摘雷公根。蒸餾前請先切細植物原料。

雷公根含有皂素，蒸餾的過程可能會產生泡沫，進而阻塞蒸餾器。因此請密切注意蒸餾的過程。您可以自行蒸餾雷公根純露。也有市售。雷公根純露的保存期限約六個月。使用方法：身體噴霧、爽身噴霧、隔離乳、乳霜。雷公根純露也可以口服。它能發揮抗抑鬱、消除恐懼和振奮的效果。當您處於工作量大、壓力大、疲憊或情緒低落的狀況時，可以飲用雷公根純露來強化身心：1 茶匙純露兌半杯開水，每日一至兩次。建議療程：連續飲用兩週後停用四週，再連續飲用兩週。

雷公根純露具有抗微生物、抗真菌、促進肌膚、細胞及結締組織再生、調理結締組織、促進血液循環、消炎、止癢、護理靜脈和促進傷口癒合的效果。雷公根純露也被用於護理疤痕，可作傷口噴霧使用。由於雷公根具有緊緻組織細胞的作用，所以常被用來強化靜脈。

對此，您可以用雷公根純露塗抹、噴灑或濕敷靜脈。雷公根純露還適於護理疲倦、循環不佳的雙腿，它能發揮緊緻、調理的功效。針對這點，您可以調合等量的胡椒薄荷純露與雷公根純露一起使用。

雷公根純露具有絕佳的保養肌膚效用，是臉部化妝水的不二選擇，適合所有的肌膚類型使用。

使用限制

請勿於懷孕和哺乳期間飲用雷公根純露。12 歲以下的小孩請勿使用。對繖形花科植物過敏的人請勿使用。請勿飲用過量的雷公根純露。只要使用劑量得當就不會有副作用產生。

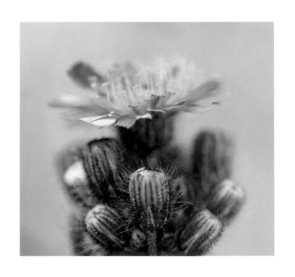

·山柳菊純露

學名：*Hieracium auranticum*（橙花山柳菊）、
　　　Hieracium pilosella（山柳菊或綠毛山柳菊）

菊科（Asteraceae）

山柳菊原生於歐亞大陸北部。歐洲有大約 750 種不同的山柳菊。其中最常被用於醫

療領域的是橙花山柳菊（*Hieracium auranti-cum*，又名黃花鼠耳菊）。山柳菊生長在貧瘠、乾燥的草地、牧地和荒野上。您經常可以在路邊看見它。這是一種高約 30 公分的植物，葉基生呈蓮座狀。山柳菊的葉子上長有細毛。直立的花莖無著生葉片，頂端綻放醒目的黃色或橙色花。橙花山柳菊特別受同色系的蝴蝶喜愛，如斑貉灰蝶、豹蛺蝶及蕁麻蛺蝶。不認識山柳菊的人看到山柳菊的黃花可能會誤以為它是蒲公英。

山柳菊純露的原料為新鮮或乾燥的帶花山柳菊植株。山柳菊純露帶有青草和泥土的香氣。您可以自行蒸餾山柳菊純露。市面上並無販售。山柳菊純露的保存期限大約是八個月。蒸餾山柳菊不會產生植物精油。山柳菊在北歐被視為一種神奇植物。過去的人們相信這種植物具有守護的力量，並且能夠強化視力。山柳菊具有收斂、抗菌、利尿和消炎的作用。它含有類黃酮、單寧及羥基香豆素（Hydroxycoumarin）。至於山柳菊純露的成分則尚待鑑定。在植物療法中，山柳菊主要被用來治療傷口、燒燙傷、發燒、哮喘、百日咳、水腫、心臟疾病、動脈硬化及降低膽固醇。亞達姆斯·羅尼塞魯斯在其 1679 年出版的藥草書中稱山柳菊純露為鼠耳菊純露，並推薦人們用這種植物來治療心臟、胃部、肝臟和婦女病。

傳統上，山柳菊純露也是眼睛用藥，塔貝納蒙塔努斯早在其 1731 年的著作就提到用山柳菊純露治療眼睛發炎的方法。當眼部出現些微腫脹或發炎的狀況時，可以用山柳菊純露濕敷雙眼。它能強化疲倦、勞累的雙眼，並保養、緊緻眼周。山柳菊純露適合製成凝膠、隔離乳和乳霜保養眼周。

使用限制

山柳菊純露僅適合外用。

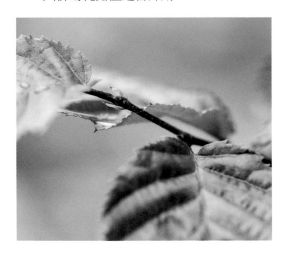

·鵝耳櫪純露

學名：*Carpinus betulus*
樺木科（Betulaceae）

鵝耳櫪分布在全歐洲和西亞。在落葉林、綠籬及公園都能見到它的身影。鵝耳櫪的療效已經幾乎被遺忘殆盡。北美洲的印地安人會用美洲鵝耳櫪的樹皮和樹葉治療傷口、膀胱疾病和腎臟疾病。在歐洲，鵝耳櫪除了被用於治療傷口，也被用於美容、治療眼睛疾病和鎮靜神經。鵝耳櫪純露除了可以用來治療眼睛，還是美容聖品。

赫德嘉·馮·賓根建議人們使用鵝耳櫪木屑治療皮膚上的白斑。巴哈博士也發現了鵝耳櫪的特殊療效，並將其納入巴哈花精療法中。鵝耳櫪（Hornbeam）在花精療法中被用於治療疲憊、過勞和缺乏動力。鵝耳櫪花精是對抗「藍色星期一」的利器。

鵝耳櫪同樣是植物幹細胞療法中的一員。傳統的自然療法依然保有鵝耳櫪純露的

相關知識，只是這些知識很少被記錄下來。鵝耳櫪純露主要被用於治療眼睛發炎和腫脹。除此之外它也被用來舒緩壓力造成的身體不適。

我親身使用過鵝耳櫪純露，無論是我的個人經驗或是他人的回饋都相當正面，所以我決定將至今依然名不見經傳的鵝耳櫪純露收錄到這本書中。我相信時間一久，人們會發現更多鵝耳櫪純露的功效，那麼就由我踏出第一步吧。

鵝耳櫪生長在落葉林、綠籬及公園中。蒸餾鵝耳櫪純露需要新鮮的綠葉，採收時節是春天。鵝耳櫪純露幾乎沒什麼香氣。如果您的嗅覺非常靈敏，可以聞到一股非常纖細的青草香。市面上買不到鵝耳櫪純露。但是您可以自行蒸餾。蒸餾鵝耳櫪不會產生精油。

鵝耳櫪純露是良好的外用噴霧，可針對身體周圍和枕頭床具噴灑，亦可濕敷使用。鵝耳櫪純露同時具有刺激與平衡、鎮靜的效果。感到疲勞、倦怠、無精打采時，鵝耳櫪純露能有效提振您的精神。建議您將鵝耳櫪純露與其他具有類似效用的精油或純露調合使用，如：歐白芷、道格拉斯冷杉、葡萄柚、萊姆、胡椒薄荷、香蜂草、檸檬馬鞭草、檸檬。

鵝耳櫪精華噴霧	噴霧
鵝耳櫪純露	25ml
道格拉斯冷杉純露	20ml
檸檬馬鞭草精油	5 滴
歐白芷精油（根部）	3 滴
鵝耳櫪花精	3 滴
橄欖花精	2 滴

將所有原料裝進噴霧瓶中搖晃均勻。作身體噴霧使用。請勿直接對著臉部和眼睛噴灑。

◆ 這款噴霧具有清新、振奮的香氣，能激發身體的活力。感到倦怠無力時特別適合使用。是對抗「星期一症候群——的良方。這款能量噴霧能賦予使用者全新的力量。

在民俗療法中，鵝耳櫪純露常被用來治療輕微發炎、腫脹的雙眼。鵝耳櫪純露具有消腫、消炎的作用，適於濕敷或噴灑雙眼（請閉眼）。

因為葛瑞夫茲氏眼病變的關係，我的雙眼嚴重凸起，我的左眼後方也有一顆腫瘤。因此我的眼皮常常沒辦法完全閉合，導致眼睛很容易乾澀。我從四週前開始使用鵝耳櫪純露。我用純露沾濕化妝棉後，再敷到眼睛上。用起來的感覺冰冰涼涼的很舒服，隔天眼睛也沒有那麼紅腫了。

——伊麗莎白·H.，牙科技術員

鵝耳櫪純露在美容保養領域仍然保有一席之地。它能發揮振奮、清潔、澄淨和調理的功效，非常適合保養受髒污堆積的肌膚。使用鵝耳櫪純露時，通常會調配其他的植物純露，如薰衣草或香桃木。鵝耳櫪純露能有效提振疲勞的肌膚。對此，您可以單獨使用鵝耳櫪純露，或是額外調合迷迭香純露。

如果您想要緊緻眼周或舒緩疲倦、過勞的雙眼，可以調合鵝耳櫪純露、香桃木純露、矢車菊純露與玫瑰純露濕敷雙眼（亦可單用鵝耳櫪純露）。鵝耳櫪純露的森林香氣是調製天然香水和鬍後水的理想基底。

使用限制

　　鵝耳櫪純露僅適於外用。目前為止還沒有已知的副作用。

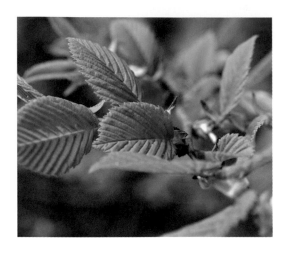

‧榛樹純露

學名：*Corylus avellana*（歐洲榛）

樺木科（Betulaceae）

　　歐洲榛原生於歐洲與小亞細亞，是一種落葉灌木。歐洲榛的生長高度可達 5 公尺，因為榛果營養價值豐富可供食用，所以特別受到人類的重視。在傳統的民俗療法中，榛樹葉常被製成藥用花草茶。榛樹葉的採收時節為春天和初夏，略為切細後即可蒸餾。

　　榛葉具有收斂、消炎和淨化肌膚的功效。榛樹純露飄散清新怡人的新鮮樹葉香氣，是一款溫和、滋潤的化妝水，特別適合不潔、易受刺激的肌膚使用。榛樹純露常搭配其他的植物純露（尤其是雛菊純露）或精油一起使用。榛樹純露的保存期限只有兩至三個月。人體對榛樹純露的接受度很高。目前為止還沒有已知的副作用。

雛菊榛樹精華液

雛菊純露	15ml
榛樹純露	10ml
金縷梅純露	5ml
香桃木精油	2 滴
鼠尾草精油	1 滴

有關雛菊純露的介紹請見 103 -105 頁。
在噴霧瓶中注入純露，再滴入精油搖晃均勻。
將雛菊榛樹精華液噴灑在肌膚上，輕拍待其乾燥。幾分鐘後，再把精華液噴在化妝綿上輕輕清潔肌膚。這款配方可保存大約兩週。

‧黃香草木樨純露

學名：*Melilotus officinalis*（黃香草木樨、金花草）

蝶形花亞科（Fabaceae）

　　黃香草木樨生長在歐洲、北非及亞洲的溫帶地區。在路邊、森林邊緣、碎石地和鐵道旁都可以發現這種植物的蹤跡。黃香草木樨喜歡乾燥、石質的土壤。德國本土的草木樨有兩種。一種是開黃花的黃香草木樨（*Melilotus officinalis*），一種是開白花的白花草木樨（*Melilotus alba*）。只有黃香草木樨會被用來蒸餾純露。黃香草木樨高約一公尺，有時甚至會長到兩公尺高，分枝繁茂，三出複葉，鋸齒緣。黃香草木樨的小花富含花蜜，腋生總狀花序。一至二年生的黃香草木樨於每年五至十月開花。這種植物含有香豆素、類黃酮、單寧、黏液、草木樨酸、苯甲酸和精油。不過黃香草木樨純露的確切成分還有

待鑑定。黃香草木樨具有輕盈、飄逸的外形。

　　這種植物全身上下都很纖細，彷彿隨時隨地就會飄散在空氣中。黃香草木樨的甜美香氣要乾燥過後才會生成。因此蒸餾黃香草木樨時得選用乾燥的帶花植株。您可以自行蒸餾黃香草木樨純露。也有市售。黃香草木樨純露的保存期限約莫一年。黃香草木樨本身及純露都散發美味的香氣，這是一股融合了牧草、黃水仙、香草與蜂蜜的氣息。根據我的經驗，玻璃蒸餾器萃取出的黃香草木樨純露會比銅製蒸餾器萃取出的純露多一股甜美迷人的香氣。輕盈飄逸的黃香草木樨能有效舒緩沉重的雙腿，發揮活絡組織和消腫的功效。它還能促進淋巴循環。「實驗證實，改善了靜脈回流和淋巴循環的狀況。」（參考資料：Bäumler2007）黃香草木樨純露可用於治療靜脈病變、腫脹、瘀傷及挫傷，無論是直接使用或是加工製成凝膠都很合適。黃香草木樨純露可以強化靜脈的機能。如果您在夏天感到雙腿沉重不適，可以在黃香草木樨純露中加一點胡椒薄荷純露，用起來會更清爽。您也可以將黃香草木樨純露製成冰塊使用。在黃香草木樨純露加入以下植物酊劑可

以強化靜脈機能、舒緩靜脈曲張：七葉樹酊劑、葡萄藤酊劑或金盞花酊劑。這些植物都具有強化靜脈的作用。

　　黃香草木樨的香氣清新而甜美，具有振奮、刺激和抗憂鬱的效果。它不只能消除腿部的沉重感，還能舒緩我們沉重的心靈。黃香草木樨是提振心情的好幫手。這也是為什麼以前的人常將黃香草木樨裝入枕頭中，心情鬱悶、失眠、頭疼、產後憂鬱、或因天氣變化身體不適時就躺在這種藥枕上睡覺。黃香草木樨純露也具有同樣的功效。它的香氣就像溫暖的夏日，能幫助我們放鬆、放下內心的煩惱。黃香草木樨純露特別適合搭配擴香器使用。搭配玫瑰天竺葵純露或香草純露可以進一步提升薰香的效果，達到舒緩身心的作用。黃香草木樨純露、薰衣草純露及玫瑰純露的這個組合則有助眠的功效。黃香草木樨純露亦是清香的臉部化妝水，具有消炎、活絡、強化微血管的效果。適合製成凝膠、乳霜及隔離乳，護理有蛛網紋的肌膚。

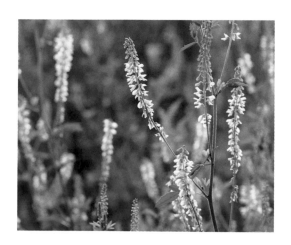

靜脈護理凝膠	
黃香草木樨純露	40ml
關華豆膠	1 刀尖
葡萄柚精油	5 滴
絲柏精油	6 滴

詳細的製作方法請見 43 頁「關華豆膠基礎配方」。

使用限制

　　用黃香草木樨純露薰香、噴灑身體或枕頭時切勿使用過量，因為香氣濃度過高可能會導致頭痛。請勿飲用黃香草木樨純露。

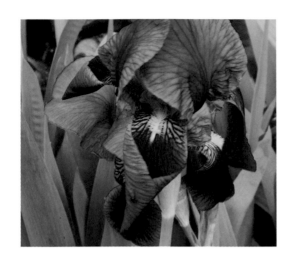

・香根鳶尾純露

學名：*Iris pallida*、*Iris germanica var. florentina*

鳶尾科（Iridaceae）

香根鳶尾又名鳶尾，是一種多年生的植物，高度約 80 公分，葉形為披針形，葉端漸尖。香根鳶尾的花莖比葉子高。隨著品種和母株不同，花朵會呈現不同的色調和光澤（例如彩虹的顏色）。鳶尾根（地下莖）水平長在地面上，只有部分被土壤覆蓋。

我第一次接觸到迷人的香根鳶尾（也被稱作佛羅倫斯鳶尾）是在義大利佛羅倫斯的百年老字號藥局——聖瑪麗亞諾維拉藥局。

這是歐洲最古老的藥局，1221 年時由修道院的修士建立，當時隸屬修道院的一部分，其美麗的建築風格與高雅氣氛令人驚嘆。藥局裡的產品大多依古法製作，散發精緻的香氣。我向藥局打聽一種香氣能夠持續十年之久、專門被用來薰香室內空間和製作香草枕頭的花，他們給我的答覆是香根鳶尾，「我們這裡的鳶尾花。」他是這麼說的。鳶尾花根被用於定香已經有好幾千年的歷史，是調製香水、香氛乾燥花和香粉的原料。鳶尾花根也是董菜香水的原料，這款香水在十九世紀特別流行。鳶尾花根（地下莖）蘊藏美妙的香氣。將鳶尾花根乾燥、儲藏兩年後，它會發展出一股類似董菜的幽香，所以鳶尾花根又被稱為「董菜根」。鳶尾花根具有收斂、消炎和鎮痛的效果，在過去常被用來給長牙的小孩吸吮、咀嚼。這項用途一直流傳到現在，您依然可以在藥局買到鳶尾花根。在古希臘羅馬時代，人們會用鳶尾根給葡萄酒調味，後來鳶尾花根也被用來替利口酒和菸草調味。鳶尾花根還是漱口水、體香劑和美容產品的常見原料。

十八世紀時，人們對鳶尾花根粉的需求非常大。當時皇宮貴族認為洗澡是一件不雅的事。人們會用芬芳的體香粉來遮蓋難聞的體味，而體香粉的主要成分就是鳶尾花根。

到了現代，鳶尾花依然是眾人注目的焦點。德國波鴻大學的漢斯・哈特教授與其研究團隊發現，嗅覺受器不只存在鼻腔，也存在身體的其他器官裡。他們在鼻腔和前列腺組織中發現一種接收董菜氣味的受體。這種受體是由前列腺細胞生產製造的蛋白質。前列腺中還有一種和董菜香氣分子結構類似的分子，這種分子是男性荷爾蒙睪固酮代謝後的產物。進一步的研究發現，上述這兩種物質能共同發出抑制細胞生長的信號。在人體自有的董菜香氣分子的作用下，前列腺癌細胞停止了生長。「這個微小卻驚人的發現有朝一日可能會徹底改變癌症的治療方法。」——漢斯・哈特如此寫道。

助產士也會推薦產婦在孕期和分娩時使用鳶尾花精油或純露。香根鳶尾純露能舒緩

緊繃的肌肉，並發揮鎮痛的效果。

高雅的香根鳶尾花精油是最昂貴的植物精油之一。其價格之所以如此高昂，是因為鳶尾花根的加工過程非常繁複，須經發酵和特定的儲藏方式數年後才能用於蒸餾，萃取出的植物精油也非常稀少。相較之下，香根鳶尾花純露同樣蘊含鳶尾花的迷人香氣，比起貴的令人高攀不起的鳶尾花精油會是更實惠的選擇。

香根鳶尾純露的原料為乾燥、切細的地下莖，您可以在藥草店和藥房中買到鳶尾花根（又名菫菜根）。德國本地的香根鳶尾屬於保育類植物。您可以在自家的庭院栽種鳶尾花，這是一種美麗的裝飾植物。要等栽種後三年或四年才能採收鳶尾花根，採收的季節為深秋。採收後必須乾燥兩年才能使用。

您可以自行蒸餾香根鳶尾純露。市面上也有販售。蒸餾香根鳶尾純露的過程迅速又流暢，萃取出的純露散發一股纖細的花香。不過香根鳶尾純露的質地很不穩定，必須保存在陰涼、陰暗的地方，保存期限也只有四個月。香根鳶尾純露的確切成分還有待鑑定。鳶尾根的成分有精油、三萜、異黃酮及氧蒽酮（參考資料：Bäumler2004）。香根鳶尾純露的香氣溫暖、帶有花香和香脂氣息，聞起來粉粉的非常舒適。香根鳶尾純露具有調節水分、消炎、除臭和滋潤肌膚的功效。鳶尾花能自行調節體內的水分，它會將多餘的水分儲存在塊莖中，周圍的空氣濕度再怎麼高，鳶尾花都能透過葉片排出過多的水分。

鳶尾花同樣能幫助人類肌膚調節水分。它能發揮保養和滋潤肌膚的效果。飄散典雅氣息的香根鳶尾純露是絕佳的臉部化妝水，

適合所有的肌膚類型使用。尤其是乾燥、易受刺激、疲倦和敏感的肌膚特別需要鳶尾花純露的滋潤與呵護。香根鳶尾純露還是理想的體香噴霧，無論是單用或混合其他的植物純露都很適合。香根鳶尾純露更是自製面霜及隔離乳的好選擇。德國品牌薇蕾德有推出一系列的鳶尾花保養品。您可以在薇蕾德的官方網站上找到更多有關鳶尾花的訊息。

用擴香器薰香鳶尾花純露，室內會盈滿一股美麗誘人的花香。這股香氣能帶來舒適和愉悅的感受。並幫助您在忙碌的一天後放鬆身心。鳶尾花的香氣能賦予使用者家的感受。頭疼時，可以用香根鳶尾純露噴灑或濕敷頭部。當您感到過勞、疲倦不堪時，鳶尾純露能滋養您的心靈，保護並呵護困頓勞累的心。香根鳶尾純露與歐白芷根純露是絕佳的組合，能像堅固的盾牌一樣保護敏感、脆弱的心靈。請勿過量使用香根鳶尾純露，當純露的香氣低於人類嗅覺能感知的程度時，方能發揮最大的心理效用。香根鳶尾純露和玫瑰天竺葵純露兩個是好搭檔，能共同組合出幸福怡人的芳香。這個組合無論是用於調配化妝品或室內薰香都相當合適。鳶尾花（Iris）這個名稱出自希臘神話中的彩虹女神Iris，她也是眾神的信使，專門負責傳遞訊息。又大又美麗的鳶尾花散發藍色的光芒。

克莉絲蒂娜・基斯・格洛斯的著作《鳶尾花》中有更多關於這種美麗藍色花朵的訊息和圖片。

使用限制

只要適當使用純露就不會有副作用。請勿食用新鮮的鳶尾花根，否則的話可能會導致嘔吐。

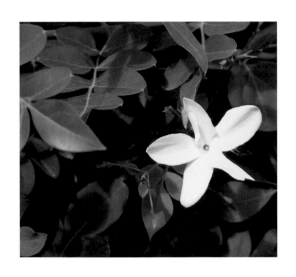

·茉莉花純露

學名：*Jasminum grandiflorum*（大花茉莉、印度茉莉）、*Jasminum sambac*（小花茉莉、阿拉伯茉莉）

木樨科（Oleaceae）

　　茉莉花是一種攀緣植物，原生地為中國和印度。16 世紀時才傳入歐洲。目前茉莉花的主要產區為摩洛哥、阿爾及利亞、埃及、中國和印度。茉莉花精油通常是原精，也就是溶劑萃取出的精油。這個過程不會生成植物純露。所以市面上販售的茉莉純露大多不是真正的植物純露，這些茉莉純露通常是由茉莉原精（或是人工合成的茉莉精油）和蒸餾水調製而成。我們也能蒸餾出香氣誘人的茉莉花純露嗎？我決定親自試試。我從陽台上的花盆採了一把茉莉花，放入容量 0.5 公升的小型玻璃蒸餾器，注入水後開始蒸餾。最後我真的萃取出了散發迷人香氣的茉莉花純露。一把茉莉花大概可以蒸餾出 60 毫升的茉莉花純露。如果您想要取得香氣更濃郁的茉莉花純露可以在純露中加入新的花材再次

蒸餾。請選在晚間採收茉莉花，因為茉莉花的香氣在夜晚最濃郁。據說茉莉花的香氣在月圓之夜最為濃烈。您可以選用鮮花或乾燥花蒸餾茉莉花純露。如果您的原料是新鮮的茉莉花請立即蒸餾。茉莉花純露大約可以保存八個月。其他種類的芳香花朵也適合蒸餾成純露，如含羞草花、芍藥和刺槐。

　　細胞生理學家漢斯·哈特教授與他的研究團隊發現，茉莉花香能發揮與某些特定精神藥物一樣的功效：「與其使用安眠藥、抗憂鬱或提振情緒的藥物，嗅聞梔子花（*Gardenia jasminoides*）的茉莉香氣也能達到同樣的效果。」和抗焦慮用藥煩寧（Valium）一樣，迷人的茉莉花香有助眠和消除恐懼的作用。唯一要注意的一點是切勿過量使用，否則可能會導致頭痛。如果您使用的是香氣濃郁的茉莉花精油就得特別小心，溫和的茉莉花純露就沒有這個問題。

　　請注意不要服用茉莉花純露，茉莉花純露僅適合外用。當壓力或情緒造成頸部緊繃時，用茉莉花純露噴灑身體四周可以紓解緊繃感。茉莉花香也是助產士幫助孕婦分娩的好幫手。茉莉花不僅能滋養子宮，同時還有助於子宮舒緩、放鬆。散發纖細花香的茉莉花純露也是絕佳的爽身噴霧。用來噴灑在枕頭上可以幫助入睡。您也可以將茉莉花純露當作一款誘人的天然香水，噴灑在身體、秀髮和肌膚上為生活增添情趣。

使用限制

　　請勿飲用茉莉花純露。

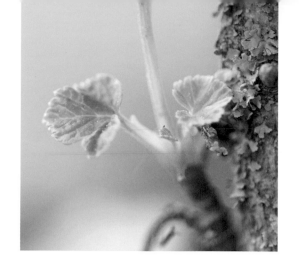

▪ 黑醋栗芽純露

學名：*Ribes nigrum*

茶藨子科（Grossulariaceae）

　　黑醋栗又名黑茶藨子，生長在濱岸林、森林和潮濕的灌木叢中，同時也是常見的庭院漿果灌木。黑醋栗原生於歐洲、亞洲和北美洲。這種植物被「馴化」的歷史沒有其他果樹和漿果來得長。

　　古典時代的著作還沒有出現黑醋栗的相關記載。直到十六世紀，中歐的人們才開始將這種漿果栽種在庭院中。在此之前黑醋栗一直是一種野生植物，生長在濱岸林和灌木林中。我曾經在喜馬拉雅和阿拉斯加的偏遠林區發現這種植物。當時我相當驚訝，這種生長在庭院的植物居然也能在這麼遙遠且氣候惡劣的環境下生存。我覺得黑醋栗還保有它原始的野性。它的果實嚐起來澀澀的，也沒有其他栽培種的漿果那麼甜美。嗅覺特別靈敏的人會覺得黑醋栗散發一股野性的麝香味，有人甚至覺得它的味道聞起來像椿象。黑醋栗的葉子背面布滿細小的油脂腺，散發獨特的香氣。

　　黑醋栗將其神奇且強大的功效從森林帶進我們的庭院。

　　但是，黑醋栗的療效在現今社會卻鮮為人知。在傳統的藥草學中，富含單寧的黑醋栗葉特別受人們重視，黑醋栗葉具有消炎、益腎、排汗、收斂及清血的功效。黑醋栗葉是春天清血茶的原料。它能有效對抗風濕、痛風、偏頭痛、泌尿道疾病、輕度腹瀉、高血壓和喉嚨發炎等疾病。克奈普牧師也對黑醋栗花草茶讚譽有加，並表示黑醋栗葉幫他改善了棘手的膀胱問題。黑醋栗的葉片和果實具有調節荷爾蒙的功效，因此常被用於舒緩更年期不適。遭蚊蟲叮咬時，可以在第一時間使用新鮮的黑醋栗葉敷患部。黑醋栗葉能發揮止癢和消炎的作用。

　　黑醋栗漿果一樣具有療效，它被視為強身健體的食材，能改善身體疲勞、增強免疫力。黑醋栗果含有花青素，能抑制人體內的自由基形成。除此之外，黑醋栗還含有γ次亞麻油酸，這項物質對於人體荷爾蒙的調節有著重要的作用。

　　最近的科學研究已經證實黑醋栗具有消炎及清除自由基的功效。黑醋栗的相關製品（如黑醋栗籽油或黑醋栗純露）也越來越常見於天然保養品中。

　　黑醋栗葉芽的驚人功效尤其受植物幹細胞療法的倚重。植物幹細胞療法是波爾‧亨利博士（Dr. Pol Henry，1918-1988）發展出的治療方法，目前主要流行於法國和義大利。植物幹細胞療法使用的植物萃取液除了以植物的芽苞為原料，也應用幼苗和根尖。植物幹細胞療法（Gemmotherapy）的 gemma 在拉丁文中就是嫩芽的意思。其原理為透過萃取植物嫩芽汲取植物「胚胎組織」的活力、生命力和生長力。由於植物的嫩芽富含生長荷爾蒙，萃取出的精華液自然飽含植物的生命力和活力，可為人類所用。黑醋栗是植物幹

細胞療法中的「巨星」，其葉芽飽含具有消炎作用的植物成分。黑醋栗被譽為植物幹細胞療法的可體松。在植物幹細胞療法中，黑醋栗通常被用來治療各式發炎、過敏症狀、哮喘、偏頭痛及排毒。

黑醋栗在傳統民俗療法和植物幹細胞療法中的用途與黑醋栗芽純露的應用有雷同的地方。但是黑醋栗芽純露在芳香療法中的應用與研究還處於初期的階段，我相信未來一定會有更多發現。

黑醋栗芽純露的原料為新鮮的葉芽及花苞，採收時節為早春。蒸餾前先稍微風乾植物原料。蒸餾好的純露至少需要兩個月的時間熟成。您可以試著自行蒸餾黑醋栗芽純露。市面上販售的黑醋栗純露即黑醋栗芽純露。黑醋栗芽純露的保存期限大約一年，蘊含新鮮的青草香和水果香氣。

使用方法：身體噴霧、爽身噴霧、薰香燈、擴香器、乳霜、隔離乳、凝膠、濕敷、足浴。具有刺激、平衡、鎮靜、放鬆、清新和強化的效果。

黑醋栗芽純露具有清新和平衡的作用。感覺不安、緊繃、或因為壓力感到不適時，使用黑醋栗芽純露有助於鎮靜和強化心靈。勞累和疲倦的時候，黑醋栗芽純露能喚醒體內的力量。將黑醋栗芽純露與等量的薰衣草純露調合，用來噴灑、按摩或塗抹身體有助於舒緩緊張和不安的情緒，此配方特別適合不安、壓力大的兒童和青少年使用。

頭痛的時候，可以用黑醋栗芽純露濕敷額頭和太陽穴。針對頭痛，您還可以調合薰衣草純露或香蜂草純露一起使用。偏頭痛發作的時候，以黑醋栗芽純露及香蜂草純露

（等比例）泡腳有助於緩解不適。這個組合還能發揮消炎、排毒、利尿、增強免疫力、幫助排汗和促進傷口癒合的功效。遭蚊蟲叮咬時，可以用黑醋栗芽純露噴灑或濕敷患部，達到消腫和止癢的作用。黑醋栗芽純露亦可鎮靜及治療輕微的皮膚發炎、擦傷和小傷口。黑醋栗芽純露在美容保養領域也很受歡迎。它能調節肌膚的水分，並蘊含滋養、清潔和再生的功效。

黑醋栗芽純露是一款適合所有肌膚類型使用的臉部化妝水。特別是容易受刺激、發炎的肌膚，用黑醋栗芽純露保養有助於鎮靜和消炎。以下這款配方對鎮靜搔癢的肌膚特別有效：將黑醋栗芽純露與雪松純露以 1 比 1 的比例調合，作臉部化妝水或身體噴霧使用。這是一款既清新又滋潤肌膚的爽身噴霧。

黑醋栗芽純露及其製品（如乳霜或隔離乳）具有調節荷爾蒙的作用，適合青春期和更年期的使用者用來調理肌膚。黑醋栗芽純露含有抗氧化物質，是製作抗老面霜的理想原料。總而言之，黑醋栗芽純露是製作乳霜、隔離乳、凝膠等天然保養品的絕佳選擇。

散發水果香氣的黑醋栗芽純露也很適合用來調製清新活潑的香水及鬍後水。

使用限制

人體對黑醋栗芽純露的接受度很高。懷孕期間請勿飲用。12 歲以下的兒童請勿飲用。只要劑量拿捏得當就不會有副作用產生。

花楸芽純露具有媲美黑醋栗芽純露的功效，只是很少人認識花楸芽純露。

花楸芽純露

學名：*Sorbus domestica*

薔薇科（Rosaceae）

　　另一種常見於植物幹細胞療法，而且同樣適合用來蒸餾純露和製作保養品的植物是歐洲花楸。優雅的歐洲花楸樹高約 10 至 20 公尺，是中世紀時期重要的栽培作物，如今卻十分罕見。不久前這種樹甚至面臨絕種的危機。我非常推薦您在自家庭院栽種歐洲花楸。它的果實可以用來製作果醬和烈酒。花楸樹開美麗的白色花，紅色的果實狀似梨子或蘋果。花楸芽純露的原料是鮮嫩的葉芽。蒸餾出的純露散發一股青澀、新鮮的草香。保存期限大約一年。花楸芽純露具有保護和緊緻肌膚的功效，並能促進血液循環，是保養疲乏、血液循環不佳的肌膚的理想純露。調合等量的花楸芽純露與玫瑰純露就能製成具有調理功效的臉部化妝水。花楸芽純露也很適合製成乳霜、隔離乳或鬍後水。使用限制同上方的黑醋栗芽純露。

· 歐洲落葉松純露

學名：*Larix decidua*

松科（Pinaceae）

　　歐洲落葉松是很特別的針葉樹。它具有親切、輕盈和明亮的外型。歐洲落葉松喜歡陽光充足、開闊的生長環境，不喜歡陰暗的地方。到了秋天，落葉松柔軟的針葉會蛻變成金黃色。

　　相較於銀冷杉和雲杉，歐洲落葉松的針葉顯得柔軟多了。這項特點很容易察覺出來：歐洲落葉松的針葉不像另外兩種針葉樹的針葉覆蓋一層蠟。歐洲落葉松也是唯一一

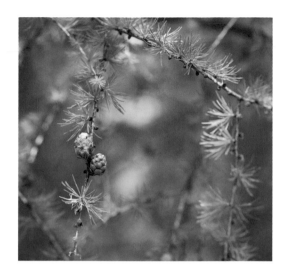

種原生於歐洲且會在秋季落葉的針葉樹。到了明年春季，落葉松的枝幹會冒出一簇簇鮮綠的針葉，看起來就像翠綠色的小筆刷。落葉松可以長到 50 公尺高。雌花長約兩公分，具有毬果狀的外型，直立在樹枝上。雄花為硫黃色，長約 1.5 公分。

　　落葉松純露的原料為新鮮的針葉和切細的嫩枝。它散發一股清新的香氣，宛如山間的早晨般振奮人心。您可以自行蒸餾落葉松純露，也有市售。落葉松純露的保存期限大約一年（根據凱蒂的著作落葉松純露可以保存 18 至 24 個月）。落葉松純露的確切成分還有待鑑定。落葉松含有植物精油，其中一個主要成分為 α-蒎烯（一種單萜烯），但是落葉松純露不含 α-蒎烯。落葉松精油還含有單萜、倍半萜醇和酯類。

　　落葉松在傳統民俗療法（特別是在它的原生地阿爾卑斯山及喀爾巴阡山）的應用方式類似雲杉、銀冷杉及松樹。尤其是被人們用來調製軟膏和香脂的「落葉松脂」在過去相當炙手可熱，這種樹脂色澤金黃、散發蜂蜜的香氣，是製作傷口軟膏的重要成分。直

到今日落葉松脂依然是許多藥方的成分（例如專門生產支氣管疾病及肌膚疾病用藥的Wala公司）。市面上還買得到落葉松入浴劑。在現今的民俗療法，人們會熬煮落葉松嫩枝，再用湯劑治療風濕性關節炎、肌肉疼痛、傷口和癤。落葉松製劑具有以下的功效：抗菌、抗感染、消炎、促進血液循環、祛痰、幫助傷口癒合。

落葉松純露是治療呼吸系統疾病的首選。建議的施用方法有：塗抹、沐浴、擴香器及吸入。落葉松純露和尤加利純露是對抗感冒疾病的絕佳組合，能夠有效暢通呼吸道。清新的尤加利樹搭配上落葉松的森林氣息使這款感冒噴霧用起來特別舒適。

用落葉松純露塗抹肌肉可以緩解肌肉疼痛。傳統的作法是將落葉松製成外用藥酒，專治肌肉疼痛和關節痛。

落葉松純露能促進血液循環，很適合加工製成乳霜、隔離乳或是臉部化妝水，保養疲乏、血液循環不佳的肌膚。您也可以調合落葉松純露與阿拉伯膠製作入浴劑（製作方法請參見 41 頁）。散發森林清香的落葉松純露也非常適合用於調製鬍後水。落葉松純露具有清新、振奮、穩定、強化神經系統和些微抗抑鬱的效果，是理想的空間噴霧和身體噴霧，再搭配上柑橘類的精油或純露（如檸檬、佛手柑、葡萄柚或檸檬草亦可）可以提升其清新振奮的作用。五葉松純露和落葉松純露的這個組合則具有強效的穩定心理的作用。感到憂鬱難過的時候，喜歡日照的落葉松能起到鼓舞、提振的作用。此時搭配檸檬草純露效果會更顯著。巴哈花精中的落葉松花精（Larch）蘊含落葉松的心理療效，可以

幫助缺乏安全感、自信和感到自我懷疑的人們。將落葉松純露與落葉松花精兩者結合在一起就是一款具有穩定、強化心理機制的天然配方。

帶來光明	巴哈花精治療配方

歐洲落葉松純露..........................35ml
薰衣草純露..........................15ml
落葉松花精..........................3 滴
聖星百合花精..........................3 滴

將所有原料裝進噴霧瓶中搖晃均勻。
此配方適合作身體噴霧、枕頭噴霧，或加入擴香器中使用。擴香器運轉的時間請勿超過 15 分鐘。過量使用並不會提升配方的效用。

● 適用時機：感到恐懼、不安、自我懷疑、缺乏動力時。內心憂鬱的時候，這款噴霧能為您的靈魂帶來光明。請酌量使用。

使用限制

有些人的皮膚接觸到落葉松脂會發生過敏反應。落葉松純露很少引發皮膚過敏。對松香過敏的人請勿使用。請勿飲用落葉松純露。使用前請先進行肌膚測試。

‧山松純露

學名：*Pinus mugo ssp. mugo*
松科（Pinaceae）

歐洲山松又名矮松，原生於阿爾卑斯山、庇里牛斯山、喀爾巴阡山和亞平寧山北部。山松是一種小型的常綠喬木，高度大約五公尺，外型類似灌木。樹枝為拱狀向上延伸。針葉長度約 2-5 公分，兩兩成對生於短枝上。雌雄同株。花期為七月。

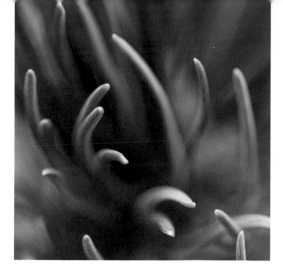

　　山松的外型蜷曲多節，看起來就像蹲在地面上的山中小精靈。只有少數的低矮樹種能生長在林木線以上的區域。林木線以上的地帶被稱作高山矮曲林帶，這裡是歐洲山松、檜木和阿爾卑斯杜鵑的地盤。就連韌性十足的五葉松都不敢隨意闖入這塊雪崩和落石頻繁的地帶。夏天的時候，渴望日照的山松可以盡情將其蜷曲的枝葉伸向天空，恣意吸取高山夏天的力量。空氣因熱而振動，山松林的溫度也隨著升高。空氣裡飄散一股高山夏日的典型香氣：阿爾卑斯山上的花朵用美麗的香氣和色彩點綴高山草原，一朵朵燦爛的紅紫色阿爾卑斯杜鵑在深綠色的山松林中熠熠生輝。這股香氣充滿了力量、溫暖和綿延感，並兼容了山松的毅力。這股芳香能帶領人們度過寒冬、困境、抵禦各種感冒疾病。

　　山松是阿爾卑斯山的傳統草藥，當地人會用山松製作各式藥劑（如煎劑、山松精油或山松純露）治療感冒。芳香的山松精油和山松純露能夠溫暖僵硬的四肢、緩解緊繃並紓緩疼痛，建議的施作方法為：塗抹、外用藥酒及乳霜。山松是山林的珍品，釀酒廠透過蒸餾新鮮的樹梢和枝條萃取其精油和純露。想要採收山松必須獲得許可，因此釀酒場的經營人都是獲得特殊許可、在遵守相關規定的情況下才得以採收山松。山松純露的

原料為新鮮或乾燥的針葉及樹梢。請勿在野外採集山松，因為山松是保育類植物。請選擇生長在庭院的山松。一年四季都可以蒸餾山松純露，不過五月至八月間採收的枝條蒸餾出的純露香氣最鮮明。

　　蒸餾前請充分切細山松的針葉和樹梢，這麼一來原料才能釋放出更多的精油。如果您事先將植物原料搗碎，蒸餾出的山松純露還會飄散一股美妙的檸檬香氣。比起夏天蒸餾的山松純露，冬天蒸餾的山松純露蘊含更濃郁的樹脂香氣。

　　您可以自行蒸餾山松純露，也有市售。山松純露具有溫暖的樹脂和森林氣息，保存期限介於一年至一年半。合適的使用方法有：空間噴霧、身體噴霧、爽身噴霧、吸入、全身浴、足浴、薰香燈、擴香器、蒸氣浴。

　　隨著劑量的多寡、使用方法與搭配的植物香氣不同，山松純露能發揮截然不同的功效：它既能刺激、提振，又能平衡、鎮靜。

　　內心感到疲憊的時候，山松純露可以發揮強化、提振精神和毅力的功效。想要達到刺激振奮的效果，您還可以選擇以下的純露或精油搭配山松純露：葡萄柚、檸檬草、萊姆、迷迭香、杜松、檸檬。

　　山松純露還有放鬆和鎮靜的效果。做法很簡單，只要以少量的山松純露薰香室內空間或噴灑枕頭即可。想要達到放鬆的效果，您可以搭配以下的植物純露或精油：薰衣草、香蜂草、甜橙。您也可以選擇在晚間用山松純露泡澡或泡腳（搭配薰衣草效果更好），此舉有助於身心放鬆和平衡，紓解因壓力造成的身體不適。

　　山松純露能活絡、振興「空間能量（也

就是所謂的氛圍）」，尤其適合在冬天使用。它能中和房間裡陳舊的氣味和沉悶的氛圍，使空氣煥然一新。

山松純露具有以下的生理效用：抗菌、幫助排痰、促進血液循環、消炎、強化免疫力、祛痰、鎮痛。

山松在阿爾卑斯山區是治療冬季感冒的草藥。出現上呼吸道或下呼吸道黏膜炎等症狀時，比起山松精油，人們會更樂於選擇山松純露，因為純露的藥性更溫和。它能有效暢通呼吸道、清除惱人的黏液、深化呼吸並增強免疫力。

建議的施作方法有：吸入、塗抹、空間噴霧及身體噴霧。卡痰或流鼻涕時，可吸入以下這款配方改善症狀：在山松純露中加入1至3滴尤加利精油或白千層精油。在感冒盛行的季節，以山松純露擴香室內空間有助於提升免疫力並深化呼吸。晚上睡覺前用山松純露泡澡或泡腳能有效治療感冒。

山林的祝禱		外用藥酒
酒精（70%）		10ml
檸檬尤加利精油		4 滴
山松純露		20ml
胡椒薄荷純露		20ml

將酒精倒入噴霧瓶，加入精油後搖晃均勻。注入純露，再次搖晃均勻。建議施作方法：身體噴霧或塗抹。

● 這款溫和的外用藥酒具有絕佳的清新、振奮的效果。適合用來舒緩肌肉緊繃、肌肉痠痛和關節疼痛。此外，您還可以將配方中的酒精省略，加入薰香燈中擴香或用於塗抹身體部位（在流行性感冒肆虐的季節特別適用此法）。

山松具有溫補和促進血液循環的作用。山松精油及溫和的山松純露能促進皮膚表面的微血管擴張，溫暖局部身體部位、從而放鬆肌肉。肌肉痛、關節痛、風濕痛（急性風濕不適用）和神經痛時使用山松能達到放鬆和鎮痛的效果。您可以塗抹或濕敷的方式使用山松純露，或依照傳統的做法，將山松純露製成外用藥酒。

山松純露也受到護理領域的倚重。它用起來既清新又振奮，具有活絡呼吸和促進肌膚血液循環的功效。山松純露常被用於輔助治療背痛：例如按摩前先在背部噴灑山松純露，或在按摩前後用山松純露濕敷患部，這麼做可以達到溫暖和解除痙攣的效果。在病房使用山松純露能提振房間的空氣，其殺菌效用還能幫助使用者抵抗感冒傳染。

散發木香及森林香的山松純露是調製鬍後水的理想材料。用來調製體香劑也非常合適。由於山松純露能促進肌膚血液循環，因此非常適合疲乏、血液循環不佳的肌膚使用。施用方法：將山松純露噴灑在臉部肌膚上，輕輕拍打按壓。稍待幾分鐘後，再以清水洗淨。您的肌膚會立即變得紅潤又清新。

山松純露也很適合護理雙腿，它能發揮刺激和活絡的功效，可製成凝膠或噴霧。

在阿爾卑斯山，山松的嫩葉及嫩芽是烤鴨和野味的香料。

在熱騰騰的野味料理表面上噴灑山松純露，可以為菜餚增添一股高山夏日的辛香氣息。山松是來自阿爾卑斯山的奢華香料。您甚至可以用山松純露製作飄散樹脂香氣的山松冰淇淋。

孕婦、嬰兒和幼童請勿飲用山松純露。患有哮喘或百日咳的人請勿使用。

皮膚上有大面積傷口時請勿使用山松純露。在少數情況下，山松的花粉、樹脂、製劑及純露可能會引發肌膚過敏。因此建議您使用前先進行肌膚測試。

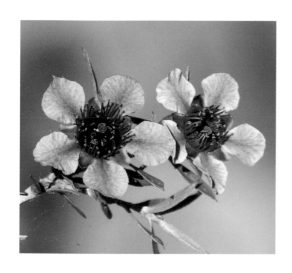

·麥蘆卡純露

學名：*Leptospermum scoparium*
桃金孃科（Myrtaceae）

麥蘆卡是一種喬木或灌木，主要生長在紐西蘭北部。這種常綠植物分支茂密，葉片小而細長。麥蘆卡開粉紅色或白色的花。輕揉這種植物會聞到一股清新的芳香。麥蘆卡在紐西蘭原住民毛利人的文化中屬於傳統的草藥。

麥蘆卡純露的原料是新鮮或乾燥的葉片、花朵和樹梢。您可以自行蒸餾麥蘆卡純露。藥草店有販售乾燥的麥蘆卡葉。市面上也買得到麥蘆卡純露。麥蘆卡純露的香氣就如尤加利樹清新，並帶有一股樹皮的辛香氣

息。麥蘆卡純露的保存期限大約是一年。

麥蘆卡純露具有殺菌、消炎和止癢的功效。特別適合用來護理患有面皰、牛皮癬或神經性皮膚炎的肌膚。麥蘆卡純露能有效止癢，適合作傷口噴霧使用。麥蘆卡純露還是足部噴霧的首選（可單用或調合其他植物純露），能發揮清新、除臭和預防香港腳的功效。推薦配方：調合等量的麥蘆卡純露及百里香純露（或印度苦楝樹純露）。將麥蘆卡純露與以下的植物純露調合，就是一款專治肌膚疾病的良藥：岩玫瑰純露、薰衣草純露、香蜂草純露或玫瑰純露。麥蘆卡純露可直接噴灑或濕敷在肌膚上。

麥蘆卡純露亦能有效對抗感冒疾病，推薦使用方法：身體噴霧、擴香器、足浴及吸入。將麥蘆卡純露加水稀釋後漱口能有效舒緩發炎的牙齦。在護理領域中，麥蘆卡純露主要被用於口腔保健，它能有效鎮靜發炎的口腔黏膜。

孕婦、嬰兒及幼童請勿飲用麥蘆卡純露。

茶樹純露的功效與麥蘆卡純露相近。茶樹和麥蘆卡為同科樹種。但是茶樹純露有一股濃濃的藥味，所以大多數的人會比較喜歡氣味溫和的麥蘆卡純露。

·大紅香蜂草純露

學名：*Monarda didyma*、*Monarda citriodora*、
　　　Monarda fistulosa
唇形花科（Lamiaceae）

大紅香蜂草原產於北美洲。這種植物也被叫做蜂香薄荷、黃金香蜂草、美國薄荷或

其他植物純露

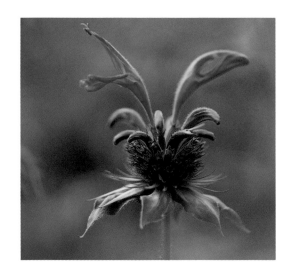

野生佛手柑。大紅香蜂草高約 80 公分，葉對生。紅色或紫紅色的花朵相當顯眼，輪傘花序。大紅香蜂草是美麗的裝飾植物，而且非常耐寒，適合種在庭院中。大紅香蜂草具有芳香的葉子和可食用的花朵。它的屬名 Monarda 出自西班牙醫生尼古拉斯・蒙納德斯（1493-1578）的名字，蒙納德斯於 1569 年時記錄下這種植物。

北美洲的印地安人視大紅香蜂草為珍貴的草藥。現今在當地流傳的奧斯威戈茶（Oswego-Tee）其實就是大紅香蜂草茶。我在美國加州的時候，從一位藥草家口中聽聞當地人會用佛手柑泡茶。當時的我就很訝異，佛手柑這種長在西西里島的柑橘類植物竟然也長在這裡，而且還被製成花草茶飲用。後來我才發現，當地人稱大紅香蜂草為「佛手柑」或「加拿大佛手柑」。確實，摩擦大紅香蜂草的鮮葉會聞到一股類似佛手柑的香氣。

大紅香蜂草純露的原料為開花的植株，新鮮或乾燥皆可。

大紅香蜂草純露的氣味很清淡。是淡淡的草香和花香，有點類似百里香的味道。您可以自行蒸餾大紅香蜂草純露，也有市售。大紅香蜂草純露大約可以保存一年半。大紅香蜂草純露的確切成分還有待鑑定。

大紅香蜂草具有抗病毒、抗菌、調節荷爾蒙和抗真菌的效果。它的化學式類似香葉醇百里香，因此和百里香一樣可以用來防治真菌和治療傷口。美國內戰的時候，大紅香蜂草精油曾被用來消毒傷口。

根據北美印地安人的傳統，大紅香蜂草是少女和婦女的專用草藥，它是陪伴少女蛻變為成熟女性的良伴，具有平衡的功效。

大紅香蜂草的紅花象徵女性的第一次月經來潮，也是女孩轉變為女人的階段。由大紅香蜂草與其他具有類似功效的植物製成的花草茶可以調節月經出血異常的狀況。大紅香蜂草純露是保養年輕肌膚的理想化妝水，特別適合用來護理青春期容易長粉刺痘痘的肌膚。對此，您還可以調合其他具有溫和清潔功效的植物純露一起使用，如雛菊純露和玫瑰純露。若是在未稀釋的情況下使用大紅香蜂草純露有可能會刺激年輕肌膚。

魏丁格牧師曾經大讚大紅香蜂草是「養顏美容的聖品」，馬修・伍德則建議人們用新鮮的大紅香蜂草來治療晒傷和燒傷。建議配方：調合等量的大紅香蜂草純露及薰衣草純露，這款配方具有消炎的作用，可用於鎮靜過熱的肌膚，是舒緩晒傷和燙傷的良藥。使用大紅香蜂草純露蒸臉可以深度清潔毛孔。

根據印地安人的傳統，大紅香蜂草同時也是治療感冒疾病、鼻竇炎和呼吸道感染的草藥。建議您採用吸入的方式使用大紅香蜂草純露。

大紅香蜂草純露............................25ml
羽衣草純露.................................25ml
玫瑰天竺葵精油............................5 滴
香桃木精油.................................6 滴

在噴霧瓶中注入純露，再滴入精油搖晃均
勻。

● 這是一款具有清潔和保養效用的臉部化妝
水，適合年輕的肌膚使用。它能幫助肌膚
維持自身平衡。並能淨化並澄淨不潔肌。

　　每當我看到院子裡的美麗大紅香蜂草就
很開心，這股喜悅能夠持續一整個夏天。馬
修・伍德曾說，這種植物教會我們發現生活
中的美麗、帶給我們自信，督促我們要對生
命充滿熱情以創造美好的事物。原來陪伴少
女成長為成熟女性的大紅香蜂草是這麼美麗
的存在！

使用限制

　　在少數情況下，大紅香蜂草純露會刺激
肌膚。因此建議您使用前先進行肌膚測試。
孕婦、嬰兒及幼童請勿飲用大紅香蜂草純露。

・快樂鼠尾草純露

學名：*Salvia sclarea*
唇形花科（Lamiaceae）

　　快樂鼠尾草高約 1.2 公尺，具有堅硬、
直立的方形莖桿。葉片很大，卵形且覆有絨
毛，有葉柄。花蕾被綠色的苞片包裹。快樂
鼠尾草的花黏黏的，花色為白色、粉紅色、
紫色或藍色，花期為五至九月。以前的人會
用快樂鼠尾草來釀酒，快樂鼠尾草可以強化
酒精醉人的效果。快樂鼠尾草喜歡溫暖的生
長環境。您可以在院子裡選一塊陽光充足的
地方栽種快樂鼠尾草。

　　優美的快樂鼠尾草是一種觀賞植物。快
樂鼠尾草純露的主要原料是花的花軸而不是
植株。它的葉子沒什麼味道。至於快樂鼠尾
草的香氣則見仁見智。有的人非常著迷於這
種繁複的芳香。有的人卻覺得快樂鼠尾草的
味道很像貓尿或汗臭味。至於我則會這麼形
容快樂鼠尾草的香氣：獨特、青澀、樹脂
味、甜美、清新、溫暖、又帶點蜂蜜香。快
樂鼠尾草純露的保存期限約八到十二個月。
您可以試著自行蒸餾快樂鼠尾草純露，也有
市售。根據普萊斯的數據，快樂鼠尾草純露
含有高達 49% 的醇類和高達 76% 的酯類。

　　快樂鼠尾草純露能夠發揮平衡荷爾蒙的
功效，能有效改善經前症候群、月經不順、
經血過少、經痛和更年期不適。

　　在大多數的情況下，只要以噴霧的形式
使用快樂鼠尾草純露就足見其功效，如：身
體噴霧、爽身噴霧及枕頭噴霧。不過快樂鼠
尾草純露也可以用於塗抹、足浴和口服，建
議的口服劑量為：一茶匙純露兌一杯開水，
每日一次，連續飲用二至三週。快樂鼠尾草
純露能有效緩解更年期潮熱。建議的施用方
法為爽身噴霧，對此，您還可以搭配胡椒薄

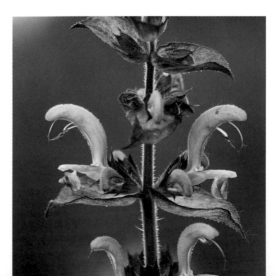

荷純露一起使用。經驗豐富的助產士也會應用快樂鼠尾草保養孕婦的子宮。在分娩的過程中快樂鼠尾草純露還能發揮助產和鎮痛的效果。想要緩和陣痛，可用純露溫敷、噴灑或塗抹孕婦的下腹部和下背部。此時您還可以調合一點茉莉花純露增強效果，使用起來也會更舒服。快樂鼠尾草純露具有提振情緒、振奮、刺激和釋懷的功效，難怪快樂鼠尾草會被視為抗壓芳香，果然名符其實。

快樂鼠尾草純露具有消炎、收斂和調理的作用，適合用來保養油性和易發炎的肌膚，疲乏、血液循環不佳的肌膚也適用。快樂鼠尾草純露也常被用於治療面皰。以下這些植物純露和快樂鼠尾草純露特別搭：玫瑰純露、玫瑰天竺葵純露、薰衣草純露和五葉松純露。

使用限制

孕婦、嬰兒和幼童請勿飲用快樂鼠尾草純露。請勿同酒精一起服用。因為快樂鼠尾草會強化酒精的作用。

‧印度苦楝樹純露

學名：*Azadirachta indica*（印度苦楝樹）
楝科（Maliaceae）

印度苦楝樹又名印度楝樹，是一種生長迅速的常綠喬木，高度高達 40 公尺。印度苦楝樹的原生地為印度、巴基斯坦和緬甸，現今主要被種植在熱帶和副熱帶地區。印度苦楝樹的複葉長約 20 至 40 公分，一片複葉由眾多小葉組成。白色的苦楝花散發清香，屬圓錐花序。果實為橄欖形。印度苦楝樹在阿育吠陀療法中佔有極重要的地位，被用來治病的歷史已經有五千年之久。

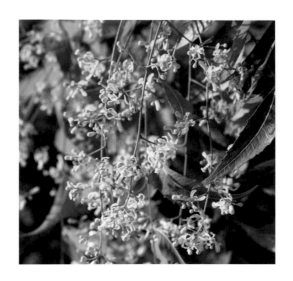

印度苦楝樹純露的原料為葉片、樹皮及種子，新鮮或乾燥皆可。蒸餾前先將葉片切細，若您使用的是樹皮和種子則要先磨碎。您可以在藥草店買到乾燥的葉片、樹皮及種子。您可以自行蒸餾印度苦楝樹純露，也有市售。印度苦楝樹純露散發青澀的香氣，帶點淡淡的蒜頭氣味。

這種樹具有抗病毒、抗菌和抗真菌的功效。印度人會用印度苦楝樹的相關製品來護理口腔和頭髮，例如漱口水或是髮妝水。印度苦楝樹具有強效的驅蟲及抗真菌效果，能驅趕線蟲、蟎、塵蟎、蜱蟲、蚊子和黴菌。人類運用印度苦楝樹驅趕居家及農作物害蟲的歷史已經有數千年。在印度，人們也用印度苦楝樹的相關製品來治療擦傷、寄生蟲感染、潰瘍、高血壓和各式疾病。

皮膚被黴菌感染時可以用印度苦楝樹純露噴灑患部（如腳部、頭皮或鬍鬚）。印度苦楝樹純露還能用於保養指甲，它能增強指甲的硬度，讓指甲更健康。

印度苦楝樹純露也適合用來保養寵物的毛髮（特別是狗狗）。它能防止跳蚤和蜱蟲。

您可以將純露加入狗狗的沐浴乳，或是將純露噴灑在寵物的床墊上以預防寄生蟲。印度苦楝樹純露也是絕佳的居家噴霧：床墊、沙發、枕頭都可以噴灑印度苦楝樹純露以驅除塵蟎。您還可以搭配以下的精油來增添香氣並強化效用：尤加利樹、檸檬草、麥蘆卡、胡椒薄荷或雪松。

使用限制

　　請勿飲用印度苦楝樹純露。請勿對著眼睛噴灑。

・楊樹芽純露

學名：*Populus alba*（銀白楊）、
　　　Populus balsamifera（香楊、香脂楊）、
　　　Populus nigra（黑楊）、
　　　Populus tremolus（歐洲山楊）

楊柳科（Salicaceae）

　　楊樹芽純露的原料為歐洲本地楊樹的黏稠葉芽。新出葉芽的採收時節為三月和四月。無論是新鮮或乾燥的葉芽都可用於蒸餾楊樹芽純露。

　　您可以在藥草店和藥房買到乾燥的楊樹芽。楊樹芽純露散發溫暖的香氣，融合了香脂和蜂蜜的氣息。尤其是香楊（*Populus balsamifera*）蒸餾出的純露香氣最佳。蒸餾

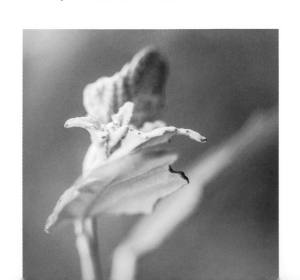

前先將新鮮或乾燥的植物原料放入蒸餾瓶中，淋上熱水浸泡。蓋上蒸餾瓶，靜置兩到三個小時後再進行蒸餾。如果瓶中有樹脂殘留可以用酒精清除。您可以自行蒸餾楊樹芽純露。也有市售。楊樹芽純露的成分還有待鑑定。楊樹芽含有酯類和糖苷（Glykosiden）等水楊酸衍生物。其精油則含有 α-石竹烯、β-石竹烯、沒藥醇（Bisabolol）和杜松烯（Cadinen）（資料來源：Bäumler 2007）。

　　楊樹芽純露具有抗菌、殺菌、消炎、滋潤肌膚和促進傷口癒合的功效。能用於護理和治療乾燥、龜裂及發炎的肌膚。過去十分受歡迎的楊樹軟膏是保養雙手、治療燒傷、痔瘡和緩解風濕痛的良藥。獸醫師有時候也會用楊樹軟膏治療動物的傷口和馬背上的馬鞍瘡。楊樹軟膏在自然療法中以治療乳痂為名。推薦配方：調合等量的楊樹芽純露及三色堇純露溫敷寶寶的頭部，此法有助於乳痂脫落。患有上呼吸道黏膜炎的使用者可以吸入楊樹芽純露來緩解症狀。楊樹芽純露具有殺菌和祛痰的效果。

　　除此之外，楊樹芽純露還能發揮消腫的功效，可用來包覆腫脹的身體部位。傳統的自然療法會利用楊樹芽酊劑或楊樹芽花草茶治療前列腺問題。至於這些功效是否與楊樹芽純露的功效相符還有待進一步的驗證。

　　楊樹芽的相關製劑還能治療癬和膿瘡。對此，您可以用楊樹芽軟膏塗抹患部或是用楊樹芽純露濕敷。

　　楊樹芽純露是相當理想的傷口噴霧，適合用於治療皮膚表層的傷口或濕敷凍瘡。患有痔瘡的人，可以直接用楊樹芽純露噴灑或濕敷患部。具有鎮定效果的楊樹芽純露也能

舒緩皮膚晒傷。將楊樹芽純露與等量的玫瑰純露（或雪松純露）調合就是一款抗屑髮妝水，是護理受刺激、搔癢的頭皮的首選。

溫暖又帶有香脂氣息的楊樹芽純露也很適合用於調製鬍後水。

使用限制

楊樹芽純露可能會引發肌膚過敏。建議您使用前先進行肌膚測試。對蜂膠、秘魯香脂（Perubalsam）和水楊酸鹽過敏者請勿用楊樹芽純露。

·金盞花純露

學名：*Calendula officinalis*
菊科（Asteraceae）

金盞花又名金盞菊，原產於南歐、北非和西亞。後來被引進中歐和北歐，是農地和庭院裡的常見植物。金盞花大多為一年生，高度約 30 至 60 公分，具分支，翠綠色的葉片覆有細毛。花色為橘黃色，花期為每年的五月至十一月。

金盞花純露的原料為盛開的金盞花。新鮮或乾燥的金盞花皆可。注意：蒸餾的過程中花材可能會黏在一起，而阻塞蒸餾器。您可以自行蒸餾金盞花純露，也有市售。根據普萊斯的數據，金盞花純露含有高達 64%的醇類和 14%的酯類。金盞花純露的香氣纖細、青澀又溫暖，同時散發花香、草香和香料的氣息。金盞花具有消腫、收斂、殺菌、消炎、促進淋巴循環、幫助傷口癒合和促進細胞再生的功效。金盞花純露不僅可以當傷口噴霧使用，還很適合用來保養皮膚。金盞花是護膚聖品，能發揮再生、鎮靜和補水的作用。金盞花純露特別適合用來保養和清潔乾燥、發炎、長面皰的肌膚。使用金盞花純露濕敷雙眼能舒緩發炎、受刺激的眼睛。肌膚晒傷或受刺激發炎時，可以調合等量的金盞花純露和洋甘菊純露噴灑患部。在上述這款配方中加入黏土就能調出滋養的清潔面膜。金盞花純露還很適合用來護理寶寶的肌膚。散發青草香氣的金盞花純露還是調製鬍後水的理想基材，滋潤肌膚的同時又能促進傷口癒合。

使用限制

對菊科植物過敏的人請勿使用金盞花純露。金盞花純露可能會引發肌膚過敏。如果金盞花純露和金盞花酊劑的原料僅為花瓣而非整朵花，發生過敏的機率就會降低。

·玫瑰天竺葵純露

學名：*Pelargonium graveolens*（香葉天竺葵）、
　　　Pelargonium capitatum（頭狀天竺葵）、
　　　Pelargonium asperum（波旁天竺葵）
牻牛兒苗科（Geraniaceae）

玫瑰天竺葵原產於南非的海角地帶。那

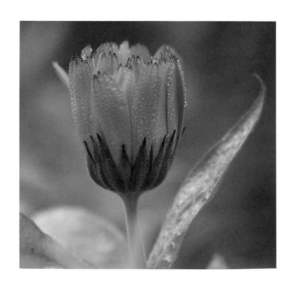

裡生長著眾多的野生天竺葵，這些天竺葵被統稱為玫瑰天竺葵。1753 年時，卡爾·馮·林奈就已經在他的著作《植物種誌》中記錄下 20 種不同的天竺葵。專門販售芳香植物的園藝店更提供各種香氣的天竺葵，無論是薄荷香、甜橙、玫瑰香，或是散發乳香、雪松及檸檬氣息的天竺葵可謂應有盡有。玫瑰天竺葵用盆栽栽種就能長得很好。但是這種植物不耐寒，冬天的時候必須移入室內過冬。天竺葵中又以頭狀天竺葵（*Pelargonium capitatum*，Attar of Rose）最適合用於蒸餾。

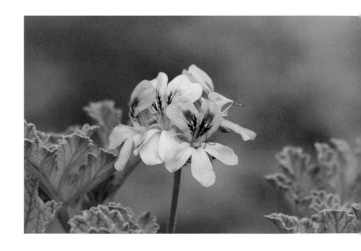

玫瑰天竺葵純露的原料為天竺葵葉或帶花的植株，新鮮或乾燥皆可。玫瑰天竺葵純露的香氣柔和、溫暖、帶有玫瑰花香。您可以自行蒸餾玫瑰天竺葵純露，也有市售。根據普萊斯的數據，玫瑰天竺葵純露含有 30-45% 的醇類和 39-42% 的酮類。

散發怡人花香的玫瑰天竺葵純露不僅是絕佳的室內香氣，也是美妙的身體噴霧。適用的場合也非常多。玫瑰天竺葵總是能發揮平衡的功效，為空間注入一股和諧的氛圍。它的香氣能帶給使用者幸福的感受，並促進彼此間的關係更融洽。出遊在外時，玫瑰天竺葵純露會是您的好夥伴，幫助您無論身處何地都能感到舒適自在。

玫瑰天竺葵純露具有抗抑鬱、提振情緒、緩解和平衡的功效，適合壓力大、不安或受驚嚇時使用。玫瑰天竺葵的香氣彷彿在對著我們說：「放下吧，好好的放鬆自己，享受這一刻。生命是這麼的美好且充滿喜悅。」玫瑰天竺葵的香氣不只適合居家使用，診療間、會議室或是候診室也非常適合使用玫瑰天竺葵薰香。

除此之外，玫瑰天竺葵純露還是養顏美容的保養水，具有消炎、補水和鎮靜的作用。您可以將玫瑰天竺葵純露當爽身噴霧使用，此法既清爽又能滋潤肌膚。玫瑰天竺葵純露是非常理想的臉部化妝水，加工製成乳霜或隔離乳也非常合適。用於調製天然香水時，玫瑰天竺葵純露能賦予香水一股細膩的玫瑰香氣。溫和的玫瑰天竺葵純露適合用於日常保養，適用膚質：乾燥、發炎、不潔、油膩或長面皰的肌膚。將散發玫瑰香氣的純露噴灑在臉上是非常舒適、美好的享受，套句格蕾絲·費斯的話，感覺就像「剛被親過一樣」。晒傷的時候玫瑰天竺葵純露能發揮冷卻和消炎的作用，除此之外，它還有平衡荷爾蒙的效果。青春期、月經來潮前或更年期間情緒起伏不定時，使用天竺葵純露有助於平衡心情。由於玫瑰天竺葵純露具有消炎和促進傷口癒合的功效，所以也能用來治療輕微的擦傷和割傷，施用方法：傷口噴霧。玫瑰天竺葵純露還能活絡組織細胞、促進淋巴循環。用於腫脹的部位可以達到消腫的效果。調合玫瑰天竺葵純露及蜀葵根粉，一款養顏美容的面膜就大功告成。散發玫瑰香氣

的天竺葵純露更具有調理廚房料理的魔力。適合用於提升甜點、冰淇淋和飲品的風味。

使用限制

只要適當使用玫瑰天竺葵純露就不會產生副作用。懷孕期間請勿飲用。

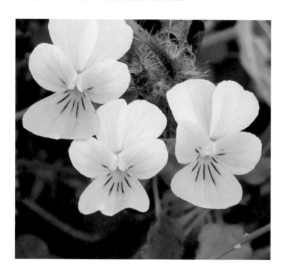

· 三色菫純露

學名：*Viola tricolor ssp. vulgaris*、*Viola tricolor ssp. arvensis*

菫菜科（Violaceae）

三色菫又名蝴蝶花，是一種生長在德國當地的野生植物，歐洲和亞洲的溫帶地區都見得到它的蹤影。三色菫高約 20 至 30 公分，莖中空，葉互生、披針形。三色菫是一年生的植物。具有長長的花莖，花期為每年的五月至九月。生長在中歐的三色菫有兩種：*Violatricolor ssp. arvensis*（開黃白色的小花）和 *Violatricolor ssp. vulgaris.*（開紫色花，花朵較大）。這兩種三色菫都適合蒸餾純露。

三色菫純露的原料為開花的三色菫植株，新鮮或乾燥皆可。市面上買不到三色菫純露，但是您可以自行蒸餾。三色菫純露的

保存期限大約為八個月。三色菫含有黏液，蒸餾的過程可能會產生泡沫進而阻礙蒸氣通過冷凝管。藥房和藥草店都能買到乾燥的三色菫。根據普萊斯的數據，三色菫純露含有 19%的桉樹腦、31-33%的醇類和 34-35%的酮類。蒸餾三色菫不會生成植物精油。

三色菫純露蘊含葉子和花朵的香氣。具有抗氧化、消炎、清潔肌膚、舒緩刺激、幫助傷口癒合和止癢的功效，並能發揮類似可體松的作用。三色菫純露主要被用於治療肌膚疾病，例如：皮膚紅疹、搔癢、乾燥型濕疹、尿布疹及乳痂。

三色菫純露是清潔肌膚的首選，有肌膚不潔困擾的使用者可以將三色菫純露當臉部化妝水使用。它還能鎮靜受刺激、敏感的肌膚。三色菫純露除了當臉部化妝水使用，也適合當身體噴霧。此外，您也可以將三色菫純露加工製成凝膠、隔離乳、乳霜、護膚面膜及磨砂膏。因為三色菫純露具有保養肌膚的功效，所以也是調製鬍後水的理想基材。

使用限制

在少數情況下，三色菫相關製品可能會引發皮膚過敏。因此建議您使用前先進行肌膚測試。

· 纖細老鸛草純露

學名：*Geranium robertianum*

牻牛兒苗科（Geraniaceae）

纖細老鸛草原生於歐洲、亞洲、北美和北非。纖細老鸛草又名漢紅魚腥草或貓腳印，高約 20 至 50 公分。纖細老鸛草的莖大多為紅色、多分枝並覆有柔軟的腺毛。開淡紅色或艷紅色的花，花朵纖細，花期為四月

至九月。纖細老鸛草喜歡生長在牆邊、岩石縫隙、圍籬邊和荒地。纖細老鸛草純露萃取自新鮮、開花的植株。採收時節為春天和夏天。纖細老鸛草本身散發一股鮮豔、濃烈的獨特氣息，很多人不喜歡這樣的氣味，但是纖細老鸛草蒸餾成純露後反而飄散一股溫和、甜美的香氣。您可以自行蒸餾纖細老鸛草純露，市面上並無販售。纖細老鸛草純露的保存期限大約是一年。纖細老鸛草純露的成分還有待鑑定。

　　纖細老鸛草在歐洲是家喻戶曉的草藥。過去一段時間它曾經被人們遺忘，但現在的纖細老鸛草又再度受到重視。纖細老鸛草具有以下的功效：收斂、抗微生物、抗病毒、淨化血液、解毒、消炎和活絡淋巴循環。在植物療法中，口服纖細老鸛草能治療腹瀉（特別是夏季腹瀉）。

　　除此之外，纖細老鸛草也被用於治療皮膚紅疹和外傷。注意：纖細老鸛草純露不適合用來治療腹瀉，因為純露中的單寧含量過高。用於治療傷口時，可以將纖細老鸛草純露與等量的德國洋甘菊純露（或岩玫瑰純露）調合。以前的人相信，纖細老鸛草的紅葉和紅莖暗示這種植物對於治療皮膚紅腫特別有效，適合以噴霧或濕敷的形式施用在肌膚上。它能發揮消炎和舒緩的效果，適合鎮定受刺激、發紅或長面皰的肌膚。

　　皮膚起濕疹或突發性的紅疹（如麻疹或德國麻疹）時，使用纖細老鸛草純露可以鎮靜、治療肌膚，建議施作方式：噴霧或濕敷。推薦配方：以 1 比 1 的比例調合纖細老鸛草純露和薰衣草純露（或岩玫瑰純露）。

　　纖細老鸛草純露還蘊含心理方面的效

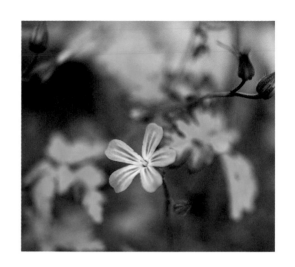

用。它具有鎮定、緩解及平衡的效果，受到驚嚇、遭遇創傷及心理惶恐不安的時候特別適合使用。建議施作方法：每日以纖細老鸛草純露噴灑身體周圍數次。此時，您還可以調合其他具有類似功效的純露、精油或巴哈花精一起使用。受驚嚇後，您也可以選擇飲用纖細老鸛草純露，建議配方：在半杯開水中加入一茶匙纖細老鸛草純露和三滴巴哈急救花精。請小口啜飲。

鎮靜噴霧	
纖細老鸛草純露	10ml
銀冷杉純露	10ml
巴哈急救花精	3 滴
玫瑰天竺葵精油	2 滴

將所有原料裝進噴霧瓶中搖晃均勻。
此配方可作身體噴霧或枕頭噴霧使用。適用時機：遭到驚嚇、感到不安和恐懼的時候。此配方具有穩定的效果。

使用限制

　　孕婦、嬰兒及幼童請勿飲用纖細老鸛草純露。

·杜松純露

學名：*Juniperus communis*

柏科（Cupressaceae）

　　杜松又名歐洲刺柏，為常綠灌木或喬木，生長在沼澤地、荒原、平原或高山上。樹皮介於灰色和紅棕色之間。針葉長約 1 公分，葉尖端刺手，每三枚或四枚為一對。杜松的針葉微微泛藍，正面有一條明顯的溝紋。杜松的漿果（肉質化的心皮）為藍黑色，具有極佳的風味。採收成熟藍色漿果的時間點為十月或十一月第一次霜凍後。注意：請勿將杜松和有毒的紫杉及側柏混淆。部分地區的杜松屬於保育類植物。

　　杜松純露的原料為成熟的漿果、針葉、枝條或杜松木。使用的植物部位不同，蒸餾出的純露香氣也不一樣：果香、辛香、木香或森林香氣。杜松純露的保存期限大約是八至十個月。蒸餾前請先用石臼搗碎漿果。針葉和嫩枝也要先切細，木頭則要磨成碎屑。如果您使用的原料是木頭，請先將木頭泡在水中軟化一夜，隔日再蒸餾浸泡過木頭的水。您可以試著自行蒸餾杜松純露。市面上也買得到杜松子純露及杜松枝純露。根據普萊斯的數據，杜松純露含有高達 78% 的醇類和 9% 的酮類。杜松子的植物精油含量約為 0.2-2%，杜松子精油含有不具刺激性的萜品烯-4-醇。

　　在民俗療法中，杜松被用於治療肌肉疼痛、肌肉僵硬、關節痛、風濕痛和肌腱炎，使用的方式為塗抹或泡澡。著名的杜松醑劑（*Spiritus Juniperi*）就是將杜松浸泡在酒精後製得，另外一種製作方法是直接將杜松精油與酒精相調合。針對以上的病症，溫和的杜

松純露也能發揮相應的作用。它能促進血液循環，並具有提振的效果。在杜松純露中加入酒精用起來雖然會比較清爽，但也會使肌膚變乾燥。杜松純露也能搭配其他的純露和精油調製成外用藥酒。合適的植物有：歐白芷、尤加利樹、歐前胡、胡椒薄荷、迷迭香、西洋夏雪草。調合等量的杜松純露和鼠尾草純露就是一款有效的抗感冒配方，能夠增強身體的抵抗力，施用方法：足浴、吸入、身體噴霧。

　　杜松純露具有調理、活絡、清潔和提振肌膚的效果。肌膚不潔、循環不良、面皰肌或熟齡肌都可以用杜松純露保養或濕敷臉部（臉部化妝水）。或是將杜松純露製成隔離乳或凝膠塗抹橘皮組織。散發森林清香的杜松純露也是調製鬍後水的理想原料。有頭皮屑困擾的人可以用芳香的杜松純露潤髮。杜松純露還適於室內薰香，它能清淨並提振環境氛圍。傳統上，人們會調合杜松純露和鼠尾草純露（或白色鼠尾草純露）以淨化房間的能量、注入新的活力。這款配方也可以當身體噴霧使用，其香氣充滿活力，宛如一層「防護罩」般保護著身體。尤其是從事醫療護理工作的人特別需要。杜松純露也適合用於調味廚房料理。特別是萃取自杜松漿果的杜

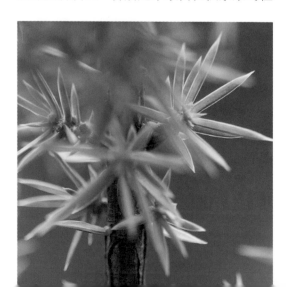

松純露，搭配燒烤、烤馬鈴薯、焗烤馬鈴薯、捲心菜和野味最合適不過。杜松純露能賦予飲品一股青澀的森林香氣，會令人聯想到琴酒的氣息。

孕婦、嬰兒和幼童請勿飲用杜松純露。腎臟發炎時請勿使用杜松純露。

・白色鼠尾草純露

學名：*Salvia apiana*

唇形花科（Lamiaceae）

白色鼠尾草又名印第安鼠尾草或薰香鼠尾草，這種植物原生於北美加州的沿海地帶，介於聖芭芭拉（Santa Barbara）和下加州（Baja California）間。白色鼠尾草是一種常綠半灌木，高度可達 1.5 公尺。白色鼠尾草的葉片為長條形、顏色為銀綠色，披白色絨毛，觸感宛如天鵝絨。花色介於白色和藍紫色之間。白色鼠尾草喜歡乾燥、陽光充足的生長環境。

白色鼠尾草是藥用鼠尾草的近親，是備受北美印地安人重視的傳統薩滿植物。印地安人視白色鼠尾草為藥效卓越的植物，他們相信白色鼠尾草蘊含強大的能量。印地安人會用白色鼠尾草來淨化儀式，或用於汗屋儀式（Schwitzhütte）和治療過程中。

由白色鼠尾草萃取出的純露具有一股濃郁、青澀、溫暖的芳香，聞起來甚至有點刺鼻。這股香氣蘊含了白色鼠尾草的神奇能量。白色鼠尾草純露僅限於外用，適用方法：空間噴霧、身體噴霧、擴香器，用量記得要精省。白色鼠尾草純露具有殺菌的效果，能淨化與補充空間、物品和人的能量。

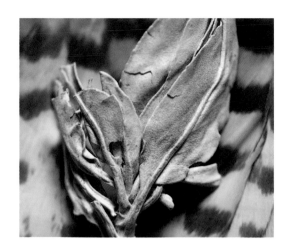

它的香氣有助於使用者保持頭腦清晰。印地安人相信，白色鼠尾草的香氣蘊含了大自然的古老智慧。白色鼠尾草純露很適合用於冥想、禱告和舉行儀式。

根據所需的功效及喜歡的氣味，可以選擇以下的純露與白色鼠尾草純露相搭配：杜松純露、雪松純露、乳香純露、薰衣草純露或玫瑰純露。所有不適合煙燻的場所（如裝有煙霧探測器的地方或是醫療場所）都能使用白色鼠尾草純露來淨化和清淨空間。

白色鼠尾草純露的原料為乾燥的葉片和枝條。白色鼠尾草純露的保存期限大約是一年。在藥草店和薰香用品店中可以買到乾燥的白色鼠尾草。您可以在專門販售芳香植物的園藝店找到白色鼠尾草。這種植物很不耐寒，通常都是種在盆栽，冬天的時候再搬入室內過冬。如果您居住在氣候比較溫和的地區，可以在庭院中選一塊陽光充足、有擋風的地方栽種白色鼠尾草。

請務必稀釋白色鼠尾草純露，請勿在未稀釋的情況下直接將白色鼠尾草純露噴灑或塗抹在肌膚上。請勿對著眼睛噴灑。白色鼠

其他植物純露

373

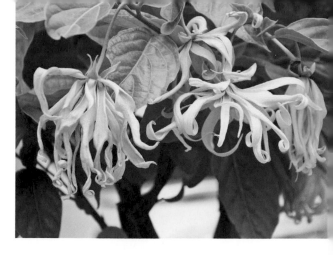

尾草純露不宜食用。孕婦、嬰兒、幼童及患有哮喘或癲癇的患者請勿使用。

· 依蘭純露

學名：*Cananga odorata*。

番荔枝科（Annonaceae）

依蘭原生於菲律賓。現今的葛摩、馬達加斯加、爪哇島和蘇門答臘亦有種植。優雅的依蘭是一種常綠喬木，高度可達 25 公尺，樹枝微微下垂，葉片為長橢圓形、全緣、長約 10 公分。黃白色的依蘭花香氣濃郁，具有細長的花瓣。

我在熱帶國家旅行時常常會看到依蘭樹。我最喜歡依蘭花盛開的時候。依蘭花的甜美芳香我怎麼聞都聞不膩。幾年前我在哥斯大黎加的時候，某天早晨我採了幾朵依蘭花蒸餾（依蘭花放太久的話會變成褐色，除此之外它的香氣揮發得很快，所以必須趁新鮮蒸餾）。蒸餾出的純露帶有一股濃郁的花香和誘人的氣息。

依蘭具有抗抑鬱、放鬆、亢奮和催情的效果。依蘭純露有調節荷爾蒙的作用，能夠舒緩經前症候群。無論是緊繃、頭痛或是情緒不穩等問題都能迎刃而解。建議的施用方法：沐浴、爽身噴霧、身體噴霧。壓力大的時候，嗅聞依蘭花的香氣能達到抗抑鬱與平衡的效果。魏丁格牧師在菲律賓認識了依蘭花這種植物，他相信依蘭花的香氣能驅走懷疑、不安和惶恐的情緒。依蘭純露是滋養的臉部化妝水。它能保養肌膚、替肌膚補充水分並放鬆肌肉群，是活絡疲乏肌膚的不二選擇。依蘭純露特別適合用於保養中性肌和油性肌，加工製成乳霜或隔離乳也是不錯的使用方法。由於依蘭純露具有殺菌和除臭的效果，所以也非常適合製成體香噴霧。

在依蘭的原產地，這種植物也被用於護髮。它能夠強化頭皮、促進頭髮生長，頭髮也會散發一股怡人的花香。不妨試試用這種熱帶植物噴灑您的秀髮（噴灑在乾髮上），您的秀髮將會散發一股誘人的花香。依蘭純露本身就是天然的香水，當然您也可以搭配其他植物調合香水。依蘭純露也能夠跟廚房料理結合。我都在熱帶水果沙拉、熱帶料理和飲品上噴灑依蘭純露。

使用限制

請勿飲用依蘭純露。依蘭有降血壓的效果，血壓低的人請勿使用。

· 牛膝草純露

學名：*Hyssopus officinalis*（牛膝草）、
Hyssopus officinalis var. decumbens（高地牛膝草）

唇形花科（Lamiaceae）

牛膝草原產於中東。九世紀的時候被修士引進北歐，從此成為修道院和農園的傳統藥草植物。牛膝草是多年生的半灌木，高度可達 60 公分，葉片小而尖，開深藍色的花（有的牛膝草開粉紅色或白色的花）。花期為六月至八月。搓揉牛膝草可以聞到一股淡淡的薄荷芳香。

牛膝草純露的原料為開花的新鮮植株。根據亞達姆斯·羅尼塞魯斯的記載，蒸餾牛膝草時只需取用莖桿上的葉片和花朵。除此之外，他還建議人們選在八月採收新鮮的牛膝草蒸餾純露。牛膝草純露的香氣辛香中蘊含新鮮的草香和花香。您可以自行蒸餾牛膝草純露。市面上也有販售。根據普萊斯的數據，牛膝草純露含有89-90%的酮類。

由牛膝草（*Hyssopus officinalis*，又名普通牛膝草）萃取出的牛膝草精油含有高達60%的單萜酮（Monoterpenketongehalt），高地牛膝草精油（*Hyssopus officinalis var. decumbens*）的單萜酮含量則約5%，使用過量的話將導致神經中毒，也就是說對神經系統有害。基於這個原因，我們通常不鼓勵使用牛膝草精油施行芳香療法。牛膝草純露也不宜隨意服用。牛膝草具有以下功效：抗微生物、抗病毒、幫助排痰、促進血液循環、祛痰和解除痙攣。

在傳統的植物療法中牛膝草是治療感冒疾病的草藥。專治咳嗽、鼻竇炎、流鼻涕（尤其是伴隨大量黏液的症狀），建議施用方式：吸入、身體噴霧、枕頭噴霧。對此，您還可以調合等量的德國洋甘菊純露一起使用。感冒的時候，用牛膝草純露泡腳也能舒緩症狀。

牛膝草還是皰疹的剋星。牛膝草純露具有抗病毒的功效，可以噴灑在患部上。通常還會調合香蜂草純露一起使用。

有關節疼痛和風濕痛等症狀時可以用牛膝草純露塗抹患部。牛膝草純露還有制汗的作用，如果您有出汗過多的困擾，可以調合牛膝草純露及胡椒薄荷純露噴灑或清洗身體。牛膝草純露還對神經系統和循環系統有益，能發揮提神、刺激、澄淨和提升專注力的功效。魏丁格牧師曾建議人們用牛膝草來提振心情。調合檸檬草純露或葡萄柚精油的牛膝草純露有助於提升學生念書時的專注力，建議施用方法：身體噴霧、薰香燈或擴香器。

牛膝草純露還能為料理增添風味。牛膝草純露特別適合噴灑在新鮮的蕃茄料理、番茄醬料或番茄及莫札瑞拉起司上。牛膝草的香氣也能提振沙拉醬的風味。搭配魚類、肉類、蔬菜或是燉菜也非常合適。

使用限制

孕婦、嬰兒和幼童請勿飲用牛膝草純露。高血壓及癲癇的患者請勿使用牛膝草純露。在少數情況下，牛膝草純露會發生光敏反應進而刺激肌膚。使用前請先進行肌膚測試。

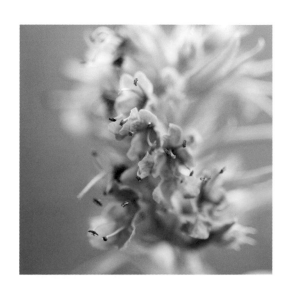

其他植物純露

蒸餾的藝術

蒸餾器不僅只是個工具。透過蒸餾我們能將蘊含於地球的珍貴物質淬鍊出來。蒸餾的過程具體而微地體現了宇宙的秩序，這是地球運行的規則。

——格蕾絲·費斯

· 蒸餾中的地球

　　年輕的時候，我因為對鍊金術深感興趣便學習了蒸餾術。《翠玉錄》中是這麼說的：「上方之物等同下方之物。」《翠玉錄》是一塊刻有文字的翡綠石板，記載了鍊金術發展的基礎理論。我的導師曼弗雷德·朱尼斯告訴我，鍊金術的工作便是遵循這個道理，效仿大自然的法則，所以要仔細觀察自然並了解自然。他給我看了《神秘的阿塔蘭塔》中的一幅插圖，這本寓意畫冊的作者是醫師暨鍊金術師米迦勒·邁爾。圖中有位戴著眼鏡、提著燈籠、拄著拐杖的男人正追尋一位美麗女子的足跡，這位美麗的女子就是自然女神娜圖拉。這張圖告訴我們，我們必須愛護自然並向自然學習，才能獲得知識、智慧和靈藥。這個過程中我們可能需要其他的工具和敏銳的感官（也就是圖片中象徵性的燈籠、拐杖和眼鏡），才能理解及領悟大自然的法則和奧秘。蒸餾術是鍊金術中經常應用的技藝，我們用小小的蒸餾器模擬大自然中巨大且影響深遠的現象。過程中，我們遵循人與自然相依相存的原則，這個道理無論是宏觀世界或是微觀世界皆適用。地球不斷地在進行「蒸餾」。地球的水循環本身就是一個巨大的蒸餾過程。在這個過程中，大量的水不斷從海洋、湖泊和河流蒸發。從一個比較小的角度出發，這些水其實就是我們蒸餾器中的水。地球運用太陽的巨大熱能進行蒸餾。太陽的熱能會加熱海水表面和葉面上的水分，使其蒸發到空氣中。至於我們的蒸餾器則是透過電爐、本生燈或是蠟燭加熱。我們可以從玻璃蒸餾器中看見蘊含了植物成分的水蒸氣是如何從燒瓶上升到冷凝器中。

　　抬頭往天空看，就能看見「地球的冷凝器」。水蒸發成水蒸氣，潮濕的空氣往上升後逐漸冷卻。天上的水蒸氣凝結成水珠形成雲。這些「蒸餾水」最後再以雨的形式落下回到地球上。蒸餾器中的水蒸氣也會往溫度低的地方移動。水蒸氣會在冷凝器中凝結成水珠，最後再從連接彎管中滴出。地球就是透過水循環不斷地補充淡水及淨化自然環境。地球的水循環是一個劇烈的變動過程，光是海洋每年的水循環量就有 505,000 立方公里，相較之下我們蒸餾器中的水真是微不足道。植物也參與了水循環的過程，從小花到大樹都是這個循環系統的一份子。每天清晨，小小的羽衣草的葉緣會分泌出一顆顆宛如珍珠般閃耀的水珠，這些水珠會在第一道太陽光的照射下蒸發。這個過程被鍊金術師視為蒸餾的象徵，所以羽衣草的屬名便叫 Alchemilla（鍊金術師）。就連我們人類也參與了水循環的過程。我們透過飲水及進食攝取水分，這些水分最終以體液的形式從我們體內排出。當我們在寒冷的天氣走到戶外呼一口氣，會呵出一團白白的雲，這團霧氣的構造跟天空中的雲朵是相同的。

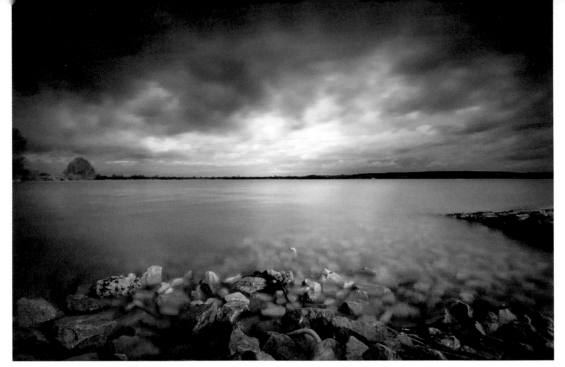

▲水與雲是地球「蒸餾工程」的一份子

· 蒸餾的哲學

蒸餾術就是這麼具體而微地體現地球的蒸餾工程。亞里斯多德（西元前 384-322）在他的著作《氣象學》中就已經觀察到水分蒸發及凝結的循環現象。

蒸餾的過程就好似一年四季的縮時。蒸餾前的新鮮植物原料象徵春天。接著植物會開始變色，就像夏天。入秋時，植物會逐漸枯黃、死去。萃取出的純露是植物的「轉世」，煉金術師們相信植物純露蘊含了植物的靈魂。

因此，只要我們願意，便能透過蒸餾體悟大自然的法則，只要我們願意也能夠從中認識自己。在煉金術中，我們能透過各式各樣的過程（包含蒸餾過程）觀察到物質的變化。其意義同樣也能套用到人類心靈世界的轉化與淨化。舉例來說，我們透過蒸餾術萃取植物的本質，那麼生命的本質又是什麼呢？

「我活著是為了什麼？」從水由液體轉變為氣體再凝結成液體的過程中，我們體悟到大自然持續不斷變動，四季的流轉就像人類生命從青春少年步入老年。

暫且不論這些哲學思考和神秘主義的思維，無論如何，好好體驗和享受蒸餾吧，請盡情吸取植物的芳香、投入大自然的懷抱！這麼一來，您一定也會同意蒸餾家格蕾絲·費斯說的話：「蒸餾使人快樂。」

· 自己動手蒸餾

在歐洲，蒸餾術除了以文字的形式流傳下來（例如本書提及的眾多文獻），也在人們口中代代相傳。自己動手蒸餾真的很有趣，但是要小心，因為這會傳染！親眼見證植物、水和能源是如何交織出芳香的純露和精油是非常美妙的體驗，而且還能夠給予人平靜的感受。蒸餾可以使人忘卻生活的急促和壓力，沉浸在當下。請撥出一點時間享受蒸餾的過程，記得要「慢慢地、小心進行」，就如帕拉塞爾蘇斯的叮嚀。就讓古老的蒸餾技藝成為我們現代生活中療癒紓壓的藝術活動吧。

蒸餾的時候，相關知識、經驗和直覺都很重要。蒸餾專家凱·莫勒（Kai Möller）如此說道：「想要能正確蒸餾，除了理解每個工作步驟之外，經驗、耐心及熱情也是不可或缺的。」

有了蒸餾器，我們就能自己蒸餾植物純露，特別是那些市面上買不到的植物純露。在開始蒸餾之前，我會建議您先去上課，在老師的指導下一步一步學習操作。

蒸餾課程的老師也能給予購買蒸餾器的專業建議。不過，我還是會在接下來的章節中簡述蒸餾的過程，幫助您理解純露是如何產生。

首先，您必須注意的是政府針對私人蒸餾是有限制的，因為蒸餾器也能用於製酒。根據德國的《烈酒管理法》，國家擁有烈酒的專賣權。釀造烈酒是觸法的行為。酒品相關法規的執行由稅務局管轄。不過每個國家的規定都不一樣。當地的稅務局能提供更詳細的資訊。德國、瑞士及奧地利針對私人蒸餾的相關條例都不太一樣：

在德國，政府允許民眾以自用為前提擁有容量兩公升以下的蒸餾器，無須註冊。但是蒸餾器不得用於製酒。

只要不是用於製酒及提煉酒精，個人也可以購買更大型的蒸餾器。但是您必須到稅務局註冊並宣誓，聲明您不會用蒸餾器製作或提煉酒精。

這裡也提供瑞士當地的相關規定：根據瑞士酒精管理局（EAV），政府允許民眾在無須政府許可的情況下持有容量三公升以下的小型蒸餾器。但是這些儀器只能用於生產植物精油、藥草精華或當裝飾品擺設。我認為

政府應該要放寬法令。從這些法規可以看出，古老的傳統和技藝隨著蒸餾器被禁止而消逝。奧地利的規定也大同小異。政府允許民眾能持有兩公升以下的小型蒸餾器。

在過去的歐洲，蒸餾純露的工作主要由婦女執行，植物純露曾是家家戶戶的生活必需品。除了蒸餾純露，家庭主婦們也會用藥草植物製作花草茶、軟膏和酊劑。

在德國境內，以前的人除了用蒸餾器蒸餾純露（以及水果烈酒），也會用廚房裡的鍋具蒸餾（這種鍋具現在叫做蒸餾鍋）。方法如下：取一個大鍋，放入篩網式的蒸架（可以在五金行買到），這種蒸架有長長的金屬腳架。接著注水到鍋子中直至蒸架底部。在蒸架中間放一個小碗或杯子，把植物原料擺到小碗四周。最後把大小合宜的鍋蓋倒蓋在鍋子上，形成一個往下凹的圓弧，然後在蓋子中放入冷水和冰塊。鍋蓋的最低處必須剛好在碗的正上方。這樣純露才會滴入碗中。接著開火煮鍋子裡的水。水蒸氣上升時會通過植物原料，將植物中的蒸氣揮發成分溶出，然後遇冷凝結在鍋蓋，滴入下方的碗中。以前的人就是透過這種簡單的方式用廚房鍋具進行蒸氣蒸餾。沒有蒸架的人，就拿一塊扁平的石頭（例如半塊紅磚頭）墊在鍋子裡，再把碗放在石頭上。碗的直徑不宜超過鍋子的半徑。接著將水與植物原料以 1 比 1 的比例混合後加熱燒煮。凝結的植物純露就會滴入碗中。這是簡易式的水蒸餾法。蒸餾器的道理也是一樣的。

・如何蒸餾？

蒸餾的業餘愛好者能選擇的蒸餾器材質

從玻璃、銅製到不鏽鋼（比較少）都有。在瑞士和奧地利，容量 2 至 3 公升的蒸餾器大多是銅製。其中最常見的就是 Alquitara 及 Leonardo 這兩種銅製蒸餾器。奧地利還有一種專為滿足農業生產所需的小型銅製蒸餾器。這種蒸餾器非常實用，容量寬敞、外型別緻，蒸餾起來特別有趣，除了用於蒸餾純露也可以用來萃取精油。在德國，私人持有的蒸餾器主要是銅製或玻璃材質。不過蒸餾鍋也很常見。您可以在我的網頁或 YouTube 上找到蒸餾鍋的使用示範：https://susanne-fischer-rizzi.de/103/medien，《療癒的植物純露：蒸餾植物的花朵及葉片》（Heilendes Kräuterwasser:Destillat aus Blüten und Blättern）。用於商業生產的蒸餾器幾乎都是不鏽鋼材質。無論蒸餾器的大小，蒸餾的流程和原理基本上都是一樣的。

將植物原料和水放在容器中（玻璃燒瓶或銅壺）一起加熱。上升的水蒸氣會溶解植物體內的蒸氣揮發物質。水蒸氣接觸到冷凝器後凝結成純露，純露便從蒸餾器中滴出或流出。這個過程就是水蒸餾法。如果植物原料是置於水面上方的篩架（也就是蒸架）或蒸餾籃（又名香料籃），水蒸氣上升後溶解植物體內的成分物質再凝結成純露流出，這個方法稱作水蒸氣蒸餾法。水蒸氣蒸餾法有兩種：在間接蒸氣蒸餾法中，植物原料位於沸水的正上方。在直接蒸氣蒸餾法中，蒸氣是從另一個容器灌入蒸餾槽中。

銅製蒸餾器可以用電爐、瓦斯爐、本生燈或酒精燈加熱。玻璃蒸餾器可用電熱套或

▼從右下開始順時針方向依序為：燒杯、分液漏斗、燒杯、0.5 公升的蒸餾燒瓶、蒸餾瓶瓶蓋（玻璃塞）、布氏漏斗、玻璃漏斗、冷凝管
中央：酒精燈、沸石、玻璃棒

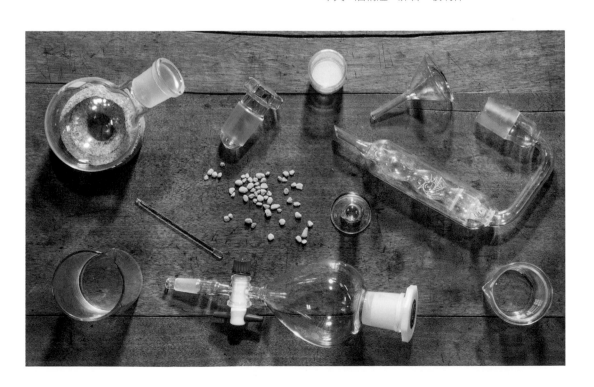

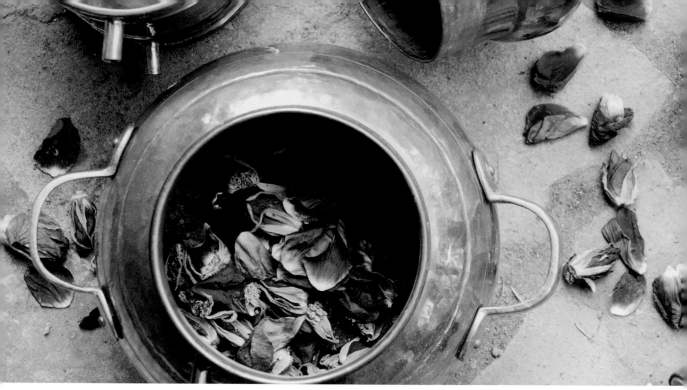

▲銅製蒸餾器中的玫瑰花瓣

本生燈加熱,如果是更小的玻璃蒸餾器(如旅行用蒸餾器)也可以用蠟燭加熱。

如果蒸餾器中含有酒精,請勿點火加熱。否則可能會起火燃燒。

蒸餾器的外形和材質也會影響純露的品質。銅製蒸餾器通常有一個球形的上蓋(上帽),上蓋連接導管,通向蛇形冷凝器。蛇形冷凝器是一種內含螺旋狀銅管的冷凝裝置。玻璃蒸餾器大多使用利氏冷凝管(一種實驗室常用的冷凝裝置)冷卻純露,利氏冷凝管是利用對流的原理促成冷凝。這種冷凝器很好清潔而且也很耐用。

萃取植物純露和精油時,大多採用溫和的蒸氣蒸餾法(玫瑰花和橙花例外)。以容量2至3公升的蒸餾器(即瑞士及奧地利政府允許一般民眾持有的蒸餾器)施行間接蒸氣蒸餾基本上都不會有問題,上升的水蒸氣都能順利通過蒸架上的植物原料。如果您採用的原料是種子(果實)、木頭,如甜茴香籽、祕魯聖木、道格拉斯冷杉樹枝,或是萊姆皮、甜橙皮等果皮及茉莉花,用水蒸餾法蒸餾的效果會比較好。

至於德國政府允許民眾持有的 0.5 公升小型蒸餾器比較適合採行水蒸餾法蒸餾,您也可以在蒸餾燒瓶和冷凝器中間放置玻璃製的小型蒸餾籃。我用 0.5 公升的小型蒸餾器蒸餾了所有我在這本書中介紹的植物純露。與此同時,我在瑞士及奧地利的學生也用較大的銅製蒸餾器蒸餾這些純露。這麼一來我們就能互相比較純露的品質。

我建議初學者選用玻璃蒸餾器,因為您可以透過玻璃觀察蒸餾的過程,這對初學者來說是很重要的。

請選擇常壓蒸餾器並使用耐熱的實驗室玻璃蒸餾。

我也用 0.5 公升的旅行式蒸餾器蒸餾,這種蒸餾器非常精簡,小巧、堅固又方便組裝及攜帶。旅行的時候我總是把它帶在身邊,隨時隨地蒸餾真材實料的植物純露。位於瑞士茲懷斯文的生產商 Alpmed 有出產一

純露芳療大百科

種小巧方便的攜帶式蒸餾器，可以直接用蠟燭加熱，很適合旅行在外時攜帶，而且這種蒸餾器還深受兒童工作坊的小朋友的歡迎。

玻璃蒸餾器的優點：
→整個蒸餾過程清晰可見。
→蒸餾器的價格相對較低。
→玻璃蒸餾器不會與植物發生化學反應，可用於蒸餾所有的植物。
→清洗方便。

玻璃蒸餾器的缺點：
→易碎。
→蒸餾出的純露品質沒有那麼好。

銅製蒸餾器的優點：
→堅固。
→就算變形也很容易敲回去。
→導熱性佳，植物原料能均勻受熱。
→比起玻璃或是不鏽鋼材質的蒸餾器蒸餾出的純露，以銅製蒸餾器萃取的純露保存期限更長，而且會多一股甜甜的細膩香氣。除此之外，銅離子具有殺菌的作用，銅也會和蒸餾過程產生的硫化氫及脂肪酸結合。
→很有「復古風」。

銅製蒸餾器的缺點：
→價位較高。
→有些植物會和銅發生不良的化學反應，如胡椒薄荷、丁香、百里香及德國洋甘菊。
→可能會生成乙酸銅。

　　所以，製藥廠大多使用不鏽鋼蒸餾器。

・用 0.5 公升的蒸餾器蒸餾

配備：
→玻璃燒瓶（又名蒸餾瓶），口徑 29mm、實驗室玻璃、耐高溫、強化玻璃。
→冷凝器（如利氏冷凝管），口徑 29mm。
→非必備：蒸餾籃（底部為濾網的裝置）。
→1 至 2 個軟木塞，用以封閉冷凝管的開口。
→固定蒸餾器的支架。旅行在外時可使用固定夾（廣用夾）固定燒瓶及冷凝器（如前文提到的 Alpamed 攜帶式蒸餾器）。
→護目鏡（建議您蒸餾的時候穿戴護目鏡）。

加熱：
→酒精燈（沒有加熱爐的話），旅行在外時：蠟燭。
→沸石。

若需要用到矽膠管冷卻：
→兩條矽膠軟管。
→兩個止水夾。
→一個漏斗、水桶或水箱（裝冷卻用的冷水）。
→備用的冷水。

盛裝純露的容器：
→接收瓶，如燒杯（50ml 或 100ml，接收純露用）、分裝用的噴霧瓶（50ml 或 100ml）。請事先消毒或以 70%的酒精清潔後密封。
→非必要：小型滴管，吸取精油用。
→非必要：pH 值試紙或檢測器。

・開始蒸餾

　　請選擇有擋風的地方蒸餾。請勿在孩童附近蒸餾。請看顧整個蒸餾過程，不要在過程中離開。請勿將火源（本生燈或蠟燭）放在冷凝器的出口處。因為流出的精油可能會起火燃燒。

　　請將玻璃燒瓶固定在支架上。

　　將植物原料放入燒瓶，澆上水。或是將水加入玻璃燒瓶，然後將植物原料放到蒸餾籃上，固定在燒瓶和冷凝器之間。蒸餾瓶通

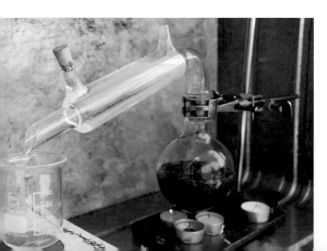

◀0.5 公升的蒸餾器

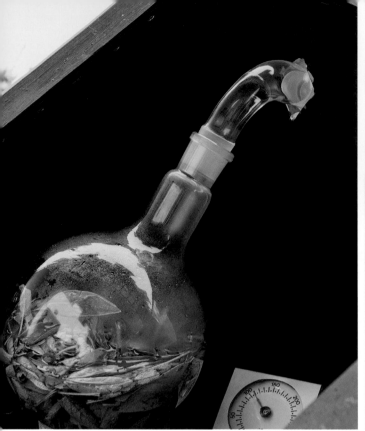
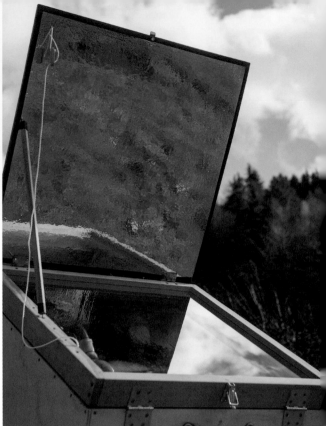

▲用太陽能烤箱蒸餾

常只裝半滿，至多三分之二滿。在燒瓶中加入幾顆沸石。

將冷凝器裝到玻璃燒瓶或蒸餾籃上。

將兩條矽膠軟管分別套上冷凝器的進水口與出水口。用夾子夾住上方的矽膠軟管。用漏斗灌冷水到下方的軟管後，用止水夾夾住軟管。您也可以用軟木塞將冷凝器下方的開口塞住，需要換水的時候再取下冷凝器，迅速倒水再注入冷水（小心燙手）。

如果您蒸餾的量比較多，可以安裝一個簡易的流水裝置：冷水從下方的進水口流入，熱水從上方的出水口流出。將上方的軟管尾端放入空的水桶或水槽。用止水夾夾住軟管。下方開口的軟管連接冷水槽，水槽的高度要高於蒸餾裝置。用下軟管吸冷水，直到冷凝器滿了為止。用止水夾夾住軟管，防止水流出（五金行和藥妝店都有販售止水夾）。當冷凝器裡的水溫度過高再讓冷水流入

補充。您也可以直接將冷凝器和水龍頭接在一起，但是如果您蒸餾的量不多（如 0.5 公升的小型蒸餾器）這麼做太麻煩了。

注意：換水後，蒸餾燒瓶和冷凝器的外部要保持乾燥。如果有水珠的話請務必擦乾。

將收集瓶放到蒸餾器的出口處下方。注意：收集瓶必須是開放的容器，不能封住蒸餾器的開口，因為蒸氣造成的壓力可能會導致蒸餾器爆裂。

點燃熱源加熱燒瓶。如果您用蠟燭加熱，請同時使用三至四個蠟燭，如此才能平均加熱燒瓶，防止過熱。火源需距離燒瓶一至兩公分。使用本生燈加熱時，建議在火源和燒瓶間另外架設陶瓷纖維網好讓蒸餾瓶能平均受熱。

· 植物原料

請務必蒸餾已知的植物品種，每次只蒸餾一種植物，勿將多種植物混合在一起蒸餾。這樣子萃取出的純露最純正，而且每一種植物的蒸餾過程、作用和使用限制都是固定的已知數，分開蒸餾能避免變數。除此之外，每一種植物的蒸餾時間也不一樣。如果將植物混在一起蒸餾，可能會出現某種植物蒸餾過久或太短暫的狀況。

只有在製作奇蹟之水（Aqua mirabilis）的時候才會同時蒸餾數種植物。

請注意不要讓蒸餾器中的水完全蒸發。否則原料將無法繼續使用，蒸餾器也有可能會因此損壞。請嚴防蒸餾器堵塞。蒸餾器中的水若裝太滿，植物原料和水可能會溢入冷凝器中汙染冷凝器。

當植物原料過度膨脹導致蒸餾燒瓶阻塞，原因可能是使用的植物原料過多、溫度過高或是乾燥的植物原料吸水後導致瓶中的水分不足。含有皂素或黏液的植物在蒸餾的過程中可能會產生泡沫進而堵塞蒸餾瓶。

發生上述狀況時請立即轉小火或是中斷蒸餾。如果您使用的是小型的玻璃蒸餾器，可以迅速取出冷凝器攪拌植物原料。請注意：高溫的水蒸氣可能會導致燙傷。

· 水

水質對純露的品質及保存期限有莫大的影響力。最理想的用水是乾淨的泉水。如果沒有好的水源，比如家裡只有氯化的自來水或硬水，那麼建議您使用礦泉水蒸餾純露。

蒸餾瓶中的植物原料必須完全浸泡且漂浮在水中。

當燒瓶中一半的水量（至多三分之二）蒸發凝結成純露後便停止蒸餾。如果這時候還繼續蒸餾，純露的品質會急遽下降。因為植物原料中的精油和有效成分已經被萃取進純露了，繼續蒸餾只會得到不含植物成分的蒸餾水。不過某些植物確實需要長一點的蒸餾時間。相關訊息請見植物純露百科。

· 時間

基本上，當燒瓶中三分之二的水蒸發凝結成純露後即停止蒸餾。蒸餾時間的長短和蒸餾器的種類及植物品種有關。其範圍介於十五分鐘至兩個小時之間，有的植物甚至需要數個鐘頭的蒸餾時間。如果您使用的蒸餾器是 0.5 公升的小型蒸餾器，蒸餾時間通常是 20 分鐘至 120 分鐘。如果植物原料的有效成分沸點較高就需要較長的蒸餾時間。松樹、山松和五葉松等植物的精油並非裸露在葉片表面，所以必須蒸餾久一點。如果您的植物原料是木材、樹皮或是乾燥的根部，所需的蒸餾時間也會比較長。表面覆蓋蠟質的葉片也需要較長的蒸餾時間。

香蜂草、薰衣草和鼠尾草等唇形花科植物，因為其精油就儲藏在葉片表面，所以需要的蒸餾時間也相對較短。

您也可以從植物純露的香氣判斷蒸餾工作是否已經完成。如果蒸餾的時間過長，純露的香氣不僅會變淡，有時候甚至會出現一股焦味。以 0.5 公升的小型蒸餾器蒸餾時，純露從連接彎管流出的正常流量大約是每秒 1 至 2 滴。

・冷凝

　　您可以用手碰觸冷凝管試溫度。小心冷凝管可能會燙。當冷凝器外管的水溫太高時就必須更換冷水。如果冷凝管的開口冒出蒸氣就表示內部水溫過高，必須馬上換水。

・過熱

　　當液體被加熱到沸點以上的溫度卻沒有發生沸騰的現象就稱為過熱。沸石可以有效調節溫度，防止過熱現象發生。沸石的材質是矽石（矽酸鹽岩），具有粗糙的表面。沸石不能重複使用。當蒸餾器的溫度因為蒸餾過程被中斷而冷卻，就必須更換新的沸石。除了沸石您也可以選用價位較便宜的陶盆碎片（無釉）。透過觀察沸石或陶片的狀態，便能得知液體是否沸騰。

　　只要使用表面光滑的容器（如玻璃蒸餾器）煮水就有可能會發生過熱現象。過熱現象通常不容易被發現，這時候的熱水溫度已經超越沸點，但是依然沒有產生蒸氣及沸騰的現象，事實上水溫已經超過 100 度。過熱現象發生的原因在於水分子缺乏粗糙的表面或氣化核轉化為水蒸氣。因為不知道實際的溫度已經超越沸點，人們往往會繼續加熱蒸餾器導致過熱。這時就有可能發生「蒸餾意外」——液體發生突沸的現象，在瞬間沸騰汽化，導致蒸餾器爆炸。振動的沸石可以提醒我們液體已經開始沸騰，從而防止突沸現象發生。

　　沸點是指物質由液體轉變為氣體時的溫度。物質的沸點會隨著周遭環境的空氣壓力改變，換句話說，您所處的海拔高度會影響物質沸騰的溫度。大氣壓力越高，物質達到沸點的所需溫度也越高。如果您是在山地蒸餾純露，水沸騰的速度就會比較快。

　　如果有過熱的疑慮或當植物原料黏在一起、膨脹甚至阻塞冷凝器時，請降低加熱的溫度，或是輕輕地來回搖晃固定蒸餾器的支架。待植物原料分布均勻後再繼續蒸餾。

　　使用蒸餾器蒸餾不會發生過熱現象。不過您還是須注意蒸氣是否受阻塞、能否順利通過植物原料。

・純露的產量

　　蒸餾一次可以萃取多少植物純露？原則上，每 100 公克新鮮的植物原料或每 150 公克乾燥的植物原料可以萃取出 80 至 100 毫升的純露（視植物種類不同而有落差）。

　　時間久了，您自然就會累積足夠的經驗，知道多少植物原料能蒸餾出多少純露以及蒸餾時間的長短。

・精油的產量

　　雖然蒸餾純露的重點不在於萃取植物精油，但是某些植物的精油含量特別高（如薰衣草及胡椒薄荷），用較大型的蒸餾器蒸餾純露時，這些精油會漂浮在純露的表面，這時您可以用滴管或佛羅倫汀瓶分離純露與精油。吸取純露表面的精油前，要先將純露靜

▶大型蒸餾器接收瓶裡的西洋蓍草精油

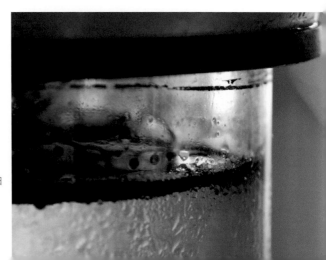

純露芳療大百科

置一小段時間，這麼一來精油才能聚集在水面上。某些植物的精油成分含量低（如德國洋甘菊），這些精油會以水滴的形式漂浮在純露表面。重量比水重的精油（如肉桂精油）就會沉到純露底部。

某些植物的精油含量特別稀少（如香蜂草）。家用的小型蒸餾器是無法用於萃取這類植物精油。

以下植物的精油無法透過蒸餾法萃取：小米草、連錢草、雛菊、鵝耳櫪、金縷梅及矢車菊等。蒸餾這些植物的主要目的是為了萃取植物純露。

・熟成

剛蒸餾完全的植物純露須放置在陰涼的地方熟成二至四週。如果純露表面聚集過多精油可以將精油吸除。

如果您使用的是 0.5 公升的小型蒸餾器，精油的產量微乎其微。

・過濾

大型蒸餾器萃取出的植物純露通常會出現懸浮物質，懸浮物質很少出現在小型蒸餾器中。但是某些植物就算用小型蒸餾器蒸餾也可能會有懸浮物，如西洋夏雪草、菩提花、雛菊或連錢草。如果您想延長植物純露的保存期限，最好過濾純露中的懸浮物質。您可以使用濾紙、波浪形濾紙（又名蛋糕形濾紙）或是布氏漏斗（可於實驗室器材專賣店買到）來過濾。

・衛生

蒸餾前：確保盛裝植物純露的接收瓶乾淨無菌。您可以用濃度 70% 的酒精清潔接收瓶。蒸餾的過程中請勿碰觸純露。否則的話純露可能會受污染。

蒸餾後：徹底洗淨蒸餾器。建議您將裝有植物原料的圓底燒瓶放在軟木圓環（可於實驗室器材專賣店買到）上冷卻。蒸餾後的植物原料可倒入堆肥。待儀器冷卻後再用水清洗燒瓶和冷凝器。出現水垢（石灰沉積物）時，可用醋清潔容器。

・經驗

那不勒斯的自然學家吉安巴蒂斯塔・德拉・波爾塔（1535-1615）撰寫了一套有關蒸餾的專書《蒸餾術九書》，他在書中稱蒸餾為「經驗者的藝術」。您將親身驗證這點：經驗是精通蒸餾的唯一方法。蒸餾的次數越頻繁，您就越能駕馭蒸餾器，純露的品質也會越來越好。講解蒸餾的書籍很多，但是真正的訣竅要靠自己去摸索，這正是蒸餾術迷人的地方。

下面這段引言出自那不勒斯的醫師暨蒸餾師吉安巴蒂斯塔・德拉・波爾塔：「既然談到藝術，那我就從不久前才被發掘的蒸餾術說起吧。蒸餾術簡直可以媲美奇蹟，廣受眾人愛戴。但我說的蒸餾，不是平凡笨拙的人執行的蒸餾，他們只會毀了高尚的蒸餾藝術。我說的蒸餾是由經驗豐富的人操刀的蒸餾藝術……，熱愛學習和探索自然的人不妨從學習蒸餾開始吧。」（請不要因為他傲慢的文字而打消您探索自然的念頭，開始蒸餾吧。）

純露的成分

香氣就如顏色是一種生物現象。
香氣不是分子固有的特性，而是當氣味分子接觸到人類細胞後，大腦對氣味的感知。

——盧卡·圖林

· 成分的鑑定方法

植物純露是蒸餾過程中水蒸氣冷卻凝結後生成的物質。那麼究竟有哪些植物成分能透過蒸餾轉移到純露中呢？

植物純露（又名植物水，英文為 Hydrosol）含有精油、水溶性（親水）及脂溶性（親油）物質。蒸餾時，只有能隨水蒸氣揮發的有機物會轉換成氣態。物質成分是否能隨蒸氣揮發取決於其分子量，通常這類物質的分子量上限為 250g/mol。

所以我們在植物純露中只找得到能隨著蒸氣揮發並冷凝的水溶性物質（即載體蒸餾）。因此**花草茶與純露最大的不同之處就是成分，因為並非所有的水溶性物質都能隨蒸氣揮發。**當物質的分子量過重就無法揮發。因此花草茶和水溶液萃取的部分成分並不存在純露中，如礦物鹽、苦味物質、單寧或黏液。為了鑑定純露的成分，鑑定人員通常會使用溶劑（最常使用己烷）將待測物質從純露中提取出來，然後再用氣相層析法（GC）分析物質。

植物純露的精油含量雖低，但其成分卻非常有效。無論萃取的方式為何，植物純露的精油含量大約是 0.03 至 0.5%。這種分散在純露中的精油分子非常細小，因為乳化在純露中無法被分離出來，所以被稱為 water oil（水油）。這種乳化現象會使植物純露呈現牛奶般的色澤，並非表示純露的品質不好。

乳化在純露中的精油與純露表面聚積的精油有本質上的差異。水油的化學結構具有高度的親水性，主要成分包含醇類、醛類、酮類，以及少量的酯類、氧化物、酚類和香豆素。水油還含有極少量、幾乎檢測不到的單萜類碳氫化合物（Monoterpenkohlenwasserstoffe）及倍半萜類碳氫化合物（Sesquiterpenkohlenwasserstoffe）。所以香蜂草純露的香葉醛及橙花醛濃度比香蜂草精油的香葉醛及橙花醛濃度高出許多。氣相層析法無法驗出倍半萜類的石竹烯及大根香葉烯（Germacren）。薄荷純露的薄荷酮及胡薄荷酮濃度也很高（參考資料：羅塔爾精油蒸餾廠 Rottaler Aromaöle）。但是這些物質在薄荷純露中的總量還是比薄荷精油低很多。

為了方便讀者理解，在此援引羅塔爾精油蒸餾廠的香蜂草（*Melissa officinalis*）分析數據。

羅塔爾精油蒸餾廠運用氣相層析法分析香蜂草精油及純露。結果顯示，香蜂草精油及香蜂草純露所含的檸檬醛比分別是 39:66。也就是說，純露的檸檬醛濃度幾乎是精油的兩倍！鑑定人員接著用溶劑將純露中的水油提取出來。提取出的物質為百分之百的植物精油。然後再運用氣相層析法分析水油的成分，由此我們便能得知水油中含有多少百分比的醛類、醇類及酮類等。用同樣的方法測定純露表面上的精油成分後，再將兩組數據交相比較。這麼一來，兩者間的成分差異就清晰可見。香蜂草的氣相層析結果顯示：兩公升的香蜂草純露與一毫升的香蜂草精油含

純露芳療大百科

有等量的檸檬醛。

　　某些具揮發性的有機物質百分之百溶於水，所以不會出現在精油中。例如玫瑰中的苯乙醇。苯乙醇極易溶於水，因此在純露的含量特別高。此外苯酯也只出現在玫瑰純露，不存在玫瑰精油中。

　　蒸餾也會促成化學反應產生新的物質，即所謂的合成物（Artefakte），如母菊天藍烴、丙酮或硫化物，這些物質並不存在原植物中。

・各別化學成分

醛類，如：香葉醛、己醛、橙花醛、戊醛

　　精油和純露中的醛類濃度高的時候能發揮刺激、振奮的效果，濃度低時則具有鎮靜和平衡的功效。比如用檸檬馬鞭草薰香時，如果氣味很明顯，那麼檸檬馬鞭草就能發揮良好的振奮效果。但是用少量的檸檬馬鞭草噴灑枕頭卻有安撫和促進睡眠的效用。

醇類，如：丁醇（Butanol）、龍腦、香茅醇、香葉醇、庚醇（Heptanol）、己醇（Hexanol）、薰衣草醇（Lavandulol）、沉香醇、薄荷醇、甲醇（Methylalkohol）、橙花醇、辛醇（Octanol）、α-松油醇、萜品烯-4-醇。

　　上述這些醇類中最常見的是沉香醇。醇類是具有怡人芳香的物質。具有滋潤肌膚的效果，還能殺菌、抗黴及抗病毒。醇類能發揮鎮靜和提振情緒的作用，原則上很容易被人體吸收。

酯類，如：乙酸龍腦酯、乙酸香葉酯、乙酸薰衣草酯（Lavandulylacetat）、乙酸沉香酯、乙酸甲酯（Metylacetat）、乙酸橙花酯。

　　酯類是純露花香及果香的來源。它能保養肌膚，並具有鎮靜、消除恐懼和平衡的效果。在蒸餾的過程中酯類會逐漸分解。酯類由酸及醇這兩種分子組成。酯類水解後產生的酸使得純露的酸鹼值偏酸。酯類難溶於水。

酮類，如：丁酮（Butanon）、茨酮（Camphon）、香旱芹酮（Carvon）、氪（Crypton）、薄荷酮、松樟酮（Pinocamphon）、胡薄荷酮、異薄荷酮、側柏酮、辛酮（Octanon）。

　　酮類難溶於水。所以酮類在純露中的濃度很低。酮類具有消炎、抗過敏和鎮靜的作用。

氧化物，如：丁香油烴氧化物、1,8-桉樹腦、沉香醇氧化物、玫瑰氧化物（Rosenoxid）

　　純露中最常見的氧化物是 1,8-桉樹腦。1,8-桉樹腦又名桉葉油醇。以尤加利純露為例，其含有的氧化物能發揮袪痰和殺菌的效果，所以尤加利純露能對抗呼吸系統疾病。除此之外氧化物還具有輕微鎮痛、提升專注力及刺激的效果。

酚類，如：香芹酚、百里酚。酚類難溶於水，在純露中的含量極低。大車前草純露及紫錐花純露皆含有酚類化合物。酚類有殺菌的效果。

硫化物，如：二甲硫。硫化物難溶於水。根據普萊斯的著作，香蜂草、大車前草及西洋夏雪草純露含有硫化物。

單萜烯類化合物，如：香檜烯（Sabinen）、α-蒎烯、β-松烯、α-水甜茴香萜、β-水甜茴香萜。

萜烯類化合物，如：茨烯、石竹烯、香檜烯、檸檬烯、香葉烯、水芹烯、α-蒎烯、β-松烯、α-水甜茴香萜、β-水甜茴香萜、檀香烯。

　　根據普萊斯的著作，胡蘿蔔籽純露及玫瑰天竺葵純露含有香檜烯，牛膝草純露及香蜂草純露含有α-石竹烯。萜烯類化合物具有解除痙攣、幫助排痰和消炎的作用。

氫的量：pH 值

·細菌、黴菌與病毒

pH 值全稱為 Potentia hydrogenii，意思是氫的數量、濃度。氫氣究竟蘊含多大的力量，這點我們只要看看太陽就知道。太陽透過核融合反應，將氫原子核融合成氦原子核，因而釋放出巨大的能量。太陽每秒鐘能消耗 564 噸的氫氣。太陽核融合釋放出的熱量是地球生物得以生存的重要前提。

儘管 pH 值也和氫氣有關，但是和太陽相比測量植物純露的 pH 值就顯得溫和多了。植物純露的質地相對不穩定，也就是說，植物純露的保存期限不長，它會受細菌、病毒和黴菌感染而變質，無法繼續被使用。測量植物純露的 pH 值除了可以及早得知純露是否受污染，還能推斷純露的療效，是一個相當好用的辦法。

pH 值是測量溶液酸鹼值的指標。酸性溶液帶有較多的陽離子（氫離子），鹼性溶液則帶有較多的陰離子（氫氧根離子）。正負離子會互相吸引、靠近。這便是離子之所以名為 Ion 的原因（Ion 在希臘文的意思是移動的粒子）。

pH 值表示酸液或鹼液中帶正電的氫離子的濃度。其範圍介於 0 至 14 之間。pH 值 0 至 7 表示酸性，0 是酸性溶液的最大值。pH 值 7 至 14 則表示鹼性，14 是鹼性溶液的最大值。介於 0 和 14 之間的中間值是 7.0，表示乾淨的純水。我們裝進蒸餾燒瓶的水 pH 值會隨水質而有所變化，但是基本上落在 7 左右。蒸餾的過程中，水和植物原料會發生化學反應，生成的純露會有不一樣的 pH 值。基本上植物純露的 pH 值落在 5 和 6 之間，有時候會更低。某些植物純露的 pH 值就非常低，例如 2.9。

很多植物純露都有標準的 pH 值可供參考。大部分的生產商都會在蒸餾中與蒸餾後測量純露的 pH 值。不過純露的 pH 值會隨著蒸餾時間的長短、水質、採收時節、產地和年分而有所變化。這便是為什麼書籍文件和生產商列出的 pH 值會有些微的差距。儘管如此 pH 值一樣有其意義和參考價值：

如果買到的植物純露 pH 值與標準值落差過大，那麼純露可能已經變質或含有其他添加物。

藉由測定純露的 pH 值我們發現，幾乎所有的植物純露都是弱酸性。其中以 pH 值 5.5 左右為公認的最佳數值。因為人類肌膚的 pH 值就是 5.5，也就是說人類肌膚的表面有一層天然的酸性保護膜。如果純露有特定的醫療用途，其 pH 值也不一定要是 5.5，如下文即將提到的岩玫瑰純露。

酯類是不穩定的化合物，在蒸餾的過程中會水解成酸和醇。所以植物純露的 pH 值通常偏酸（植物種類不同酸度也不同）。而這也意味著植物純露具有天然的、微微的抗菌本質。因為純露為弱酸性，所以具有抑菌的效果，能在一定時間內抑制細菌生長（但是對黴菌和病毒就沒輒了）。用純露自製乳霜時，由於乳霜的 pH 值低，所以能發揮一定的防腐功效。由於植物純露含有精油，所以保存期限較長，不像花草茶保質期通常只有一天。無論是使用中或是儲藏中的純露都很

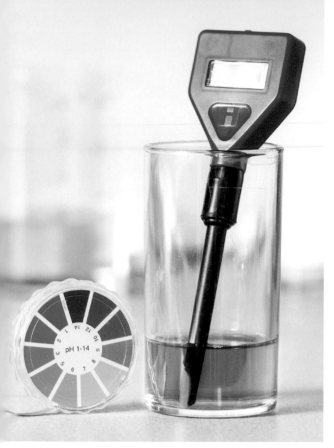

▲ pH 試紙和測試儀

容易被細菌感染,而這常常是肉眼無法辨認的。這時 pH 值就是一個很好的測驗方法,能夠檢測純露是否受細菌感染而變質。

純露的 pH 值能大約透露保質期的長短:pH 值越低,純露就越酸,保存期限也越長。比如蘇珊‧凱蒂測得的岩玫瑰純露 pH 值非常低,只有 2.8 至 3.4,其保存期限高達兩年。

怎麼知道純露是否受細菌感染?受細菌污染的純露 pH 值會升高。微生物喜歡在 pH 值高的溶液中生長。如果您測得的純露 pH 值偏離標準值且接近 7,或是怎麼測都落在 6 以上,這就可能意味著純露裡已經有細菌滋長。以下情況發生時純露的 pH 值也有可能會接近 7:蒸餾時間過長,導致最後萃取出的純露事實上只是 pH 值 7 的蒸餾水。所以蒸餾的時間越長,pH 值也會越高。因此蒸餾

時,您可以藉由測量 pH 值來判定蒸餾工作是否已經完成,當數值開始偏離標準值並逐漸升高就可以結束蒸餾。加了酒精的植物純露 pH 值也會接近 7。

純露的 pH 值也可以反映其功效:純露的 pH 值越低就越酸,緊緻和收斂肌膚及黏膜的效果就更強。肌膚組織收縮時,便能發揮止血的效果,例如岩玫瑰純露。

· 測量

如果您打算更深入接觸植物純露,不妨試著測量純露的 pH 值。

建議您每隔一段時間就測量開瓶後的純露的 pH 值。如果您有儲藏中的植物純露,偶爾測一下 pH 值也比較保險。

蒸餾完成後馬上測量純露的 pH 值。將測得的 pH 值紀錄在蒸餾筆記本中,或是標示在純露的標籤上。**剛接觸純露的新手只要用 pH 試紙就能有效測定純露的品質。**pH 試紙在藥局和實驗室用品專賣店都買得到。如果您打算深入研究植物純露,購買電子測試儀是值得的(可在實驗室用品專賣店購得)。

測量純露的 pH 值時請盡量選在差不多的溫度下執行(如 20 度左右)。有些黴菌和病毒還是有辦法在植物純露中滋長,而且很難透過測量 pH 值來辨別,但其實植物純露早已變質無法使用。這時候我們的鼻子就是最有效的生物偵測器。**受感染的純露大多會失去它特有的芳香,取而代之的是一股霉味。我們的眼睛也能夠看出一點端倪:當純露中漂浮條狀物或白色的雲狀物、或純露變得混濁時,這表示為時已晚,黴菌已經在裡面繁殖,純露已經變質了。**

389

天然保養品的
實用資訊

・原料與製作方法

想要用純露自製藥品和保養品，就該先認識相關的重要原料。除此之外，最好對精油和純露的製作方式也有一定程度的了解。

原精

原精是高濃度的植物芳香萃取物，由己烷或酒精（乙醇）等溶劑萃取而得。專門用來提取無法以蒸氣蒸餾法萃取的植物精油。原精中的溶劑殘留需控制在容許值內，能做到零殘留是最好的。選購時，請盡量選擇酒精溶劑萃取的精油。

溶劑萃取最常被用於提取生長在熱帶地區的芳香花朵，如黃玉蘭、緬梔、茉莉花、野薑花、玉蘭花、桂花及晚香玉。製作原精時，不會產出純露。原則上，這些鮮花不適合用於蒸餾純露。如果您還是想製作芬芳的天然香水可以試試這個方法：將花朵的原精（溶劑萃取或二氧化碳萃取皆可）加水調合後蒸餾。花朵的香氣能和水完美結合。但是用這個方法蒸餾出的液體並非真正的純露，所以也不具備前文提到的療效和成分。儘管如此它依然是香氣誘人的天然香水。確切的製作方法如下：

花卉香水：將 100 毫升、溫度約等同手溫的水裝入蒸餾燒瓶，滴入 1 至 2 滴原精（滴數視香氣濃度而訂），用力搖晃均勻後緩緩蒸餾。注意：請勿將瓶中所有的水都蒸餾光。裝入噴霧瓶以方便使用。

酒精

加酒精的目的是為了調合純露及精油，如製作外用藥酒和酊劑時。將酒精加入乳霜則有助於防腐。使用植物純露薰香室內空間時也可以調合酒精。適合的酒精有伏特加及濃度 70% 的非變性酒精（可於藥房購買）。市面上也能買到水果烈酒（請選擇有機栽培的生產者），水果烈酒很適合用來製作酊劑。某些配方需要用到高濃度的酒精（95-96%），高濃度酒精可以在藥局中買到。此外，義大利的超市也買得到高濃度酒精，而且價格很便宜。因為當地人會用它來釀造傳統的檸檬甜酒 Limoncello（從義大利輸入酒精時請遵守相關的進口條例）。

杏桃核仁油

杏桃核仁油提取自杏桃（*Prunus armeniaca*）的核仁。杏桃核仁油質地清爽、不會太油膩且很好吸收，飄散淡淡的苦杏仁香氣。具有補水、促進肌膚再生和鎮靜的功效，適合所有的肌膚類型使用。尤其是乾燥、敏感、易受刺激的肌膚特別適合使用杏桃核仁油保養。杏桃核仁油還能撫平細紋，是抗老、抗皺乳霜和隔離乳的理想基材。杏桃核仁油的保存期限大約是一年。

摩洛哥堅果油

摩洛哥堅果油取自摩洛哥堅果樹（*Argania spinosa*）的果實。這種樹生長在摩洛哥。摩洛哥堅果油具有高濃度的生育酚（Tocopherol，即維生素 E），能夠為肌膚補充水分並促進細胞再生。它還能保護肌膚不受環境中的有害物質傷害，並能防止皺紋生成。摩洛哥堅果油是保養乾燥、疲乏的熟齡

肌的首選。用摩洛哥堅果油與植物純露製成的乳霜及隔離乳很適合用來保養及鎮靜牛皮癬和神經性皮膚炎。摩洛哥堅果油的保存期限大約是一年。

Attar 蒸餾法

這是印度當地的一種傳統蒸餾法，這種蒸餾法結合了檀香精油。Attar 通常被用來萃取珍貴的花香精油，因為某些花香類精油無法透過蒸氣蒸餾法提取。番紅花精油就是透過 Attar 蒸餾法萃取。

酪梨油

營養價值豐富的酪梨油提取自酪梨（*Persea gratissima*）的果肉，帶有黃綠色的色澤。酪梨油的延展性很好，特別適合乾燥的肌膚使用。它能幫助保養成分滲透到肌膚的角質層。酪梨油經常被製成乳霜保養乾燥和熟齡的肌膚。

歐洲本土的榛果油也能發揮類似酪梨油的功效。榛果油由榛果樹的果實壓製而成。

安息香精油

安息香精油又被稱為安息香浸膏（*Benzoin Resinoid*）。是以溶劑萃取自安息香樹的樹酯。安息香（*Styrax tonkinensis*）有兩種：泰國安息香和蘇門答臘安息香，其中又以泰國安息香的品質最好。安息香非常滋潤肌膚，並有安慰和平衡心理的功效。安息香散發一股溫暖、柔和的香草香氣。如果您打算用安息香精油調製香水、鬍後水或是體香劑，請先將安息香混合高濃度的酒精溶解後再加入純露中。如果沒有先溶解安息香，安息香可能會阻塞噴霧瓶的噴頭。在少數情況下，安息香可能會引發肌膚過敏。因此建議您使用安息香前請先進行肌膚測試。

蜂蜜

蜂蜜也能加工製成乳霜。蜂蜜具有殺菌和消炎的作用，能夠保養並鎮靜肌膚。製作乳霜時要把蜂蜜加入溫熱的液體中溶解。對蜂蜜製品過敏的人請勿使用。

蜂蜜原精

蜂蜜原精是蜂巢或蜂蜜經酒精萃取而得。注意，選購時請避開用己烷萃取的原精。蜂蜜原精蘊含溫暖柔和的蜂蜜香，很適合加工製成乳霜或隔離乳。對蜂蜜製品過敏的人請勿使用。

蜂蠟

蜂蠟（Ceraflava）是天然的穩定劑和乳化劑，可用於製作乳霜、軟膏及乳液。

自製天然保養品時，請選擇未漂白的有機蜂蠟。白蜂蠟（Ceraalba）經常是用過氧化物（Peroxide，有毒）漂白。蜂蠟具有輕微的乳化效果。固態蠟的熔點是 60 度。請將蜂蠟加入油脂中一同加熱。對蜂蜜製品過敏的人請勿使用。

虎耳草茴芹酊劑

虎耳草茴芹（*Pimpinella saxifraga*）是德國原生的繖形花科植物。這種植物具有消炎和祛痰的功效，用來漱口有助於舒緩喉嚨發炎。您可以在藥房中買到虎耳草茴芹酊劑和虎耳草茴芹根。

洋委陵菜酊劑

洋委陵菜（*Potentilla tormentilla*）是德國原生的薔薇科植物。這種植物因為含有大量的單寧，所以能發揮緊緻的功效，最常被用

於漱口以舒緩發炎的口腔黏膜和咽喉。洋委陵菜酊劑的原料是洋委陵菜根，可於藥房中買到。

化學型

現代芳香療法的術語，縮寫為 Ct.或 ct.。專指含有不同成分的同屬同種植物。植物之所以會發展出不同的成分物質，有可能是氣候或是土壤因素。植物的化學型對精油深具意義，但對純露就幾乎沒有影響。因為植物純露的精油含量極低，以至於植物的化學型對純露品質的影響微乎其微。生產商在萃取特定化學型的植物精油時，會選用以扦插法繁殖的同質芳香植物。野生植物的化學型態比人工栽培的芳香植物更多元。

葉綠素

以液體的形式加入乳霜中。市面上的葉綠素有脂溶性和水溶性兩種。只要一點點脂溶性葉綠素就能將基底油、乳霜及隔離乳染成淡綠色或深綠色（視使用劑量）。拿取方式：以玻璃攪拌棒的尖端或是針頭沾取葉綠素。具有抗氧化的效用。

二氧化碳萃取

用二氧化碳萃取植物精油的方法。這種萃取方式不需要用到溶劑。萃取出的精油具有濃郁、道地的植物香氣。

再蒸餾、重複蒸餾（Cohobation）

這是煉金術發展出的蒸餾方法。多次蒸餾法：通過重複蒸餾植物純露以提升成分濃度。以重複蒸餾法萃取出的純露通常含有較高濃度的物質成分。蒸餾玫瑰純露和香蜂草純露時最常採用這個方法，因為這兩種植物的精油含量很低。

藥蜀葵根

藥蜀葵（*Althea officinalis*）又名白錦葵，錦葵科的藥用植物。藥蜀葵的學名源自希臘文，意思是「治癒」。因為藥蜀葵的根部糖含量高，以前曾被用來製作棉花糖。藥蜀葵根的黏液含量約占 25-30%。其相關製品具有非常滋潤肌膚的效果。藥蜀葵能發揮鎮靜、消炎的作用，用來治療肌膚發炎和黏膜組織發炎特別有效。將蜀葵根粉、薰衣草純露（請參考 155 頁）及黏土調合後，就能製得一款舒適又滋養的面膜。用藥蜀葵根或蜀葵根粉自製保養品時，請勿加熱純露，一定要用冷的純露。藥蜀葵根的質地溫和又滋潤，即便是神經性皮膚炎的患者也能夠使用。藥蜀葵是瀕臨絕種的植物，屬於保育類的物種。因此建議您在自家的庭院栽種藥蜀葵，收成其根部。順道一提，藥蜀葵是一種美麗又優雅的植物。藥草店和藥房都有販售蜀葵根粉。

乳液

乳液是兩種互不相溶的物質混合在一起的狀態，如水和油。製作乳液通常需要用到乳化劑。

隔離乳則是透過激烈搖晃使液體中的水和油脂短暫相溶，形成乳液般的質地。

關華豆膠

關華豆膠是一種天然增稠劑，萃取自關華豆（*Cyamopsis tetragonolobus、tetragonoloba*）種子的胚乳（包裹胚芽的營養組織）。關華豆是一種豆科植物。關華豆膠又名瓜爾豆膠，經常被加入食品中作為穩定劑或乳化劑（即 E412），也可用於製作乳霜和凝膠。關華豆膠的分子量高，所以無法滲入肌膚。自製乳霜

或乳液時，只要用刀尖取少量的關華豆膠當穩定劑即可。

石榴籽油

石榴籽油萃取自石榴（*Punica granatum*）的種子。石榴籽油能有效促進肌膚再生及修復，起到抗老化的作用。石榴籽油能保護肌膚免受自由基的侵害。相當適合用來保養熟齡肌。石榴籽油含有植物性類雌激素，能調節人體的荷爾蒙，特別有助於更年期的肌膚再生。石榴籽油的保存期限約六至九個月。暴露在空氣中的石榴籽油很快就會變質，所以必須密封冷藏。使用珍貴的石榴籽油自製乳霜或隔離乳時，只需少量添加即可。

阿拉伯膠

阿拉伯膠是一種天然物質，萃取自阿拉伯膠樹（*Acacia senegal*）凝結的汁液。食品加工業經常使用阿拉伯膠作為穩定劑、增稠劑或抗結劑（即 E414）。自製保養品時通常使用阿拉伯膠粉作乳化劑（例如製作入浴劑的時候）。

大麻油、大麻籽油

大麻籽油萃取自大麻（*Cannabis sativa*）的種子。具有消炎和促進細胞再生的功效，特別適合用來保養粗糙、脫屑、敏感及疲乏的肌膚。所以大麻籽油經常被用來製作護手霜。大麻籽油能舒緩並護理搔癢的肌膚，可製成乳霜或隔離乳鎮靜神經性皮膚炎。大麻籽油為藍綠色。保存期限大約是一年。

鳶尾花根粉

鳶尾花根粉又名菫菜根粉。由鳶尾花（*Iris germanica var. florentina*、*Iris pallida*、*Iris germanica*）的根部製成。鳶尾花根必須

經過多年的儲藏才會生成獨特的菫菜花香。鳶尾花根粉具有消炎和補水的作用，是非常滋潤肌膚的原料。鳶尾根粉常被用來調製保養面膜和磨砂膏。

絞股藍

絞股藍（*Gynostemma pentaphyllum*）又被稱作「長生不老草」，是深受中醫倚重的藥草，功效相當廣泛。絞股藍是有效的滋補品，被用來治療各式各樣的疾病。用於保養肌膚時，絞股藍能發揮抗氧化的功效，並能鎮靜和穩定發炎的肌膚。絞股藍酊劑可用於製作乳霜。將新鮮的絞股藍植株切細後蒸餾，就能萃取出養顏美容的絞股藍純露。絞股藍純露的香氣就如其植株般清新。

聖約翰草浸泡油

聖約翰草浸泡油是一種油脂萃取物，原料是聖約翰草（*Hypericum officinalis*）的鮮花和葉片（葉片可省略）。聖約翰草浸泡油為紅色。通常使用橄欖油來萃取。聖約翰草浸泡油具有消炎、鎮痛和促進傷口癒合的效果。肌肉緊繃、腸胃痙攣和脹氣時使用有助於解除痙攣。對此，建議您將聖約翰草浸泡油與甜茴香純露調合成按摩油使用。神經發炎時使用聖約翰草浸泡油有助於鎮痛。

荷荷芭油

荷荷芭油是壓榨荷荷巴（*Simmondsia chinensis*）的堅果而得，是一種液態蠟。可作為乳霜的乳化劑，而且很耐熱。荷荷芭油不僅適合所有的肌膚類型使用，而且很容易被肌膚吸收。具有消炎、舒緩和保護肌膚的作用。荷荷芭油有助於肌膚平衡水分，氣味也很很溫和。含有脆弱活性成分的乳霜經常使

用荷荷芭油作穩定劑。荷荷芭油至少能保存兩年半。

可可脂

可可脂是可可豆（*Theobroma cacao*）的脂肪。可可脂為黃白色或淺黃色，加熱至 30-38 度時會融化，是製作乳霜時的穩定劑，具有滋潤的效果。可可脂適合用來保養脆弱、疲乏和乾燥的肌膚，也很適合用於護理嬰兒的肌膚。可可脂抹在肌膚上的感覺相當舒適柔軟。天然食品行就可以買到有機的可可脂。市面上還有販售塊狀的可可脂錠（每錠 0.5 公克），很方便計算重量（如生產商 Rapunzel 就有販售）。可可脂的保存期限大約是兩年。

椰子油

椰子油取自椰子樹（*Cocos nucifera*）的果肉。加熱至 24、25 度時會融化，所以椰子油在它的原產地是液態，也因此被稱為椰子油。椰子油在肌膚上的延展性很好，用來製作乳霜可以賦予乳霜舒適、滑嫩的質地。把椰子油塗在肌膚上會感覺涼涼的，特別適合用來護理乾燥和發炎的肌膚。市面上的椰子油常常添加人工合成的椰子香。建議您盡量挑選天然無添加的椰子油，如初榨椰子油。椰子油需保存在陰涼處，保存期限大約是兩年。

脫水羊毛脂（*Lanolin anhydrid*）

脫水羊毛脂又名無水羊毛脂或脫水綿羊油。名稱中的 anhydrid 是無水的意思。羊毛脂是一種淡黃色的膏狀物質，為羊皮脂腺的分泌物。加熱到 40 度時會融化，是天然的乳化劑，可用於製作乳霜。它能形成穩定的油包水型乳液（W/O 乳液），並能吸收比其自身重量重上數倍的水。羊毛脂既能滋潤肌膚又能促進傷口癒合。可用於護理癒合不良的傷口和濕疹。羊毛脂能預防肌膚乾燥，適合用於調製冬季乳霜。乾燥肌的使用者可以選擇羊毛脂製作乳霜。

敏感肌的使用者塗抹羊毛脂時可能會發生局部發炎的狀況。建議您使用前先進行肌膚測試。請選擇化學殘留在容許值內的高品質羊毛脂。羊毛脂幾乎不會變質，保存期限很長。

夏威夷果油

夏威夷果油是壓榨澳洲堅果樹（*Macadamia integrifolia*）的核果而得。澳洲堅果樹的核果含油量高達 80%。珍貴的夏威夷果油散發一股堅果芬芳，具有滋潤和促進肌膚再生的效果，是保養乾燥肌和熟齡肌的首選。夏威夷果油很容易被吸收，能使肌膚變得柔嫩光滑。珍貴的夏威夷果油質地厚重、營養價值豐富，通常會搭配其他的植物油一起使用。保存期限大約是一年。

杏仁麩

杏仁麩是生產甜杏仁油的副產品。溫和又滋養的杏仁麩可用於清潔臉部，適合與植物純露一起調合成去角質霜。杏仁麩含有部分的甜杏仁油，用來去角質可以防止肌膚乾燥。請選擇甜杏仁（*Prunus amygdalus dulcis*）的杏仁麩來去角質，而不是苦杏仁。顆粒越細膩的杏仁麩去角質的效果越溫和。

甜杏仁油

甜杏仁原產於中亞。南歐、地中海區和美國加州為現今的主要產區。

高品質的甜杏仁油質地輕薄，色澤為澄澈的淡黃色，且散發細膩的堅果香氣。甜杏仁油具有高含量的不飽和脂肪酸。

甜杏仁油是非常滋養且補水的植物油。甜杏仁油適合所有的肌膚類型使用。尤其是嬰兒細膩的肌膚及敏感、乾燥、疲乏的熟齡肌特別需要甜杏仁油的呵護。甜杏仁油的酸含量很低。它能撫平粗糙的肌膚、迅速被肌膚吸收、賦予肌膚柔嫩的觸感。甜杏仁油的保存期限大約是一年。

浸泡油

將植物原料浸泡在油中萃取其脂溶性的植物成分。著名的植物浸泡油有：山金車浸泡油、雷公根浸泡油、聖約翰草浸泡油、洋甘菊浸泡油、金盞花浸泡油及椴梣浸泡油。

土撥鼠油

土撥鼠油（*Olea marmotae*）取自阿爾卑斯旱獺，是流傳在阿爾卑斯山間的民間藥方，已有數千年的歷史，專治肌肉骨骼發炎。土撥鼠油具有促進血液循環、消炎、止癢和鎮痛的功效，並含有一種類可體松物質。適合用來護理脆弱、龜裂和粗糙的肌膚，並防止皮膚乾燥。請勿單用土撥鼠油，將土撥鼠油與其他油脂、軟膏或是乳霜調合後再使用。土撥鼠油在攝氏 10 度以下會凝固。開封後可以保存六個月。在少數情況下，土撥鼠油可能會刺激敏感的肌膚。建議您使用前先進行肌膚測試。

建議您向阿爾卑斯山當地的正規生產商購買土撥鼠油，這些生產商是領有官方許可證的正規供應商。

蜂膠酊劑

蜂膠酊劑為蜂膠的酒精萃取液。能夠抗菌、消炎、促進傷口癒合和強化免疫力。

對蜂蜜製品過敏的人請勿使用。蜂膠酊劑可於天然食品行、健康食品店或是有機蜂農那買到。

香料浸膏、香樹脂（Resinoid）

香料浸膏的做法是將含油樹脂（樹脂或植物的脂狀分泌物）與溶劑（如有機氯化合物、甲苯、乙醇）一起加熱溶解後過濾。部分的溶劑可以透過蒸餾法再度被分離出來。因為有機氯化合物有毒，所以香料浸膏的化學殘留必須在容許值內。選購時，最好挑選以無毒的乙醇萃取的香料浸膏。有些香料浸膏也會被蒸餾成精油。

金盞花油、金盞花浸泡油

金盞花浸泡油是將金盞花（*Calendula officinalis*）的鮮花浸入橄欖油中製成。將浸泡油放置在太陽下曝晒 2 到 3 週後，過濾裝進深色的玻璃瓶中。金盞花浸泡油具有消炎和促進肌膚再生的作用，適合用來護理乾燥、粗糙及發炎的肌膚。將金盞花浸泡油與植物純露調合成乳霜或隔離乳後，可用於治療肌膚發炎、痔瘡、褥瘡、乳頭疼痛、晒傷或保養寶寶的肌膚。金盞花浸泡油很容易被肌膚吸收。保存期限大約是一年。

金盞花酊劑

金盞花酊劑是金盞花（*Calendula officinalis*）的酒精萃取物。具有收斂肌膚、抗菌、消炎、抗黴菌和促進傷口癒合的功效。無論是植物純露、乳霜、凝膠或是隔離乳都很適合搭配金盞花酊劑。

番紅花—Attar 蒸餾法

這是用檀香精油蒸餾番紅花柱頭（*Crocus sativus*）萃取出的精油，非常滋潤肌膚。心理效用：平衡、提振情緒、催情。番紅花精油散發一股溫暖、柔和又誘人的香氣。在阿育吠陀療法中，番紅花被視為具有平衡心靈、回春和活絡身心作用的強大植物。

沙棘果油

沙棘果油（*Hippophae rhamnoides*）蘊含豐富的脂溶性維生素，如類胡蘿蔔素、生育酚及植物固醇，有助於修復因日晒或輻射受傷的肌膚。沙棘果油能有效促進細胞再生，適合用來護理乾燥、受刺激、發炎和粗糙的肌膚。用於調製乳霜時，只需要滴入一至兩滴沙棘果油即可。加入沙棘果油的乳霜、基底油或隔離乳會變成鮮豔的橙色。保存期限大約一年。

變豆菜浸泡油

變豆菜浸泡油是以橄欖油或甜杏仁油浸泡歐洲變豆菜（*Sanicula europea*）的葉片（鮮葉或乾燥葉皆可）而得。歐洲變豆菜是一種繖形科植物。具有收斂、消炎和幫助傷口癒合的功效。

芝麻油

天然保養品使用的芝麻油（*Sesamum indicum*）是未經烘焙的冷壓植物油。芝麻油在阿育吠陀療法中備受推崇，被視為具有極佳的醫療效用。芝麻油具有抗氧化、平衡、促進血液循環、幫助肌膚排毒和再生的功效。將芝麻油塗抹在肌膚上會有溫暖的感覺，芝麻油還是公認的神經補品。具有抗老化效用的芝麻油常被調入乳霜和隔離乳中。

請記得選擇初榨的冷壓芝麻油。芝麻油的保存期限大約是一年半。

乳木果油

乳木果油是冷壓乳木果樹（*Butyrospermum parkii*）的種子而得，乳木果樹主要生長在非洲的薩赫爾地帶（Sahel）。乳木果油具有奶油般的質地和中性的氣味，常被作為穩定劑製成乳霜，塗在肌膚上具有保濕的效果。乳木果油還能幫助肌膚保持彈性，發揮滋潤和保護肌膚的效果，而且非常容易被肌膚吸收。乳木果油有助於肌膚調節水分並防止肌膚老化。這便是會什麼許多抗氧化的配方都含有乳木果油。粗糙、乾燥及受損的肌膚特別適合使用。用乳木果油調製乳霜時，一定要持續攪拌直到乳霜完全冷卻為止。乳木果油的保存期限大約是兩年。

矽凝膠

矽凝膠的原料是二氧化矽。使用在肌膚上具有消炎、止癢和冷卻的效果。矽凝膠適合與植物純露調合成各式肌膚凝膠治療蚊蟲咬傷及搔癢。可於藥房、天然食品行或健康食品店買到。

酊劑

所謂的酊劑就是植物的酒精萃取物（台灣俗稱藥酒）。可調入乳霜、純露或凝膠中使用。酊劑可補充植物純露不具備的成分物質，如可溶於酒精的單寧。除此之外酊劑還能發揮防腐的作用。酊劑的原料可以是新鮮或乾燥的植物。製作方法：取一個有旋轉蓋的玻璃瓶，裝入植物原料至半滿，注滿酒精後旋緊蓋子。靜置二至四週，期間請偶爾搖晃瓶身。最後以細目濾網過濾溶液，將酊劑

保存在深色的滴管玻璃瓶中。如果您想要更準確的計算用量可以參考以下這個比例：20至30公克的新鮮植物原料（或10至15公克的乾燥植物原料）兌100毫升的酒精。配方中的酒精可以選擇伏特加或濃度40至45%的可食用烈酒。您可以在各章節中找到更多關於植物酊劑的訊息（如金縷梅酊劑、洋絨毛花酊劑）。

葡萄籽油

葡萄籽油萃取自釀酒葡萄（*Vitis vinifera*）的種子。葡萄籽油質地非常輕盈，很容易被肌膚吸收，可提供肌膚脂溶性的營養物質，如維生素E。葡萄籽油的不飽和脂肪酸含量豐富。有助於提升肌膚的彈性、滋潤並平衡肌膚功能，使肌膚變得柔嫩光滑。葡萄籽油適合用來保養年輕肌膚、中性肌、油性肌和不潔肌。葡萄籽油還能修護受損的肌膚。您可以將葡萄籽油製成質地輕盈的乳霜保養年輕肌膚。以化學方法精製過後的葡萄籽油幾乎無色無味。冷壓法萃取的葡萄籽油則色澤翠綠、散發堅果的香氣。生產一公升的葡萄籽油需要50公斤的葡萄籽。葡萄籽油的保存期限大約是兩年。

小麥胚芽油

珍貴的小麥胚芽油萃取自小麥（*Triticum aestivum*）的胚芽，小麥胚芽油的質地厚重而黏膩。天然維生素E（生育酚）的含量非常豐富。小麥胚芽油是天然的抗氧化劑，能夠保護肌膚細胞免受自由基的侵害。自由基是一種會攻擊身體細胞、使其失去功能的物質。因此小麥胚芽油能夠延緩肌膚老化。除此之外，小麥胚芽油還具有促進肌膚再生、消炎和促進膠原蛋白生成的功效。具有保濕效果的小麥胚芽油特別適合用來保養老人斑、蛛網紋、疤痕和皺紋。小麥胚芽油常被用來調合其他植物精油。小麥胚芽油的保存期限不長，暴露在空氣中很快就會變質。開封後冷藏可以保存約九個月。

玫瑰籽油

玫瑰籽油是非常珍貴且有效的植物油。因為玫瑰籽油的類胡蘿蔔素含量豐富，所以呈現金紅色的色澤。玫瑰籽油萃取自玫瑰果（*Rosa mosqueta*、*Rosa rubiginosa*）的種子（玫瑰籽），具有卓越的促進細胞再生的功效。玫瑰籽油是保養受損、乾燥與疲乏肌膚的聖品，而且非常容易被肌膚吸收。玫瑰籽油是相當珍貴的植物油，用於調製乳霜和隔離乳時少量添加即可。玫瑰籽油適合用於護理皺紋、疤痕及黑斑，並且能有效對抗牛皮癬。玫瑰籽油還能用於舒緩蛛網紋。但是玫瑰籽油很容易氧化，所以保存期限不長。變質的玫瑰籽油會散發一股霉味和腥味。所以建議您不要買太多玫瑰籽油存放，開封後要盡快使用完畢。

採收部位與蒸餾季節

春季
歐白芷根
歐白芷葉
蘋果花
熊根芹根
樺樹葉片
大車前草葉
道格拉斯冷杉樹枝
羽衣草葉片
雛菊全株
連錢草全株
鵝耳櫪葉
金縷梅樹皮和葉片
榛樹葉
永久花植株
絞股藍
黑醋栗芽
櫻桃李花
山松樹枝
落葉松樹枝
月桂葉
紅杉樹枝
桑葉
歐前胡葉
歐前胡根
香桃木葉
橙花
楊樹芽
玫瑰天竺葵葉
黑刺李花
花楸芽
銀冷杉樹枝

初夏
歐白芷葉
熊根芹植株
樺樹葉芽
大車前草葉
道格拉斯冷杉樹枝
馬鞭草
三色堇植株
雲杉嫩葉
羽衣草葉
連錢草葉
山柳菊
鵝耳櫪葉
榛樹葉
接骨木花
傘房薔薇花
永久花植株
絞股藍植株
黑醋栗葉芽
矢車菊花
落葉松樹枝
山松嫩葉
菩提花
月桂葉
紅杉樹枝
桑葉
香蜂草葉
大紅香蜂草植株
香桃木葉
橙花
胡椒薄荷植株
金盞花

玫瑰花
迷迭香
杜松嫩葉
銀冷杉嫩葉
野生胡蘿蔔，全株
五葉松樹枝

夏季
歐白芷葉
小米草植株
羅勒
檸檬薄荷
大車前草葉
岩玫瑰枝條
道格拉斯冷杉樹枝
馬鞭草
尤加利樹葉
三色堇植株
甜茴香籽
雲杉嫩葉
鐵線蕨
羽衣草葉片
雛菊植株
雷公根植株
連錢草葉
山柳菊
金縷梅葉
榛樹葉
牧草花
永久花植株
茉莉花
絞股藍植株
德國洋甘菊花朵

純露芳療大百科

398

羅馬洋甘菊植株及花朵
矢車菊花朵
山松樹枝
薰衣草植株及花朵
菩提花
月桂葉
檸檬草
旋果蚊子草花朵
紅杉樹枝
桑葉
歐前胡葉
麥蘆卡樹枝
香蜂草葉
大紅香蜂草植株
快樂鼠尾草植株
香桃木葉
胡椒薄荷植株
金盞花
玫瑰花朵
玫瑰天竺葵葉
迷迭香植株
鼠尾草植株
西洋蓍草植株
纖細老鸛草植株
茶樹葉片
百里香植株
杜松樹枝
銀冷杉樹枝
西洋夏雪草花朵
洋絨毛花植株及花朵
牛膝草植株
雪松樹枝
五葉松樹枝
檸檬馬鞭草植株
絲柏樹枝

秋季

歐白芷根與果實
茴芹果實
小米草植株
熊根芹根
羅勒植株
大車前草葉
道格拉斯冷杉樹枝
馬鞭草
甜茴香籽
羽衣草葉片
雛菊植株
銀杏葉
金縷梅葉及樹皮
永久花植株
鳶尾花根
矢車菊花朵
月桂葉
歐前胡
纖細老鸛草植株
榲桲果皮
金盞花
杜松漿果
野生胡蘿蔔籽

冬季

金縷梅樹皮
迷迭香枝條
柑橘水果的果皮（葡萄柚、萊姆、甜橙、檸檬）
檸檬草
榲桲

一年四季皆可採收蒸餾

乾燥植物：

尤加利樹葉
鐵線蕨
薰衣草花朵
桑葉
胡椒薄荷葉
迷迭香葉
鼠尾草葉
檸檬馬鞭草葉等

廚房裡的香料：

茴芹
甜茴香
芫荽
月桂葉
香草果莢
杜松漿果

木頭：

祕魯聖木
杜松木
雪松木

常綠針葉樹：

雲杉
山松
紅杉
銀冷杉
五葉松

乾燥的根部：

歐白芷根
熊根芹根
鳶尾花根
歐前胡根

室內植物：

月桂
尤加利樹
鐵線蕨
雷公根
絞股藍

適應症索引

純露與其適應症

斷奶
鼠尾草

膿瘡
楊樹

增強免疫力
歐白芷
岩玫瑰
尤加利樹
接骨木花
黑醋栗芽
檸檬草
歐前胡
香蜂草
香桃木
祕魯聖木
百里香
乳香
西洋夏雪草

過敏
岩玫瑰
接骨木
羅馬洋甘菊
玫瑰

心絞痛
請見扁桃腺炎

恐懼
歐白芷
雷公根
接骨木

茉莉花
薰衣草
菩提花
月桂
紅杉
歐前胡
香蜂草
香桃木
橙花
甜橙
祕魯聖木
羅馬洋甘菊
玫瑰
鼠尾草
乳香
雪松
五葉松
檸檬馬鞭草

預防感染
道格拉斯冷杉
尤加利樹
山松
薰衣草
檸檬草
萊姆
月桂
紅杉
歐前胡
香蜂草
百里香
五葉松

檸檬馬鞭草

提振食慾
歐白芷
甜橙皮
胡椒薄荷
迷迭香
檸檬馬鞭草
熊根芹
羅勒
甜茴香

關節炎
金縷梅
祕魯聖木
乳香

退化性關節炎
銀冷杉

哮喘
羅勒
尤加利樹
黑醋栗芽
祕魯聖木
百里香

呼吸系統疾病
尤加利樹
永久花
落葉松
香桃木
迷迭香
百里香

乳香
銀冷杉

眼睛發炎
小米草
山柳菊
金縷梅
鵝耳櫪
永久花
香桃木
椴桲
玫瑰

眼睛受刺激
小米草
矢車菊
香桃木
玫瑰

雙眼腫脹
小米草
甜茴香
山柳菊
鵝耳櫪
金縷梅
接骨木花
矢車菊
薰衣草
菩提花
香蜂草
香桃木
橙花
玫瑰

眼睛對光線敏感
小米草

雙眼疲勞
蘋果花
小米草
甜茴香
山柳菊
接骨木花
矢車菊
菩提花
玫瑰
迷迭香

眼睛乾澀
小米草
矢車菊
香桃木
玫瑰

結膜炎
小米草
甜茴香
永久花
矢車菊
香桃木
玫瑰

嬰幼兒保養
德國洋甘菊
羅馬洋甘菊
矢車菊
薰衣草
菩提花
香蜂草
香桃木
玫瑰

腿部循環不良

雷公根
接骨木花
胡椒薄荷
西洋夏雪草

脹氣
歐白芷
羅勒
甜茴香
羅馬洋甘菊
薰衣草
歐前胡
香蜂草
胡椒薄荷
迷迭香
鼠尾草

高血壓
薰衣草
香蜂草

低血壓
胡椒薄荷
迷迭香

瘀傷
金縷梅
草木樨
永久花

淨化血液
雛菊
連錢草

出血
岩玫瑰
金縷梅

支氣管炎
尤加利樹

菩提花
香桃木
祕魯聖木
迷迭香
百里香
銀冷杉
雪松

乳頭疼痛、發炎
馬鞭草
接骨木花
羅馬洋甘菊
榲桲

壓力過大、崩潰
請見疲勞

腸道不適
歐白芷
熊根芹
甜茴香
洋甘菊
薰衣草
香蜂草
胡椒薄荷
香草
檸檬馬鞭草

褥瘡
請見壓力性皮膚
潰爛

抑鬱
羅勒
雷公根
永久花
羅馬洋甘菊
落葉松
檸檬草

萊姆
月桂
歐前胡
香蜂草
香桃木
橙花
甜橙皮
祕魯聖木
玫瑰
玫瑰天竺葵
迷迭香
百里香
香草
乳香
銀冷杉
依蘭
五葉松

血液循環不佳
歐白芷
道格拉斯冷杉
雷公根
牧草花
山松
月桂
迷迭香
百里香
銀冷杉

濕疹
岩玫瑰
馬鞭草
雛菊
連錢草
金縷梅
永久花
洋甘菊

紅杉
西洋蓍草
三色堇
乳香
雪松

紓壓
歐白芷
羅勒
岩玫瑰
甜茴香
接骨木花
永久花
茉莉花
黑醋栗芽
德國洋甘菊
羅馬洋甘菊
山松
薰衣草
檸檬草
紅杉
香蜂草
香桃木
橙花
甜橙
祕魯聖木
玫瑰
香草
乳香
依蘭
五葉松
檸檬馬鞭草

嘔吐
萊姆
胡椒薄荷

感冒

歐白芷
道格拉斯冷杉
尤加利樹
雲杉
接骨木花
落葉松
山松
菩提花
月桂
紅杉
麥蘆卡
歐前胡
香蜂草
香桃木
祕魯聖木
胡椒薄荷
迷迭香
鼠尾草
西洋蓍草
百里香
銀冷杉
雪松
五葉松

疲勞
歐白芷
岩玫瑰
尤加利樹
雷公根
鵝耳櫪
永久花
黑醋栗芽
山松
薰衣草
檸檬草
萊姆

紅杉
歐前胡
胡椒薄荷
迷迭香
鼠尾草
百里香
銀冷杉
五葉松
檸檬馬鞭草

發燒
尤加利樹
山柳菊
接骨木花
檸檬草
菩提花
胡椒薄荷
玫瑰
西洋夏雪草

癤（疔瘡）
香蜂草
落葉松
楊樹芽

足癬（香港腳）
麥蘆卡
印度苦楝樹
百里香

膽臟疾病
胡椒薄荷
西洋蓍草

胃炎
請見胃黏膜炎症

分娩
接骨木花
鳶尾花

茉莉花
香蜂草
快樂鼠尾草
橙花
玫瑰
洋絨毛花

增強記憶力
雷公根
香蜂草
迷迭香
鼠尾草

關節疼痛
金縷梅
牧草花
接骨木花
落葉松
山松
祕魯聖木
杜松
乳香
銀冷杉

流行性感冒
歐白芷
尤加利樹
接骨木花
羅馬洋甘菊
山松
萊姆
菩提花
月桂
歐前胡
西洋夏雪草
檸檬馬鞭草

喉嚨發炎、

喉嚨痛
蘋果花
大車前草
桑樹
香桃木
玫瑰
鼠尾草
百里香
乳香
洋絨毛花

瘀傷
請見瘀血

痔瘡
岩玫瑰
金縷梅
香桃木
楊樹芽
榲桲
玫瑰
西洋蓍草
洋絨毛花

皮膚搔癢
大車前草
岩玫瑰
羽衣草
金縷梅
永久花
黑醋栗芽
羅馬洋甘菊
野生胡蘿蔔
菩提花
麥蘆卡
胡椒薄荷
榲桲
玫瑰
西洋蓍草
三色堇
雪松
檸檬馬鞭草

皮膚疾病
岩玫瑰
雛菊
連錢草
金縷梅
接骨木花
永久花
德國洋甘菊
羅馬洋甘菊
麥蘆卡
香蜂草
胡椒薄荷
玫瑰
西洋蓍草
纖細老鸛草
雪松

因輻射受損的肌膚
金縷梅
永久花
野生胡蘿蔔

皮膚遭黴菌感染
金縷梅
印度苦楝樹
百里香

聲音沙啞
金縷梅
鼠尾草

皰疹
永久花
羅馬洋甘菊
香蜂草
胡椒薄荷
玫瑰
洋絨毛花
牛膝草

心臟
薰衣草
月桂
香蜂草
甜橙皮
玫瑰
迷迭香
五葉松

過敏性鼻炎（花粉症）
香桃木
乳香
雪松

下背痛
牧草花
山松

潮熱
矢車菊
快樂鼠尾草
胡椒薄荷
玫瑰
鼠尾草

咳嗽
尤加利樹
甜茴香
永久花
菩提花
月桂
香桃木
榲桲
鼠尾草
百里香
乳香
銀冷杉
牛膝草
雪松
五葉松

咳痰帶痰
香桃木
鼠尾草
乳香
銀冷杉
雪松
五葉松

增強免疫力
歐白芷
岩玫瑰
尤加利樹
接骨木
黑醋栗芽
山松
檸檬草
菩提花
麥蘆卡
歐前胡
香蜂草
香桃木
祕魯聖木
百里香
乳香

蚊蟲叮咬
大車前草
岩玫瑰
金縷梅

黑醋栗芽
薰衣草
菩提花
香蜂草
胡椒薄荷
玫瑰
檸檬馬鞭草

坐骨神經痛
牧草花

紅眼症
請見結膜炎

提升專注力
羅勒
尤加利樹
雷公根
萊姆
香蜂草
胡椒薄荷
迷迭香
牛膝草
檸檬馬鞭草

頭痛
草木樨
鳶尾花
黑醋栗芽
羅馬洋甘菊
薰衣草
菩提花
香蜂草
橙花
祕魯聖木
胡椒薄荷
迷迭香
鼠尾草

西洋夏雪草
依蘭

靜脈曲張
金縷梅
草木樨

循環系統問題
薰衣草
橙花
胡椒薄荷
迷迭香
銀冷杉
西洋夏雪草

強化肝功能
迷迭香
西洋蓍草

眼睛水腫
請見雙眼腫脹

促進淋巴循環
岩玫瑰
草木樨
永久花
檸檬草
月桂
甜橙

神經性胃部不適
熊根芹
羅勒
甜茴香
羅馬洋甘菊
歐前胡

腸胃不適
甜茴香
羅馬洋甘菊與德

國洋甘菊
薰衣草
香蜂草
胡椒薄荷
檸檬

扁桃腺炎
鼠尾草
洋絨毛花

經痛
甜茴香
羅馬洋甘菊
快樂鼠尾草
迷迭香
西洋蓍草
香草

經期不順
甜茴香
大紅香蜂草
快樂鼠尾草
香草

經血過少
甜茴香
野生胡蘿蔔
快樂鼠尾草
迷迭香
鼠尾草

經期不適
請見經前症候群
熊根芹
鐵線蕨
野生胡蘿蔔
香蜂草

偏頭痛
羅勒

黑醋栗芽
薰衣草
香蜂草
祕魯聖木

乳痂
金縷梅
三色菫

口腔黏膜發炎
金縷梅
野生胡蘿蔔
香蜂草
香桃木
胡椒薄荷
檸檬
玫瑰
洋絨毛花

肌肉痠痛
歐白芷
牧草花
永久花
山松
祕魯聖木
迷迭香
銀冷杉
五葉松

肌肉疼痛
歐白芷
道格拉斯冷杉
永久花
落葉松
檸檬草
月桂
胡椒薄荷
迷迭香

適應症索引

割傷
岩玫瑰
金縷梅
永久花
玫瑰天竺葵

流鼻涕
歐白芷
尤加利樹
甜茴香
德國洋甘菊
山松
菩提花
香桃木
鼠尾草
西洋蓍草
乳香
五葉松
牛膝草

受驚嚇
歐白芷
羅馬洋甘菊
橙花
祕魯聖木
鼠尾草
銀冷杉

擦傷
岩玫瑰
雛菊
黑醋栗芽
羅馬洋甘菊
薰衣草
菩提花
月桂
紅杉
楊樹芽

玫瑰
玫瑰天竺葵

乾癬（牛皮癬）
岩玫瑰
金縷梅
永久花
德國洋甘菊
野生胡蘿蔔
薰衣草
麥蘆卡
玫瑰
西洋蓍草
雪松

虛弱
歐白芷
永久花
百里香
檸檬馬鞭草

孕吐
香蜂草
胡椒薄荷

腫脹
岩玫瑰
草木樨
檸檬草
香桃木
胡椒薄荷
榲桲
玫瑰
西洋夏雪草

過度出汗
快樂鼠尾草
胡椒薄荷
鼠尾草

牛膝草

鼻竇發炎
請見鼻竇炎

晒傷
金縷梅
接骨木
永久花
德國洋甘菊
野生胡蘿蔔
薰衣草
桑樹
大紅香蜂草
香桃木
橙花
楊樹芽
胡椒薄荷
榲桲
金盞花
玫瑰
玫瑰天竺葵
西洋蓍草

念珠菌症
玫瑰

緊繃頭痛
香蜂草
西洋夏雪草

臨終照護
接骨木
薰衣草
祕魯聖木
玫瑰
乳香
雪松

壓力過大、壓力引

發的不適
歐白芷
熊根芹
羅勒
甜茴香
雷公根
接骨木
永久花
茉莉花
黑醋栗芽
羅馬洋甘菊
山松
薰衣草
檸檬草
菩提花
月桂
紅杉
香蜂草
橙花
甜橙
玫瑰
玫瑰天竺葵
西洋蓍草
百里香
香草
乳香
銀冷杉
五葉松
檸檬馬鞭草

噁心
香蜂草
胡椒薄荷

不安
歐白芷
接骨木

永久花
黑醋栗芽
羅馬洋甘菊
薰衣草
檸檬草
菩提花
月桂
紅杉
香蜂草
香桃木
橙花
甜橙
祕魯聖木
玫瑰
玫瑰天竺葵
香草
雪松

陰道遭黴菌感染
香蜂草
玫瑰

靜脈病變
金縷梅
草木樨

燒傷
山柳菊
金縷梅
接骨木
永久花
薰衣草
大紅香蜂草
胡椒薄荷
楤梓
玫瑰
西洋蓍草

消化不良

熊根芹
羅勒
甜茴香
羅馬洋甘菊
薰衣草
萊姆
月桂
歐前胡
甜橙
胡椒薄荷
迷迭香
鼠尾草
香草
檸檬馬鞭草

跌打損傷
金縷梅
永久花
羅馬洋甘菊
薰衣草
菩提花
楊樹芽
西洋蓍草

呼吸道黏液
歐白芷
尤加利樹
香桃木
鼠尾草
乳香
銀冷杉
牛膝草

因天氣變化造成身體不適
草木樨
香蜂草
薄荷

西洋夏雪草
五葉松

尿布疹
金縷梅
德國洋甘菊
香蜂草
玫瑰
三色堇

產後護理
草木樨
薰衣草
橙花

傷口
岩玫瑰
雛菊
連錢草
金縷梅
接骨木
永久花
黑醋栗芽
德國洋甘菊
羅馬洋甘菊
落葉松
薰衣草
菩提花
月桂
紅杉
香蜂草
楤梓
玫瑰
玫瑰天竺葵
西洋蓍草
纖細老鸛草
百里香
洋絨毛花

壓力性皮膚潰爛
岩玫瑰
永久花
德國洋甘菊
羅馬洋甘菊
野生胡蘿蔔
薰衣草
玫瑰
纖細老鸛草
洋絨毛花

牙齦出血
岩玫瑰
永久花
檸檬馬鞭草

牙齦發炎
蘋果花
大車前草
金縷梅
永久花
德國洋甘菊
羅馬洋甘菊
麥蘆卡
香蜂草
香桃木
鼠尾草
西洋蓍草
乳香
洋絨毛花

牙齦問題
（牙周病）
鼠尾草

保養功效與適用膚質索引

鬍後保養
岩玫瑰
鵝耳櫪
黑醋栗芽
落葉松
紅杉
歐前胡
香桃木
楊樹芽
金盞花
杜松

面皰
岩玫瑰
尤加利樹
羽衣草
雛菊
雷公根
連錢草
接骨木花
永久花
洋甘菊
薰衣草
檸檬草
月桂
紅杉
麥蘆卡
桑樹
快樂鼠尾草
香蜂草
香桃木
橙花
胡椒薄荷
榲桲
玫瑰
玫瑰天竺葵
鼠尾草
西洋蓍草
纖細老鸛草
百里香
杜松
乳香
洋絨毛花
雪松
檸檬馬鞭草

眼睛疲勞
山柳菊
菩提花
橙花

橘皮組織
甜茴香
雷公根
甜橙
迷迭香
杜松
西洋夏雪草
雪松

蛛網紋
草木樨
矢車菊
薰衣草
橙花
玫瑰

體香劑
金縷梅
山松
檸檬草
菩提花
香桃木
胡椒薄荷
玫瑰
鼠尾草
百里香

防落髮
金縷梅
月桂
迷迭香
鼠尾草
雪松

油性髮質
金縷梅
薰衣草

乾性髮質
鐵線蕨

護髮
鐵線蕨
金縷梅
菩提花
祕魯聖木
迷迭香
雪松

手部龜裂
連錢草
甜茴香
桑樹
西洋蓍草
百里香
楊樹芽
玫瑰

手部粗糙
接骨木花
桑樹
野生胡蘿蔔
洋絨毛花

皮膚乾燥
歐白芷
蘋果花
甜茴香
羽衣草
連錢草
金縷梅
接骨木
鳶尾根
德國洋甘菊
羅馬洋甘菊
矢車菊
薰衣草
菩提花
桑樹
歐前胡
香蜂草
香桃木
祕魯聖木
楊樹芽
榲桲

金盞花
玫瑰
玫瑰天竺葵
黑刺李花
百里香
香草
乳香
洋絨毛花

中性肌膚
雷公根
野生胡蘿蔔
薰衣草
香蜂草
乳香
依蘭

油性肌膚
尤加利樹
雛菊
金縷梅
檸檬草
萊姆
月桂
香蜂草
快樂鼠尾草
香桃木
橙花
祕魯聖木
胡椒薄荷
迷迭香
鼠尾草
西洋蓍草
百里香
乳香
依蘭
檸檬馬鞭草

不潔肌
歐白芷
大車前草
尤加利樹
羽衣草
雛菊
連錢草
鵝耳櫪
榛樹
牧草花
接骨木
永久花
野生胡蘿蔔
薰衣草
月桂
紅杉
大紅香蜂草
香桃木
祕魯聖木
胡椒薄荷
玫瑰
玫瑰天竺葵
迷迭香
鼠尾草
西洋蓍草
三色堇
百里香
杜松
乳香
銀冷杉
洋絨毛花
五葉松

年輕肌膚
歐白芷
蘋果花

連錢草
大紅香蜂草

皮膚發炎
蘋果花
大車前草
岩玫瑰
羽衣草
雛菊
連錢草
金縷梅
接骨木
黑醋栗芽
德國洋甘菊
羅馬洋甘菊
野生胡蘿蔔
薰衣草
香蜂草
快樂鼠尾草
橙花
楊樹芽
欖梓
金盞花
玫瑰
玫瑰天竺葵
西洋蓍草
纖細老鸛草
乳香
西洋夏雪草
洋絨毛花
牛膝草
雪松

熟齡肌、老化肌膚
岩玫瑰
雛菊

雷公根
接骨木花
德國洋甘菊
野生胡蘿蔔
菩提花
桑樹
歐前胡
香蜂草
橙花
祕魯聖木
欖梓
玫瑰
香草
乳香
銀冷杉
洋絨毛花
雪松

疲乏肌
甜茴香
雛菊
雷公根
連錢草
鵝耳櫪
牧草花
永久花
野生胡蘿蔔
矢車菊
落葉松
山松
檸檬草
菩提花
紅杉
歐前胡
香蜂草
橙花

胡椒薄荷
榲桲
玫瑰
迷迭香
百里香
乳香
銀冷杉
西洋夏雪草
洋絨毛花
牛膝草
五葉松

抗皺

銀杏
接骨木花
永久花
矢車菊
菩提花
胡椒薄荷
玫瑰
鼠尾草
乳香
銀冷杉

皮膚受刺激

歐白芷
蘋果花
岩玫瑰
甜茴香
羽衣草
雛菊
金縷梅
榛樹
接骨木
永久花
鳶尾花根
黑醋栗芽
聖約翰草
德國洋甘菊
羅馬洋甘菊
野生胡蘿蔔
薰衣草
菩提花
桑樹
橙花
榲桲
金盞花
玫瑰
西洋蓍草
黑刺李花
三色堇
纖細老鸛草
乳香
雪松

毛孔粗大

金縷梅
玫瑰

肌膚血液循環不佳

岩玫瑰
雷公根
連錢草
牧草花
永久花
落葉松
山松
月桂
歐前胡
祕魯聖木
胡椒薄荷
迷迭香
鼠尾草
銀冷杉
西洋夏雪草
五葉松
檸檬馬鞭草

私密處保養

薰衣草
玫瑰

頭皮屑

鐵線蕨
金縷梅
矢車菊
月桂
楊樹芽
胡椒薄荷
迷迭香
雪松

口腔保養

歐白芷
岩玫瑰
連錢草
金縷梅
永久花
鳶尾花根
德國洋甘菊
羅馬洋甘菊
野生胡蘿蔔
麥蘆卡
香蜂草
香桃木
胡椒薄荷
榲桲
玫瑰
鼠尾草
百里香
乳香
洋絨毛花
檸檬馬鞭草

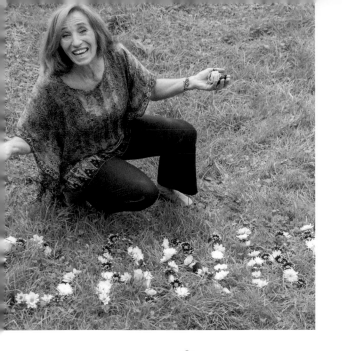

謝辭

在撰寫這本書的一年半的時間裡，我得到許多人的幫助。沒有他們的幫忙，這本書就無法順利完成。

我希望能夠透過這本書將這些人的知識、熱情和經驗傳遞給讀者們。在此，我由衷地感謝所有幫助過我的人：

感謝所有曾經教導過我的老師，這些老師來自歐洲、美洲或亞洲，他們不只教導我煉金術和藥草植物的相關知識與療效，也教導我理解所有的生命都是相互賴以生存。在此我想特別感謝已經仙逝的曼弗雷德·朱尼斯教授（Prof. Dr. Manfred Junius），是他點燃了我對煉金術的熱情，並傳授豐富的學識。

感謝我親愛的男友沃爾凡·諾特（Wolfram Nolte），如果沒有他的支持我將無法全心全力投入研究、蒸餾和寫作工作中。他支持我、陪伴我，也是第一個校對本書內容的人。身為記者的他以專業的訓練指正了草稿中的錯誤和矛盾。

感謝安潔莉卡·韋根德（Angelika Weigand），她不僅精通芳香療法，德文造詣也很深厚，她耐心地校對了本書的許多內容，還熱心地提供我許多有用又有趣的訊息。

感謝我敬愛的替代療法導師雷納·米歇爾（Rainer Michel），他從自然療法的視角出發，耐心地修正書稿並給予我寶貴的建議。

感謝我的好友瑪蒂娜·凱勒（Martina Keller），身為替代療法師的她檢驗了我的測量紀錄，並提供了許多寶貴的建議、配方和靈感。

感謝卡塔琳娜·賈恩（Katharina Jahn），身為醫師的她依然利用她有限的閒暇時間校對我的的書稿，從醫學的角度給予我意見和資訊。

感謝伊莎貝拉·馮·伯努斯（Isabella von Bernus），我們有過無數精彩有趣的談話，她向我展現了慷慨和友誼，並允許我使用亞歷山大·馮·伯努斯（Alexander von Bernus）的圖書館。伊莎貝拉還和我分享了許多精彩的背景故事。遺憾的是她已經離世。

感謝喬菲爾芳香精油（JOPHIEL AROM-AÖLE）的喬治·埃弗納（Georg Effner），他不厭其煩地提供我相關的專業知識。尤其是在我撰寫純露成分的章節時，喬治以其豐富的知識幫助我完成這個篇章，甚至連他對這個領域的熱情也一併傳染給我。

感謝彌勒公司（maitreya）的艾利諾拉·施塔兒（ELEONORA SPARER），她提供了我許多植物純露的最新訊息。感謝戈爾格瑪公司（Golgemma）的哈莫尼·希門尼茲（Harmonie Jimenez）提供的資料。也感謝邁恩菲瑟公司（Maienfelser）和喬菲爾芳香精

油提供的植物純露。

感謝凱‧斯文森（Kai Svensson）協助我蒐集蒸餾和化學成分的相關資料，並提供我許多寶貴的文獻資料。

感謝蒸餾公司（Destillatio）的凱‧莫勒（Kai Möller），我們一起在蒸餾博物館度過了美好充實的一天。謝謝他提供第一手訊息和文章，幫助我了解相關法規。

感謝安克‧比爾歇特（Anke Brüchert），她協助我蒐集美索不達米亞的女煉金術師的史料，並指導我對「泥板」進行研究。感謝在這個過程中幫助我們的約阿希姆‧馬薩恩教授（Prof. Dr. Joachim Marzahn）、米歇爾‧尤爾薩教授（Prof. Michael Jursa）與阿爾倫‧古托（Alrun Gutow）。

感謝親愛的瑪雅‧多尼（Maja Dornier），在芳香療法引進德國之初，她就對精油及純露的效用深信不疑，她成功地將芳療引進安寧療養領域中，並在本書分享她的經驗。

感謝瑪蒂娜‧森（Martina Seng），她在本書分享了許多安寧病房應用植物純露的寶貴經驗，也感謝她孜孜不倦地蒸餾、嘗試和蒐集新的配方。

感謝瑪莉恩‧拜爾博士（Dr. Marion Bayer）與我分享其純露的臨床經驗，也謝謝她為了本書投注大量心力蒸餾純露、嘗試配方與測量 pH 值。

感謝安格拉‧英希爾西（Angela Incirci）分享了大量有趣的臨床經驗，這些純露的使用經驗都源自她身為心理治療師的親身經歷。

感謝佩特拉‧蒙奇（Petra Mönch），身為替代療法師的她與我分享了許多純露的臨床使用經驗，此外她也嘗試了許多配方、測量

純露的 pH 值、還告訴了我一個有關純露的有趣故事。

感謝烏爾麗克‧托馬（Ulrike Toma），精通天然保養品的她不僅協助我開發配方，也為本書開發了數款純露配方。

感謝多蘿西婭‧魯佩希特（Dorothea Rupprecht），她與我分享了她在護理領域的寶貴經驗，並提供我配方、使用心得和蒸餾器。

感謝亞莉珊德拉‧納迪格（Alexandra Nadig），身為一名經驗豐富的獸醫師她分享了不少動物生病受傷的經驗，這些例子具體展現了用植物純露治療動物的可能性。

感謝史蒂芬‧維斯納（Stefan Wiesner）允許我一窺他的「魔法廚房」，他給予我以純露入菜的建議，並為本書撰寫了一小段文字。

感謝伯恩德-赫爾穆特‧克羅普林教授（Prof. Dr. Bernd-Helmut Kröplin）的研究成果與其文字。感謝伯爾托德-赫塞爾（Berthold Heusel）的暗場水滴攝影，還有威廉‧霍佛爾博士（Dr. Wilhelm Höfer）於其水質工作室提供的協助。

感謝莎拉‧道姆（Sarah Daum）指導我撰寫 pH 值這一章節的內容，並檢驗此章的書稿。

感謝萊因哈德‧赫梅爾博士（Dr. Reinhard Hemmer）提供我有關 pH 值的相關資訊。

感謝亞歷克斯‧梅弗特（Alex Meffert）、露特‧赫克（Ruth Hecker）及妮爾‧特琳（Nele Trpin）協助翻譯。

感謝迪特‧蓋斯邁爾（Dieter Gaissmayer）不僅允許我們到他位於伊勒蒂森（Illertissen）的美麗花園拍攝照片，還提供我們相關的植物攝影照。

感謝曼諾拉‧薛爾茲（Manuela Scholz）編輯本書的索引。

感謝佩特拉‧奧爾班（Petra Alban）和梅蘭妮‧施蒂奇（Melanie Stich）在我撰寫本書時協助我照顧花園。

還有許許多多的人提供了配方、使用經驗、資料和數據等，這些內容豐富了這本書。我們互相聯繫並分享各自的經驗。他們也提供我無法取得的植物照片。在此，我想特別向這些人說聲謝謝：

瑪德琳‧貝格（Madeleine Berger）、安德莉雅‧碧娜特（Andrea Bienert）、科妮莉亞‧布盧梅（Cornelia Blume）、丹尼斯‧布魯莫（Dennis Brümmer）、伊芙琳‧德意志（Evelyn Deutsch）、米拉戈‧加斯科‧阿茲卡拉特（Milago Gasco Azcarate）、瑪拉‧傑爾曼諾（Mara Germano）、法蘭希斯卡‧傑爾薩貝克（Franziska Gerzabek）、塔蒂亞娜‧吉爾‧奧斯特（Tatiana GilAustel）、安娜‧加特納（Anne Gärtner）、克勞蒂亞‧戈爾巴赫（Claudia Gorbach）、瑪麗亞‧戈特瓦爾德（Maria Gottwald）、伊麗莎白 H.（Elisabeth H.）、安克‧哈布洛克（Anke Hahlbrock）、多羅西婭‧赫亭（Dorothea Hepting）、蕾娜特‧希勒布蘭德（Renate Hillebrand）、瑪麗亞‧霍夫曼（Maria Hoffmann）、馬提亞斯‧岡薩雷斯‧伊萬諾博士（Dr. Matias Gonzales Iwanow）、艾兒芙蒂‧克恩（Elfriede Kern）、蘿絲維塔‧凱勒（Roswitha Keller）、珊迪‧凱森海默（Sandy Kesenheimer）、安妮‧瑪格麗特‧克羅帕契克（Anne Margarete Kropatschek）、（Barbara Kircher-Storch）、伊娃‧科爾納（Eva Köllner）、加布斯‧拉格蘭奇（Gabs Lagrange）、

安娜瑪莉亞‧利奧波德（Annamaria Leopold）、伊芙琳‧利希滕瓦爾（Evelyn Lichtenwald）、佩妮‧利文斯頓（Penny Livingston）、阿蒂娜‧馬蒂（Adrienne Marti）、漢斯-約格‧帕爾（Hans-Jörg Pahl）、珍妮‧保（Jenny Pao）、漢娜‧比約克‧拉格納多提爾（Hanna Björk Ragnarsdóttir）、西爾維婭‧赫滕邁爾（Silvia Rettenmaier）、蕾古拉‧魯道夫‧馮‧羅爾（Regula Rudolfvon Rohr）、西蒙妮‧沙爾克（Simone Schalk）、安德亞‧沙倫格貝（Andrea Schallengruber）、娜‧尚克（Tina Schank）、瑞塔‧施洛瑟（Rita Schlösser）、安妮特‧施密特多夫（Anett Schmittendorf）、莉莉‧薛爾茲（Lilly Scholz）、妮莉‧舒納（Nele Schönau）、瑪吉特‧舒斯勒（Margit Schüßler）、碧吉塔‧舒爾茨（Brigitta Schulz）、西比拉‧斯巴妮（Sibylle Späni）、丹妮拉‧施皮斯（Daniela Spies）、多麗絲‧特勞特納（Doris Trautner）、莫妮卡‧沃爾克曼（Monika Volkmann）、卡洛琳‧華萊士（Caroline Wallace）、愛麗絲‧韋克勒（Alice Wechsler）、安娜莉絲‧沃斯（Annelise Wirth）、柯琳娜‧維斯（Corinne Wiss）、桑德拉‧溫德薩姆（Sandra Wundsam）、克麗絲媞娜‧齊德勒（Christina Zeidler）、伊娃‧澤比格（Eva Zeibig）。

謝謝瑪蒂娜‧維斯（Martina Weise）為本書的文字提供了許多美麗又充滿氣氛的照片。她的照片展現了植物的特質和美麗，彷彿連純露的功效都看得見。

感謝安德亞‧布克（Andrea Burk）為本書的文字和相片進行美麗的排版，並用水彩詮釋植物純露的意境。

非常感謝兩位的協助和合作。

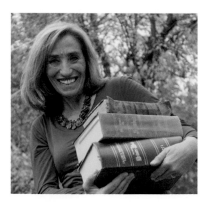

作者

蘇珊娜・費雪・里茲（Susanne Fischer-Rizzi）出生於 1952 年，畢業於著名的替代療法專門學校約瑟夫・安格勒學校（Josef-Angerer Schule），師從歐洲、美洲及亞洲的藥草學家，是芳香療法的先趨，目前為止已經出版了十四本專門著作，著作更被翻譯成多種不同的語言。蘇珊娜・費雪・里茲除了在國內外的研討會和講座從事教學，也創辦艾爾文學校（ARVEN）傳授藥草學、芳香療法與野外知識。

圖片版權來源

艾爾文（ARVEN）
藥草學、芳香療法暨野外知識學校
蘇珊娜・費雪・里茲
Haberreuthe1
D-87477Sulzberg
www.susanne-fischer-rizzi.de

　　您可以在這個網站上找到研討會、訓練課程、工作坊、演講、活動等教學訊息，網站上也分享了芳香療法、純露和蒸餾的相關資訊。其中有一個頁面叫「被遺忘的藝術—家庭主婦們的蒸餾工作（Opusmulierum-Dievergessene Kunstder Frauen）」，展示的是歷史上致力於煉金術、藥草學和調製美容保養品的女性。您還可以拜訪這個網站：www.destillierkunst.de.，「學習蒸餾術」的頁面上有蒸餾術的合格教師及教學場所的訊息。

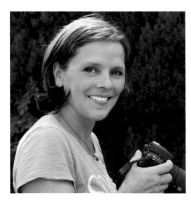

攝影師

　　瑪蒂娜・維斯致力於拍攝富有情調和創意的風景與植物攝影。開設工作坊之餘，瑪蒂娜・維斯也為多家出版社撰寫專文。
www.fotoweise.de

回 函 抽 獎

掃描 Qrcode，填妥線上回函完整資料，即有機會抽中大獎——
「Florihana 玫瑰青春露 200ml」乙瓶（市價 480 元）。

★ 中獎名額：共 3 名。

★ 活動日期：即日起～2021 年 12 月 29 日。

★ 公布日期：2021 年 12 月 30 日會以 EMAIL 通知中獎者。
　中獎者需於 7 日內用 EMAIL 回覆您的購書憑證照片（訂單截圖
　或發票）方能獲得獎品。若超過時間，視同放棄。

★ 一人可抽獎一次。本活動限台灣本島及澎湖、金門、馬祖。

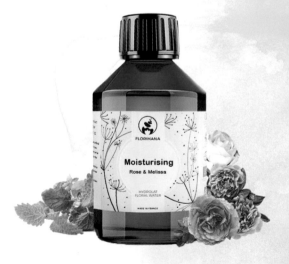

贈品介紹

產品：玫瑰青春露

品牌：Florihana

歐盟有機認證，法國空運原裝進口

容量：200ml／瓶

成分：白玫瑰、大馬士革玫瑰、天竺葵、香
蜂草純露

使用方法：此贈品以外用為主，純露是具有
植物香氣的溫和水溶液，可作為化妝水直接
噴灑肌膚。提升肌膚光滑度，並讓肌膚維持
在穩定健康的狀態。

國家圖書館出版品預行編目(CIP)資料

純露芳療大百科：德國芳療大師給你 76 種純露最新資料與 200 種應用配方
溫和保養皮膚與健康／蘇珊娜‧費雪‧里茲（Susanne Fischer-Rizzi）著；
葉怡昕譯. -- 初版. -- 新北市：大樹林出版社, 2021.10
　　面；　公分. --（自然生活；54）
譯自：Das große Buch der Pflanzenwässer
ISBN 978-986-06737-1-5（精裝）

1.芳香療法 2.香精油

418.995   110012243

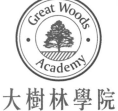

大樹林學院

www.gwclass.com

最新課程 New!
公布於以下官方網站

自然生活 54

純露芳療大百科
德國芳療大師給你 76 種純露最新資料與 200 種
應用配方溫和保養皮膚與健康
Das große Buch der Pflanzenwässer

作　　者／蘇珊娜‧費雪‧里茲（Susanne Fischer-Rizzi）
翻　　譯／葉怡昕
總 編 輯／彭文富
主　　編／黃懿慧
內文排版／菩薩蠻數位文化有限公司
封面設計／ANCY PI
校　　對／邱月亭
出 版 者／大樹林出版社
營業地址／23357 新北市中和區中山路 2 段 530 號 6 樓之 1
通訊地址／23586 新北市中和區中正路 872 號 6 樓之 2
電　　話／(02) 2222-7270　　　　傳　　真／(02) 2222-1270
官　　網／www.gwclass.com
E - m a i l／notime.chung@msa.hinet.net
Facebook／www.facebook.com/bigtreebook
發 行 人／彭文富
劃撥帳號／18746459　　戶名／大樹林出版社
總 經 銷／知遠文化事業有限公司
地　　址／新北市深坑區北深路 3 段 155 巷 25 號 5 樓
電　　話／02-2664-8800　　　　傳　　真／02-2664-8801
初　　版／2021年10月

大樹林學院 — LINE

定價／880元　港幣／HK$294　　ISBN／978-986-06737-1-5

大树林学苑—微信

課程與商品諮詢